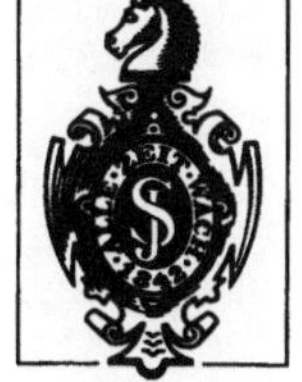

A. Anderegg, P. A. Despland,
H. Henner, R. Otto (Hrsg.)

Ultraschall-
diagnostik '91

Drei-Länder-Treffen Lausanne

15. Gemeinsame Tagung
der Deutschen, Österreichischen und
Schweizer Gesellschaft
für Ultraschall in der Medizin

Mit 167 Abbildungen, davon 24 in Farbe

Springer-Verlag

Berlin Heidelberg New York
London Paris Tokyo
Hong Kong Barcelona Budapest

Prof. Dr. med. A. Anderegg
Radiologie Clinique Cécil, CH-1001 Lausanne

Prof. Dr. med. P. A. Despland
Neurologie CHUV, CH-1011 Lausanne

Dr. med. Chefarzt H. Henner
Gynäkologie, Kantonsspital, CH-6300 Zug

Prof. Dr. med. R. Otto
Radiologie, Kantonsspital, CH-5404 Baden

ISBN 978-3-642-47609-9

Die Deutsche Bibliothek – CIP-Einheitsaufnahme
Ultraschalldiagnostik ... : Drei-Länder-Treffen ... ; ...
gemeinsame Tagung der Deutschen, Österreichischen und
Schweizer Gesellschaft für Ultraschall in der Medizin. – Berlin ;
Heidelberg ; New York ; London ; Paris ; Tokyo ; Hong Kong ;
Barcelona ; Budapest : Springer.
  Früher mehrbd. begrenztes Werk. – 13. 1989 als Einzelwerk behandelt.
  – 13. 1989 angezeigt u. d. T.: Ultraschalldiagnostik '89
NE: Deutsche Gesellschaft für Ultraschall in der Medizin
15. 1991. Lausanne. – 1992 Beitr. teilw. dt., teilw. engl.
ISBN 978-3-642-47609-9   ISBN 978-3-642-47607-5 (eBook)
DOI 10.1007/978-3-642-47607-5

Satz: Fotosatz-Service Köhler, Würzburg

21/3020 – 5 4 3 2 1 0 – Gedruckt auf säurefreiem Papier

Vorwort

Mit dem vorliegenden Band findet das Drei-Länder-Treffen „Ultraschall-Diagnostik '91" in Lausanne seinen gedruckten Abschluß. Die aus den verschiedenen Themenkreisen ausgewählten Arbeiten dokumentieren den Entwicklungsstand der Sonographie im Jahr 1991.

Wir danken den Autoren für ihre Beiträge und bitten den Leser um Nachsicht dafür, daß Goethe und Shakespeare uns nicht als Vorbild dienen konnten. Der Terminkalender ermöglichte keinen weiteren Aufschub. Die Abstracts sämtlicher Vorträge sind in der Zeitschrift „Ultraschall in Klinik und Praxis" (Bd. 6, Heft 3, 1991) im Springer-Verlag erschienen.

Sommer 92

Angela Anderegg
Paul-André Despland
Rainer Otto
Heinz Henner

Inhaltsverzeichnis

Interventionelle Sonographie

Muskuloskeletaler Bereich

Mamma, Schilddrüse, Lymphknoten

Physik

Endosonographie

Veterinärmedizin

Mitarbeiterverzeichnis

I. Abdomen
   a) allgemein
   b) parenchymantöse Organe
   c) Gallenblase

Sonographie, CT und MR des Omentums und der Mesenterien: Aktueller Stand der Diagnostik

R. Lorenz

Radiologische Klinik, Klinikum Merheim, Ostmerheimerstr. 200, D-5000 Köln 91

Mesenterien und omentale Strukturen sind Leitschienen für die intraperitoneale Ausbreitung entzündlicher und tumoröser Prozesse. Die Diagnostik dieser peritonealen Anhangsgebilde ist somit relevant für die Verlaufsbeobachtung sowie die prognostische Beurteilung peritonealer Pathologien.

Krankengut

Von sämtlichen Patienten (n = 293) lagen Sonogramme und Computertomogramme vor, 63 Pat. erhielten zusätzlich eine Kernspintomographie in Gradientenechotechnik (FFE) ⟨T1- u. T2-Wichtung⟩.

249 Fälle wurden histologisch, 44 anhand einer Verlaufsbeobachtung bis zu 36 Mon. verifiziert: Peritonealkarzinose (n = 241), entzündliche Prozesse (n = 52).

Ergebnisse

Omentale u. mesenteriale Verbreiterung bzw. Volumenzunahme (Tabelle 1a, b) (Abb. 1a, b)

Eine direkte Darstellung von Omenta und Mesenterien ist bei sonst fehlender Darstellbarkeit pathologisch. Eine Verbreiterung ist ab ca. 1 cm faßbar. CT u. MR sind bei etwa gleicher Aussagekraft hier der Sonographie – insbesondere bei fehlendem Aszites – überlegen.

Noduläre Veränderungen (Tabelle 1a, b)

Noduli sind ab ca. 1 cm Durchmesser faßbar, spezifische Muster liegen nicht vor. CT u. MR sind bei etwa gleicher Aussagekraft hier der Sonographie – insbesondere bei fehlendem Aszites – überlegen.

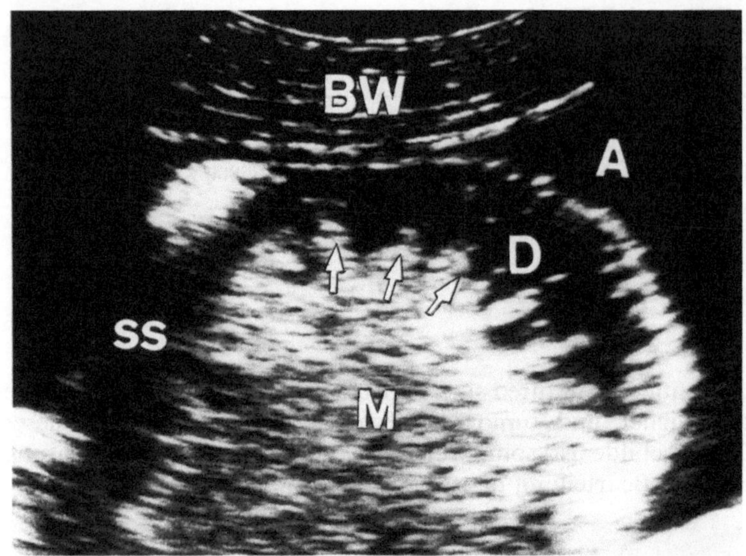

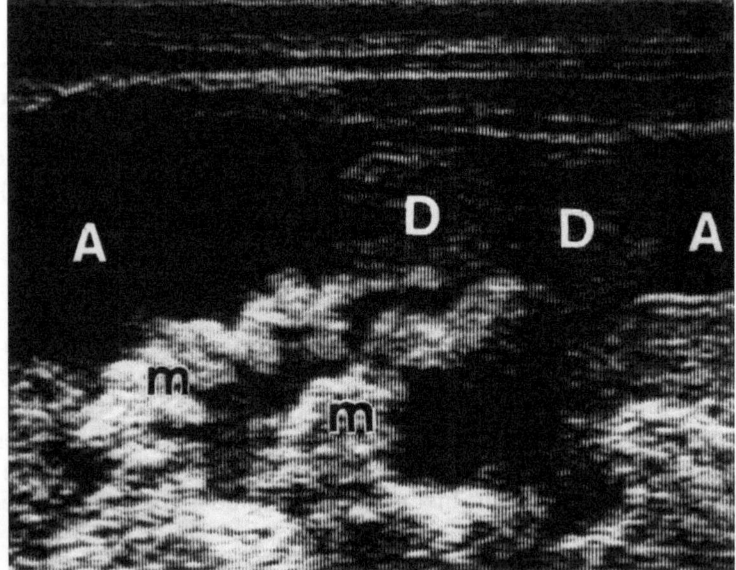

Abb. 1. Mesenteriale Infiltration im Sonogramm beim Ovarialkarzinom (aus: Lorenz R et al. Fortschr Röntgenstr 152:(1990) **a** Reflexreiches „gestelltes" Dünndarmmesenterium (M) mit Darmwandinfiltration (⅜), A = Aszites, BW = Bauchwand, SS = Schallschatten durch Darmgas, **b** Bandartige Infiltration des Dünndarmmesenteriums (m) D = Dünndarm, A = Aszites

Tabelle 1a. Sono/CT/MR Omentum

	Sono (n = 293)	CT (n = 293)	MR (n = 63)
Verbreiterung	42/93 (45%)	64/93 (69%)	27/41 (67%)
Noduli	53/99 (53,1%)	77/99 (77,7%)	24/32 (76%)
Infiltration	13/101 (12,5%)	82/101 (81,5%)	18/23 (79%)

Tabelle 1b. Sono/CT/MR Mesenterien

	Sono (n = 293)	CT (n = 293)	MR (n = 63)
Verbreiterung	14/35 (41%)	22/35 (63%)	13/22 (61%)
Noduli	57/112 (51,2%)	91/112 (81%)	39/51 (76%)
Infiltration	8/98 (8%)	77/98 (79%)	9/12 (72%)

Infiltration (Tabelle 1a, b)

Retikuläre bzw. streifige Infiltrationen sind mit der CT in ca. 80%, mit der Sonographie in nur 12,5% bzw. 8% faßbar. Somit sind CT und MR (bei ähnlichen Ergebnissen wie CT) der Sonographie bei der Erfassung dieses Symptoms deutlich überlegen.

Differentialdiagnosen

Infolge eines begrenzten Reaktionsmusters peritonealer Strukturen auf einwirkende Noxen (Tumor, Entzündung, Radiatio, Trauma bzw. Operation) sind keine spezifischen Bildmorphologien vorhanden. Infiltrativ-proliferative bzw. noduläre bis plattenartige Veränderungen sind nachzuweisen beim Mesotheliom, einer Mastozytose, einem peritonealen Lymphom (Lymphomatose) sowie einer Tuberkulose und seltenen Tumoren (Sarkome, Hämangiopericytom).

Eine chron. Rechtsherzinsuffizienz mit mesenterialer Stauung, ein älterer Mesenterialgefäßverschluß, eine Leberzirrhose sowie unspezifisch entzündliche bzw. sklerosierende Veränderungen (Omentitis, sklerosierende Mesenteriitis) zeigen in allen Bildmodalitäten ähnliche Befunde.

Folgerungen

Die Sonographie hat insbesondere bei infiltrativen Veränderungen die geringste Aussagekraft. Die Kernspintomographie zeigt ähnliche Ergebnisse wie die CT, jedoch auch ohne die Möglichkeit einer spezifischen Differenzierung. Ein primärer Einsatz der MR ist somit bei entsprechender Verfügbarkeit möglich. Limitierend sind jedoch die gegenüber der CT immer noch deutlich längeren Apnoezeiten sowie größere Aszitesmengen mit konsekutiver Artefaktbildung. Weiterhin ist eine retikuläre mesenteriale bzw. omentale Infiltration im CT deutlicher als mit der MR erfaßbar (vergleichende Methodenwertung: Tab. 2a, b).

Tabelle 2a. Sono/CT/MR Omentum

	Sono	CT	MR
Verbreiterung	+	+ +	+ +
Noduli	+	+ +	+ +
Infiltration	−	+ + +	+ +

Tabelle 2b. Sono/CT/MR Mesenterien

	Sono	CT	MR
Verbreiterung	+	+ +	+ +
Noduli	+	+ +	+ +
Infiltration	−	+ + +	+ +

Bei bekanntem gastrointestinalen bzw. gynäkologischen Tumorleiden ist eine neuauftretende Verdickung, Infiltration oder Knotenbildung von Omenta bzw. Mesenterien bis zum Beweis des Gegenteils verdächtig auf ein Rezidiv bzw. einen Tumorprogreß. Die angegebenen Bildsymptome sind in Sono, CT und MR unspezifisch, da sie insbesondere auch nach Entzündung, Operationen oder Radiatio auftreten können.

Eine Ausschlußdiagnostik ist somit mit keinem bildgebenden Verfahren möglich, so daß im Falle einer vermuteten therapierelevanten Befundänderung eine histologische Klärung weiterhin nicht zu ersetzen ist.

Literatur

1. Lorenz R, Fiedler V, Mödder U, Beyer D (1982) Bedeutung von Sonographie und Computertomographie für die Diagnose der Peritonealkarzinose. Röntgen-Bl 35:187
2. Lorenz R, Beyer D, Friedmann G, Heuser L (1984) Sonographische Diagnostik der Peritonealkarzinose. Fortschr Röntgenstr 140:168
3. Lorenz R, Krestin GP, Neufang KFR (1990) Diagnostik und Differentialdiagnostik einer Peritonealkarzinose. Konventionelle Techniken, Sonographie, Computertomographie, Kernspintomographie. Radiologe 30:477
4. Lorenz R, Krestin GP, Schmitz-Rixen T, Arnold G (1990) Bedeutung von Sonographie und Computertomographie für die Diagnostik intraperitonealer Tumorausbreitungen. Fortschr Röntgenstr 152:516

Sonographie bei stumpfem Bauchtrauma im Kindesalter

V. Hofmann, H. Bartsch

Abt. für Kinderchirurgie am St. Barbara-Krankenhaus, Halle/Saale

Das stumpfe Bauchtrauma ist im Kindesalter ein seltenes Ereignis, ca. 5% der Unfallpatienten sind davon betroffen. Andererseits sind es immer wieder dramatische Verläufe mit einer Letalität zwischen 5 und 50%. In den vergangenen Jahren hat dieses Ereignis durch die Einführung der Sonographie viel von seiner Dramatik verloren, der Chirurg ist um einiges sicherer geworden, was die diagnostische und therapeutische Strategie betrifft.

Die Besonderheiten des stumpfen Bauchtraumas (stBT) im Kindesalter sind in Tabelle 1 dargestellt. Durch das fehlende Fettpolster und die sehr geringe Distanz zur Körperoberfläche, wird die auftreffende Gewalt ungebremst übertragen. Die sehr flüssigkeitsreichen parenchymatösen Organe sind weniger komprimierbar, deswegen kommt es nicht selten zu einer Berstung mit oberflächlichen oder tiefen Einrissen. Die Wirbelsäule als Widerlager für Duodenum und Pankreas erklärt die Verletzungen bei medianem Aufprall der Gewalt. Besonders der zunächst maskierte Schock im freien Intervall und die Forderung nach unbedingter Organerhaltung machen verständlich, welche Bedeutung die Sonographie durch den bettseitigen Einsatz und die direkte Darstellung der Organverletzungen und des weiteren Verlaufes gewonnen hat.

Wir haben in den letzten 10 Jahren 69 Kinder mit der Diagnose „stumpfes Bauchtrauma" stationär behandelt (Abb. 1).

An der Spitze der Organverletzungen steht die Niere, gefolgt von Milz, Pankreas und Leber. Nur 19 Kinder mußten operativ versorgt werden, das entspricht einem Anteil von 27,5%. Ein Kind mit einer zentralen Leberruptur ist vor Beginn des operativen Eingriffs verstorben (Letalität 1,4%).

Tabelle 1. Besonderheiten des stumpfen Bauchtraumas beim Kind

- oberflächliche Lage der parenchymatösen Organe
- parenchymatöse Organe „flüssigkeitsreich"
- großes Trauma ≠ große Verletzung
- median: Fahrradlenker und Mißhandlung
  lateral: Verkehrsunfall, Sturz, Tritt etc.
- freies Intervall, schneller Zusammenbruch!
- unbedingt Organerhaltung!

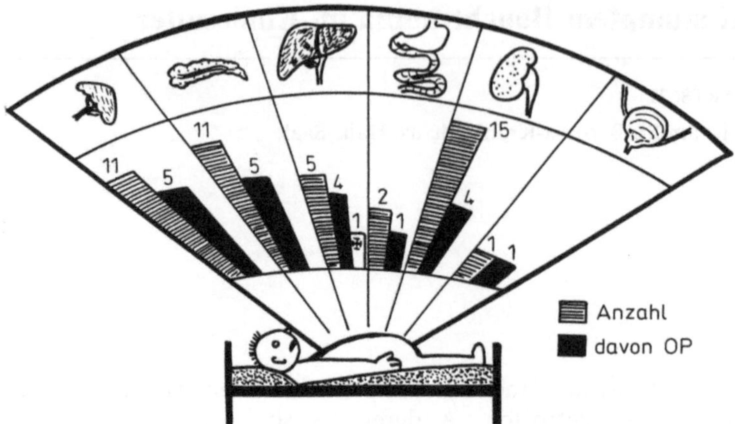

Stumpfes Bauchtrauma (1980-91)
n=69, davon mit Organverletzung=45   **Abb. 1.** Eigenes Krankengut

Die *Niere* des Kindes ist größer, ungeschützter und durch Fehlbildungen gefährdeter als bei Erwachsenen. Wir finden alle Formen der Verletzung, von der einfachen Kontusion mit Kapselunterblutung bis zum vollständigen Gefäßstiel-abriß. Die einfache Nierenkontusion und die oberflächliche kapselnahe Ruptur werden konservativ behandelt. Wenn dagegen die Rupturlinie in Nierenmitte durch den Hilusbereich verläuft und wir im Douglas reichlich Blut mit Koagula finden, ist die dringliche Operation indiziert. Überhaupt spielt der Douglas eine entscheidende Rolle bei Nierenverletzungen. Ein positiver Douglas heißt immer: Verletzung des Retroperitoneums mit Blutung und mit Austritt von Urin in die Bauchhöhle und ist ein ungünstiges prognostisches Zeichen.

Unter den Fehlbildungen sind besonders die obstruktiv bedingten Hydronephrosen gefährdet. Bei der Überrollung einer gefüllten Harnblase muß an die Möglichkeit der Blasenruptur gedacht werden, die sofort operativ versorgt werden muß.

Die *Milz* liegt unter dem linken Rippenbogen beim Kind nur scheinbar geschützt, denn die Elastizität der kindlichen Rippen führt praktisch nie zur Fraktur, um so mehr aber zur Gefahr der direkten Übertragung der Gewalt auf das stark blutgefüllte, nur wenig komprimierbare Organ. Folgen davon sind meist oberflächliche oder tiefe Querrisse, die aber wegen des besonderen Gefäßverlaufs kaum intralienale Gefäße kreuzen. Wenn man die inzwischen bekannten Folgen eines Milzverlustes bedenkt, wird die Erhaltung der verletzten kindlichen Milz äußerstes Anliegen sein. Wir haben unter unseren 11 Fällen nur 3 × operiert, in keinem Fall eine Splenektomie vorgenommen. Entscheidend ist die sonographische Verlaufskontrolle und der dadurch mögliche Entschluß zur konservativen Therapie trotz Blutung. Bei oberflächlichen Einrissen finden wir einen zarten, echofreien Saum an der Milzkonvexität bei unter Umständen beachtlicher Blutansammlung im Douglas. Auch hier ist der Douglas'sche Raum, der paracolische Bereich beiderseits und der subsplenische Bereich für die Verlaufskontrolle ganz entscheidend. Bei Verschlechterung der Kreislaufsituation und

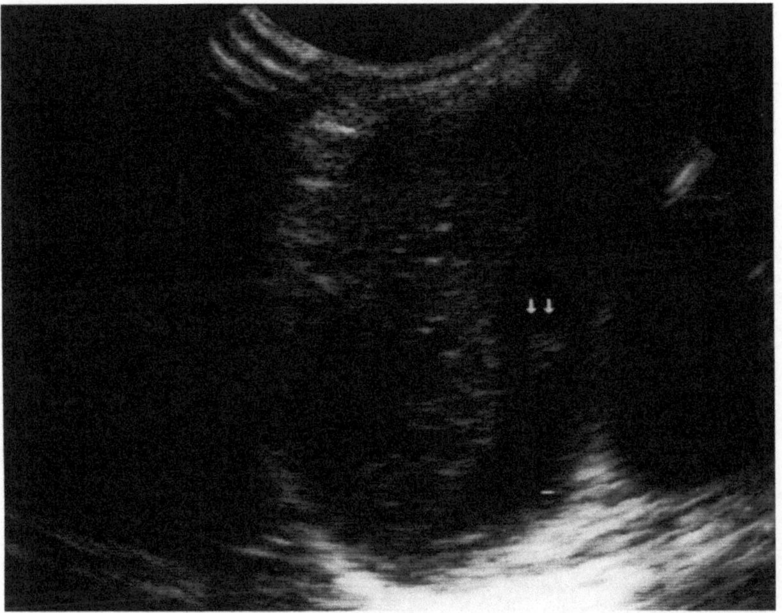

Abb. 2. Subkapsuläres Milzhämatom 8 Tage nach Unfall (8 J. alt) – konservativ, Rückbildung innerhalb 10 Tagen

zunehmender Flüssigkeit intraabdominal, wird die Laparotomie dringlich sein. Bei stabilem Kreislauf und allmählicher Abnahme der Flüssigkeit, kann ohne weiteres abgewartet werden. Ein besonderes Problem ist die sog. „zweizeitige Milzruptur," die auch sonographisch erfaßbar ist (Abb. 2). Auch hier ist konservatives Vorgehen angezeigt. Bei den Milzverletzungen soll noch einmal betont werden, daß es sehr häufig nicht gelingt, die Parenchymverletzung selbst darzustellen. Die Schwere der Verletzung ergibt sich aus der Flüssigkeitsansammlung an den Prädilektionsorten und aus dem klinischen Bild.

Pankreasverletzungen sind bei Kindern vergleichsweise häufiger durch Fahrrad- bzw. Rollerlenkereinwirkungen. Es kommt durch Druck gegen die Wirbelsäule zur Komprimierung, selten zur Durchtrennung des Pankreas. Wir sehen diese Kinder entweder unmittelbar nach dem Sturz unter dem Bild der posttraumatischen Pankreatitis oder später unter dem Bild einer Pankreaspseudozyste, die zu den typischen Beschwerden führt. Auch hier gilt als oberstes Gebot: konservative Therapie, solange keine Flüssigkeit im freien Abdomen nachweisbar ist. Bei zunehmender Flüssigkeitsansammlung im Abdomen kommt es zum Bild der Peritonitis und damit werden die Laparotomie, Spülung der Bauchhöhle und Drainage erforderlich. Findet sich keine freie Flüssigkeit in der Bauchhöhle, kann konservativ verfahren werden. Es sollte abgewartet werden, bis aus der zunächst „unreifen" Pankreaspseudozyste mit reichlich Nekrosen und multiplen Echostrukturen in der Zyste eine sogenannte „reife" Pankreaspseudozyste wird. Die „reife" Zyste ist gekennzeichnet durch eine mehr oder weniger stabile Zystenwand und durch ihre völlige Echofreiheit. Die posttraumatisch entstandene Pankre-

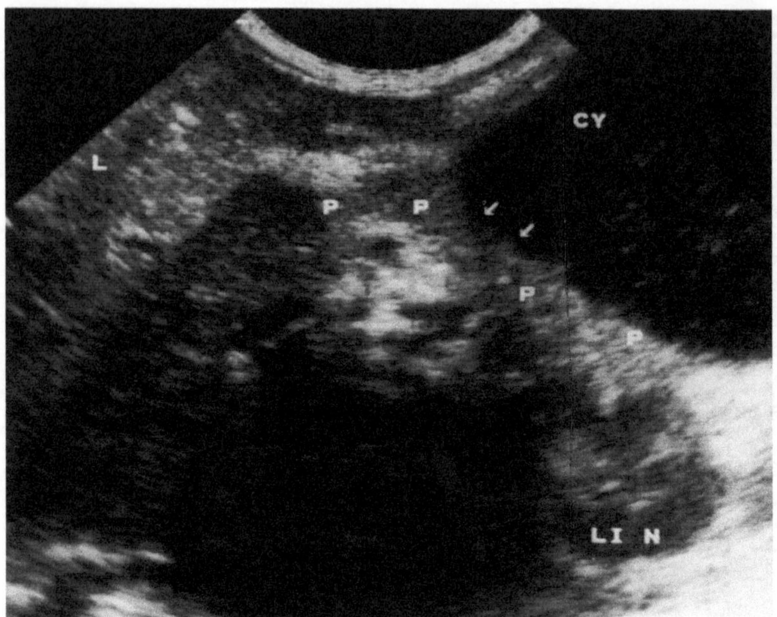

Abb. 3. Pankreasschwanzverletzung mit posttraumatischer Pseudozyste – konservativ, Rückbildung innerhalb weniger Tage

aspseudozyste sollte dann entweder ultraschallgezielt oder über eine kleine Laparotomie nach außen über eine Dauerdrainage mit hohem Sog abgeleitet werden. Mit dieser Behandlung kommt man im Kindesalter praktisch immer zum Erfolg. Das selbst große Pankreaspseudozysten in kurzer Zeit verschwinden können, ist aus der Literatur bekannt (vgl. Abb. 3). Unter 11 Pankreasverletzungen mußte nur 2mal primär operiert werden und 3mal mußte eine Saugdrainage erfolgen. Die früher übliche Jejunocystostomie haben wir seit vielen Jahren nicht mehr durchführen müssen.

Die größten therapeutischen Probleme boten wie zu erwarten die Leberverletzungen. Liegt eine schwere Leberverletzung mit Schockstadium III mit drohender Ausblutung vor, wird ohne diagnostische Maßnahmen sofort operiert. Bei allen übrigen Leberverletzungen steht die Sonographie im Mittelpunkt des diagnostischen Vorgehens und bestimmt die Zeitdauer des konservativen Verhaltens. Fast immer fanden sich die Verletzungen im rechten Leberlappen an der oberen und dorsalen Konvexität subdiaphragmal. Dort und im Recessus subhepaticus (Morrison pouch) muß nach freier Flüssigkeit gesucht werden. Voraussetzung ist ein Sektorschallkopf. Das wirkliche Ausmaß der Ruptur kann sonographisch leicht unterschätzt werden, weil die Parenchymblutung anfangs schwer abgrenzbar ist. Der Farbdoppler bietet eine zusätzliche Hilfe zur Darstellung des Gefäßbildes im rupturierten Bereich.

Zusammenfassend läßt sich sagen, daß die früher geübte Lavage durch die bettseitige Sonographie verdrängt worden ist. Beide Methoden ergänzen sich

Tabelle 2. Stumpfes Bauchtrauma

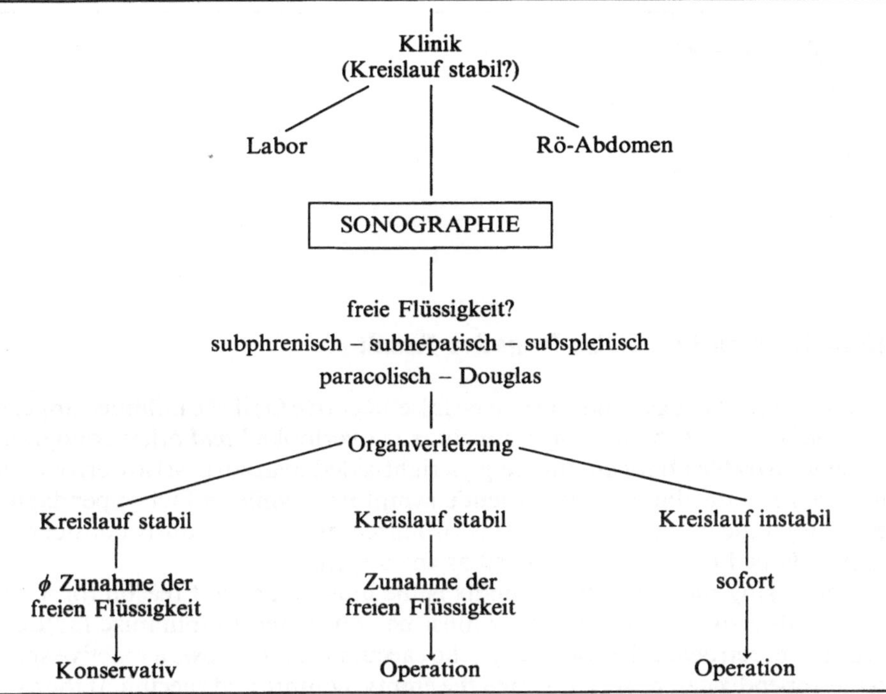

nicht, sondern schließen einander aus. Das Prinzip der Organerhaltung hat durch die Sonographie eine sichere diagnostische Basis erhalten. Blut in der Bauchhöhle bedeutet nicht mehr automatisch Laparotomie. Unser diagnostisches Vorgehen ist in Tabelle 2 aufgezeigt. Nur noch ein Viertel unserer Patienten sind operiert worden, vielen Kindern konnte eine nichtindizierte Laparotomie erspart werden. Oberstes Gebot aber ist die Einheit von klinischem Befund und sonographischer bed-side-Diagnostik.

Literatur

1. Adler DD, Blane CE, Coran AG et al. (1986) Splenic trauma in the pediatrics patient. Pediatric 78:576–580
2. Filiatrault D, Longpre D, Patriquin H et al. (1987) Investigation of childhood blunt abdominal trauma: a practical approach using ultrasound as the initial diagnostic modality. Ped Radiology 17:373–379
3. Hager J, Egender G (1985) Die Bedeutung der Sonographie als Akutdiagnostikum und zur Verlaufsbeobachtung beim stumpfen Bauchtrauma im Kindesalter. Fortschr Röntgenstr 143:44–48

Pitfalls in the Ultrasound Diagnosis of Appendicitis

J. B. C. M. PUYLAERT

Den Haag

Pitfalls Leading to a False-Negative Result

The result of the US examination can be false-negative (a) if the inflamed appendix is overlooked; (b) if the inflamed appendix is overlooked *and* other sonographically demonstrable abnormalities (e.g., a right-sided ovarian cyst) are erroneously considered responsible for the patient's symptoms, while in fact appendicitis is present; (c) if the inflamed appendix is visualized but is erroneously considered to be not inflamed or is not recognized as the appendix.

Overlooking the inflamed appendix is the most important reason for a false-negative US result. Some situations must be considered to minimize failures.

In case of retrocaecal appendicitis, the caecum usually shows a reactive spasm, and the appendix can be seen through the empty, compressed caecum. If the caecal lumen happens to be filled with feces, the appendix can easily be overlooked. In such cases (postero)lateral positioning of the transducer is vital. Otherwise, in many patients with retrocaecal appendicitis the appendix presents medial or lateral to the caecum during compression and can easily be visualized.

In some cases of advanced appendicitis only the base of the inflamed appendix can be visualized where it is attached to the edematous caecal pole. The real-time appearance of the appendix "springing off" the caecum is typical and diagnostic for appendicitis. This sign is also helpful in the rare cases in which the appendix, apart from the base, is completely filled with feces or air and is difficult to identify.

If pelvic appendicitis is suspected, compression with a convex or sector scanner may provide deeper penetration into the pelvis than is possible with a linear array transducer. In female patients endovaginal US can occasionally be helpful.

In perforating appendicitis, the associated serious peritonitis may cause reflex rigidity of the abdominal wall muscles, thereby impeding adequate compression. Moreover dilated bowel loops from adynamic ileus may hide the appendix from view. Occasionally, the appendix can be visualized using fluid-filled dilated bowel loops as an acoustic window. On the other hand, the presence of dilated atonous bowel loops may in itself be a helpful indirect sign of perforated appendicitis. Likewise, hyperechoic, noncompressible masses of inflamed fat and obviously the presence of an abscess in the right lower abdomen are important clues to the diagnosis. The same goes for reactive wall thickening of ileum and caecum, but this may provide another pitfall (see below).

In general, to minimize overlooking the inflamed appendix, it is valuable to keep on searching for a while, because the image becomes "clearer" as the examination continues. This is possibly the result of continuous pressure irritating the caecum. The resulting spasm reduces artifacts from feces and air. It is also advisable to repeat the US examination after one or more hours, if clinical management allows such a delay.

There are a few US demonstrable abnormalities which can be erroneously considered to be responsible for symptoms in a patient who actually suffers from appendicitis.

Cholecystolithiasis is a frequent coincidental finding at US examination but is not likely to be responsible for acute right lower abdominal symptoms, unless the gallbladder is in an unusually low position and there are signs of hydrops/cholecystitis.

A large cyst in the right ovary may be but is not necessarily responsible for acute right lower abdominal pain, and appendicitis must still be excluded.

Acute appendicitis may be accompanied by enlargement of the mesenteric lymph nodes. If these nodes are visualized but the appendix is overlooked, an incorrect diagnosis of mesenteric lymphadenitis can be considered. Mesenteric lymphadenitis is predominantly a disease of childhood, so if only enlarged mesenteric lymph nodes are found in an adult, the chance that an inflamed appendix is being overlooked is probably higher than the chance of this patient having mesenteric lymphadenitis.

In advanced appendicitis, especially with appendiceal masses, there may be extensive secondary wall thickening of the ileum and caecum, and there may also be some reactively enlarged mesenteric lymph nodes. If these secondary changes are observed while an inflamed appendix and other concomitant periappendiceal changes are overlooked, an erroneous diagnosis of bacterial ileocaecitis can be made.

Another rare pitfall is mistaking a fecolith in the inflamed appendix for a fecolith in an inflamed caecal diverticulum.

In some cases of appendicitis, the inflammation starts halfway down the appendix. If only the proximal part is visualized, measuring the diameter at that level and assessing its compressibility may falsely indicate that the appendix is normal.

In patients with an appendiceal abscess, the appendix may have a small diameter because it has ruptured and has been decompressed. The presence of an abscess or other inflammatory changes makes a false-negative diagnosis in such cases unlikely.

Rarely, the inflamed appendix is so large and has such a distorted architecture that, although it is visualized, it may not be recognized as an inflamed appendix. Likewise, in very obese patients a deeply located appendix may only be dubiously visualized.

Pitfalls Leading to a False-Positive Result

There are basically two pitfalls that may lead to a false-positive US diagnosis of appendicitis: Mistaking another tubular structure in the right lower abdomen for the inflamed appendix, and mistaking a normal appendix for an inflamed one.

The structure most prone to be mistaken for an inflamed appendix is an inflamed terminal ileum, although in experienced hands such an error is not likely to be made: The shape, size, and localization of the ileum, visualization of the ileocaecal valve, and the presence of peristalsis provide typical US features.

The normal appendix is usually hard to find with US. In the rare cases in which it is visualized, it has a small diameter (< 5 mm), is compressible, mobile, and, most importantly, not tender on pressure. However, if a normal appendix is affected by adjacent abnormal conditions, periappendiceal inflammatory changes can make the appendix swell and render it easily visible on US. There are several conditions that may provide such a pitfall.

Perforated Peptic Ulcer. In patients with perforated peptic ulcer, the gastric contents may descend along the right paracolic gutter and cause severe pain in the right lower abdomen due to a localized chemical peritonitis, thus mimicking the symptoms of appendicitis. The presence of gastric contents in the right lower abdomen may also cause chemical periappendicitis which brings about thickening of the wall of the appendix. In these cases maximum tenderness is also often found over the US-visualized appendix, which adds to the confusion. For this reason in all patients with suspected appendicitis one should search for US signs of perforated peptic ulcer: These patients usually have an atonously dilated, fluid-filled stomach, there may be inflammatory changes in the bulbus area, there is often free fluid in the abdominal cavity, and most importantly, there is *free air*.

Sigmoid Diverticulitis. In complicated extensive sigmoid diverticulitis there may be secondary inflammatory involvement of the appendix. The consequent wall thickening renders it easily visible on US. Fortunately, the underlying sigmoid diverticulitis is usually also well recognizable by US. In doubtful cases it is useful to perform a CT scan, which may not only confirm the diagnosis but may also detect interloop abscesses, which are easily overlooked by US.

Crohn's Disease. When Crohn's disease affects the ileocaecal region, it is often possible to visualize an abnormal appendix on US. Although this may represent true Crohn's appendicitis, it can also imply secondary involvement due to the adjacent inflammatory process. In either case appendectomy is *not* indicated, which makes it vital to detect the underlying Crohn's disease.

Carcinoma. An appendix may become thickened due to carcinoma of the right hemicolon in various ways.

A caecal carcinoma may invade the base of the appendix, thereby causing obstruction of the appendiceal lumen. This may cause sterile accumulation of mucinous material in the appendiceal lumen or may cause true appendicitis. In both instances the appendix is enlarged. Since most of these patients present clinically with a painful mass in the right lower abdomen and have an elevated sedimentation rate, it is obvious that both clinically and sonographically the erroneous diagnosis of appendiceal mass may be entertained.

A carcinoma of the ascending colon may invade the efferent lymph channels, causing lymph congestion of the ileocaecal region. This may also cause thickening of the appendix. Colonoscopy, if necessary assisted by CT or repeated barium studies, is important to make the correct diagnosis of caecal carcinoma. Not infrequently, the presence of liver metastases provides a clue in these cases.

Salpingitis. When extensive, salpingitis may rarely cause periappendicitis, rendering the appendix visible on US. However, its diameter is usually small in these cases.

Primary Bacterial Peritonitis. As occurs in patients who have liver cirrhosis or undergo chronic ambulant peritoneal dialysis, primary bacterial peritonitis may also render the appendix visible on US, although the appendix is then usually rather small.

Radiotherapy. Recent radiotherapy may cause radiation-induced inflammation of the appendix. This radiation appendicitis causes no symptoms and is not a reason for appendectomy.

Finally, a *seemingly* false-positive US diagnosis of appendicitis can be made if, in a patient whose symptoms are rapidly subsiding or who is even already completely symptom-free, a clear US image of an inflamed appendix is found. This indicates that the appendicitis in this patient has taken an abortive course, the socalled "abortive appendicitis".

The "Negative" Ultrasound Examination

Not infrequently the result of examination is deemed "negative." This means that neither an inflamed appendix nor any other causative condition can be demonstrated by US. In these patients, especially if they are obese, CT may play an important role.

Early acute appendicitis may be detected by direct visualization of the inflamed appendix or by demonstration of subtle changes in the pericaecal fat.

In patients with a suspected appendiceal mass and equivocal US findings, CT is of paramount importance. It may demonstrate directly the appendiceal phlegmon or abscess but is also capable of detecting other conditions. If neither US nor CT study enables a reliable diagnosis to be made, careful clinical expertise remains the cornerstone in therapeutic management.

Nevertheless, US results may still be of use in these cases. First of all, there may be *indirect* US findings suggesting the presence of appendicitis. Secondly, in a patient who is easily examined by US and in whom, even after *repeated* US examinations, no abnormalities are demonstrated, appendicitis, although still possible, is rather unlikely. This information may, to a certain point, influence the therapeutic management. If in such a patient the clinical suspicion is high, laparoscopy may provide a useful compromise. Thirdly, if a normal appendix is demonstrated unequivocally, appendicitis may be excluded. It is important then to rule out the pitfalls mentioned above.

Sonographie, CT und ERCP in der Differentialdiagnose kalkdichter Strukturen der Leber

U. Schubert [1], W. Blank [1], B. Braun [1], W. Bickel [2], P. Gelinsky [2]

[1] Med. Klinik und [2] Radiologische Abteilung KKH Reutlingen, (Akademisches Lehrkrankenhaus), D-7410 Reutlingen

Einleitung

Die sonomorphologische Beschreibung eines kalkdichten Herdes steht für das Erscheinungsbild eines hochamplitudigen Reflexes mit nachfolgender Schallauslöschung, was durch Grenzflächen mit hohem Impedanzsprung ausgelöst wird. Ein derartiges Bild ist nicht pathognomonisch für Kalk, vielmehr kann jede kristalline Substanz, aber auch Metall oder Luft, das oben beschriebene Phänomen erzeugen.

Während Luft und Metall auf Grund meist planer Oberflächen Reverberationsartefakte hervorrufen [1] und sich so abgrenzen lassen, sind bei kristallinen Strukturen Kristallaufbau, -dichte und -größe die entscheidenden Einflußgrößen für das sonographische Bild [2]. Eine Unterscheidung zwischen verschiedenen Kristallformen wie Cholesterin, Kalk o. ä. ist nicht möglich.

Die Häufigkeit kalkdichter Strukturen im Leberparenchym in einem nicht selektierten Krankengut wird mit 1–2 % angegeben [3]. Ein Teil dieser Befunde läßt sich auf Grund morphologischer Kriterien, mit Hilfe der Anamnese und mit serologischen Methoden spezifizieren. Zur Diagnosesicherung wird häufg zusätzlich endoskopische oder transhepatische Cholangiographie und Computertomographie nötig.

Ergebnisse

Im Studienzeitraum des ersten Halbjahrs 1991 wurden insgesamt 6200 Sonographien durchgeführt. Bei 40 Patienten wurden intrahepatische kalkdichte Strukturen nachgewiesen (Tabelle 1). Dies entspricht mit einer Häufigkeit von 0,6 % den Angaben in der Literatur. Die nosologische Zuordnung war entweder durch den Untersucher erfolgt, oder wurde an Hand des Krankenblattes rekonstruiert.

7 Patienten wiesen verkalkte Metastasen auf. Die Diagnose wurde mittels Feinnadelbiopsie gesichert oder ergab sich aus dem klinischen Kontext. Jeweils ein Befund konnte auf Grund der anamnestischen Angaben einem verkalkten Abszeß bzw. Hämatom zugeordnet werden. Bei 4 Patienten mit einem Echinococcus cysticus war die Diagnose während eines vorausgegangenen stationären Aufenthalts oder auswärts bereits gestellt worden. Eine abgelaufene granulomatöse Erkrankung wurde bei disseminiertem Auftreten hochamplitudiger Reflexe

Tabelle 1. Ursachen kalkdichter Leberherde bei 40 Patienten

Krankheiten	Patientenzahl
Verkalkte Metastasen	7
Echinococcus cysticus	4
Granulomatöse Erkrankungen	3
Intrahepatische Gallensteine	6
Caroli-Syndrom	3
Verkalktes Hämatom	1
Verkalkter Abszeß	1
Unklare Ursache	15

mit nachfolgender Schallauslöschung bei 3 Patienten angenommen. Eine Diagnosesicherung mittels Leberbiopsie wurde wegen fehlender klinischer Konsequenzen nicht durchgeführt.

Bei 6 Patienten wurden intrahepatische Gallengangssteine vermutet. Wegweisend für die Diagnose war bei 3 Patienten ein diskreter lokaler Galleaufstau (Abb. 1). Der Nachweis erfolgte mittels ERC und bei einem Patienten zusätzlichem CT, wodurch gezeigt werden konnte, daß es sich um intrahepatisch gelegene kalkhaltige Gallensteine handelte.

15 Befunde ließen sich ätiologisch nicht klären.

3 Patienten mit einem Caroli-Syndrom (Abb. 2) werden seit 5 Jahren ambulant betreut. Die Häufigkeit dieser Erkrankung muß somit auf diesen Untersuchungszeitraum, d.h. 55 000 Sonographien, hochgerechnet werden.

Therapeutische Konsequenzen ergaben sich aus dem Nachweis intrahepatisch gelegener Konkremente. 5 Patienten boten seit Jahren unklare Cholestaseenzym-

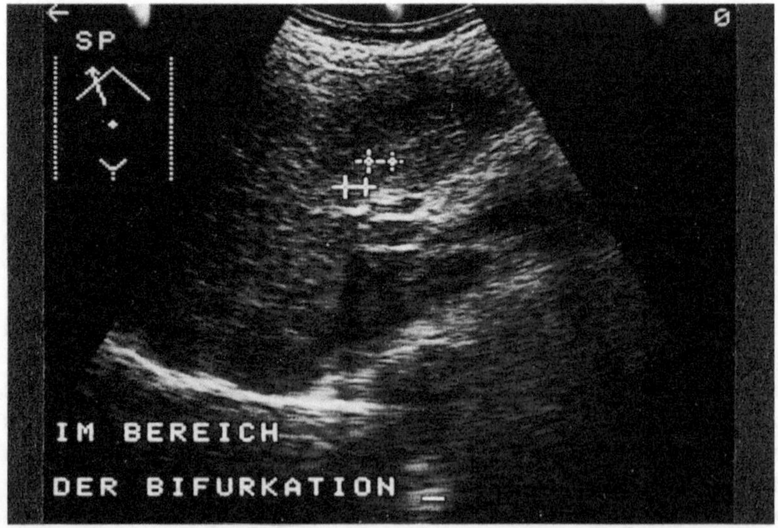

Abb. 1. Intrahepatisch gelegene Konkremente im Bereich der Bifurkation des Ductus hepaticus communis

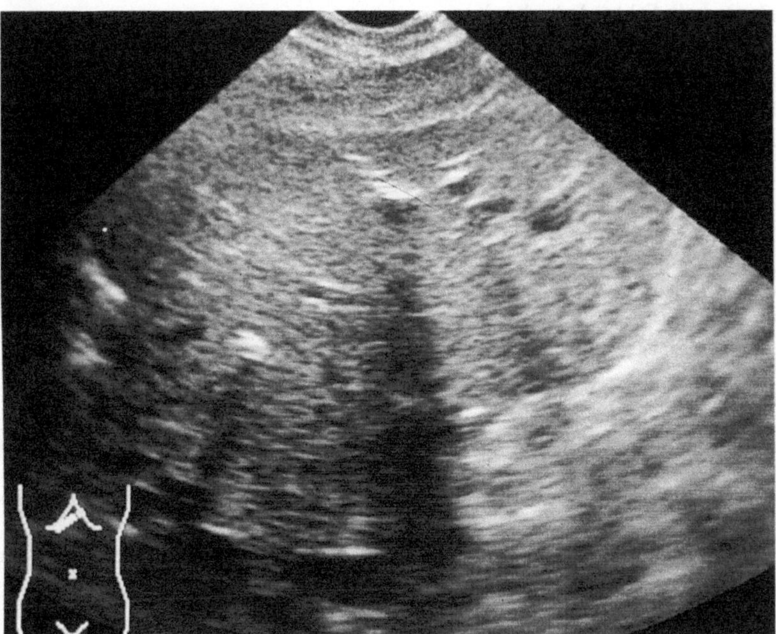

Abb. 2. Das Caroli-Syndrom ist durch sackartige Gallengangserweiterungen und intrahepatische Konkremente charakterisiert

erhöhungen, 3 zusätzlich rezidivierend, bis zum Untersuchungszeitpunkt nicht geklärte, rechtsseitige Oberbauchschmerzen. Therapeutisch wurde wie auch bei den Patienten mit Caroli Syndrom eine Papillotomie durchgeführt und Gallensäuren verordnet.

Alle Patienten mit Echinokokkose boten zum Zeitpunkt der Untersuchung keine Krankheitsaktivität und somit auch keine Notwendigkeit zur Therapie.

Diskussion

Der sonographische Symptomenkomplex eines hochamplituden Reflexes mit nachfolgender Schallauslöschung ist kennzeichnend für kristalline Strukturen. Luft und Metall, die ein ähnliches Bild hervorrufen, lassen sich in aller Regel auf Grund der Reverberationsartefakte unterscheiden. Anhand struktureller Merkmale, d.h. ob die Veränderungen solitär, dissiminiert oder in Zysten auftreten, lassen sich differentialdiagnostische Gruppen zusammenstellen (Tabelle 2). Weitere Informationen ergeben sich aus der topographischen Zuordnung. So lassen sich intrahepatisch gelegene Konkremente auf Grund ihrer Nachbarschaftsbeziehung zum Portalsystem und eventuellen begleitenden lokalen Galleaufstau vermuten. Die verkalkte Pfortaderthrombose ist bei fehlendem Pfortadernachweis und bei einer bandförmigen Verkalkung in typischer Position anzunehmen.

Tabelle 2. Morphologie kalkdichter Leberherde

Ursachen

Tuberkulose M. Boeck Pneumocystis carinii-Infektionen Hyperparathyreoidismus Urämie Histoplasmose	Disseminierte kalkdichte Leberherde
Intrahepatische Konkremente Verkalkte Metastasen Residuum eines Hämatoms Residuum eines Leberabszesses Primäres Leberzellcarcinom	Solitäre kalkdichte Leberherde
Echinococcus cysticus Caroli-Syndrom Selten banale Leberzyste	Zysten

Tabelle 3. Seltene Ursachen kalkdichter Leberherde

- Verkalkte Portalvenenthrombose
- Bilharziose (Schistosoma japonicum)
- Askaridiasis
- Filariosis
- Pneumocystis carinii Infektionen
- Verkalkter Ductus venosus (rechter oberer Quadrant)
- Urämie
- Hyperparathyreoidismus
- Thorotrasteinlagerungen

Mit Hilfe der oben genannten Charakteristika und anamnestischer Angaben ließen sich 13 der 40 kalkdichten Strukturen ursächlich zuordnen. Bei 18 Patienten blieb die Ätiologie unsicher und eine weitere Klärung war ohne therapeutische Relevanz. Bei 6 Patienten wurden intrahepatisch gelegene Konkremente auf Grund eines lokalen Galleaufstaus oder wegen der typischen Lage in unmittelbarer Nachbarschaft von Portalästen vermutet. Die Diagnose ließ sich bei allen 6 Patienten mit Hilfe von ERC und in einem Fall zusätzlich CT sichern. Therapeutisch wurde eine Steinextraktion angestrebt. Bei peripher gelegenen Gallengangssteinen führten wir ebenso wie beim Caroli-Syndrom eine medikamentöse Lyse mit Gallensäuren durch.

Eine Reihe seltener Ursachen für kalkdichte Herde traten im untersuchten Patientenkollektiv nicht auf (Tabelle 3). Zunehmend häufiger wird über dissiminierte Verkalkungen im Gefolge einer granulomatösen Hepatitis bei Pneumozystis carinii-Infektion berichtet [4].

Schlußfolgerung

Durch Analyse der Morphologie und Topographie kalkdichter intrahepatischer Strukturen und Kenntnis der Anamnese des Patienten lassen sich in der Mehrzahl der Fälle Hypothesen über deren Genese aufstellen. Eine Vielzahl von Erkrankungen rufen kalkdichte Veränderungen ohne klinische Konsequenz hervor. Nur intrahepatisch gelegene Gallensteine, als Spezialfall hiervon das Carolisyndrom, und die Echinokokkose bedürfen der therapeutischen Intervention.

Literatur

1. Sommer FG, Taylor JJW (1980) Differentiation of acoustic shadowing due to calculi and gas collection. Radiology 135:339–403
2. Filly RA, Moss AA, Way LW (1979) In vitro investigation of gallstone shadowing with ultrasound tomography. J Clin ultrasound 7:255–262
3. Herold C, Czembirek H, Mostbeck G, Karmel F, Haller J, Tscholakoff D (1988) Sonographisches „Verkalkungssymptom" in parenchymatösen Oberbauchorganen. Ultraschall klin Prax 3:41–45
4. Radin DR, Baher EL, Klatt EC, Balthasar EJ, Jeffrey LB jr, Megibow AJ, Ralls PW (1990) Visceral and nodal calcification in patients with AIDS related Pneumocystis carinii infection. Am J Roentgenolog 154:27–31

Prävalenz des hepatozellulären Karzinoms bei Patienten mit fortgeschrittener Leberzirrhose

S. Wagner, M. Gebel, P. Lange, T. Benter, M. Manns

Gastroenterologie und Hepatologie, Medizinische Hochschule Hannover, D-3000 Hannover 61

Einleitung

Das hepatozelluläre Karzinom ist eine schwerwiegende Komplikation der Leberzirrhose. Über seine Häufigkeit gibt es sehr unterschiedliche Angaben. Dies liegt einerseits an geographischen Unterschieden, andererseits an den verwendeten Nachweisverfahren [1–5]. In Deutschland gibt es über die Prävalenz des hepatozellulären Karzinoms nur wenige Daten. Deshalb war es das Ziel dieser Studie, die Häufigkeit des hepatozellulären Karzinoms bei Patienten mit fortgeschrittener Leberzirrhose zu untersuchen.

Patienten und Methoden

Im Zeitraum von Januar 1989 bis März 1990 wurden 327 konsekutive Patienten (197 Männer, 130 Frauen, mittleres Alter 54 ± 12 Jahre) mit histologisch gesicherter Leberzirrhose prospektiv untersucht. Die Patienten wurden überwiegend aus dem Lebertransplantations-Programm der Medizinischen Hochschule Hannover rekrutiert. Die Zuweisung der Patienten erfolgte mit der Frage nach der Notwendigkeit bzw. Möglichkeit einer Lebertransplantation. Patienten mit bereits gesichertem HCC wurden nicht in diese Studie aufgenommen.

Das Tumorscreening erfolgte mittels real-time Sonographie. Alle verdächtigen Läsionen wurden abgeklärt durch ultraschallgezielte Feinnadelpunktionen mit Zytologie und gegebenenfalls Histologie. Ein Teil der Patienten wurde operiert und zum Teil wurde die Diagnose durch Obduktion gesichert.

Ergebnisse und Diskussion

Von den 327 untersuchten Patienten mit Leberzirrhose wurde in 27 (8,3 %) ein HCC gesichert (Tabelle 1). 85 % waren Männer. Der Altersdurchschnitt betrug 58 Jahre.

Patienten im Anfangsstadium der Leberzirrhose wiesen häufiger ein HCC auf, als Patienten mit weit fortgeschrittener Leberzirrhose. So wurde das Zirrhosestadium der HCC-Patienten in 44 % als Child A, in 33 % als Child B und in 22 % als Child C klassifiziert (Tabelle 1). Diese Ergebnisse stehen in Einklang mit einer

Tabelle 1. Klinische Charakteristika und Prävalenz des HCC
bei Patienten mit Leberzirrhose

HCC-Nachweis:	27 von 327 Patienten (8.3%)
Geschlecht:	23 Männer, 4 Frauen
Alter:	58 ± 9 Jahre
Child A:	12 (44%)
Child B:	9 (33%)
Child C:	6 (22%)

Tabelle 2. Ätiologie der Leberzirrhose und Tumorstadium bei Patienten mit hepatozellulärem
Karzinom

Ätiologie:	Hepatitis B	16 (59%)
	Hepatitis NANB oder C	5 (19%)
	Alkohol	3 (11%)
	Sonstiges	3 (11%)
Tumorstadium:	Okuda 1	13 (48%)
	Okuda 2	8 (30%)
	Okuda 3	6 (22%)

Tabelle 3. Sonographische Befunde bei Patienten mit einem HCC

Fokus:	unifokal	14 (52%)
	multifokal	13 (48%)
Größe:	< 3 cm	16 (59%)
	3–5 cm	5 (19%)
	> 5 cm	6 (22%)
Echogenität:	echoreich	16 (59%)
	echoarm	8 (30%)
	gemischt	3 (11%)

kürzlich publizierten Studie aus Italien, in der ebenfalls über ein gehäuftes
Auftreten eines HCC im Anfangsstadium der Zirrhose berichtet wurde [5]. Damit
wird klar, daß sich die Entwicklung eines HCC im Rahmen einer Leberzirrhose
nicht notwendigerweise auf das Endstadium der Zirrhose bezieht.

In der Ätiologie der Leberzirrhose spielte die chronische Virushepatitis die
wichtigste Rolle. 59% der HCC-Patienten wiesen eine chronische Hepatitis B-
Infektion auf, bei 19% wurde eine Non A non B- bzw. Hepatitis C-Infektion
gefunden (Tabelle 2). In 11% lag eine alkoholtoxische Leberzirrhose vor und
weitere 11% hatten andere Ursachen.

Das Tumorstadium wurde nach den Kriterien von Okuda klassifiziert [1].
Unter den sonographisch entdeckten hepatozellulären Karzinomen überwogen
Tumoren im Anfangsstadium. Etwa die Hälfte der Patienten waren im Stadium 1,
30% im Stadium 2 und 22% im Stadium 3 (Tabelle 2).

Das Tumorwachstum war in 52% unifokal, während 48% mehrere Herde
aufwiesen (Tabelle 3). Der maximale Durchmesser des Tumors war in 59% der
Patienten kleiner als 3 cm; bei 19% der Patienten lag die Tumorgröße zwischen 3

und 5 cm und bei 22 % über 5 cm. Die Echostruktur der Raumforderungen zeigte in der Mehrzahl der Fälle ein echoreiches Muster, während 30 % der Läsionen ein echoarmes und 11 % ein gemischtes Bild aufwiesen.

Zusammenfassend zeigen unsere Untersuchungen, daß mittels sonographischem Screening bei etwa 8 % der Patienten mit Leberzirrhose ein hepatozelluläres Karzinom neu gefunden wird. Die von uns in Deutschland beobachtete Prävalenz des hepatozellulären Karzinoms steht in guter Übereinstimmung mit der in Spanien und Italien gefundenen Tumorhäufigkeit [4, 5]. Da das hepatozelluläre Karzinom eine relativ häufige Komplikation der Leberzirrhose darstellt, sollten alle Patienten mit Leberzirrhose einem regelmäßigen sonographischen Screening unterzogen werden.

Literatur

1. Okuda K, Ohtsuki T, Obata H, Tomimatsu M, Okazaki N, Hasegawa H, Nakajima Y, Ohnishi K (1985) Natural history of hepatocellular carcinoma and prognosis in relation to treatment. Study of 850 patients. Cancer 56:918–928
2. Sheu JC, Sung JL, Chen DS, Lai MY, Wang TH, Yu JY, Yang PM, Chuang CN, Yang PC, Lee CS, Hsu HC, How SW (1985) Early detection of hepatocellular carcinoma by real-time ultrasonography. A prospective study. Cancer 56:660–666
3. Cottone M, Turri M, Caltagirone M, Maringhini A, Sciarrino E, Virdone R, Fusco G, Orlando A, Marino L, Pagiaro L (1988) Early detection of hepatocellular carcinoma associated with cirrhosis by ultrasound and alfafetoprotein: a prospective study. Hepatogastroenterol 35:101–103
4. Calvet X, Bruix J, Bru C, Gines P, Vilana R, Sole M, del Carmen Ayuso M, Bruguera M, Rodes J (1990) Natural history of hepatocellular carcinoma in Spain. Five year's experience in 249 cases. J Hepatol 10:311–317
5. Colombo M, De Franchis R, Del Ninno E, Sangiovanni A, De Fazio C, Tommasini M, Donato MF, Piva A, Di Carlo V, Dioguardi N (1991) Hepatocellular carcinoma in Italian patients with cirrhosis. N Engl J Med 325:675–680

Probleme bei der Diagnostik der fokal-nodulären Hyperplasie

H. WEISS, A. WEISS

St. Marienkrankenhaus, III. Medizinische Klinik, Klinikum der Stadt Mannheim,
D-6700 Ludwigshafen

Fokal-noduläre Hyperplasien sind Mißbildungen der Leber, die wahrscheinlich durch Dysplasien der Leberarterienwände entstehen. Charakteristisch sind histologisch Gallengangsproliferate, wodurch sich die Veränderungen von Adenomen unterscheiden lassen sowie Bindegewebssepten mit zentraler Narbe, die z. T. auch sonografisch nachweisbar ist. Die differentialdiagnostische Abrenzung von Adenomen, reflexarmen Lebermetastasen und primären Leberzellcarcinomen kann jedoch sonografisch schwierig bis unmöglich sein [1–4]. Anhand von 4 Kasuistiken soll die Problematik bei der Diagnostik der fokal-nodulären Hyperplasie dargestellt werden.

Kasuistik 1

Eine 34-jährige Patientin wurde zur morphologischen Klärung zweier Lebertumoren in die Klinik eingewiesen. Die Patientin hatte langjährig hormonelle Antikonzeptiva eingenommen. 9 Monate zuvor war eine erhöhte Gamma-GT aufgefallen, sonografisch waren 2 reflexarme solide Veränderungen im linken Leberlappen festgestellt worden. Als diese jetzt an Größe zunahmen, erfolgte eine Computertomografie, die gut vascularisierte, differentialdiagnostisch nicht sicher zuordenbare tumoröse Gebilde im linken Leberlappen nachwies. Eine NMR brachte keine zusätzlichen Informationen. Sonografisch konnten wir 2 echoarme 38 bzw. 52 mm große reflexarme, glatt begrenzte Veränderungen im linken Leberlappen bestätigen, die die ventrale Leberkontur überragten (Abb. 1). Differentialdiagnostisch kamen vor allem Adenome oder fokal-noduläre Hyperplasien in Frage. Eine Hepatobida-Szintigrafie stand zu dieser Zeit nicht zur Verfügung, so daß der nächste diagnostische Schritt eine Laparoskopie war, die zwei knollige tumoröse Veränderungen der linken Leber nachwies (Abb. 2).

Histologisch waren knotig angeordnete ausdifferenzierte Hepatozyten nachweisbar, die Läppchenarchitektur war erhalten, umgeben von unregelmäßig angeordnetem netzförmigem Fasergerüst, in dem Gallengänge nachweisbar waren. Eine Punktion aus dem benachbarten normal wirkenden Lebergewebe ergab einen unauffälligen Befund. Damit war die Diagnose einer fokal-nodulären Hyperplasie gestellt, die Existenz von Gallengangsproliferaten ließ die Abgrenzung zum Adenom zu. Eine Therapie erfolgte nicht.

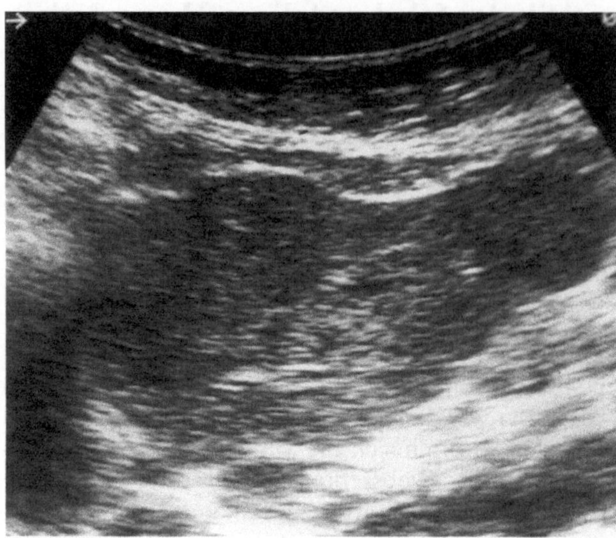

Abb. 1. (Kasuistik 1) Längsschnitt durch den linken Leberlappen: 2 kugelige, echoarme, tumoröse Veränderungen der Leber sind erkennbar, die buckelig die Leberoberfläche überragen

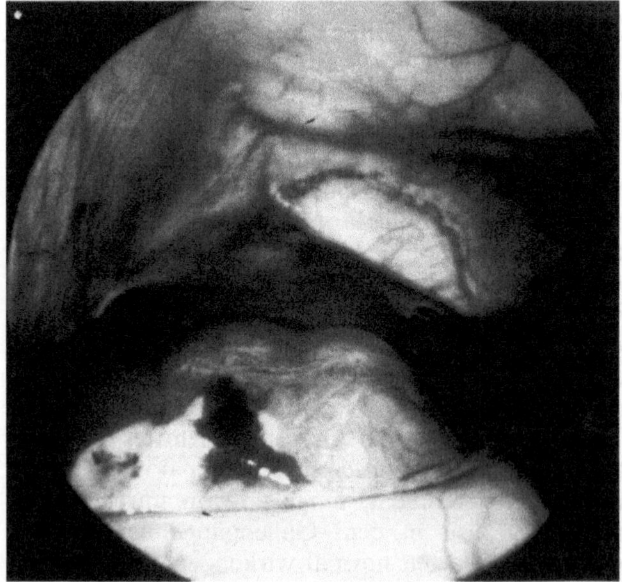

Abb. 2. (Kasuistik 1) Laparoskopisches Bild der vorbeschriebenen Veränderungen. Knotige, gut vaskularisierte Tumoren der Leber. Die Haemorrhagie im Vordergrund rührt von der kurz zuvor durchgeführten Punktion her

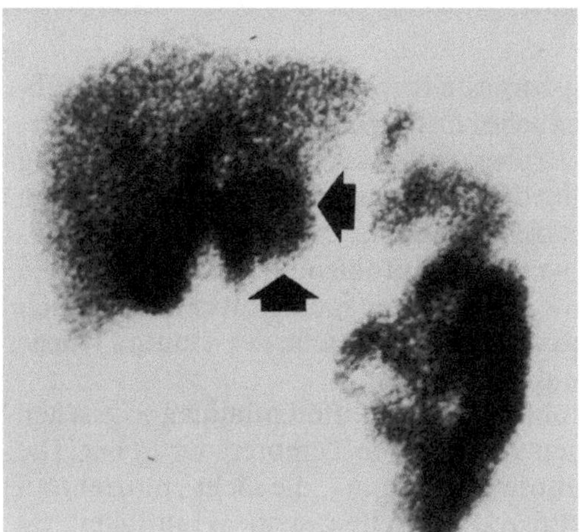

Abb. 3. (Kasuistik 2) Hepatobida-Scan einer fokal-nodulären Hyperplasie. In der Spätaufnahme erkennt man eine Anreicherung im Bereich des Lobus quadratus

Kasuistik 2

Eine 43jährige Frau, die ebenfalls lange Antikonzeptiva eingenommen hatte, wurde sonografisch untersucht, nachdem sie Völlegefühl und Müdigkeit verspürt hatte. Im linken Leberlappen wurde ein 4 × 5,5 × 5,8 cm großes, kugeliges, reflexarmes, tumoröses Gebilde nachgewiesen mit Protuberanz der Außenkontur der Leber. Die polyzyklische Begrenzung und die fraglich nachweisbare zentrale Narbe sprachen für eine FNH. Im Nativ-CT war eine leichte Hypodensität nachweisbar, nach Bolus-Gabe war der Prozeß hypervaskularisiert. In der Sequenz-Szintigrafie wurde eine persistierende umschriebene Aktivitätsmehrbelegung im Bereich des Lobus quadratus nachweisbar als Hinweis auf eine fokal-noduläre Hyperplasie (Abb. 3). Die Patientin steht seit 2 Jahren in Verlaufskontrollen, der Prozeß hat nicht an Größe zugenommen.

Kasuistik 3

Bei einer 31jährigen Patientin wurde ein 97 × 66 × 117 mm großer reflexarmer polyzyklisch begrenzter Prozeß zufällig anläßlich einer Sonografie nach Hysterektomie entdeckt. Im Angio-CT fand sich ein durch eine Kapsel begrenzter Prozeß an vorbeschriebener Stelle mit guter Vaskularisation und angedeutetem Radspeichenphänomen. Somit wurde die sonografische Diagnose einer FNH unterstützt.

Szintigrafisch (74 Mbg 99m Tc Jodhida) war ein galleretinierender Tumor im Bereich des linken Leberlappens erkennbar. Dieser Befund stützte weiterhin die Diagnose der FNH. Der Befund wurde sicherheitshalber angiografisch überprüft und die Diagnose einer FNH bestätigt. Der Tumor hat seither nicht an Größe zugenommen. Eine Therapie erfolgte ebenfalls nicht.

Kasuistik 4

Eine 71jährige Patientin wurde ambulant vorgestellt. Wegen leichter Gewichtsab-
nahme wurde eine Sonografie des Oberbauches durchgeführt, dabei ein reflexarmer Tumor der linken Leber entdeckt. Der Prozeß überragte die Kontur kugelig
(Abb. 4). Differentialdiagnostisch wurde die Diagnose einer fokal-nodulären
Hyperplasie oder eines primären Leberzellcarcinoms diskutiert. Eine Hida-
Diagnostik und eine Feinnadelbiopsie wurden empfohlen. Beide Maßnahmen
wurden nicht durchgeführt. Die Patientin kam 3 Monate später mit einem deutlich
vergrößerten Prozeß zur stationären Aufnahme. Als Ursache des Tumors wurde
ein polypös wachsendes Koloncarcinom diagnostiziert.

Die Kasuistiken verdeutlichen die Problematik der differentialdiagnostischen
Abgrenzung fokal-nodulärer Hyperplasien von anderen Tumoren der Leber. Die
fokal-noduläre Hyperplasie ist eine harmlose Mißbildung, die nicht entartet und
keine Blutungstendenz aufweist. Der Prozeß ist selten, seine Häufigkeit im
klinischen Krankengut liegt unter 2% aller Leberprozesse. Das Adenom ist mit
0,5% noch seltener (Inzidenz 0,06 bzw. 0,018%) [4]. Im Gegensatz zur FNH neigt
das Adenom zu Blutungen und zur Entartung. Während die fokal-noduläre
Hyperplasie keinerlei Therapie erforderlich macht, werden Adenome, hepatozelluläre Karzinome und solitäre Metastasen kolorektaler Carcinome heute rese-

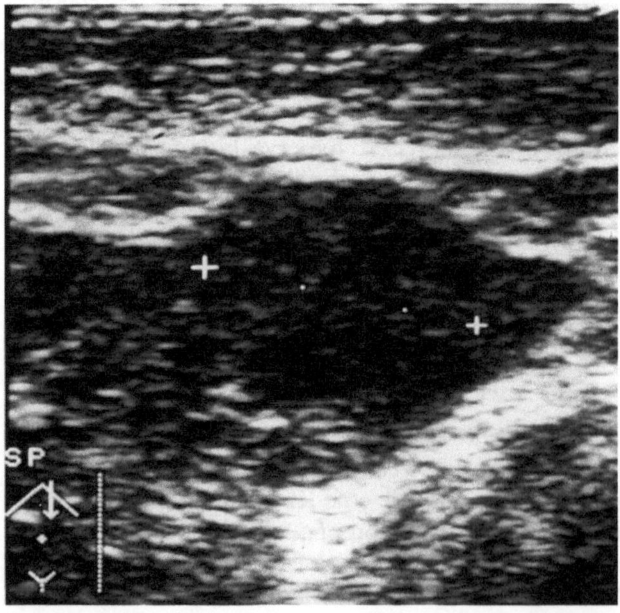

Abb. 4. (Kasuistik 4) 2,8 cm großer, kugeliger, ebenfalls die Leber überragender zentral
echoarmer Tumor des linken Leberlappens. Eine differentialdiagnostische Unterscheidung von
den in Abbildung 1 dokumentierten Tumoren ist sonografisch kaum möglich. Es handelte sich
um eine Lebermetastase eines bis dahin unbekannten Colon-Carcinoms

ziert. Die differentialdiagnostische Abgrenzung der FNH von den letztgenannten Tumoren ist deshalb obligatorisch.

Sie gelingt, wie gezeigt, auf verschiedenen Wegen, wobei die bildgebenden Methoden Sonografie (evtl. ergänzt durch Farbdoppler-Sonografie), Hida-Szintigrafie, CT, Angiografie eine sich ergänzende Rolle spielen.

Will man einen rationellen Ablauf für die tägliche Praxis empfehlen, muß man berücksichtigen, daß zufällig entdeckte Tumoren, sind sie echoarm, eher maligne, sind sie echoreich, eher benigne sind. Es ist deshalb empfehlenswert, echoarme neu entdeckte Tumoren der Leber, sofern sie nicht durch eine oder zwei bildgebende Methoden eindeutig zu klären sind, der histologischen Diagnostik zuzuführen.

Literatur

1. Görich J, van Kaick G (1988) Sonografische Differentialdiagnostik herdförmiger Leberläsionen. Radiologe 28:349–355
2. Pirschel J (1989) Sonografische Diagnostik herdförmiger Leberveränderungen. Röntgenpraxis 42:278–284
3. Schild H, Kreitner KF, Thelen M, Grönninger J, Weber M, Börner N, Störkel J, Eißner D (1987) Fokal-noduläre Hyperplasie der Leber bei 930 Patienten. Fortschr Röntgenstr 147:612–618
4. Weiss H (1991) Sonografische Artdiagnostik tumoröser Leberveränderungen. Ultraschall Klin Prax 6:257–271, Springer

Das Lebertrauma im sonographischen Bild

G. Fuhrer[1], W. Blank[2], B. Braun[2], H. Geisbe[1]

[1] Chir. Klinik, Kreiskrankenhaus Reutlingen, Steinenbergstr. 31, D-7410 Reutlingen
[2] Med. Klinik, Kreiskrankenhaus Reutlingen, Steinenbergstr. 31, D-7410 Reutlingen

Herrn Dr. W. Dürr (Abteilungsleiter der Unfallchirurgie des Kreiskrankenhauses Reutlingen) zum 60. Geburtstag gewidmet

Einleitung

Die bereits primär möglichst exakte Erfassung der einzelnen Verletzungen stellt beim Polytraumatisierten eine wichtige Grundlage zur Hierarchisierung der Behandlungsschritte dar.

Neben der röntgenologischen Darstellung der knöchernen Strukturen hat sich die sonographische Untersuchung des Abdomens und des Thoraxraumes als wichtigster Baustein in der Diagnostik vieler traumatischer Veränderungen erwiesen und somit die Abdominalparazentese und -lavage bei der Abklärung des stumpfen Bauchtraumas weitgehend verdrängt.

Während die Sonomorphologie der Milzläsionen häufig beschrieben wurde, finden traumatische Alterationen der Leber in der Fachliteratur nur selten Beachtung.

Nicht zuletzt aus diesem Grund entgeht dem Erstuntersucher häufig diese Verletzung und kann bei subkapsulären Hämatomen durch eine zweizeitige Ruptur dieses Organs zu einer lebensbedrohlichen Gefährdung des Patienten führen.

Die vorliegende Arbeit versucht deshalb in einer retrospektiven Analyse die Sonomorphologie des Lebertraumas darzustellen.

Material und Methoden

In dem Zeitraum vom 1.1.1980 bis zum 30.6.1991 wurden insgesamt 947 Patienten mit einem stumpfen oder penetrierenden Bauchtrauma stationär aufgenommen und sonographisch untersucht. Bei klinisch und sonographisch eindeutig operationspflichtiger Verletzung wurde der Patient sofort in den Operationssaal gebracht und bei komplikationslosem Verlauf nicht erneut sonographiert. Nur bei vier Patienten erfolgte im Zeitraum 1982–1988 eine Abdominallavage.

Bei fehlender Operationsindikation, sonographisch jedoch eindeutig pathologischem Befund, wurde ebenso wie bei nur gering ausgeprägten klinischen Befunden, die Sonographie zur Verlaufskontrolle eingesetzt.

Die Untersuchung erfolgte mit den Geräten Picker LSC 7000, Siemens Sonoline AC und Acuson 128 XP/10 mit 3,5 und 5 MHz Schallsonden.

Ergebnisse

Bei 34 der 947 Patienten mit einer stumpfen oder penetrierenden Bauchverletzung wurde eine Leberbeteiligung klinisch und/oder sonographisch vermutet beziehungsweise nachgewiesen. In 30 der 34 Fälle wurde dies durch den anschließend durchgeführten operativen Eingriff bestätigt.

Insgesamt 7 Patienten mit einem isoliertem Lebertrauma, das durch Pferdetritt, Fahrradlenker, Hockeyschläger und ähnlichem verursacht wurde, kamen zur stationären Aufnahme.

20 Patienten mit einer Leberverletzung wiesen zusätzliche Verletzungen an Kopf, Thorax und Extremitäten auf. Alle diese Patienten waren zum Zeitpunkt der Erstuntersuchung bewußtlos und wurden beatmet durch den Notartzt in unsere Klinik gebracht. Auffallend dabei war der große Anteil der thorakalen Begleitverletzungen, wobei bei diesen Patienten häufig rechtsseitige Rippenfrakturen vorlagen. Lediglich 8 der polytraumatisierten Patienten zeigten klinisch und röntgenologisch zum Zeitpunkt der Erstuntersuchung kein zusätzliches Thoraxtrauma.

Bei insgesamt 9 dieser Patienten fanden sich intraoperativ zusätzliche Verletzungen an anderen intraabdominellen Organen. In zwei Fällen erfolgte zusätzlich die chirurgische Versorgung einer rechtsseitigen Nierenläsion, die Naht einer rechtsseitigen Zwerchfellruptur wurde bei zwei weiteren Patienten vorgenommen.

Wegen einer zusätzlichen Milzruptur mußte bei drei von vier Patienten eine Exstirpation dieses Organs durchgeführt werden. Bei jeweils einem Patienten mit rechtsseitiger Nierenverletzung beziehungsweise Zwerchfellruptur fand sich im Rahmen der Laparotomie eine Läsion der Gallenblase, so daß in diesen Fällen eine Cholecystektomie erforderlich wurde. Ein zwanzigjähriger polytraumatisierter Motorradfahrer wies neben multiplen Lebereinrissen Verletzungen des Pankreas, des Doudenums, der rechten Niere und des Jejunums auf, die lediglich durch eine Operation nach Whipple versorgt werden konnten.

Die *sonographischen Erstbefunde* dokumentierten im wesentlichen freie Flüssigkeit um Leber, Milz und im Unterbauch. Dies führte bei 14 Patienten primär zur Laparotomie. Bei 6 Patienten zeigte sich bei den weiteren Verlaufskontrollen eine Mengenzunahme der freien Flüssigkeit, die bei parallel dazu verlaufender klinischer Verschlechterung zur Laparotomie zwang.

In insgesamt 9 Fällen fand sich initial eine Strukturveränderung im Bereich der Leber, die ursächlich in Zusammenhang mit dem teilweise nur mäßig ausgeprägten perihepatischen Flüssigkeitssaum interpretiert wurde.

Tabelle 1. Verletzungsmuster bei Patienten mit Leberläsionen im Rahmen eines stumpfen oder penetrierenden Bauchtraumas

Isoliertes Lebertrauma	n = 8
Polytrauma mit Thoraxverletzung	n = 13
Polytrauma ohne Thoraxverletzung	n = 8
Messerstichverletzung	n = 4
Schußverletzung	n = 1

Tabelle 2. Sonographische Befunde beim Lebertrauma

Freie Flüssigkeit	
Frische kleine Läsionen:	echoreich, inhomogen, unscharf begrenzt
Frische größere Verletzung:	echoarme neben echoreichen Arealen unscharf begrenzt, Kapseldefekt selten nachweisbar
Ältere Einblutungen:	echoarme Bezirke, zystische Transformation Ausheilung ad integum (selten)

Diese Herde imponierten sämtlichst als *echoreiche*, inhomogene, unscharf begrenzte Bezirke, die in 8 von 9 Fällen zusätzlich zentral echoärmere Areale aufwiesen.

Fünf der 9 Erstbefunde belegten einen kapselnahen Parenchymdefekt. Interessanterweise wurde bei Patienten mit isoliertem Lebertrauma in 6 von 7 Fällen die richtige Diagnose bereits anhand des ersten Sonogramms gestellt.

Der komplikationslose Verlauf gestattete bei vier Patienten ein konservatives Vorgehen, wobei in den ersten Tagen eine intensiv-medizinische Betreuung unter täglicher Sonographiekontrolle vorgenommen wurde. Im weiteren Verlauf wurden die sonographischen Befundkontrollen auf zweitägige Abstände bis zur Entlassung am 14. Tag ausgedehnt.

In allen diesen Fällen zeigte sich sonographisch eine Transformation dieser Läsionen, wobei die anfänglich zentral echoarmen Areale an Größe zunahmen und nach einigen Tagen als echofreie Bezirke imponierten.

Bei zwei der polytraumatisierten Patienten gelang es die Parenchymdefekte darzustellen, und in einem der beiden Fälle den Kapseldefekt exakt zu lokalisieren.

Im Rahmen der gutachterlichen Tätigkeit, beziehungsweise bei Kontrolluntersuchungen, war es uns möglich, einzelne Patienten längere Zeit nach dem Lebertrauma erneut zu sonographieren.

Dabei wiesen die Parenchymläsionen sämtlichst eine zystische Transformation auf.

Diskussion

Das Lebertrauma stellt nach den Literaturangaben in 5–10 % der Fälle eine ernste Begleitverletzung des stumpfen Bauchtraumas dar.

Bei unserem Krankengut wurde nur in 3,6 % mittels klinischer und sonographischer Untersuchung, sowie nachfolgender Operation, eine Leberverletzung nachgewiesen. Lediglich bei vier Patienten war aufgrund der Klinik und Sonographie ein konservatives Vorgehen gerechtfertigt. Alle diese Patienten erlitten ein isoliertes Lebertrauma und waren in der Lage bei der klinischen und sonographischen Untersuchung optimal zu kooperieren. Dies war nach unserer Interpretation der Hauptgrund für die bereits bei der ersten Sonographie richtig gestellten Diagnosen (in 6 von 7 Fällen). Neben der freien Flüssigkeit wiesen die kleinen Parenchymdefekte ein echoreiches, inhomogenes, unscharf begrenztes Reflexmuster, die großen Defekte zusätzlich zentral echoärmere Areale auf

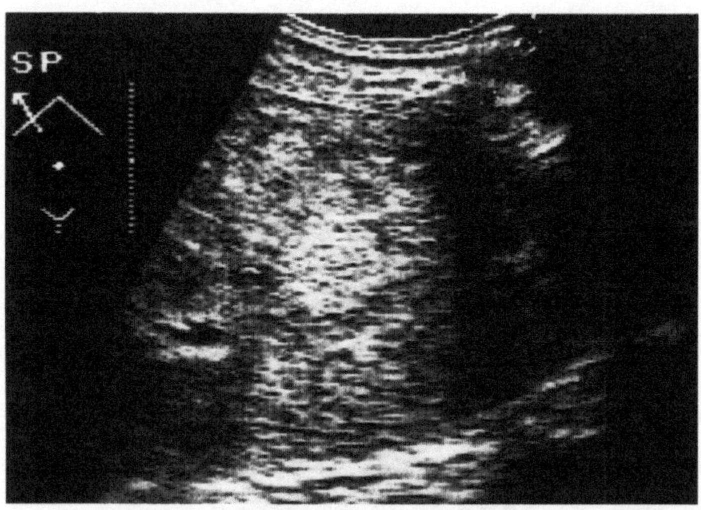

Abb. 1. Echoreiche, inhomogene, unscharf begrenzte Veränderung im rechten Lederlappen nach stumpfem Bauchtrauma

(Abb. 1). Die bei konservativem Vorgehen gewonnenen Verlaufskontrollen zeigten die typische sonomorphologische Transformation der Läsionen. Individuell sehr variabel ließ sich zentral eine an Größe zunehmende echoärmere Region dokumentieren, die bereits nach 14 Tagen echofreie Bezirke einschloß (Abb. 2).

Diese Befunde stehen in Übereinstimmung mit den zu diesem Thema nur spärlich publizierten Beschreibungen.

Bei polytraumatisierten Patienten findet sich häufig die Kombination von rechtsthorakaler Verletzung und Lebertrauma in Verbindung mit weiteren intraabdominellen Läsionen an rechter Niere, Gallenblase und rechter Zwerchfellkuppel. Dieses Verletzungsmuster verlangt, bei diesen Patienten gezielt auf Veränderungen im Bereich der Leber zu achten.

Falls die Sonographie nicht nur, wie bei uns früher üblich, zur quantitativen Abschätzung der freien Flüssigkeit herangezogen, sondern auch zur Lokalisierung der Verletzung beim stumpfen Bauchtrauma eingesetzt wird, stellt sie eine wichtige Grundlage für eine noch bessere Therapieplanung dar.

Dies erlaubte uns, bei zwei Patienten bereits präoperativ das Ausmaß der Leberverletzung zu erfassen, und neben der Bereitstellung des Autotransfusionsgerätes für eine ausreichende Menge an Fremdblut zu sorgen.

Vergleichende Untersuchungen über die Wertigkeit der Sonographie und Computertomographie bei Lebertrauma attestieren dem röntgenologischen Verfahren eine geringfügig höhere Sensitivität. Allerdings halten wir die Computertomographie aufgrund schlechter Verfügbarkeit und aus Kostengründen nicht für die Untersuchungsmethode der ersten Wahl.

Bessere Schulung und optimierte Gerätetechnik erlauben nach unserer Erfahrung, die Sonographie weiterhin als *die* Routineuntersuchung beim stumpfen Bauchtrauma zu propagieren.

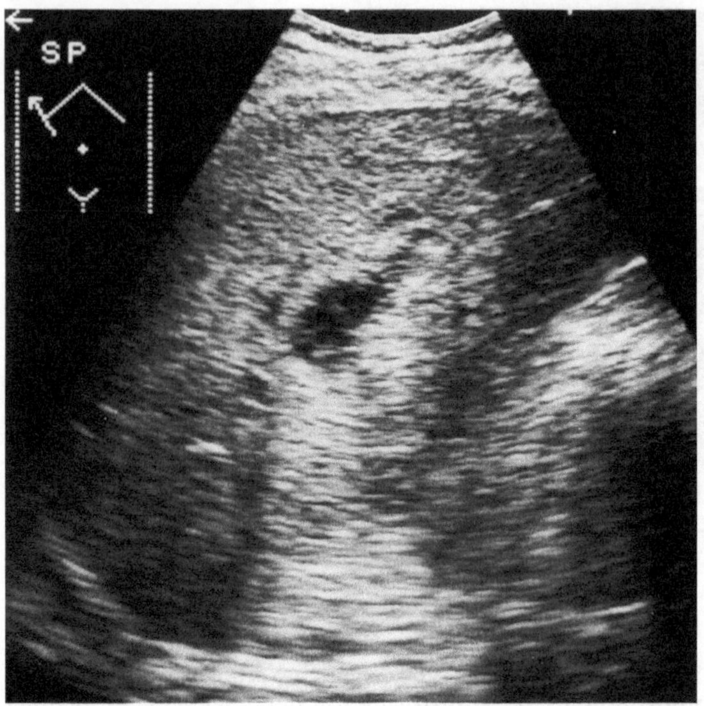

Abb. 2. Verlaufskontrolle einer Leberverletzung, die bereits am 9. Tag eine typische Transformation mit zentral echofreien sowie echoarmen Arealen zeigt

Zusammenfassung

1) Exakte Kenntnis der Sonomorphologie des frischen Lebertraumas führt auch beim polytraumatisierten, nicht kooperationsfähigen Patienten zur Diagnosestellung bei der Erstuntersuchung.
2) Wichtig hierbei ist auf die häufige Kombination von rechtsthorakaler Verletzung und Organläsionen im rechten Oberbauch zu achten.
3) Als kostengünstiges, rasch verfügbares Untersuchungsverfahren stellt die Sonographie einen wichtigen Bestandteil beim Management konservativ zu behandelnder Leberverletzungen dar.

Prostate Cancer, Past, Present and Future

P. JICHLINSKI

Department of Urology – CHUV – 1011 Lausanne, Switzerland

The continuous renewal of diagnostical means (laboratory and imaging technics) set the problem of the influence of each new discovery on individual health. In an assembly with so many experts in modern investigative technics, the author tries to give some reflexions about a very controversial subject: prostate cancer.

The prostate cancer incidence gradually rises up with age. This disease becomes the second cancer by more than 65 years old men and the first cause of death by cancer in the same group. These facts raise three questions:

- The first one concerns epidemiology: Is the disease prevalence really increasing or is the rising incidence only the consequence of life expectancy lengthening in male population?
- The second question concerns our investigative methods: Are our diagnostical means accurate enough to be used for screening the disease at its earliest stage?
- The third question concerns every one and the society: What would be the influence of an early treatment on individual health and disease prevalence?

About Epidemiology

To answer to the first question, we have to go back to the past. Before 1950, epidemiological studies about clinical incidence of prostatic cancer fail and we have to look at pathological studies about autopsy series or surgical specimens of the prostate gland. Contrary to the opinion of the 19th century's physicians, the prevalence of prostate cancer stayed underestimated for a long time. In 1900, Albarran and Hallé were the first to notice a 14 % incidence of cancer on surgical specimen of prostate gland. In 1939, Kahler pointed at the discrepancy between clinical and pathological incidence among more than 50 years old patients. Then, all pathological studies clearly demonstrated the high pathological prevalence opposed to the low clinical prevalence. Therefore, the authors introduced the concept of latent carcinoma which could become manifest under the influence of an environmental unknown factor many years later.

Observations done among native and foreign Japanese (living in United States) seems to corroborate the thesis of the environmental factor. Effectively, pathological incidence of latent carcinoma is quite the same in Japan and in United States, when clinical incidence is much lower in Japan than among Japanese living as American people in United States. Therefore, we could answer to the first question by saying that an environmental factor probably promotes elevation of the clinical incidence of prostate cancer, but this disease is undoubtely largely distributed at a latent stage in male population and becomes manifest with age.

About Diagnostical Means

Three types of diagnostical means are to be considered:

a) the rectal palpation of the prostate gland during a clinical examination
b) tumoral markers of prostate cancer
c) diagnostical imaging technics, in peculiar endorectal sonography of the prostate gland.

a) Rectal palpation of the prostate gland is the more simple and the more cost effective way to do a right diagnosis. Its positive predictive value, which means that a palpated nodule is tumoral, is about 20 to 30% among more than 50 years old patients. So, every nodule is not malignant as Jewett already stated on a large series of patients in 1956. Moreover, Stamey studies show that rectal palpation is clearly accurate when tumoral diameter is larger than 4 cm, which supposes a high risk of metastatic dissemination.

b) Markers of the prostate gland are prostatic acid phosphate (PAP) and prostatic specific antigen (PSA).
The prostatic acid phosphate was discovered by Gutman & Gutman before 1940. Elevation of this very low sensitive test generally points out an osseous metastatic disease. Therefore, in a random male population with a normal rectal prostate palpation, its positive predictive value is extremely low (0.19%). But, if rectal palpation is strongly suggestive of a prostate cancer, its positive predictive value rise up to 93%.
The prostatic specific antigen discovered by Wang in 1979 is a glycoprotein normally present in prostatic tissue. Its elevation express a prostatic inflammatory or malignant condition. This highly sensitive test is not specific of prostatic cancer. Considered alone, its positive predictive value is not better than rectal palpation's one (20–30%). However, when rectal palpation of the prostate gland and the PSA test are normal, the negative predictive value of the test, which means the probability that the patient has no cancer is about 95–100%.

c) Prostate endorectal sonography, an inocucous technic which allows visualisation of impalpable zones of the prostate gland raises up great hope among radiologists and urologists. Unfortunately, the method is scarcely sensitive because the correlation between sonographic aspects and anatomopathology is not well established. Therefore, its use remains controversial. The positive predictive value of this technic considered alone is slighty worse than rectal palpation. However, prostatic sonography undoubtely facilitates needle guidance for biopsy.
In conclusion, none of these exams is accurate enough to be used singly as a screening method. But, diagnostic accuracy improves with association of all three

Tabelle 1. Some pathological features of latent prostatic carcinomas

	Localization				Multiple foci	Perineural spread
	Posterior	Lateral	Anterior	Median		
Kahler, J.e. (1939)	46%	48%	6.0%	0%	8%	70–100%
Andrews, G.S. (1949)	60%	40%	0%		23%	88.2%
Blennerhasset, j.B. & Vickery, A.C. (1966)	(33)%				24%	94%
Lundber, S. & Berge, T. (1970)	67%				0%	66% (patients over 70 yrs)
Holund, B. (1980)					64%	60%
Franks, L.M. (1954)		97%	2.9%		33.8%	31.8%
	Inner	Outer	Both			Capsular invasion
	1.4%	66.1%	32.5%			75.3%

exams. However, characteristics of prostate cancer development are significant of the limits of our diagnostical means in the evaluation of the disease stage (Table 1). Even at a latent stage, this cancer can be multifocal in one third of cases. Although tumoral dissemination along prostatic perinerves cannot predict the malignant potential of the disease, this one is present in majority of cases. Franks noted capsular invasion in more than 75 % of latent carcinomas. McNeal studies showed that independantly of the tumor stage A or B, smaller tumors less than 1 cc volume, have the lowest risk of dissemination. But, Whitmore stated that badly differentiated, but prostate localized cancers showed lymphatic metastases in 25 % of cases.

Influence of early treatment on individual health and disease prevalence

The aim of an early treatment of prostatic cancer in double: the first one is to give to the patient a survival equal to his life expectancy without disease and the second one is the obtain a perfect local control of the disease with preservation of his confort of life. Even, if improvement of operative technics considerably reduced morbidity of radical prostatectomy, the natural history of the disease shows that every patient with a less than 1 cc volume tumor has a survival equal to his life expectancy, independently of his age. Effectively, age is not a prognostic criteria of disease course. The more accurate prognostic element is the malignant grade of the tumor. A high grade malignant cancer presents a high rate of metastases. Treatment of localized prostatic cancer will remain controversial, till the proof of an aggressive approach upon a conservative one is not clearly demonstrated. Consequently, the influence of an aggressive therapeutic approach on the prevalence of the disease will be difficult.

Ideally, the discovery of a new prognostic marker of the disease's aggressiveness at a latent stage should facilitate our choice of the right treatment at the right time.

Sonographie beim Nierentransplantat

M. Röthlin, M. Müller *

Dept. Chirurgie, Universitätsspital Zürich, CH-8091 Zürich

Einleitung

Wie an vielen anderen Orten, hat die Sonographie aufgrund ihrer nichtinvasiven, beliebig wiederholbaren Untersuchungstechnik am Patientenbett in den letzten Jahren für die Diagnostik von Nierentransplantaten eine große Bedeutung erlangt. Der Einsatz des Ultraschalls beginnt bereits vor der Transplantation bei der Evaluation des potentiellen Spenders. Besondere Bedeutung kommt ihr in der unmittelbar postoperativen Phase zu, wenn es um die möglichst frühzeitige Erfassung von chirurgischen Komplikationen geht. In der Diagnostik der akuten Abstoßung, sei es mittels Feinnadel-Aspiration oder Biopsie einerseits, oder mittels Duplex- und Color flow-Verfahren andererseits gewinnt die Sonographie zusehens an Gewicht. Und letztlich ist die Sonographie nicht nur ein diagnostisches Verfahren, sondern sie gibt uns auch die Möglichkeit, therapeutisch tätig zu sein – etwa durch perkutane Drainage von perirenalen Flüssigkeitsansammlungen und durch das Anlegen von Nephrostomien.

Präoperative Abklärung

Die sonographische Evaluation des Spenders dient der Erfassung von Verletzungen der potentiellen Transplantate beim polytraumatisierten Patienten, dem Auffinden von Mißbildungen und der Größenbestimmung der Organe.

Meist erreichen polytraumatisierte Patienten nicht primär als Spender das Zentrumsspital. Sie werden also in der Notfallaufnahme mittels Ultraschall auf intraabdominale Läsionen abgeklärt. Die Sensitivität der Sonographie für Läsionen an Nieren und Leber liegt je nach Autor zwischen 30 und 76%. Im eigenen Krankengut erreichten wir eine Sensitivität von 42% bei der Erstuntersuchung. Organe mit offensichtlichen Läsionen sind zur Transplantation nicht geeignet.

Die sonographische Darstellung von Mißbildungen, Normvarianten und Nierenagenesien gibt dem Transplanteur wichtige Informationen, die oft aus der Anamnese des Spenders in der Kürze der Zeit nicht hervorgehen. So werden Hufeisennieren in der Regel nicht transplantiert, doppelt angelegte Nierenbecken

*Dept. Med. Radiologie, Universitätsspital Zürich, CH-8091 Zürich

und Ureteren sind bei der Organentnahme von Bedeutung und Agenesien erübrigen die Exploration dieser Seite bei der Entnahme. Die Darstellung doppelt angelegter Arterien sind für den Operateur wichtig und auf ein Angiogramm kann verzichtet werden.

Die Größenbestimmung der Organe ist bei der Niere von geringerer Bedeutung, ist aber bei Herz und Leber wichtig für die Auswahl des Empfängers. Das Körpergewicht von Spender und Empfänger gibt hier nur ungenügend Auskunft.

Postoperatives Monitoring

Die wohl größte Bedeutung erlangte die Sonographie in der postoperativen Nachkontrolle und der Erfassung von chirurgischen Komplikationen der unmittelbar postoperativen Phase. Der Normalbefund des Nierentransplantates in den ersten Wochen nach Transplantation unterscheidet sich nur wenig vom Normalbefund anderer Nieren. Durch Übernahme der gesamten Diurese kommt es in den ersten 3 Wochen zu einer Hypertrophie und Volumenvermehrung des Transplantates um etwa 20%. Der Parenchym/Mittelecho-Index ist gegenüber der normalen Niere erhöht durch Verbreiterung des Parenchyms. Die Markpyramiden können auch bei einwandfrei funktionierenden Transplantaten echoarm und prominent sein. Ferner gibt es Berichte wonach vermutlich infolge des Transplantationstraumas und der Denervation eine nicht stauungsbedingte Ektasie des Nierenbeckens auftreten kann.

Für die Darstellung von chirurgischen Komplikationen nach Nierentransplantation ist die Ultraschall-Diagnostik am Patientenbett bestens geeignet. An unserer Klinik wird nicht routinemäßig mit Ultraschall monitorisiert. Indikationen für die sonographische Untersuchung sind zum Beispiel unklares Fieber, Funktionsverschlechterung des Transplantates, Hämatokritabfall und persistierende Schmerzen in der Transplantatloge. Die Tabelle 1 gibt Auskunft über die chirurgischen Komplikationen in den ersten zehn Tagen nach Transplantation bei 113 Patienten. Sämtliche Diagnosen können sonographisch – eventuell unter Einsatz der Duplex-Sonographie – erhoben werden. Die sonographischen Befunde gliedern sich in drei Gruppen. Die perirenalen Raumforderungen, die Abflußstörung und die Funktionsverschlechterungen ohne Stauung oder Raumforderung.

Tabelle 1. Chirurgische Komplikationen bei 113 Patienten nach NTPL

Komplikation	n	%
Hämatom	7	6,2
Transplantatruptur	2	1,8
Harnabflußstörung	6	5,3
Urinom	1	0,9
Transplantatarterien-Thrombose	2	1,8
Blasentamponade	4	3,6

1. Perirenale Raumforderungen

Die perirenalen Raumforderungen umfassen vor allem Hämatome, Abszesse, Urinome und Lymphozelen. Die Qualität der Flüssigkeit läßt sich rein aufgrund des sonographischen Aspekts nicht mit Sicherheit bestimmen. Zur genauen Evaluation ist eine Punktion mit bakterieller und chemischer Untersuchung des Punktates notwendig.

Das *perirenale Hämatom* unterscheidet sich sonomorphologisch nicht von Hämatomen anderer Lokalisation. Es kann sich sichelförmig an das Transplantat anlegen oder kugelig abgekapselt erscheinen. Flüssige Hämatome können einer sonographisch gesteuerten Punktion zugeführt werden. Eine Operationsindikation besteht bei Hämatomen, welche an Größe zunehmen und hämodynamische Auswirkungen zeigen sowie bei infizierten Hämatomen und solchen mit Kompression des Ureters und Harnabflußstauung.

Der *Abszeß* in der Transplantatloge ist rein sonographisch nur dann von einem Hämatom zu unterscheiden, wenn anaerobe Erreger Gas im Abszeß gebildet haben. Auch hier ist der Ultraschall nicht nur diagnostisch einzusetzen zur Lokalisation und diagnostische Punktion, sondern auch therapeutisch mittels perkutaner Drainage. Wird nicht perkutan drainiert, so besteht bei jedem nachgewiesenen Abszeß eine dringende Operationsindikation, um bei diesen immunsupprimierten Patienten eine Sepsis zu vermeiden.

Die *Lymphozele* ist eine scharf begrenzte, echofreie Raumforderung und liegt meist caudal des Transplantates. Sie ist bedingt durch intraoperativ eröffnete Lymphgefäße entlang den iliakalen Gefäßen. In der Regel dauert ihre Entwicklung einige Wochen. Ihre Relevanz liegt in der Kompression der ableitenden Harnwege mit konsekutiver Verschlechterung der Transplantatfunktion. Eine perkutane Drainage ist nicht indiziert und die Operation besteht in einer Marsupialisation in die Abdominalhöhle, was neuerdings laparoskopisch bewerkstelligt wird.

Das *Urinom* ist lediglich durch Kreatininbestimmung im Punktat von anderen Raumforderungen zu unterscheiden. Klinische Bedeutung erlangt es durch Abflußbehinderung und die Gefahr des Infektes. Die präoperative Lokalisation erfolgt mittels retrograder Kontrastmittel-Untersuchung. Eine Operationsindikation ist immer gegeben.

2. Abflußbehinderung

Gründe für eine Abflußbehinderung sind im unmittelbar postoperativen Verlauf neben den obengenannten Raumforderungen ein Ödem an der Anastomose oder ein Hämatom intramural in der Blase. Ein Kinging des Ureters bei zu lang belassenem Ureter oder zu hoher Implantation im Blasendach kann sich ebenfalls früh manifestieren. Eine Blasentamponade wird in der Regel nur in der ersten Woche beobachtet. Im späteren Verlauf ist die Abflußstörung meist durch eine Lymphozele oder Fibrose des distalen Ureters bedingt. Die Fibrose kann durch Abstoßungsreaktion oder mangelhafte Entnahmetechnik mit Denudierung des

Ureters und konsekutive Verschlechterung der Ureterdurchblutung im distalen Anteil bedingt sein.

Die Folgen der Abflußstörung lassen sich am erweiterten Nierenbecken und dilatierten proximalen Ureter sonographisch problemlos erkennen. Die Ursache ist jedoch nur bei Raumforderungen und bei der Blasentamponade mittels Ultraschall allein zu diagnostizieren. In allen anderen Fällen ist eine antero- oder retrograde Pyelographie zur Diagnosestellung unumgänglich. Bei dieser Gelegenheit kann dann gleich die temporäre Ableitung durch sonographisch gezielte Nephrostomie oder Ureterkatheter gesichert werden. Die Operation wird nach Normalisierung der Nierenfunktion angeschlossen. Bei Blasentamponade wird diese zystoskopisch ausgeräumt und falls sichtbar, die Blutung gestillt. Als Rezidivprophylaxe wird ein Spülkatheter eingelegt.

3. Funktionseinschränkungen ohne Stauung

Funktionseinschränkungen ohne Abflußstauung bieten sonographisch die größten Schwierigkeiten. Die zweifellos wichtigste Differentialdiagnose zwischen *akuter Abstoßung* und *Tubulusnekrose* ist allein aufgrund der Sonomorphologie der beiden Komplikationen nicht schlüssig zu stellen. Die sonographischen Zeichen der akuten Abstoßung (Tabelle 2) können von der Tubulusnekrose größtenteils kopiert werden und nur das Ödem des Nierenbeckens wurde laut Literatur noch nicht bei Tubulusnekrose beobachtet. Es handelt sich dabei jedoch um ein Zeichen, welches nur bei schweren Abstoßungskrisen auftritt. Sogar die Differenzierung gegenüber normal funktionierenden Nieren kann rein sonographisch bei Unkenntnis der Funktion schwierig sein. Weniger Probleme bietet die Diagnose der *Transplantatruptur* mit Aufhebung der Transplantatkontur und perirenalem Hämatom. Klinisch manifestiert sich diese Komplikation durch Schmerzen und Schwellung in der Transplantatloge bei verminderter Funktion meist nach Transplantatbiopsie. Die *Transplantatarterien- oder Venenthrombose* ist ohne Duplexsonographie nur schwerlich sonographisch diagnostizierbar. Ist der Thrombus einmal so echogen, daß er sichtbar vom normalen Gefäßlumen zu unterscheiden ist, so ist das Transplantat bereits irreversibel geschädigt und muß entfernt werden. Im Falle der Transplantatvenen-Thrombose kann eine fehlende Komprimierbarkeit bei entsprechender Klinik eventuell früher zur richtigen Diagnose führen. Der *Cyclosporin-Schaden* bewirkt keine spezifischen, sonographischen Veränderungen und muß deshalb mittels Serum-Spiegelbestimmungen abgeklärt werden. Das *Hämolytisch-urämische Syndrom* ist im Ultraschall gekennzeichnet durch eine Verbreiterung des Parenchyms, ein echoreicheres Parenchymmuster, eine Verschmälerung des Mittelechos und prominente Mark-

Tabelle 2. Sonographische Zeichen der Abstoßung

Verschmälerung des Mittelechos
Vergrößerung des Transplantates
Vergrößerung und Echoarmut der Pyramiden
Oedem des Nierenbeckens

pyramiden. Sonographisch ist es demnach kaum von Abstoßungskrise oder Tubulusnekrose zu unterscheiden.

Abstoßungsdiagnostik

1. Interventionelle Sonographie

Ein wichtiger Teil des postoperativen Monitoring und einzig schlüssiger Nachweis einer akuten Abstoßung ist die Transplantat-Biopsie. Wir verwenden dazu die Technik nach OTTO mit der entsprechenden Schneid-Biopsiekanüle. Eine prospektive Studie [5] am Universitätsspital Zürich belegte die Effizienz der 1,2 mm OTTO-Nadel im Vergleich mit der 2,4 mm Tru-cut-Nadel. Beide Verfahren lieferten in 94% der Fälle verwertbares Material. Wichtig hierbei ist die Anzahl der histologisch beurteilbaren Glomerula, welche bei etwa 12 bis 14 liegen sollte. Seit 1988 wurden an der Viszeralchirurgischen Klinik des Universitätsspitals Zürich 255 Transplantatbiopsien durchgeführt. Die Komplikationsrate lag bei 2,4%. Wir beobachteten je drei revisionsbedürftige Blutungen ins Transplantatbett und drei Hämaturien mit Blasentamponade.

Tabelle 3. Beurteilungskriterien der Transplantat-Zytologie

– Anzahl und Qualität der Lymphozyten
– Anzahl der eosinophilen Granulozyten
– Qualität der Endothel- und Tubuluszellen

Die Transplantat-Zytologie mittels 0,7 mm Chiba-Nadel wird im Moment in Kombination mit regelmäßiger Duplex-Sonographie gegenüber der „on demand"-Abklärung mittels Sonographie und Biopsie im Rahmen einer Studie verglichen. Das zytologische Präparat wird nach den obigen Kriterien (Tabelle 3) in ein Scoring-System eingeteilt. Daraus ergibt sich als Abstoßungs-Monitoring für die unmittelbar postoperative Phase nach Nierentransplantation die Kombination von täglicher Labor- und Urinmengen-Bestimmung, von Sonographie und Zytologie zweimal wöchentlich und der Duplex-Sonographie am 5. und 12. Tag. Transplantatbiopsien werden bei verdächtigem Duplex-Befund und bei der Kontrollgruppe bei Funktionsverschlechterung durchgeführt.

2. Duplex-Sonographie

Die meisten Publikationen der letzten Jahre im Zusammmenhang mit Nierentransplantaten und Sonographie befassen sich mit der Duplexsonographie und deren Bedeutung für die Abstoßungsdiagnostik. Differentialdiagnostisch können noch andere vaskuläre Komplikationen des Transplantates auf diese Weise diagnostiziert werden.

Die *Transplantatarterien-Stenose*, welche sich durch Turbulenzen und ausgeprägten Frequenz-Shift auszeichnet, kann durch gepulste Duplex-Sonographie und noch eindrücklicher mittels Color-flow-Technik direkt an der Transplantatarterie oder poststenotisch nachgewiesen werden.

Ein kompletter *Verschluß von Transplantatarterie und -vene* manifestiert sich durch fehlende Dopplersignale im gesamten Transplantat, respektive in der Tansplantatvene. Bei der Venenthrombose kommt noch die diastolische Flußumkehr in der Transplantatarterie als diagnostisches Zeichen hinzu.

A V-Aneurysmata können insbesondere mit der Color-flow-Technik als periphere Gefäße mit erhöhtem Fluß und arterialisiertem, venösem Abfluß dargestellt werden. Durch Schwirren des Aneurysmas kann es zu ausgedehnten Doppler-Artefakten im umliegenden Gewebe kommen. Diese meist nach Punktionen auftretenden Gefäßveränderungen sind häufig ohne klinische Relevanz und eine Therapie drängt sich nur bei persistierender Hämaturie, Auftreten einer arteriellen Hypertonie oder einer kardialen Überbelastung.

Weitaus die größten Hoffnungen wurden in die Duplex-Sonographie im Zusammenhang mit der frühen Diagnose der *akuten Abstoßung* gesetzt. In der Literatur wurden anfänglich sehr gute Resultate mit hoher Sensitivität und Spezifität publiziert [2, 8] (Tabelle 4), wobei sich als Kriterien ein Resistive Index von über 0,9 und ein Pulsatility Index von über 3,5 etabliert haben. Ausgeprägte, akute Abstoßungen zeigen einen Duplex-Befund mit Flußumkehr in der Diastole und damit einem Resistive Index von 1. Die frühdiastolische Flußspitze mit anschließender Rückkehr zur Nullinie unterscheidet die Abstoßung von der Tranplantatvenen-Thrombose, wo wir eine Plafonierung im negativen Bereich über die ganze Diastole hinweg erwarten würden. Die Länge der Differentialdiagnose (Tabelle 5) zeigt, daß die anfängliche Begeisterung in der Zwischenzeit etwas

Tabelle 4. Literaturübersicht: Resultate Duplex-Sonographie bei einem Resistive-Index von 0,9

Autor	Sensitivität	Spezifität
Buckley, 1986	72%	96%
Rigsby, 1987	75%	90%
Allen, 1988	11%	100%
Genkins, 1989	9%	91%
Mallek, 1990	35%	76%
Perrella, 1990	43%	67%
Townsend, 1990	26%	100%

Tabelle 5. Duplex-sonographische Differentialdiagnose der akuten Abstossung

- Akute Tubulusnekrose
- Transplantatvenen-Thrombose
- Pyelonephritis
- Extrarenale Kompression
- Harn-Abflußstörung
- Hämolytisch-urämisches Syndrom

gedämpft wurde, auch wenn aufgrund von Klinik und Sonomorphologie bereits Pyelonephritiden, Extrarenale Kompression und Harnabfluß-Störung ausgeschlossen werden können.

Der Befund bei *hämolytisch-urämischem Syndrom* zeigt in der Ableitung über der Transplantatarterie einen erhöhten Index, in der Peripherie dagegen typischerweise praktisch keinen Fluß mehr. Diese Folge des Verschlusses der kleinen Gefäße durch Mikrothromben läßt sich mittels Color-flow-Technik noch ausgeprägter darstellen. Im Gegensatz zur normalen Durchblutung ist ein Abbruch der Perfusion an der Mark-Rindengrenze zu sehen. Die Peripherie des Transplantates ist avaskulär, bzw. ohne Fluß.

Die anfängliche Annahme, daß sich duplex-sonographisch vor allem die vaskuläre Abstoßung darstellen ließe ist unterdessen von Mallek und Mitarbeitern widerlegt worden, welche keine Unterschiede im Duplex-Befund zwischen vaskulären und zellulären Abstoßungen finden konnten. Die anfänglich guten Resultate [2, 8] bei der Abstoßungsdiagnostik sind teils auf Vergleich mit gut funktionierenden Transplantaten, teils auf Untersuchungen von Transplantaten im späteren Verlauf zurückzuführen, was einer Umgehung der sehr wichtigen Differentialdiagnose der akuten Tubulusnekrose entsprach. Die neuesten Arbeiten zu diesem Thema zeigen für einen Resistive Index von 0,9 eine Sensitivität zwischen 9 und 43 % und eine Spezifität von 67 bis 100 %. Diese Resultate stehen doch im Kontrast zu früheren Studien und wirken nach der anfänglichen Euphorie eher ernüchternd. Die von Hollenbeck et al. [4] publizierte Früherkennung von Abstoßungen 2 bis 4 Tage vor der klinischen Manifestation durch engmaschige Duplex-Kontrollsonographien und Beachtung des Index-Verlaufs lassen hier neue Hoffnungen für diese Methode aufkommen. Dies würde die große Bedeutung, die der Sonographie beim Nierentransplantat zukommt, nur noch unterstreichen.

Literaturverzeichnis

1. Allen KS, Jordasky DK, Arger PH, Velchik MG, Grumbach K, Coleman BG, Mintz MC, Betsch SE, Perloff LJ (1988) Renal allografts: Prospective analysis of Doppler sonography. Radiology 169:371–376
2. Buckley AR, Cooperberg PL, Reeve CE, Magie AB (1987) The distinction between acute renal transplant rejection and cyclosporine nephrotoxicity: Value of duplex sonography. AJR 149:521–525
3. Genkins SM, Sanfilippo FP, Carroll BA (1989) Duplex Doppler sonography of renal transplants: Lack of sensitivity and specificity in establishing pathologic diagnosis. AJR 152:535–540
4. Hollenbeck M, Stuhrmann M, Trapp R, Grebensee B (1991) Farbkodierte Dopplersonographie zur Früherkennung von Abstoßungsreaktionen nach allogener Nierentransplantation. Dtsch med Wschr 116:921–927
5. Largiadèr F, Otto R (1987) Wertigkeit der ultraschallgesteuerten Punktion in Diagnostik und Therapie. Chirurg 58:199–206
6. Mallek R, Mostbeck G, Kain R, Pokieser P, Gebauer A, Herold Ch, Stockenhuber F, Tscholakoff D (1990) Vaskuläre Nierentransplantatabstoßung – Ist eine duplexsonographische Diagnose möglich? Fortschr Röntgenstr 152(3):283–286

7. Perrella RR, Duerickx AJ, Tessler FN, Danovitch GM, Wilkinson A, Gonzalez S, Cohen AH, Grant EG (1990) Evaluation of renal transplant dysfunction by Duplex Doppler sonography: A prospective study and review of the literature. Am J Kidney Dis 15:544–550
8. Rigsby CM, Taylor KJW, Weltin GW (1986) Renal allografts in acute rejection: Evaluation using duplex sonography. Radiology 158:375–378
9. Townsend RR, Tomlanovich StJ, Goldstein RB, Filly RA (1990) Combined doppler and morphologic sonographic evaluation of renal transplant rejection. J Ultrasound Med 9:199–206

Benigne Tumoren und Pseudotumoren der Gallenblase

H.-J. BRAMBS, C. D. CLAUSSEN

Abteilung für Radiologische Diagnostik, Hoppe-Seyler-Straße, D-7400 Tübingen

Die häufigsten benignen Tumoren und Pseudotumoren der Gallenblase sind die Cholesterinpolypen, die adenomyomatöse Hyperplasie und die Adenome. Gewebsheterotypien, mesenchymale Wandtumoren und spezielle Entzündungsformen sind sehr viel seltener anzutreffen (Tabelle 1). Die Cholesterolose und die Adenomyomatose hat Jutras neben anderen Krankheitsbildern unter dem Begriff der hyperplastischen Cholezystosen zusammengefaßt, worunter er nicht-entzündliche und nicht-tumoröse Veränderungen der Gallenblase versteht [4].

Tabelle 1. Benigne Tumoren und Pseudotumoren der Gallenblase

1. Echte Neoplasien
   a) epithelial: Adenom
   b) mesenchymal: Lipom
                      Leiomyom
                      Hämangiom
2. Hyperplastische Cholezystosen
   a) Cholesterolose
   b) Adenomyomatose
3. Heterotypien (Magen, Pankreas, Leber)
4. Entzündliche Formen (z. B. xanthogranulomatöse Cholezystitis)

Cholesterinpolypen

Die Cholesterolose ist durch abnorme Ablagerungen von Triglyceriden und Cholesterinvorstufen in Makrophagen der Lamina propria und im Epithel und Stroma der Gallenblasenwand gekennzeichnet. Diese Ablagerungen bewirken eine diffus körnige Oberfläche (Erdbeergallenblase) oder führen zu polypösen Gebilden (Cholesterinpolypen).

In klinischen Studien sind Cholesterinpolypen bei weitem die häufigsten polypösen Veränderungen der Gallenblasenwand, die vorwiegend bei 40–70jährigen Patienten meist als Zufallsbefund entdeckt werden [3]. Nur etwa 10–20% der Patienten klagen über rechtsseitige Oberbauchbeschwerden.

Die durchschnittliche Größe der Polypen liegt bei 3–7 mm und nur ein kleiner Teil der Läsionen wird größer als 10 mm. In einem geringen Prozentsatz scheinen diese Polypen langsam zu wachsen. In etwa 10% sind sie bei Kontrolluntersuchungen nicht mehr nachweisbar, so daß angenommen wird, daß sie abbrechen und möglicherweise wie kleine Konkremente abgehen können.

In etwa der Hälfte der Fälle kommen die Cholesterinpolypen multipel vor, was die diagnostische Zuordnung der Veränderungen erleichtert. In der Regel imponieren die Gebilde im Ultraschall echoreich, wandadhärent und zeigen keinen Schallschatten.

Adenomyomatose

Die Adenomyomatose ist durch eine Hyperplasie der Schleimhaut, eine Verdickung der Muskelschicht und intramurale Divertikel, die erweiterten Rokitansky-Aschoff-Sinus entsprechen, charakterisiert. Die Ursache dieser Veränderungen, die nur im Erwachsenenalter beobachtet werden, ist unklar. Möglicherweise spielt analog zur Divertikulose des Dickdarms ein erhöhter intramuraler Druck eine pathogenetische Rolle.

Diese Veränderung verursacht meist keine Beschwerden. Symptomatische Fälle imitieren das Bild einer Gallenkolik, die durch eine verstärkte neuromuskuläre Aktivität der hyperplastischen Gallenblasenwand erklärt wird.

Die Adenomyomatose kann generalisiert, segmental oder lokalisiert ausgeprägt sein. Die segmentale Form führt zu einer ringförmigen Einschnürung des Gallenblasenlumens (Sanduhrgallenblase). Bei der lokalisierten Form ist in der Regel der Fundus der Gallenblase betroffen und die umschriebene Verdickung wölbt sich häufig polypös, bisweilen mit zentraler Delle, ins Gallenblasenlumen vor, was zur Bezeichnung Adenomyom geführt hat. Das Charakteristikum der Adenomyomatose sind die erweiterten Rokitansky-Aschoff-Sinus.

Das hervorstechendste sonographische Zeichen ist die verdickte, meist echoreiche Wand, die nach außen glatt begrenzt ist und lumenseitig irregulär imponiert [2]. Bei der generalisierten Form ist die gesamte Gallenblasenwand verdickt, während bei der segmentären Form ein meist sprungartiger Übergang von der normalen Wand in die hyperplastische Verdickung besteht. Bei kurzstreckig segmentären Formen führt die zirkuläre Wandverdickung zu einer sanduhrförmigen Einschnürung. In etwa der Hälfte der Fälle liegen zystische Inseln in der verdickten Wand, die den erweiterten Sinus entsprechen (Abb. 1). Zum Teil finden sich auch echoreiche Wandeinschlüsse, die durch Galleschlick, kleine Konkremente oder Cholesterinkristalle in den Divertikeln verursacht sind. Ein wichtiger Befund, der die Abgrenzung zu chronisch entzündlichen oder tumorösen Wandveränderungen erleichtert, ist die kräftige Kontraktion der Gallenblase nach Reiz, der am besten durch eine intramuskuläre Gabe von Ceruletid induziert wird (Tabelle 2).

Die Ursachen für die seltene sonographische Diagnose einer Adenomyomatose sind vielfältig. Häufig ist die Veränderung nur diskret ausgeprägt und in frühen Stadien sind die pathognomonischen Divertikel noch nicht entwickelt. Die Adenomyomatose ist häufig mit Gallensteinen vergesellschaftet, so daß die Wandveränderungen eher im Sinne einer chronischen Cholezystitis interpretiert

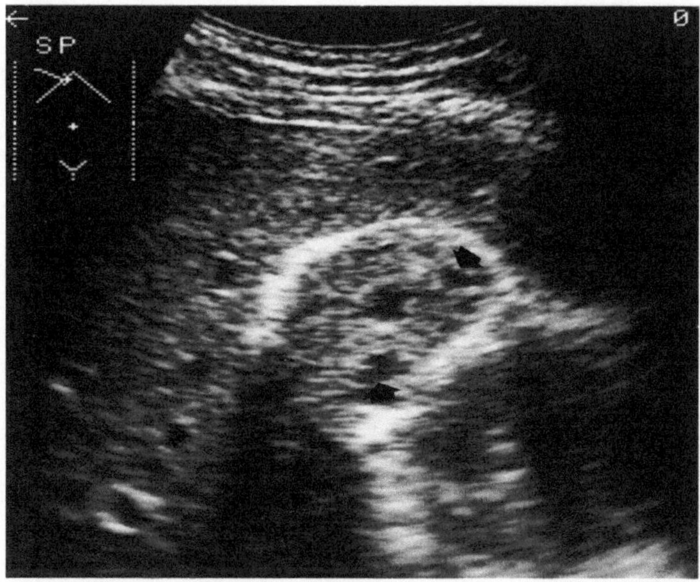

Abb. 1. Erheblich verdickte Gallenblasenwand mit echofreien Arealen, die den erweiterten Rokitanski-Aschoff-Sinus entsprechen (Pfeile)

Tabelle 2. Sonographische Zeichen der Adenomyomatose

1. Umschriebene oder generalisierte Wandverdickung
2. Kleinzystische Areale in der verdickten Wand
3. Echodichte Einschlüsse in der verdickten Wand
4. Wiederholungsartefakte
5. Erhaltene, z.T. verstärkte Kontraktionsfähigkeit

werden. Und zuletzt ist diese Veränderung seit dem erheblichen Rückgang der oralen Cholezystographie in Vergessenheit geraten.

Adenome

Echte benigne Tumoren der Gallenblase sind selten. Histologisch handelt es sich dabei meistens um papilläre oder nicht-papilläre Adenome. Diese zeigen keine bevorzugte Lokalisation und wachsen meist solitär.

Sonographisch imponieren die Adenome als wandadhärente Gebilde mit geringer bis mittlerer Echodichte, die ins Gallenblasenlumen hineinragen, die äußere Kontur der Gallenblase nicht verändern und keinen Schallschatten hervorrufen (Abb. 2).

Wahrscheinlich besteht, wie im Gastrointestinaltrakt, eine Adenom-Karzinom-Sequenz und die Wahrscheinlichkeit der malignen Entartung nimmt mit der Größe der adenomatösen Polypen zu, wenn auch große Polypen karzinomfrei sein

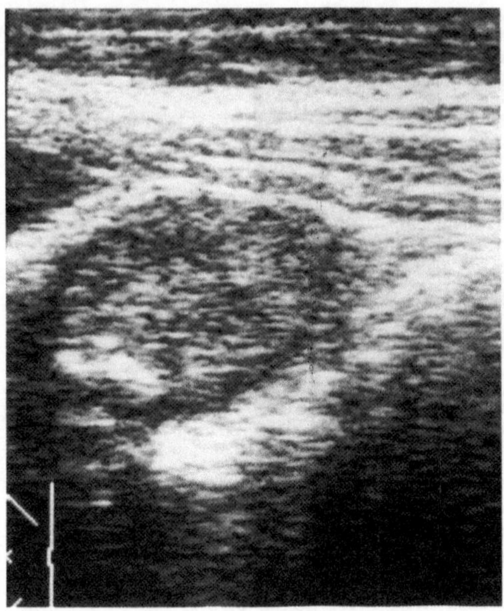

Abb. 2. Großer polypöser Tumor mittlerer Echodichte im Gallenblasenfundus, der einem 4 cm
großen Adenom ohne maligne Entartung entsprach. Daneben schalldichter Steinreflex

können [1]. Obwohl bereits in Adenomen um und unter 10 mm Durchmesser
maligne Anteile beschrieben wurden [5], geht die allgemeine Empfehlung dahin,
als kritische Größe 10 mm anzugeben.

Zusammenfassung

Die wichtigste Differentialdiagnose der Adenomyomatose ist die Wandverdickung bei chronischer Entzündung oder beim Malignom der Gallenblase,
insbesondere wenn die charakteristischen Divertikel sonographisch nicht nachzuweisen sind.Ein wichtiges Symptom der Adenomyomatose ist die erhaltene, meist
sogar gesteigerte Kontraktionsfähigkeit nach Reiz, die sowohl beim flächenhaft
sich ausbreitenden Karzinom als auch bei der chronischen Entzündung nicht
mehr zu erwarten ist. Bei diagnostischer Unsicherheit empfiehlt sich die Durchführung eines oralen Cholezystogramms.
   Polypöse Wandveränderungen können sonographisch nicht eindeutig zugeordnet werden. Da über 90% der Gallenblasenpolypen Cholesterinpolypen
entsprechen, spricht primär die Wahrscheinlichkeit für diese Veränderungen, die
nie maligne entarten. Eine weitere diagnostische Hilfe ist die Tatsache, daß
Cholesterinpolypen meist unter 10 mm groß sind und in etwa 50% multipel
auftreten. Polypen ab einer Größe von 10 mm sollten genau vermessen werden
und regelmäßig in Abständen von etwa 4–6 Monaten sonographisch kontrolliert
werden. Eine Größenzunahme sollte eine Indikation zur Operation sein.

Literatur

1. Brambs HJ, Holstege A, Johannesson Th (1986) Großes Adenom der Gallenblase. Fortschr Röntgenstr 145:475–477
2. Brambs HJ, Wrazidlo W (1990) Sonographisches Bild der Adenomyomatose der Gallenblase. Fortschr Röntgenstr 153:633–636
3. Heyder N, Günter E, Giedl J, Obenauf A, Hahn EG (1990) Polypoide Läsionen der Gallenblase. Dtsch Med Wschr 115:243–247
4. Jutras JA, Longtin M, Levesque HP (1960) Hyperplastic cholecystoses. Am J Roentgenol 83:795–827
5. Koga A, Yamauchi S, Izumi Y, Hamanaka N (1985) Ultrasonographic detection of early and curable carcinoma of the gallbladder. Br J Surg 72:728–730

Die Behandlung von Gallenblasensteinen 1991

J.-M. ROTHENBÜHLER

Department Chirurgie, Kantonsspital Basel, Spitalstraße 21, CH-4031 Basel

Einführung

Welche therapeutischen Optionen stehen heute dem Arzt resp. Patienten zur Behandlung einer Cholezystolithiasis offen? – Wir können 4 Behandlungsgruppen unterscheiden:

- Konservative Verfahren (medikamentöse Lyse, ESWL)
- Invasive, aber nicht operative Verfahren (MTBE-Lyse)
- Minimal invasive Verfahren (Minicholezystektomie, laparoskopische Cholezystektomie)
- Invasiv operative Verfahren (offene Cholezystektomie).

Die offene Cholezystektomie

Am größten ist die Erfahrung mit der offenen Cholezystektomie, welche 1882 erstmals von Langenbuch in Berlin vorgenommen wurde. Sie bildet den goldenen Standard; an ihr müssen alle übrigen Verfahren gemessen werden!

Als Argument gegen diese Therapieform werden immer wieder die Letalität und die Post-Cholezystektomie-Beschwerden aufgeführt. Große Serien der letzten Jahre zeigen allerdings, daß die Letalität der einfachen Cholezystektomie – Altersabhängig! – auf unter 1 % gefallen ist [1]! Auch die Spätresultate dürfen sich sehen lassen, sind doch nur vereinzelt – in einer eigenen Serie von 875 Patienten in 2,5 % – organisch-biliäre Beschwerden nachzuweisen, meist bedingt durch Residual- oder Rezidivkonkremente in den Gallenwegen.

Die Cholezystektomie hat gegenüber allen alternativen heute zur Diskussion stehenden Behandlungsformen den klaren *Vorteil*, daß sie den Ort der Gallensteinbildung beseitigt und damit ein Gallensteinrezidiv und entzündliche Gallenblasen-Komplikationen ausschließt. Sie ist – Anästhesierbarkeit vorausgesetzt – in 100 % der Fälle ohne weitere Selektion durchführbar. Sie ist zugegebenermaßen mit dem *Nachteil* der notwendigen Narkose und Laparotomie verbunden.

Die perorale Litholyse mit Gallensäuren

Durch orale Verabreichung der Gallensäuren Chenodeoxycholsäure (CDCA) resp. Ursodeoxycholsäure (UDCA) kann die hepatische Cholesterinsekretion und damit der Cholesterinindex der Galle so stark gesenkt werden, daß sich geeignete Cholesterinsteine mit einer linearen Auflösungsrate von 1–2 mm pro Monat innert 6–24 Monaten auflösen. Voraussetzungen zu dieser Therapie sind eine funktionstüchtige Gallenblase mit durchgängigem Ductus cysticus und steinfreiem Ductus choledochus. Die Erfolgsrate dieser Therapie hängt von der Patientenselektion (Steintyp, Steingröße, Gallenblasenfunktion) ab und schwankt zwischen 20 und 70%. Sie ist ambulant durchführbar, nicht invasiv, sicher und mit minimalen Nebenwirkungen behaftet. Sie bedingt eine langdauernde Medikamenteneinnahme und damit auch eine entsprechende Compliance des Patienten. Als *Nachteil* erweist sich, daß die dem Gallensteinleiden zugrundeliegende metabolische Störung dadurch nicht beseitigt wird. Nach Absetzen der Therapie nimmt die Galle wieder den Zustand der Übersättigung mit Cholesterin an und bei 50% der Patienten werden nach erfolgreicher Auflösung Steinrezidive beobachtet. Der Wirkungseintritt ist langsam, die Behandlung relativ teuer und benötigt regelmäßige Überwachung. Durch Begrenzung der Indikationen ist ihr die Cholezystektomie überlegen. Die Kosten der chemischen Steinauflösung einschließlich Behandlung von Therapieversagern, Steinrezidiv und Nebenwirkungen entsprechen denen der Operation. Wegen der monatelangen Behandlungszeit sind auch nur wenig symptomatische Patienten für diese Therapieform geeignet.

Die extrakorporelle Stoßwellen-Lithotripsie (ESWL)

Ein gesteigertes Interesse für die perorale Lyse ist mit Aufkommen der ESWL zu verzeichnen gewesen. Die Hauptwirkung der Methode liegt in der Zerkleinerung der Gallenblasensteine, welche der adjuvanten litholytischen Therapie besser zugänglich werden; dazu können kleinste Steinfragmente spontan abgehen. Für diese Behandlungsform eignen sich deshalb nur Cholesterinsteine. Nur 20% der zugewiesenen Patienten erfüllen die Selektionskriterien: symptomatische Cholezystolithiasis, funktionstüchtige Gallenblase, 1–3 Konkremente mit einem maximalen Gesamtdurchmesser von 30 mm und fehlende Verkalkung der Konkremente (außer allenfalls einem kleinen Saum von < 3 mm).

Aus der Münchner Lithotripsie-Sudie liegen heute bereits die Behandlungsresultate von 711 Patienten über 5 Jahre vor [4]: Nach 24 Monaten ergibt sich eine Steinfreiheit von 90% bei Solitärkonkrementen < 20 mm Durchmesser, von 75% bei Solitärkonkrementen < 30 mm Durchmesser und von 60% bei 2 oder 3 Konkrementen. Die Rezidivrate liegt bei 15% innert zwei Jahren nach Absetzen der litholytischen Behandlung. Die Domäne der ESWL scheint also in der Zertrümmerung von Solitärkonkrementen zu liegen, welche durch medikamentöse Lyse allein nicht angegangen werden können.

Der klare *Vorteil* der ESWL gegenüber der Cholezystektomie liegt darin, daß bei nahezu schmerzloser Behandlung weder Narkose noch Operation nötig sind. Von *Nachteil* sind die Möglichkeit der Rezidivsteinentstehung – rein theoretisch betrachtet in der gleichen Größenordnung wie bei medikamentöser Lyse allein! –, die relativ geringe Zahl von dafür geeigneten Steinträgern, die zum Teil schwierige Zieleinstellung für die Behandlung, die möglichen Gewebeschäden und das relativ teure Gerät. Bezüglich *Indikation* und *Ergebnissen* ist die ESWL der oralen Lyse vergleichbar. Wegen der langen Behandlungszeit können ebenfalls nur wenig symptomatische Patienten auf diese Art behandelt werden.

Die MTBE-Spülung

Methyltertiärer Butyläther vermag Cholesterinsteine in vitro rasch aufzulösen. Thistle an der Mayo-Klinik und Leuschner in Frankfurt haben nachgewiesen, daß auch bei Menschen durch direkte Instillation von MTBE in die Gallenblase auf transhepatischem Weg und anschließender Spülung Gallenblasensteine innerhalb eines Tages erfolgreich aufgelöst werden können. Die Erfolgsrate liegt bei 95%. Wegen der Notwendigkeit der Gallenblasenpunktion besteht das Risiko der Blutung und des Gallelecks; die Morbidität liegt bei 3–5%, die Letalität bisher bei 0%. Die MTBE-Lyse eignet sich sowohl zur Auflösung von Solitärkonkrementen, wie auch zur Lyse von multiplen röntgen-negativen Cholesterinsteinen, womit die Indikationsbreite größer ist als die ESWL oder die alleinige primäre medikamentöse Lyse. Die direkte Lyse mit MTBE wird weder durch Steinzahl noch durch die Intensität der Beschwerden limitiert. Durch eine fast 100%-ige Auflösung – 96,6% von 120 Patienten [2] – innert Stunden stellt sie das zur Zeit effektivste nicht operative Verfahren dar.

Die MTBE-Lyse hat den klaren *Vorteil*, daß sie in Lokalanästhesie durchführbar ist, daß sie relativ schnell (innert Stunden) zum Ziel führt und daß sie für alle Steingrößen geeignet ist. Von *Nachteil* erweist sich allerdings auch hier das Rezidivrisiko, das Risiko des Gallelecks bei einem doch invasiven Verfahren und die Tatsache, daß häufig unlösliche Reststeine in der Gallenblase liegen bleiben; dazu kann MTBE Schmerzen und Sedierung verursachen. Sie ist indiziert bei multiplen kalkfreien Steinen und funktionierender Gallenblase.

Für alle drei bisher diskutierten alternativen Verfahren – perorale Lyse, ESWL, MTBE-Lyse – gilt also: Auch wenn die erfolgreiche Auflösung von Cholesterinsteinen durch diese alternativen Methoden belegt ist, so darf unzweifelhaft die lange Behandlungsdauer, die Erfolgsrate von durchschnittlich 60% und die kumulative Rezidivrate von etwa 50% als unbefriedigend und gegenüber der Operation als nachteilig angesehen werden.

Die Mini-Cholezystektomie

Die Cholezystektomie kann über eine kleine, 4–6 cm lange quere Oberbauchinzision relativ sicher vorgenommen werden. Dank technischer Hilfsmittel gelingt eine optimale Darstellung trotz kleiner Inzision. Die Dissektion erfolgt retrograd, eine intraoperative Cholangiographie kann vorgenommen werden. Das kosmetische Resultat ist ausgezeichnet.

Mit dieser Methode verlassen über 80% der Patienten das Spital innert 3 Tagen nach der Operation [3]. Die Patienten brauchen weniger Schmerzmittel postoperativ als nach Standard-Cholezystektomie. Sie kehren im Schnitt nach etwa 18 Tagen zur Arbeit zurück.

Die laparoskopische Cholezystektomie

Die laparoskopische Cholezystektomie vereinigt die Forderung nach definitiver Sanierung mit Entfernung des steinbildenden Organs und den Wunsch nach minimal invasiver Technik. Seit der Première 1987 durch Mouret in Lyon hat diese Methode eine geradezu euphorische Verbreitung erfahren. Wurden initial nur blande oder wenig entzündlich veränderte Gallenblasen mit dieser Methode angegangen, so hat die zunehmende Erfahrung diese Technik bis zu einem gewissen Grad auch der akuten Entzündung zugänglich gemacht. Bereits werden auch Gallenwegsrevisionen auf diesem Weg vorgenommen.

Die ersten berichteten Resultate sind denn auch sehr überzeugend [1]: Minimale Morbidität, minimale Letalität. Allerdings: Intraoperative Komplikationen wie Blutungen und Gallenwegsläsionen kommen vor und zwingen zum sofortigen Umstieg. Sie sind abhängig von der Erfahrung des Operateurs. Der große Vorteil gegenüber der herkömmlichen Technik liegt in der kurzen Hospitalisationszeit – die Operation ist sogar ambulant durchführbar – und in der raschen Wiederherstellung der Arbeitsfähigkeit.

Die *Vorteile* der Methode liegen darin, daß keine Laparotomie nötig ist und daß kein Rezidivrisiko besteht. *Nachteilig* ist die Notwendigkeit einer Narkose. Die *Indikationen* der Methode entsprechen denen der offenen Cholezystektomie unter Berücksichtigung der wenigen Kontraindikationen – Leberzirrhose, portale Hypertension, Gerinnungsstörungen –.

Schlußfolgerungen

Es existieren heute verschiedene Behandlungsverfahren der symptomatischen Cholezystolithiasis, die bei Erfüllung entsprechender Selektionskriterien zur Anwendung kommen können. Unter Berücksichtigung der dargelegten Selektionskriterien und der Vor- und Nachteile der verschiedenen zur Diskussion stehenden Behandlungsverfahren ist die Antwort auf die Frage nach der Cholezystolithiasis-Therapie anno 1991 gegeben:

Methode der Wahl bei symptomatischer Lithiasis ist heute die laparoskopische Cholezystektomie, bei fehlender Erfahrung in laparoskopischer Operationstechnik die konventionelle Cholezystektomie. Bei Risikopatienten bezüglich Anästhesie wäre die in Lokalanästhesie durchführbare Mini-Cholezystektomie ins Auge zu fassen, welche allerdings auch eine entsprechende Erfahrung braucht! ESWL mit begleitender peroraler Litholyse oder bei entsprechender Steingröße alleinige perorale Lyse würden wir nur für wenig symptomatische Patienten, die die entsprechenden Selektionskriterien erfüllen und die unter keinen Umständen eine Anästhesie wünschen, ins Auge fassen, wogegen die MTBE-Lyse vorläufig wohl nur wenigen erfahrenen Zentren vorbehalten werden sollte.

Literatur

1. Cushieri A, Dubois F, Mouiel J, Mouret Ph, Becker H, Buess G, Trede M, Troidl H (1991) The European experience with laparoscopic cholecystectomy. Am J Surg 161:385–387
2. Leuschner U, Hellstern A, Schmidt K, Fischer H, Güldütüna S, Hübner K, Leuschner M (1991) Gallstone dissolution with methyl-tert-butyl ether in 120 patients – efficacy and safety. Digestive Diseases and Sciences 36:193–199
3. O'Dwyer PJ, Murphy JJ, O'Higgins NJ (1990) Cholecystectomy through a 5 subcostal incision. Br J Surg 77:1189–1190
4. Sackmann M, Pauletzki J, Sauerbruch T, Holl J, Schelling G, Paumgartner G (1991) The Munich Gallbladder Lithotripsy Study – Results of the first 5 years with 711 patients. Ann Int Med 114:290–296
5. Tondelli P, Ackermann Ch, Herzog U, Schuppisser JP (1991) Was leistet die Chirurgie der Cholelithiasis heute? Schweiz med Wschr 121:732–740

Endoskopischer Ultraschall
bei pankreato-biliären Erkrankungen

T. RÖSCH

II. Medizinische Klinik der TU München, Klinikum rechts der Isar, Ismaninger Straße 22,
D-8000 München

Der endoskopische Ultraschall (EUS) wird seit etwa 10 Jahren in der gastroen-
terologischen Diagnostik eingesetzt. Neben der Möglichkeit, die Wandschichten
des Gastrointestinaltrakts darzustellen und dies für das präoperative Tumorstaging beim Ösophagus-, Magen- und Dickdarmkarzinom nutzbringend einzusetzen [1–3], stehen vor allem retroperitoneale Organe im Zentrum des endosonographischen Interesses. Pankreas und extrahepatische Gallenwege liegen Duodenum
und Magen unmittelbar benachbart und können so mit der relativ geringen
Eindringtiefe des EUS gut erreicht werden. Die endosonographische Bildauflösung ist sehr gut, so daß Läsionen ab einer Größe von ca. 2–3 mm erkannt werden
können.

Untersuchungstechnik und normale Anatomie

Das Pankreas und die Gallenwege werden von verschiedenen Positionen in
Duodenum und Magen aus untersucht [4]: Auf Höhe der Papille gelingt die
Darstellung des ampullären Bereichs mit der Einmündung von Gallen- und
Pankreasgang sowie des Pankreaskopfbereichs mit processus uncinatus. Vom
oberen Duodenalknie und vom Bulbus duodeni aus werden Pankreaskopf mit
Pfortader und Confluens sowie der Ductus choledochus bis zur Hepaticusgabel
geschallt. Magenkorpus und -fundus geben den Blick frei auf Pankreaskorpus und
-schwanz (Abb. 1) mit dem Oberpol der linken Niere sowie einem Teil der Milz.
Adäquate Erfahrungen vorausgesetzt nimmt eine vollständige Untersuchung des
Retroperitoneums ca. 15 bis max. 30 Minuten in Anspruch. Das normale
Pankreas stellt sich als echohomogenes Band mit gering höherer Echodichte als
die Leber dar (Abb. 1). Die Begrenzungen des Organs sind durch Magen- oder
Duodenalwand, große Gefäße als Leitschienen und, nicht immer gleichermaßen
klar erkennbar, das umgebende Fettgewebe gegeben. Der Pankreasgang ist,
zumindest abschnittsweise, nahezu immer abzugrenzen [5]. Gallengang und
Gallenblase zeigen ein dreischichtiges Echomuster, das am Gallengang vor allem
in dilatiertem Zustand (Wandödem) sichtbar wird.

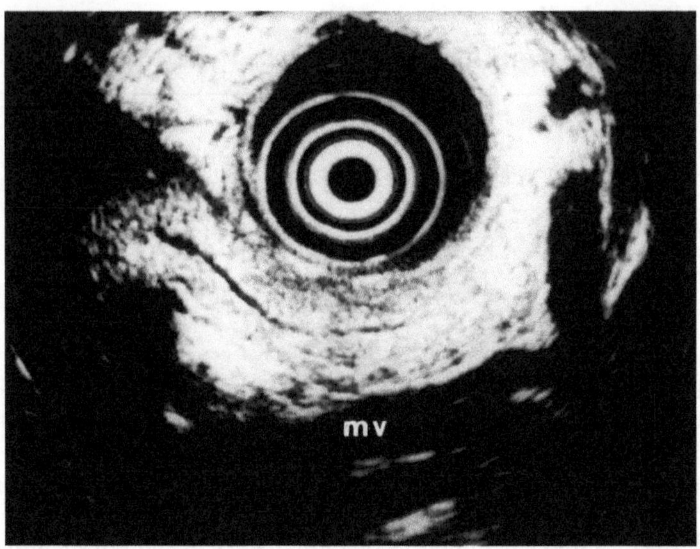

Abb. 1. Normales Pankreaskorpus und -schwanz, vom Magen aus gesehen; als Leitschiene dient die Milzvene (mv)

Pankreaskarzinom

Das Pankreaskarzinom stellt sich endosonographisch meist als echoarmer und inhomogener, irregulär begrenzter Tumor dar (Abb. 2); echoreiche und glattrandige Raumforderungen kommen vor, sind aber selten [6]. Darstellbar sind weiterhin die Tumorinfiltration in Gallengang, Magen- und Duodenalwand sowie die Beziehung des Karzinoms zu den umgebenden großen Gefäßen (Abb. 2 und 3). Dies ist zum Tumorstaging und zur Beurteilung der Resektabilität von eminenter Bedeutung.

In mehreren Studien [6, 7] konnte gezeigt werden, daß die Endosonographie sehr treffsicher in der Primärdiagnostik des Pankreaskarzinoms ist (Tabelle 1). Dies gilt auch und vor allem für kleine Raumforderungen [7, 8] (Tabelle 2). Da die meisten Pankreaskarzinome beim Auftreten von Symptomen große Tumoren sind, ist eine Kombination von US, CT und ERCP genauso treffsicher wie der EUS (Tabelle 2). Da die ERCP bei kleineren Malignomen aber nur indirekte Gangzeichen aufweist, und Ultraschall und CT bei diesen kleineren Raumforderungen oft negativ ausfallen, erscheint eine direkte Tumordarstellung mittels EUS ergänzend (oder alternativ) zur ERCP klinisch sinnvoll und notwendig.

Auch im lokalen Staging des Pankreaskarzinoms erzielt die Endosonographie hervorragende Ergebnisse [7, 9–12]. Dies gilt sowohl für das Staging nach dem TNM-System (Tabelle 3) als auch für die Erkennung der Gefäßinfiltration – hier ist der EUS allen anderen Verfahren insbesondere bei der Pfortader überlegen (Tabelle 4). Falsch positive Befunde kommen – selten – vor, sind aber durch eine Optimierung der Untersuchungstechnik und das Vermeiden von Schrägschnitt-Artefakten auf ein Minimum zu reduzieren [9]. Der EUS soll zum lokalen

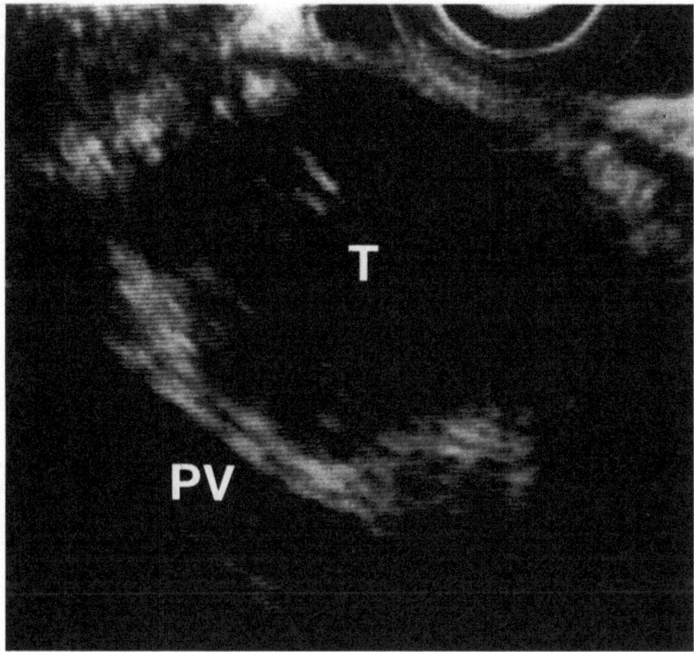

Abb. 2. Pankreaskopfkarzinom (T), endosonographisch erkennbar als echoarmer, irregulär begrenzter Tumor, vom Duodenum aus geschallt. Der Tumor befindet sich in gut erkennbarem Abstand von der Pfortader (PV) im Confluensbereich

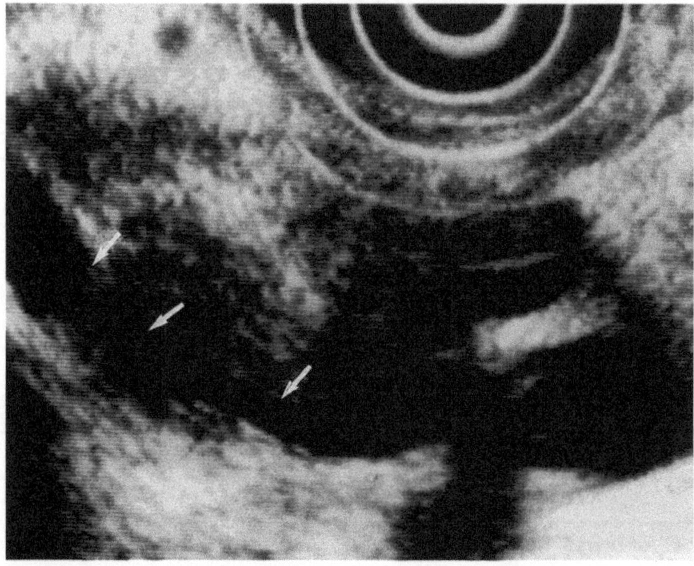

Abb. 3. In die Pfortader infiltrierendes (Pfeile) echoinhomogenes Pankreaskopfkarzinom

Tabelle 1. Treffsicherheit des endoskopischen Ultraschalls im Vergleich mit Ultraschall (US), Computertomographie (CT) und endoskopisch-retrograder Cholangiopancreatographie (ERCP) in der Diagnostik des Pankreaskarzinoms (nach 6, 7)

Diagnostik des Pankreaskarzinoms				
	Treffsicherheit von			
	EUS	US	CT	ERCP
Yasuda et al. (n = 42)	99%	76%	84%	94%
Eigene Ergebnisse (n = 85)	100%	72%	88%	78%

Tabelle 2. Vergleich der Treffsicherheit der in Tabelle 1 aufgeführten bildgebenden Verfahren einzeln und in Kombination beim Pankreaskarzinom; kleine Tumoren sind gesondert analysiert (nach 6)

Diagnostik des Pankreaskarzinoms					
	EUS	US	CT	ERCP	US+CT +ERCP
Alle Tumoren (n = 85)	99%	76%	84%	94%	99%
Kleine Tumoren < 3 cm (n = 28)	100%	57%	68%	89%	96%

Tabelle 3. Staging des Pankreaskarzinoms analog zum TNM-Stadium (eigene Ergebnisse)

Staging des Pankreaskarzinoms			
Richtige Einstufung des	EUS	US	CT
T-Stadiums	93%	23%	38%
N-Stadiums	67%	10%	36%

n = 28 (operierte Patienten).

Tabelle 4. Treffsicherheit des EUS in der Diagnostik des Pfortaderbefalls durch das Pankreaskarzinom (nach 9)

EUS im Staging des Pankreaskarzinoms				
	EUS	US	CT	ANGIO
Befalls der Pfortader/des Confluens (n = 28)	95%	55%	73%	85%

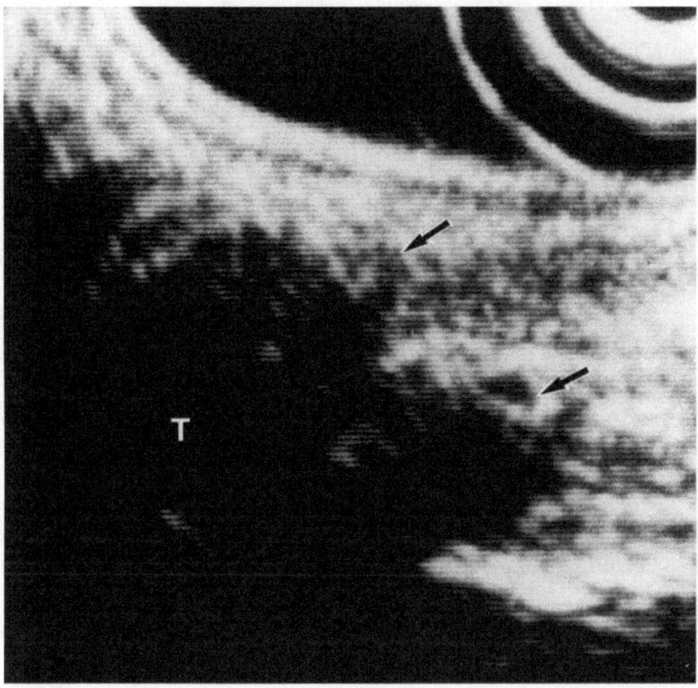

Abb. 4. Entzündlicher Pankreaskorpustumor (T), der aufgrund seiner niedrigen Echodichte und der irregulären „Tumor"ausläufer (Pseudopodien, Pfeile) endosonographisch nicht von einem Karzinom unterschieden werden kann

Tabelle 5. Differentialdiagnostische Treffsicherheit des EUS im Vergleich (Abkürzungen siehe Tabelle 1) in der Differentialdiagnostik des Pankreaskarzinoms

Differentialdiagnostische Treffsicherheit bei Pankreastumoren	EUS	US	CT	ERCP
85 maligne und 23 entzündliche Tumoren	69%	53%	61%	81%

Tumorstaging bei den Patienten eingesetzt werden, die operabel erscheinen und bei denen keine Fernmetastasen in Ultraschall oder CT nachweisbar sind.

Die Schwäche der Endosonographie beim Pankreaskarzinom ist ihre geringe differentialdiagnostische Treffsicherheit [6] in der Unterscheidung zwischen fokaler chronischer Pankreatitis und Pankreasmalignom (Tabelle 5, Abb. 4). Diese Fragestellung ist also keine gute Indikation für die Methode; die histologische Sicherung bleibt nach wie vor notwendig.

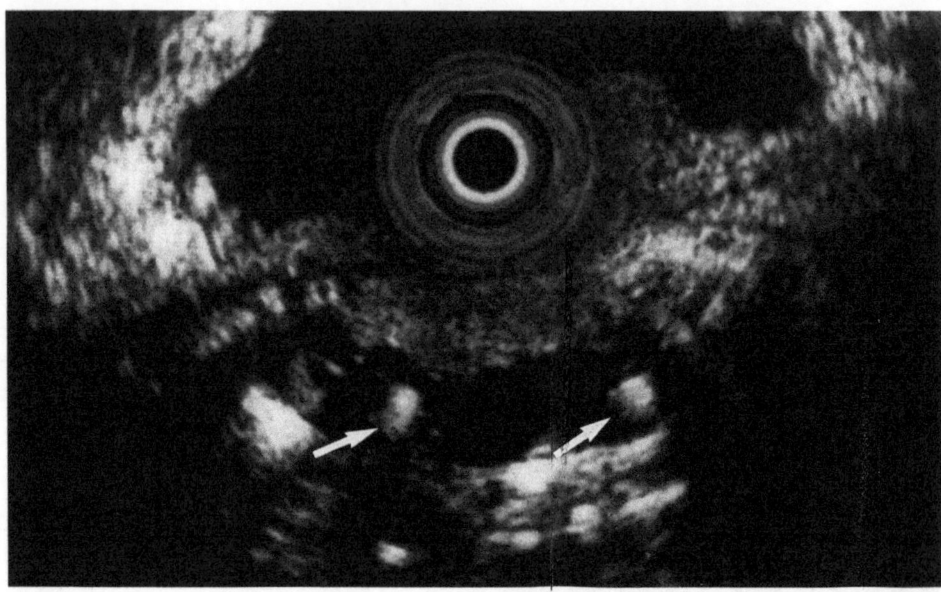

Abb. 5. Endosonographischer Blick vom Magenkorpus auf das Pankreaskorpus bei chronischer Pankreatitis; der dilatierte Gang mit intraduktalen Konkrementen (Pfeile) ist deutlich zu erkennen

Tabelle 6. Treffsicherheit des EUS verglichen mit ERCP und CT (als „Gold-Standard") in der Diagnostik verschiedener morphologischer Veränderungen der chronischen Pankreatitis (nach 15); der der EUS wurde ohne Kenntnis des ERCP- und CT-Befundes durchgeführt

Endoskopischer Ultraschall bei chronischer Pankreatitis	
Morphologische Veränderungen	EUS korrekt
Gangveränderungen (Dilatation/Irregularität)	
Hauptgang (n = 24)	96%
Seitenäste (n = 16)	56%
Verkalkungen	
Parenchym (n = 21)	95%
Intraduktal (n = 18)	84%
Zysten (n = 18)	94%

n = 26;   Kontrolle: ERCP, CT.

Chronische Pankreatitis

Die endosonographischen Zeichen der chronischen Pankreatitis [13, 14] sind ähnlich dem transabdominellen Ultraschall Parenchyminhomogenitäten und -verkalkungen, Cysten, Gangdilatationen (Abb. 5) und intraduktale Konkremente. Eine vergleichende Studie [15] zwischen EUS und ERCP/CT zeigte die Endosonographie sehr treffsicher in der Erkennung von Veränderungen bei mittelgradiger und ausgeprägter chronischer Pankreatitis, aber weniger zuverlässig in der Erkennung von Frühformen (Tabelle 6) und in der Therapieplanung [15]. Hier bleibt die ERCP nach wie vor Goldstandard, man muß aber darauf hinweisen, daß die Endosonographie ohne das Risiko einer Pankreatitis durchzuführen ist, auch bei nicht kanülierbarer Papille erfolgreich eingesetzt werden kann und generell eine Beurteilung von Gangsystem *und* Parenchym ermöglicht. Trotzdem ist die Rolle der Methode bei der chronischen Pankreatitis noch nicht abschließend festgelegt.

Endokrine Pankreastumoren

Aufgrund seiner Fähigkeit, auch kleine Läsionen in der Bauchspeicheldrüse darstellen zu können, erscheint der EUS prädestiniert für die präoperative Lokalisationsdiagnostik endokriner Pankreastumoren (Abb. 6). In der Tat haben zahlreiche Fallberichte und Studien gezeigt, daß die Methode das mit Abstand treffsicherste Verfahren darstellt [16–20]; auch bei negativen Befunden in Ultraschall *und* CT ist der EUS noch in ca. 80 % erfolgreich und auch der Angiographie deutlich überlegen [21].

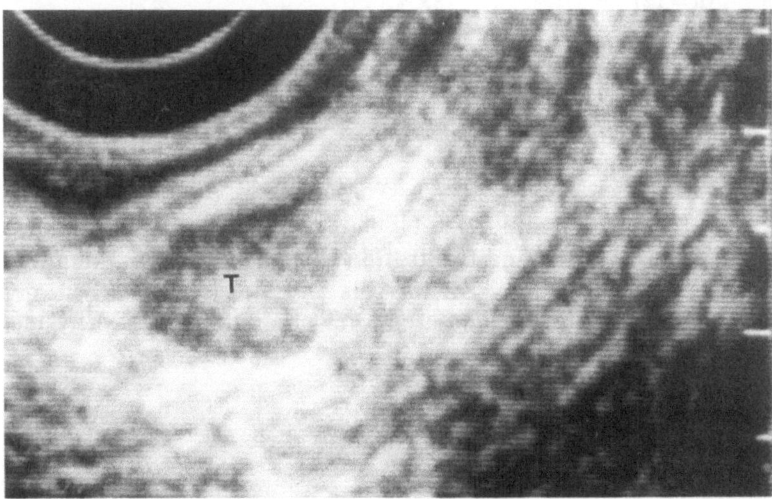

Abb. 6. 1 cm großes Insulinom (T) im Pankreaskorpus, das in US und CT nicht lokalisiert werden konnte

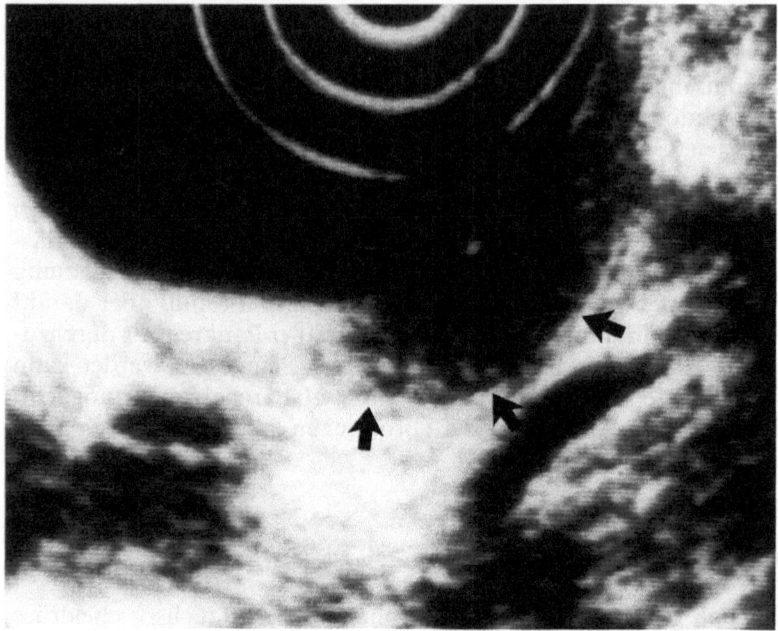

Abb. 7. Papillenkarzinom, das die Submukosa (Pfeile) der Duodenalwand nicht überschreitet

Tabelle 7. Treffsicherheit des EUS im Staging des Papillenkarzinoms (nach 9, 11, 22)

EUS im Staging des Papillenkarzinoms

		T-Stadium	N-Stadium
Yasuda et al. 1988	(n = 12)	83%	92%
Tio et al. 1990	(n = 24)	88%	54%
Eigene Ergebnisse	(n = 12)	83%	75%

Papillenkarzinom

Analog zum Pankreaskarzinom kann auch das Papillenkarzinom endosonographisch in seiner Tiefenausdehnung und Infiltration in die Duodenalwand und in die Bauchspeicheldrüse dargestellt werden (Abb. 7). Die Treffsicherheit der Methode im lokalen Staging des Papillenkarzinoms analog zum TNM-System ist ebenfalls hoch [9, 11, 22] (Tabelle 7).

Biliäre Tumoren

Gallengangstumoren stellen sich entweder als umschriebene Raumforderungen oder als flächig wachsende Tumoren dar [23]. Im Staging analog zum TNM-

System [24] und in der präoperativen Resektabilitätsabschätzung des distalen und proximalen Gallengangskarzinoms [25] hat sich der EUS in einzelnen Studien als sehr treffsicher gezeigt; Probleme gab es in einer Studie mit der Diagnostik von Lymphknotenmetastasen [24]. Weiterhin kann die beschränkte Eindringtiefe des EUS eine Beurteilung des rechten Ductus hepaticus bei Klatskin-Tumoren unmöglich machen. Auch beim Gallenblasenkarzinom konnte gezeigt werden, daß der EUS ein verläßliches Verfahren zur Beurteilung der lokalen Tumorausdehnung ist [26]. Die Wertigkeit der Endosonographie im Vergleich mit anderen Verfahren muß jedoch noch untersucht werden. Seit kurzem werden auch dünne Ultraschallsonden perkutan transhepatisch oder peroral durch die Papille in den Gallengang eingeführt und so Gallengangstumoren mit endobiliärem Ultraschall dargestellt [27–30]. Hierüber lassen sich jedoch noch keine abschließenden Wertungen vornehmen.

Schlußfolgerungen

1. Beim Pankreaskarzinom ist der EUS klinisch sinnvoll zur Primärdiagnostik kleiner Tumoren und zum lokalen Staging nicht metastasierender Malignome einzusetzen. Die Differentialdiagnose zu fokal entzündlichen Raumforderungen ist endosonographisch nicht zuverlässig zu stellen.
2. Bei der chronischen Pankreatitis ist der EUS noch kein etabliertes Verfahren.
3. Der EUS ist das Verfahren der Wahl zur Lokalisationsdiagnostik kleiner endokriner Pankreastumoren.
4. Beim Papillenkarzinom ist der EUS analog zum Pankreasmalignom zum lokalen Staging gewinnbringend einzusetzen.
5. Der klinische Nutzen des endosonographischen Staging biliärer Tumoren kann noch nicht abschließend beurteilt werden.

Literatur

1. Ziegler K, Sanft C, Riecken EO (1989) Welchen Beitrag leistet die Endosonographie beim präoperativen Staging? Klinikarzt 18:166–178
2. Rösch T, Classen M (1991) Indikationen und Stellenwert der Endosonographie des oberen Gastrointestinaltraktes. Bildgebung (Imaging) 58:100–108
3. Tio TL, Coene PPLO, Luiken GJHM, Tytgat GNJ (1990) Endosonography in the clinical staging of esophagogastric carcinoma. Gastrointest Endosc 36:S2–S10
4. Rösch T, Dancygier H, Lorenz R, Classen M (1989) Endosonographic imaging of the biliary tract and the pancreas. In: Dancygier H, Classen M (eds) 5th International Symposium on Endoscopic Ultrasonography, Munich. Demeter Verlag (Z. Gastroenterol. suppl), 26–28
5. Rösch T, Lorenz R, Birkenfeld G, Neuhaus H, Classen M (1991) The normal pancreas in endoscopic ultrasound. Gastrointest Endosc 37:255 (Abstract)
6. Rösch T, Lorenz R, Braig C, Feuerfach S, Siewert JR, Classen M (1990) Endosonographische Diagnostik bei Pankreastumoren. Dtsch med Wschr 115:1339–1347
7. Yasuda K, Mukai H, Fujimoto S, Nakajima M, Kawai T (1988) The diagnosis of pancreatic cancer by endoscopic ultrasonography. Gastrointest Endosc 34:1–8
8. Rösch T, Lorenz R, Braig C, Dancygier H, Classen M (1991) Endoskopischer Ultraschall bei kleinen Pankreastumoren. Z Gastroenterol 29:110–115

9. Rösch T, Braig C, Gain T et al. (1991) Staging of pancreatic and ampullary carcinoma by endoscopic ultrasonography. Gastroenterology (in Press)
10. Snady H, Cooperman A, Siegel JH (1990) Assessment of vascular involvement by pancreatic disease – a comparison of endoscopic ultrasonography to computerized tomography and angiography. Gastrointest Endosc 36:197 (Abstract)
11. Tio TL, Tytgat GNJ, Cikot RJLM, Houthoff HJ, Sars PRA (1990) Ampullopancreatic carcinoma: Preoperative TNM classification with endosonography. Radiology 175:455–461
12. Grimm H, Maydeo A, Soehendra N (1990) Endoluminal ultrasound for the diagnosis and staging of pancreatic cancer. Baillière's Clin Gastroenterol 4:869–887
13. Lees WR (1986) Endoscopic ultrasonography of chronic pancreatitis and pancreatic pseudocysts. Scand J Gastroenterol 21 (Suppl 123):123–129
14. Rösch T, Dancygier H, Lorenz R, Classen M (1989) Endoscopic ultrasonography in chronic pancreatitis. In: Dancygier H, Classen M (eds) 5th International Symposium on Endoscopic Ultrasonography, Munich. Demeter Verlag (Z. Gastroenterol. suppl.), pp 83–85
15. Rösch T, Lorenz R, Neuhaus H, Hagenmüller F, Feuerbach S, Classen M (1991) The value of endoscopic ultrasound in chronic pancreatitis. Gastrointest Endosc 37:254–255 (Abstract)
16. Heyder N (1985) Localization of an insulinoma by ultrasonic endoscopy (letter). New Engl J Med 312:860–861
17. Bolondi L, LiBassi S, Gaiani S, Campione O, Marrano D, Barbara L (1990) Diagnosis of islet cell tumor by means of endoscopic ultrasonography. J Clin Gastroenterol 12:218–221
18. Ruszniewski P, Amouyal P, Combes R et al. (1991) Endoscopic ultrasonography is useful for the localization of primary gastrinomas. Gastroenterology 100:291 (Abstract)
19. Lightdale CJ, Botet JF, Woodruff J, Brennan M (1990) Endoscopic ultrasonography in the pre-operative localization of endocrine tumors of the pancreas. Gastrointest Endosc 36:202 (Abstract)
20. Rösch T, Lorenz R, Braig C, Siewert JR, Classen M (1990) Preoperative localization of endocrine tumors of the pancreas: Endoscopic ultrasound is superior to transabdominal sonography and computed tomography. Gastrointest Endosc 36:199–200 (Abstract)
21. Rösch T, Boyce GA, Sivak MV et al. (1991) Preoperative localization of pancreatic endocrine tumors not detected by ultrasound and CT. Gastrointest Endosc 37:254 (Abstract)
22. Yasuda K, Mukai H, Cho E, Nakajima M, Kawai K (1988) The use of endoscopic ultrasonography in the diagnosis and staging of carcinoma of the papilla of Vater. Endoscopy 20:218–222
23. Rösch T, Lorenz R, Hagenmüller F et al. (1991) Is endosonography useful in the diagnosis and staging of biliary tumors? Gastrointest Endosc 27:254 (Abstract)
24. Tio TL, Cheng J, Wijers OB, Sars PRA, Tytgat GNJ (1991) Endosonographic TNM staging of extrahepatic bile duct cancer: Comparison with pathological staging. Gastroenterology 100:1351–1361
25. Tio TL, Tytgat GNJ (1986) Endoscopic ultrasonography in staging local resectability of pancreatic and periampullary malignancy. Scand J Gastroenterol 21 (Suppl 123):135–142
26. Mitake M, Nakazawa S, Naitoh Y et al. (1990) Endoscopic ultrasonography in diagnosis of the extent of gallbladder carcinoma. Gastrointest Endosc 36:562–566
27. Engström CF, Wiechel KL (1990) Endoluminal ultrasound of the bile ducts. Surg Endosc 4:187–190
28. Mukai H, Mizuno S, Hayakumo T, Yasuda K, Nakajima M (1991) Clinical evaluation of an ultrasonic probe in the diagnosis of biliary and pancreatic tumors. Gastrointest Endosc 37:275 (Abstract)
29. Gerdes H, Botet JF, Lightdale CJ (1991) Percutaneous biliary endosonography in the evaluation of patients with recurrent obstructive jaundice. Gastrointest Endosc 37:346 (Abstract)
30. Klose KJ, Düber C, Thelen M (1990) Intraluminal ultrasound of the biliary tract. Gastrointest Endosc 36:232 (Abstract)

II. Thorax

Thoraxsonographie: Möglichkeiten und Grenzen

G. Mathis

Interne Abteilung, Krankenhaus der Stadt Hohenems, Bahnhofstraße 31, A-6845 Hohenems

Am Thorax trifft der Ultraschall auf zwei natürliche Feinde der sonographischen Bildgebung:

- Luft in ventilierten, gesunden Lungen reflektiert den Schall fast vollständig, so daß in der Lunge kein Normalbefund zu erheben ist.
- Der knöcherne Thorax führt zu einer kompletten Schallauslöschung. Dieser und direkt darunterliegende Strukturen sind im Normalfall sonographisch nicht einsehbar.

Doch kann man durch die interkostalen Weichteile mittels Ultraschall mindestens bis zur Pleura vordringen, bei Lungenkonsolidierungen mit fehlendem oder stark vermindertem Luftgehalt sind auch subpleurale Lungenerkrankungen der Sonographie zugänglich. Diese Möglichkeit der Bildgebung wurde bisher im klinischen Alltag unterschätzt und zuwenig genutzt.

Am besten verwendet man Sektor- oder Curved-Array-Schallköpfe mit Frequenzen von 3 bis 7,5 MHz. Sektorsonden bieten den Vorteil, daß man im schmalen Zwischenrippenraum auch leicht in der Längsachse untersuchen kann, eine Läsion ohne Rippenschatten rasch in 2 Ebenen beurteilen kann.

Der Patient wird am Rücken und seitlich möglichst in sitzender Position untersucht, wobei durch Anheben des Armes der Interkostalraum erweitert und das Schulterblatt nach außen gedreht wird. Ventrale Lungenanteile werden am liegenden Probanden untersucht. So sind etwa zwei Drittel der Lungenoberfläche sonographisch einsehbar.

Der *Pleuraerguß* ist schon lange eine Domäne der Ultraschalldiagnostik. Auch kleine Mengen pleuraler Flüssigkeit lassen sich sonographisch sicherer feststellen als im Thoraxröntgen, insbesondere wenn nur eine „Bett-Thorax-Aufnahme" möglich ist. Zur Volumetrie von Pleuraergüssen liegen brauchbare Formeln vor, die auf Planimetrie der größten Ergußfläche im Liegen [1] oder auf Messungen der maximalen craniokaudalen Ergußhöhe und des basalen Lungen-Zwerchfell-Abstandes [2] mit entsprechenden Korrekturkoeffizienten beruhen.

Zeigt das Thoraxröntgen eine homogene Ergußverschattung, kann sonographisch gut differenziert werden, ob im Erguß solide Strukturen wie primäre Malignome oder Metastasen vorliegen. Während der kardiale Stauungserguß weitgehend echolos ist, können Fibrinfäden auf eine entzündliche Genese weisen und Ergußkammern bei der Punktion gezielt angegangen werden. Frustrane Punktionen können dem Patienten erspart werden, indem man die optimale

Punktionsstelle sonographisch darstellt und markiert. Auch das Legen einer Abszeßdrainage ist ultraschallgeleitet zielführend, wobei pneumonisch infiltrierte oder atelektatische Lunge zwischen Thoraxwand und Abszeßhöhle mit geringem Risiko passiert werden kann. Der therapeutische Effekt kann ohne großen Aufwand kontrolliert werden.

Periphere *Lungenkarzinome* oder supbleurae *Lungenmetastasen* kommen sonographisch als echoarme, runde oder ovale, manchmal auch polyzyklische Gebilde mit fransigen Ausläufern zur Darstellung. Nekrosezonen sind weitgehend echoarm bis echofrei.

Die *ultraschallgeführte Punktion* erbringt bei Malignomen in 79–99% eine histologische Diagnose, bei benignen Läsionen in zwei Drittel der Fälle [3, 5]. Dabei ist die Komplikationsrate gering: Pneumothorax in 5% (drainagebedürftig 1–2%), Hämoptysen 0–2%. Schwerwiegende Komplikationen wie Luftembolien oder gar letale Zwischenfälle wurden in über 500 ultraschallgeführten Punktionen bisher nicht beobachtet. Bei röntgenologisch gezielter Lungenpunktion werden wesentlich häufiger Komplikationen gesehen: Pneumothorax in 19–44% (drainagebedürftig in 14,3%). Zweifellos kann im Ultraschalltomogramm die Punktion der belüfteten Lunge und von Gefäßen besser vermieden werden. Doch ist die niedrigere Komplikationsrate beim US auch eine Folge der unterschiedlichen Patientenselektion, weil mittels Röntgen- und CT-Führung auch tiefer liegende Herde punktiert werden, wodurch zwangsweise auch die belüftete Lunge getroffen wird. Computertomographisch geleitete Punktionen ermöglichen zwar eine exakte Bildgebung, ein real-time-monitoring der Nadel ist aber nicht möglich. Sie sind zeitaufwendiger und kostspielig.

Wesentliche Fortschritte bringt der Ultraschall in der Diagnostik der *Lungenembolie* [4, 5]. Eine Pulmonalisangiographie ist nicht immer verfügbar und nicht jedem Patienten zumutbar. Ähnliches gilt für die Ventilations-Perfusions-Szintigraphie, deren Auflösungsvermögen bei kleinen Belüftungsdefekten erheblich eingeschränkt ist. Mittels Ultraschall können bei Lungenembolien in 80–90% schallgängige Zonen in der Lunge nachgewiesen werden. Im frühen Stadium eines frischen, reperfundierbaren Lungeninfarktes zeigt sich dabei im Sonogramm eine echoarme, weitgehend homogene Läsion. Ein ausgeprägter *Lungeninfarkt* ist typischerweise triangulär, keilförmig oder zum Hilus hin etwas gerundet und auch etwas gröber strukturiert. Im Zentrum des Dreiecks, bzw. des Keils, kommt in beiden Ebenen oft ein luftdichter Reflex zur Darstellung, ein Zeichen segmentalen Befalls. In späteren Stadien, wenn eine Infarktpneumonie auftritt oder der Lungeninfarkt abheilt, ist die Sonomorphologie nicht mehr so charakteristisch.

Pneumonien zeigen sich sonographisch als echoinhomogene, unscharf begrenzte Läsionen. Selten kommt das aus dem Thorax-Röntgen gewohnte, typische Bronchoaerogramm zur Darstellung, fast immer lassen sich aber zahlreiche linsenförmige, luftdichte Binnenechos darstellen. Weil Pneumonien sich selten subpleural, sondern überwiegend peribronchial ausbreiten, imponieren die sonographisch darstellbaren Läsionen meist kleiner als im Röntgen – im Gegensatz zum Lungeninfarkt. Wenig kompakte, pneumonische Konsolidierungen führen durch Lufteinschlüsse zu Wiederholungsecho und limitieren damit den Ultraschall.

Zur Primärdiagnostik der Pneumonie ist die Sonographie wenig geeignet. Doch kann sie begleitende pleurale Flüssigkeit, ein Pleuraempyem oder eine Abszeßbildung besser darstellen als das Thorax-Röntgen.

Atelektasen in voluminösen Pleuraergüssen sind am Rand eingezogen, schmal und zipfelförmig, flottierend im Erguß, über weite Teile des Lungenunterrandes einsehbar und nach Abpunktion des Ergusses wesentlich kleiner oder nicht mehr nachweisbar.

Der Ultraschall kann in der Diagnostik peripherer Lungenkonsolidierungen oft zielführende Zusatzinformationen bringen, manchmal auch eine Diagnose auf Anhieb. Doch sind die gewonnenen Bilder stets in Kontext mit dem Thorax-Röntgen und weiterführenden bildgebenden Verfahren zu sehen. Im Akutfall kann die Thoraxsonographie im Einklang mit der Krankengeschichte am Krankenbett entscheidend für das weitere Schicksal des Patienten sein.

Literatur

1. Börner N, Kelbel C, Lorenz J, Weilemann LS, Meyer J (1987) Sonographische Volumenbestimmung und Drainage von Pleuraergüssen. Ultraschall Klin Prax 2:148–152
2. Goecke W, Schwerk WB (1990) Die Real-Time Sonographie in der Diagnostik von Pleuraergüssen. In: Gebhardt J u.a. Ultraschalldiagnostik '89. Springer, Berlin Heidelberg New York, S 425–428
3. Mathis G, Sutterlütti G (1990) Sonographisch geführte Feinnadelbiopsie peripherer Lungentumoren. Radiologe 30:214–216
4. Mathis G, Metzler J, Feurstein M, Fußenegger D, Sutterlütti G (1990) Lungeninfarkte sind sonographisch zu entdecken. Ultraschall in Med 11:281–283
5. Weitere Literatur beim Verfasser

Pleurasonographie bei Pneumokoniosen

A. Weber und V. Wiebe

Institut für Radiologie und Nuklearmedizin der Berufsgenossenschaftlichen Krankenanstalten „Bergmannsheil" – Universitätsklinik der Ruhr-Universität Bochum, D-4630 Bochum

Pneumokoniosen sind Erkrankungen der Lungen, die durch vorwiegend industrielle Stäube verursacht werden. Die lungengängigen Staubpartikel bestehen am häufigsten aus Kristallen oder Fasern. Trotz aller arbeitsmedizinischer Vorsorge in der Industrie treten auch heute immer wieder staubbedingte Berufserkrankungen der Lungen auf, die dann entsprechend entschädigt werden müssen.

Am verbreitetsten sind Pneumokoniosen durch quarzhaltige Stäube oder Asbestfasern. Zusammengefaßt machen beide Formen weltweit ca. 95 % der Staublungenerkrankungen aus. Auch in unserem großen, speziellen und ausgesuchten Patientenkollektiv findet sich diese Zusammensetzung. Andere Pneumokoniosen sind auch bei uns selten. Sie sind eher kasuistisch zu betrachten. Wir möchten uns deshalb auf die silikotischen und die asbestassoziierten Pleuraveränderungen beschränken.

Technische Durchführung

Wir führen die Pleurasonographie am sitzenden Patienten durch, der damit auch die Gelegenheit hat, den Monitor zu betrachten. Als Schallkopf benutzen wir eine 5 MHz-Linearsonde. Der Fokus ist auf den Pleuraspalt ausgerichtet. Die Vergrößerung beträgt 1,5 bis 2. Die Bildcharakteristik wählen wir relativ kontrastreich. Das Schallfenster ist der Interkostalraum. Wir können folgende Strukturen darstellen (Abb. 1):

- intra- und extrathorakale Muskulatur
- Pleura costalis
- Pleura pulmonalis
- Pleuraspalt

Eingeschränkt wird die Untersuchung durch den Schallschatten der Rippen und die nicht seltene Dyspnoe der Patienten mit Pneumokoniosen.

Pleurasilikose

Die Silikose wird üblicherweise durch eine Röntgenaufnahme des Thorax diagnostiziert und mit Hilfe eines Standardfilmsatzes des Internationalen Arbeits-

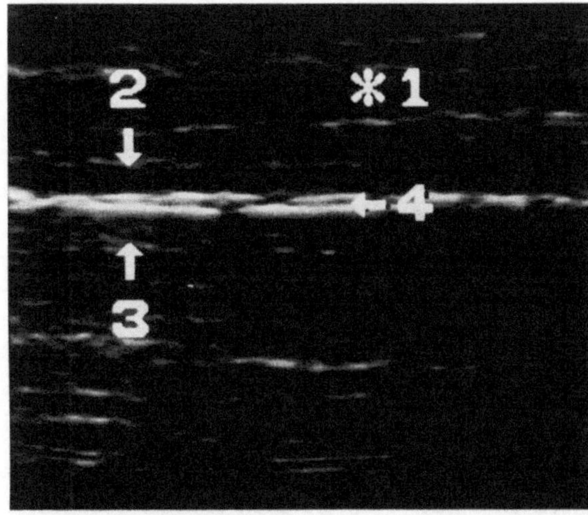

Abb. 1. Sonographisches Bild eines Normalbefundes. Unter dem Muskelgewebe kommen die Pleura costalis und pulmonalis als zwei echoreiche Linien zur Darstellung. Getrennt werden beide Strukturen durch den sonographischen Pleuraspalt. Beide Pleurablätter zeigen im Normalbefund das gleiche Reflexverhalten

amtes in Genf (ILo) klassifiziert. Im Rahmen dieses Verfahrens muß auch die Pleura beurteilt werden. Dazu ist die Röntgenaufnahme pa häufig wenig geeignet. Die röntgenologische Verbreiterung des inneren thorakalen Begleitstreifens kann vielfältige Ursachen haben. Die Verbreiterung ist bei einem Teil der Patienten physiologisch, ohne Krankheitswert und steht nicht im Zusammenhang mit einer Staubexposition. Hier sind subpleurales Fett bei adipösen oder prominente intrathorakale Muskulatur als konstitutionelle Normvarianten zu nennen. Wichtig für die Beurteilung einer Silikose ist dagegen die Ergußverschwartung. Sie kann Ausdruck einer Siliko-Tuberkulose sein, die gegebenenfalls behandlungspflichtig ist. Weiterhin kann eine pleurale Silikose vorliegen. Dies ist eine Sonderform der pulmonalen Silikose, bei der die silikotischen Lungenherde nach peripher auf die Pleura übergreifen.

Zur Differenzierung der Verbreiterung des inneren thorakalen Begleitstreifens als rein deskriptiven Begriff stehen an röntgenologischen Methoden Schrägaufnahmen des Thorax sowie Computer-Tomographie zur Verfügung. Die Durchführung von Schrägaufnahmen des Thorax ist aus Überlegungen über Exposition und Kosten vertretbar. Die Computer-Tomographie sollte dagegen ausgewählten Fällen vorbehalten bleiben.

Die Sonographie bietet hier eine Alternative bei der Diagnostik des inneren thorakalen Saumes. Darüber hinaus ist sie die einzige Methode, bei der der Pleuraspalt und immer auch die Verschieblichkeit der Pleurablätter gegeneinander dargestellt werden kann. Die Ultraschalluntersuchung gibt also zusätzliche morphologische und funktionelle Informationen, die mit anderen bildgebenden Verfahren nicht zu erhalten sind.

Bis zum Dezember 1991 haben wir im „Bergmannsheil" Bochum 180 Bergleute mit Silikose sonographisch untersucht. Bei den Silikosen mit Pleurabe-

teiligung fanden wir eine unruhige Oberfläche der Pleurablätter. Die Verschiebung
erfolgte etwas ruckartig. Dies ist durch die knotenförmigen Fibrosierungen der
Lunge zu erklären, die einen Verlust an Verformbarkeit der Lunge bedingt. Wir
beobachteten dieses Phänomen aber auch bei anderen interstitiellen Lungenpro-
zessen. Es dürfte damit nicht spezifisch für die Silikose sein. Bei ausgeprägter
Emphysembildung und bei großen Bullae ist die Pleura pulmonalis im Seitenvergleich deutlich dünner. Die akardenförmige silikotische Verbreiterung des
pleuralen Begleitstreifens hat ihr sonographisches Korrelat in echoarmen Gewebe, das peripher intrathorakal vorspringt. Große Pleuraschwarten waren ebenso
eindeutig zu erkennen, wie die Pleuritis calcaria durch ihre Schallauslöschung.

Asbestassoziierte Pleuraveränderungen (Abb. 2)

Die pulmonale Asbestose wird durch Inhalation von lungengängigen Asbestfasern hervorgerufen. Röntgenologisch sind zuerst die basalen Lungenabschnitte
betroffen. Es finden sich schmale lineare Verdichtungen sowie verdickte septale
Linien. Im weiteren Verlauf kommt es dann zu einer progredienten pulmonalen
Fibrose. Als typisches Zeichen einer Asbestexposition gelten auch pleurale
Plaques. Es handelt sich hierbei um umschriebene hyaline Verdickungen der
costalen thorakalen Pleura. Charakteristisch ist das tafelbergartige Profil, teilwei-
se liegen Verkalkungen vor. Pleuraplaques sind zwar Zeichen einer Asbestexposi-
tion, aber keine Asbestose im Sinne des Wortes. Ebenfalls überwiegend durch
Asbest verursacht, sind die diffusen malignen Mesotheliome, die knotenförmige
Verdickungen beider Pleurablätter bilden. Begleitet werden diese malignen
Tumoren von einer meist ausgeprägten Ergußbildung.
    Wir haben bis Dezember 1991 in unserem Institut 90 Patienten mit beruflichem
Asbestkontakt gutachterlich untersucht. Bei den Patienten lagen Röntgenthorax-
aufnahmen in 2 Ebenen sowie Schrägaufnahmen beiderseits vor. Zusätzlich
wurde ein Thorax-CT mit hochauflösenden Schnitten als Referenzuntersuchung
durchgeführt. Sonographisch wurde die gesamte Pleura systematisch abgesucht.
Wir fanden bei fast 50 % der Patienten eine vermehrt echogene Pleura pulmonalis.
Als Standard der normal dicken Pleura haben wir die unveränderte Pleura costalis
benutzt. Unsere Erfahrungswerte zeigen, daß die Pleura pulmonalis und thoraka-
lis normalerweise von ähnlicher Echogenität sind. Wie weit der Beobachtung einer
vermehrten Echogenität der Pleura pulmonalis eine Bedeutung zukommt, bleibt
weiteren Untersuchungen vorbehalten.
    Pleuraplaques, die im CT ausgedehnter als 1 cm waren, konnten mit
Ultraschall in 90 % der Fälle gefunden werden. Sonographisch war ihre hyaline
Gewebsstruktur als vermindert echogenes Areal unter der Serosa sehr gut
darzustellen. Dieses Charakteristikum erfaßt die CT auch bei Anwendung des
sogen. „super-high-resolution-mode" (Matrix 512 × 512) nicht in gleicher Form.
Wie der Vergleich des Makroschnittes eines hyalinen Pleuraplaque mit der
Sonographie zeigt, läßt sich Serosa und hyalines Gewebe voneinander trennen.
Korrespondierend zu dem Plaque war die Pleura pulmonalis gering vermehrt
echogen. Das Gleitverhalten beider Pleurablätter bei Plaques bot sonographisch
keine Auffälligkeiten, auch fanden wir keine vermehrte Flüssigkeit im Pleuraspalt.

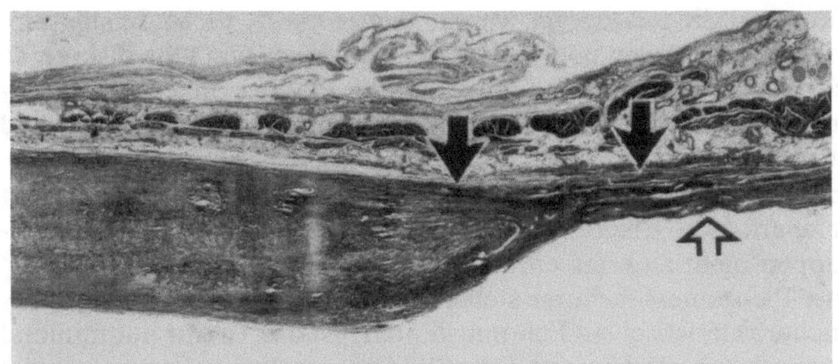

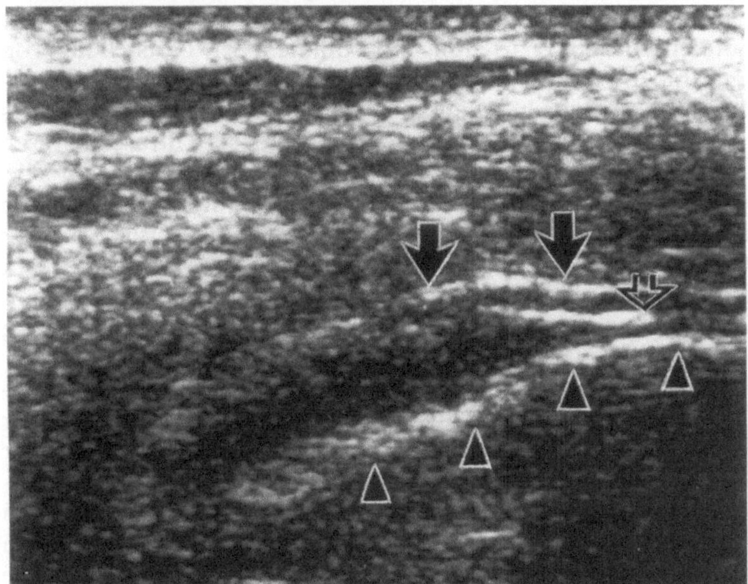

Abb. 2a. Makroskopischer Schnitt der Thoraxwand eines 76jährigen Patienten mit asbestassoziierten Pleuraveränderungen. (Präparat Prof. K. M. Müller, Path. Institut Bergmannsheil Bochum)

Abb. 2b. Sonographisches Bild einer Pleuraplaque bei bekannter mehrjähriger Asbestexposition. Die unterste Linie (dreieckige Pfeile) stellt die Pleura pulmonalis dar. Die mittlere Linie ist die Pleura costalis. Die Pleuraplaque liegt der Pleura auf und führt zu einer Distanzierung von Pleura pulmonalis und costalis. Die hyalinen Strukturen der Plaque sind sonographisch echoarm. Bei der obersten echoreichen Linie (schwarze Pfeile) handelt es sich um die Fascia endothoracica, die im Alter eine sonographisch stärkere Ausprägung erfahren kann. Beide Schnitte sind so übereinandergelegt, daß die anatomischen und sonographischen Strukturen einander entsprechen

Plaqueverkalkungen, die ausgeprägt waren, zeigten die typische Schallauslöschung. Waren die Verkalkungen computer-tomographisch nur sehr diskret, so fanden wir nur ein etwas stärkeres Echo innerhalb der Plaques ohne Schallauslösung. Dieses Verhalten entspricht den Mikroverkalkungen in der Mamma und überrascht daher nicht.

Kleine, insbesondere wirbelsäulennahe gelegene Plaquebildungen waren mit Ultraschall nicht zu erfassen. Ebenso waren kleine Pleuraverkalkungen unmittelbar unter den Rippen nicht zu erfassen.

Maligne diffuse Pleuramesotheliome stellen sich sonographisch als Pleuraverdickungen mit uncharakteristischem Echomuster dar. Ist der Tumor nur minimal erhaben, ist sonographisch oft nur eine Ergußbildung nachzuweisen.

Zur *Bewertung* der Pleurasonographie von Pneumokoniosen ist auf die Bedeutung der gutachterlichen Beurteilung im Rahmen der Feststellung von Berufserkrankungen hinzuweisen, welche über die Beantwortung rein diagnostisch-medizinischer Fragestellungen hinausgeht. In der Differentialdiagnose des röntgenologisch verbreiterten inneren Begleitstreifens bietet der Ultraschall rasch eine Entscheidungshilfe: Sonographisch können Pleuraplaques sicher von subpleuralem Fett unterschieden werden. Ebenso ist es möglich, freie Pleuraergüsse von Ergußverschwartungen abzugrenzen. Hinweise auf Pleurasilikose oder maligne Pleuraprozesse lassen sich gewinnen. Als nichtinvasive und damit duldungspflichtige Methode sollte die Sonographie bei der bildgebenden Diagnostik und Klassifizierung von Staubinhalationsfolgen daher Berücksichtigung finden.

Ersatz für die Computer-Tomographie bei dem Verdacht auf eine Pneumokoniose, etwa auf Asbestose bietet jedoch die Sonographie nicht. Aufgrund der anatomischen Gegebenheiten können abgeschätzt nur etwa 40 bis 50% der Pleurafläche sonographisch erfaßt werden. Da viele berufsbedingte Pleuraveränderungen dorso-medial wirbelsäulennah gelegen sind, können sie mit dem Schallkopf nicht erfaßt werden. Ebenso ist die Dokumentation bei negativem Befund problematisch. An der Pleura ist daher die Computer-Tomographie die Standardmethode, abgesehen von der damit gleichzeitig möglichen Lungenbeurteilung.

Für die Verlaufsbeurteilung muß der Schallkopf in reproduzierbare Position gebracht werden; dies kann gelegentlich schwierig sein.

Die Sonographie ersetzt bei den Pneumokoniosen also keines der schon routinemäßig eingesetzten bildgebenden Verfahren. Sie muß vielmehr zusätzlich angewandt werden. Dann trägt sie aber zur differenzierteren Beurteilung und zur objektiveren gutachterlichen Einordnung bei. Bezüglich der ILo-Klassifikation muß das derzeitige Beurteilungsschema der Pleura unter Berücksichtigung sonographischer Ergebnisse neu überdacht und ggfls. modifiziert werden.

Im Rahmen rein diagnostischer Fragestellungen erwarten wir neben den o.g. Informationen von der Sonographie neue Erkenntnisse über die Pathophysiologie der Pleura.

Auf den Einsatz der Sonographie bei invasiven Methoden der Pleurauntersuchung sei noch ausdrücklich hingewiesen. Im Real-Time-Verfahren kann die Pleura mit einer Hochgeschwindigkeitsbiopsienadel ultraschallgesteuert punktiert werden. Die gewonnenen Stanzzylinder sind histologisch beurteilbar.

Aufgrund unserer positiven Erfahrungen rechnen wir mit einer Etablierung der Sonographie in der Pleuradiagnostik, wobei sich ihr Einsatz keineswegs nur auf die Pneumokoniosen beschränken wird.

Literatur

Preger L et al. (1978) Asbestos-Related Disease. Grune and Stratton, New York
Reichel G (1976) Die Silikose (Anthrakosilikose). In: Pneumokoniosen. Handbuch der Inneren Medizin, Bd IV/1. Springer, Berlin Heidelberg New York
Taylor KJW (1978) Atlas of gray scale ultrasonography. Churchill Livingstone, New York Edinburgh London
Wiebe V (1991) Klassifikation von Pneumokoniosen nach ILO 1980: Erfahrungen und Probleme. Pneumologie 45:414–416

Thoraxsonographie bei Verdacht auf Lungenembolie

U. Kroschel, K. Seitz, J. Reuss, G. Rettenmaier
Medizinische Klinik Kreiskrankenhaus Böblingen

Einleitung

Die Lungenembolie (LE) steht differentialdiagnostisch an erster Stelle bei atemabhängigem Schmerz als Leitsymptom. Mit den bisher gebräuchlichen Methoden der Angiographie und Szintigraphie eine LE in der Lungenperipherie nachzuweisen, gelingt aber selbst bei hohem technischen Aufwand nur ungenügend oder gar nicht [1, 2]. Gerade die monosymptomatische LE, die sich klinisch nur durch einen atemabhängigen Schmerz bemerkbar macht, sollte aber ebenfalls einem Nachweis nicht entgehen, da bei rechtzeitiger Therapie und Diagnostik eine fulminante Folgeembolie evtl. vermieden werden kann.

Inwieweit die Sonographie hier eine diagnostische Lücke schließen kann, war Gegenstand der vorliegenden Studie; erst seit 1989 ist die sonographische Nachweisbarkeit einer LE bekannt [1, 2].

Patienten

Prospektiv wurde bei 100 konsekutiven Patienten die Lunge sonographisch untersucht (Toshiba SAL 270), wobei folgende Patientengruppen gebildet wurden:

1. LE klinisch sehr wahrscheinlich, n = 47
2. nur atemabhängiger Thoraxschmerz, n = 32
3. Beinvenenthrombose ohne klinische Hinweise auf LE, n = 21
4. Kontrollgruppe, n = 20

Zum Vergleich lag von 67 Patienten ein Lungenperfusionsszintigramm vor (111 MBq mTechnetium MAA).

Patientenkollektiv: 35 Männer und 65 Frauen zwischen 17 und 85 Jahren. Kontrollgruppe: 20 m/w Personen zwischen 22 und 70 Jahren ohne Lungen-, Pleura- oder Herzerkrankung; diese Kontrollpersonen sind in der Fallzahl der 100 Patienten nicht berücksichtigt.

Untersuchungstechnik

Die Untersuchungstechnik besteht im Absuchen der Interkostalräume durch Hin-
und Herkippen des Schallkopfes, um, in der Erfassung der Lungenoberfläche, eine
Lücke durch den Schallschatten der Rippen zu vermeiden. Durch Anheben der
Arme werden die Schallfenster in den Interkostalräumen größer und das
Schulterblatt als Hindernis nach außen gedreht. Am besten wird von ventral im
Liegen, von dorsal im Sitzen untersucht, verwendbar sind Curved-array- oder
Linearschallköpfe mit 3,5 oder 5 MHz.

Mit einiger Übung kann bei ca. 10 minütiger Untersuchungsdauer ein
pathologischer Befund der erfaßbaren Pleura und pleuranahen Lunge ausgeschlossen werden.

Sonomorphologie der Befunde

Als *Normalbefund* ist der Nachweis des harten, linearen und ununterbrochen zur
Darstellung kommenden pulmonalen Eintrittsreflexes des Ultraschalls zu werten
(Abb. 1) wie auch das Fehlen einer Flüssigkeitsansammlung im Pleuraspalt.

Pathologisches Kriterium ist der Nachweis einer schalldurchlässigen Zone, die
den oben beschriebenen pulmonalen Eintrittsreflex des Ultraschalls unterbricht

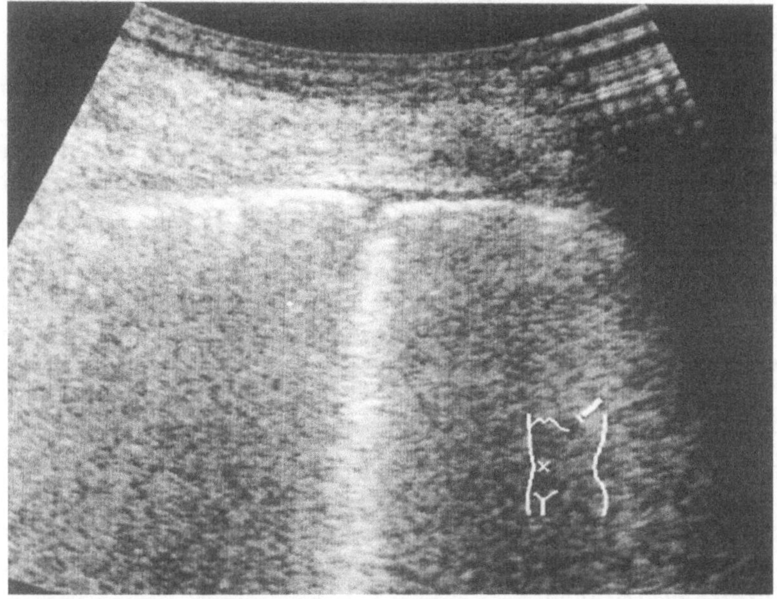

Abb. 1. Echoreicher, pulmonaler Eintrittsreflex des Ultraschalls, der durch einen Lappenspalt
unterbrochen wird. In diesem Bereich auch eine sehr schmale, echoarme Zone zwischen Pleura
parietalis und visceralis, wahrscheinlich einer minimalen Flüssigkeitsexsudation entsprechend

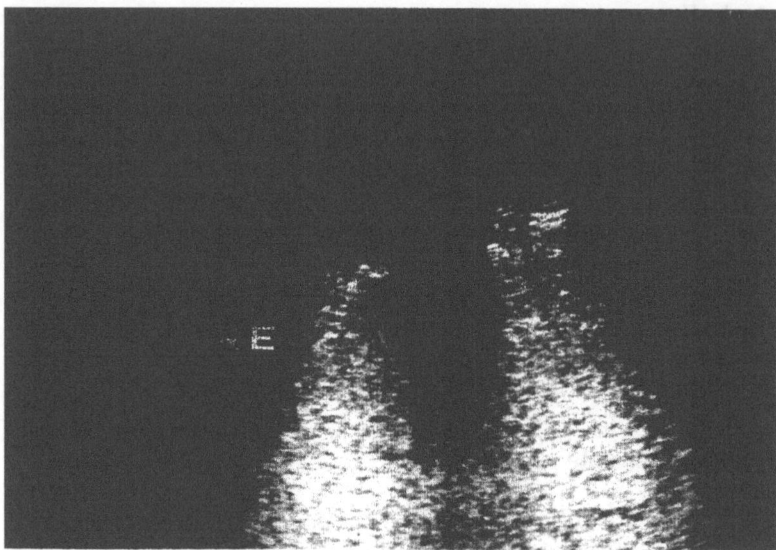

Abb. 2. Annähernd dreiecksförmige, schalldurchlässige, d. h. echoarme subpleurale Zone, einer LE entsprechend. Links scharf zur noch normal belüfteten Lunge hin begrenzt, rechts etwas „ausgefranst" erscheinend. Kantenlänge des Defekts ca. 5 cm. Im Zentrum noch belüfteter Anteil mit entsprechender Reflexion des Ultraschalls

und zur Pleura visceralis hin glatt begrenzt ist (Abb. 2). Diese Zone erscheint dreieckig bei größeren Bezirken über 3–4 cm, dagegen vieleckig bei kleineren. Konfluieren letztere, so entsteht das Bild einer „ausgefransten Lunge".

Schallkopfnah vor der Pleura visceralis liegende, fast echofreie Zonen entsprechen lokalen Flüssigkeitsansammlungen, die nicht der Schwerkraft folgend in die Pleurarandwinkel absinken, sondern durch Adhäsion am Ort der Entstehung verbleiben. Eine mögliche Schwellung der Pleura visceralis geht wahrscheinlich in diese echofreie Zone mit ein.

Die früher in Diskussionen und Artikeln auch z. T. von uns verwandten Bezeichnungen „Belüftungsdefekt", „Lungenfrühinfarkt" oder „frischer, auch reperfundierbarer Lungeninfarkt" nehmen eine Pathogenese des sonomorphologischen Korrelats bei LE vorweg, die nicht bewiesen ist. Diese Begriffe sollten deshalb bis zu einer möglichen Klärung durch die o. g. Bezeichnung „schalldurchlässige Zonen" ersetzt werden.

Möglichkeiten von Fehlinterpretationen ergeben sich durch:

– narbige und entzündliche Veränderungen (insbesondere Pneumonien, evtl. auch durch pleurale Veränderungen bei Silikosen)
– pleurale und periphere Lungentumoren
– Darstellung von Lappenspalten als Unterbrechung des pulmonalen Eintrittsreflexes des Ultraschalls (Abb. 1).

Ergebnisse

Bei klinisch wahrscheinlicher Lungenembolie (Gruppe 1) konnte sowohl mittels Sonographie als auch Szintigraphie in 28 von 47 Fällen eine Lungenembolie gesichert werden; allein szintigraphisch in 6 Fällen, ausschließlich sonographisch in 1 Fall. Mit keiner dieser Methoden konnte bei drei Patienten z.B. mit Pneumonie bzw. Lungenemphysem eine LE bestätigt oder sicher ausgeschlossen werden.

Lag klinisch nur das Symptom atemabhängiger Schmerz vor (Gruppe 2), so war die Sonographie allein in 5 Fällen positiv bei Übereinstimmung in 3 Fällen.

In der Gruppe 3 mit Patienten, die bei Vorliegen einer tiefen Beinvenenthrombose keine klinischen Zeichen einer Lungenembolie zeigten, fanden sich in 6 Fällen eindeutige sonographische Hinweise und ein sonst nicht zu erklärender Pleuraerguß in weiteren 6 Fällen.

Vergleicht man den Befund der 67 szintigraphierten Patienten mit dem sonographischen (Tabelle 1), so ergibt sich folgendes: In 14 Fällen werden sowohl szintigraphisch mehrere Segmentausfälle gefunden als auch sonographisch mehrere schalldurchlässige Zonen unter 4 cm Kantenlänge und Ergüsse. Ist im Szintigramm dagegen nur ein Segment bzw. Subsegment betroffen, finden sich im Ultraschall in 2 bzw. 3 Fällen mehrfach genannte Defekte. Auch bei 12 Patienten mit unauffälligem Szintigramm konnten sonographisch doch schalldurchlässige Zonen nachgewiesen werden. Dagegen war der szintigraphische Nachweis eines ausgedehnten Lappen- und Segmenteausfalls oder Perfusionsdefekts einer Lungenhälfte (3 Fälle) ohne sicheres sonographisches Korrelat.

Vergleicht man die Seitenlokalisation der Befunde, so ergibt sich eine Übereinstimmung der Methoden in 33 von 67 Fällen mit beidseitig positivem Nachweis in 21%, nur rechts in 5%, nur links in 6%; negativer sonographischer und szintigraphischer Befund in 18%. Ausschließlich sonographisch darstellbar waren 12 Fälle, mit zusätzlich kontralateralem Befund 10; nur szintigraphisch nachweisbar 3 Fälle, mit kontralateralem Zusatzbefund mit dieser Methode bei 7 Patienten.

Bei den untersuchten 100 Patienten wurden sonographisch insgesamt 167 echoarme Areale im Sinne von schalldurchlässigen Zonen nachgewiesen. Die parallel durchgeführten 67 Lungenperfusionsszintigraphien wiesen zusammen 153 Segment- und Subsegmentausfälle nach. 68,2% der sonographisch nachgewiesenen Defekte waren ≤ 2 cm groß, somit unterhalb der szintigraphischen Nachweisgrenze.

Bei 54 Patienten konnte im klinischen Verlauf eine LE gesichert werden, bei 44 wurde sonographisch die Diagnose bestätigt (81%). 47 der 54 Patienten erhielten ein Lungenperfusionsszintigramm, das in 74% positiv war.

Diskussion

Die vorliegende Studie zeigt, daß eine Lungenembolie sonographisch nachweisbar ist, mit Sonographie und Klinik auch ohne Szintigraphie eine Diagnosestellung möglich ist und oft zusätzliche Emboliereale ipsi- oder kontralateral nachgewie-

Tabelle 1. Vergleich Ultraschall – und szintigraphische Befunde

		Negativ	Szintigraphie				
			Ausfall				
			1 Sub-segment	1 Segment	mehrere Segmente	Lappen + Segmente	Lungenhälfte und mehr
Sono-graphie	negativ	12	1	0	0	1	1
	lokaler Erguß	5	1	1	0	0	1
	größere Ergüsse	0	0	0	0	1	0
	1 Keil + lokale Ergüsse	4	0	1	3	2	0
	mehrere Keile < 4 cm + Ergüsse	7	3	2	14	1	1
	mehrere Keile > 4 cm + Ergüsse	1	0	1	2	1	0

Tabelle 2

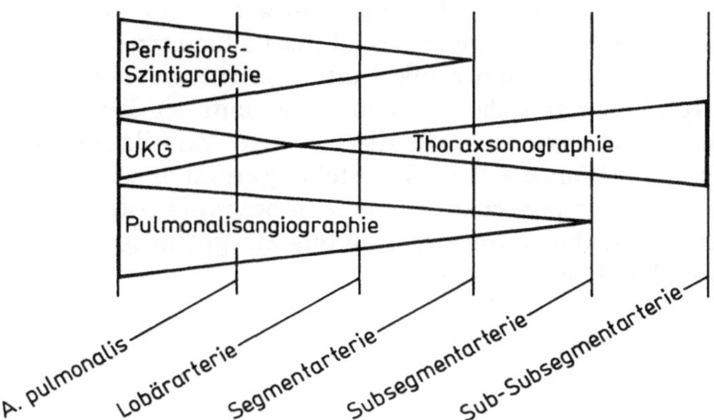

sen werden können. Insbesondere bei kleinen „Signalembolien" mit Perfusions-
ausfällen $\leq$ 2 cm, somit unterhalb der szintigraphischen Nachweisgrenze, hat die
Sonographie ihren besonderen Wert. Sie erfaßt auch die noch hypothetischen,
peripheren Sub-Subsegmente und ergänzt somit auch die anderen Standardme-
thoden wie Pulmonalisangiographie und UKG, die in diesem Bereich keine
Aussagekraft haben (Tabelle 2).

Unabdingbare Voraussetzung für den sonographischen Nachweis ist, daß

- das perfusionsgestörte Areal bis an die Pleura heranreicht
- gleichzeitig eine Atelektase bzw. Belüftungsstörung dieses Bezirks vorliegt (dies
  ermöglicht erst das Eindringen des Ultraschalls und somit die Darstellbarkeit
  der LE)
- die LE in einem der Sonographie zugänglichen Bereich der Pleura liegt.

Defekte z. B. entlang der gesamten Pleura mediastinalis oder basalis (außerhalb
des Schallfensters via Leber und Milz) werden unentdeckt bleiben.

Trotz dieser Einschränkungen und sonographisch unvollständig erfaßbaren
Lungenoberfläche ist es um so erstaunlicher, daß aus Gruppe 1 28 von 43 Fälle
sowohl mit der Szintigraphie als auch der Sonographie positiv waren. Allein durch
die Sonographie konnte in 12 Fällen die Diagnose LE gestellt werden (siehe
Tabelle 1); in weiteren 10 Fällen lagen kontralaterale Zusatzbefunde vor. Folglich
ist anzunehmen, daß Lungenembolien bevorzugt in den sonographisch gut
zugänglichen, basalen Lungenabschnitten lokalisiert sind.

Aus Gruppe 3 (Patienten mit tiefer Beinvenenthrombose ohne klinische
Zeichen einer LE) zeigten 50% pathologische sonographische Befunde, 6 von 21
sogar typische schalldurchlässige Zonen. Ähnliche Ergebnisse mit 51% stummen
Lungenembolien bei tiefer Beinvenenthrombose – mittels Perfusions/Venti-
lationsszintigramm nachgewiesen – zeigten auch andere Autoren [5]. Dies
unterstreicht die Häufigkeit und Bedeutung der LE. Wahrscheinlich müssen aufgrund der sonographischen Erfaßbarkeit von „Signalembolien" zukünftig die
Zahlen für die Morbidität nach oben, diejenigen für die Mortalität an einer LE
aber nach unten korrigiert werden.

Über das pathologisch-anatomische Korrelat des sonographischen Befundes besteht noch keine Klarheit. Sicher ist, daß der Luftgehalt im gestörten Lungenareal abnehmen muß, um ein Eindringen des Ultraschalls zu ermöglichen. Ein lokales Ödem begünstigt dies. Warum große Embolien einem sonographischen Nachweis eher entgehen, liegt sicher an den trotz zentraler LE weiter intakten bronchopulmonalen Anastomosen, die die periphere Zirkulation und Belüftung aufrechterhalten. Dies könnte z. B. die Feststellung erklären, warum bei chronisch Lungenkranken (z. B. Emphysematikern) die Sonographie oft negativ ist; diese Patienten haben durch ihre Lungenerkrankung ein gut ausgebildetes System an bronchopulmonalen Anastomosen.

Schlußfolgerung

Die Studie läßt den Schluß zu, daß bei ausgedehnten Lungenembolien mit Perfusionsausfall in Segment- oder gar Lappengröße die Szintigraphie der Sonographie überlegen ist. Bei kleineren Signalembolien im Segment- sowie Subsegmentbereich und darunter stellt jedoch die Sonographie eine wichtige, vielenorts verfügbare, oft sogar ergiebigere Untersuchungsmethode dar.

Daß fast 70% der sonographisch nachgewiesenen Defekte nur $\leq$ 2 cm groß waren, scheint die Existenz der postulierten Sub-Subsegmente zu belegen.

Hieraus ergeben sich folgende Indikationen zur Thoraxsonographie:

- Verdacht auf LE und Szintigramm nicht verfügbar
- Verdacht auf LE bleibt bestehen trotz negativem Szintigramm
- unklarer thorakaler Schmerz
- Verdacht auf Infarktpneumonie: Sind mehrere Belüftungsdefekte außerhalb des Pneumoniegebiets nachweisbar?
- Verdacht auf LE in der Schwangerschaft

Literatur

1. Tebbe U, Neuhaus K-L (1987) Diagnostische und therapeutische Strategien bei der akuten Lungenarterienembolie. Medizinische Klinik 82:105–109
2. Weins DM, Wichert v P (1985) Die Lungenembolie: Ätiologie, Pathophysiologie, Klinik und Therapie. Prax Klin Pneumol 39:151–158
3. Mathis G, Metzler J, Fußenegger D, Sutterlütti G (1989) Zur Sonomorphologie des Lungeninfarkts. Ultraschall in Klinik und Praxis, Suppl 1, Abstract 43.04
4. Mathis G, Metzler J, Feuerstein M, Fußenegger D, Sutterlütti G (1990) Lungeninfarkte sind sonographisch zu entdecken. Ultraschall in Med 11:281–283
5. Huisman MV, Büller HR, ten Cate JW, van Royen EA, Vreeken J, Kersten M-J, Bakx R (1989) Unexpected high prevalence of silent pulmonary embolism in patients with deep venous thrombosis. Chest 95:498–502

Stellenwert der Sonographie in der Diagnostik mediastinaler Raumforderungen

B. Betsch, M. V. Knopp, S. Delorme, U. Trost, G. van Kaick
Institut für Radiologie und Pathophysiologie, Deutsches Krebsforschungszentrum Heidelberg, Im Neuenheimer Feld 280, D-6900 Heidelberg

Einleitung

Das Mediastinum galt lange Zeit als sonographisches Niemandsland. Zwischen schallfeindlichen Medien (lufthaltige Lunge und knöchernes Thoraxgerüst) lassen nur kleine Fenster einen Einblick für den Schall zu. Mit der Verfügbarkeit neuer, kompakter Schallköpfe mit kleiner Auflagefläche, ist nun auch das Mediastinum sonographisch darstellbar. Grundlegende Arbeiten von Wernecke et al. (Münster) haben dies gezeigt [1]. Hauptanwendungsgebiete der mediastinalen Sonographie sind der Nachweis und die Differentialdiagnose mediastinaler Tumoren. In der Diagnostik mediastinaler Raumforderungen nimmt die Computertomographie eine zentrale Rolle ein. Ein neues Verfahren wie die mediastinale Sonographie muß sich deshalb an diesem Standardverfahren messen. Ziel der vorliegenden Studie war, den Stellenwert der Sonographie in der bildgebenden Diagnostik mediastinaler Raumforderungen näher zu bestimmen.

Patientengut und Untersuchungstechnik

Bei 40 Patienten mit computertomographisch nachgewiesenen Raumforderungen im Mediastinum wurde eine Ultraschalluntersuchung mit hochauflösender B-Bild-Sonographie einschließlich farbkodierter Dopplertechnik über den supra- bzw. parasternalen Zugang durchgeführt. Die sonographischen Befunde wurden mit den Ergebnissen einer unabhängig ausgewerteten computertomographischen Untersuchung verglichen und durch weitere bildgebende Verfahren (konventionelles Röntgen, Angiographie bzw. Magnetresonanztomographie) validiert. Die histologische Sicherung erfolgte mittels Mediastinoskopie oder Operation.

Alle Untersuchungen wurden mit einem computerunterstützten Sonographiegerät (ACUSON 128 XP), welches die simultane Darstellung des Realtime-B-Bildes und des farbkodierten Dopplersignals ermöglicht, durchgeführt. Verwendet wurde ein 3,5 bzw. 5 MHz Schallkopf mit Sektorscan- bzw. Lineartechnik.

Die mediastinale Ultraschalluntersuchung erfordert keine spezielle Vorbereitung des Patienten. Der Zugang erfolgt über den supra- bzw. parasternalen Weg. Beim suprasternalen Zugang liegt der Patient in Rückenlage, eine maximale Reklination des Kopfes wird durch eine Unterpolsterung des Schultergürtels erreicht. Beim parasternalen Zugang wird der Patient in der entsprechenden Seitenlage (links parasternal – Linksseitenlage, rechts parasternal – Rechtsseitenlage) positioniert. Der Schallkopf wird im Intercostalraum unmittelbar lateral des jeweiligen Costosternalgelenkes aufgesetzt.

Resultate

Darstellbarkeit mediastinaler Kompartimente

Das Mediastinum wird aufgrund anatomischer und pathophysiologischer Überlegungen in 8 Kompartimente eingeteilt [2]. Die Computertomographie erlaubt erfahrungsgemäß, abgesehen von kleinen Ausnahmen (siehe unten) eine nahezu vollständige Darstellung sämtlicher Regionen. Die vorläufigen Resultate der Studie zeigen, daß auch mit der Sonographie die wichtigsten mediastinalen Kompartimente einsehbar sind (siehe Tabelle 1). Als Referenzmethode dient die Computertomographie. Das obere und mittlere Mediastinum ist sonographisch ausreichend erfaßbar. Die obere Thoraxapertur ist in über 95%, die Supraazygos- bzw. Supraaortalregion in 90 bis 95% der Fälle darstellbar. Das hintere bzw. vordere Mediastinum ist nur in Ausnahmefällen beurteilbar (in 2% bzw. 10% der Fälle).

Darstellbarkeit mediastinaler Tumoren

Hinsichtlich Form, Größe und Lage waren 36 von 40 computertomographisch sichtbaren mediastinalen Raumforderungen (90%) auch sonographisch charakterisierbar (siehe Tabelle 2). Die am häufigsten vorkommenden mediastinalen Raumforderungen (maligne Lymphome, zentrale Bronchialkarzinome, endothorakale Strumen sowie Thymome und Neurinome) lassen sich sonographisch mit hoher Treffsicherheit nachweisen. Die in 10% des Untersuchungsgutes sonographisch nicht nachweisbaren Tumoren lagen im vorderen Mediastinum (Thymom, n = 1 und Teratom, n = 1) im hinteren Mediastinum (Neurinom, n = 1) sowie perihilär (zentrales Bronchialkarzinom, n = 1).

Tabelle 1. Sonographische Darstellbarkeit der mediastinalen Kompartimente (eigene vorläufige Resultate, Werte sind % im Vergleich zur Computertomographie)

Thoraxapertur:	98%
Anteriores Mediastinum:	10%
Supraaortalregion links:	95%
Supraazygosregion rechts:	90%
Infraaortalregion links:	90%
Infraazygosregion rechts:	75%
Hilusregion:	45%
Posteriores Mediastinum:	2%

Tabelle 2. Sonographische Darstellbarkeit mediastinaler Tumoren (n = Gesamtzahl, n_{CT} = Fälle nachweisbar mit CT, n_{CT+SO} = Fälle nachweisbar mit CT und Sonographie)

Histologie	n	n_{CT}	n_{CT+SO}
Malignes Lymphom	10	10	10
Bronchialkarzinom	7	7	6
Benigner Lungentumor	1	1	1
Pleuramesotheliom	5	5	5
Mamma/Schilddrüsenkarzinom	3	3	3
Ösophaguskarzinom/Liposarkom	2	2	2
Thymom/Neurinom	4	4	2
Teratom/Neurofibrom	4	4	3
Struma/Aneurysma	4	4	4

Indikationen der mediastinalen Sonographie

Die mediastinale Sonographie kann in allen Phasen der Diagnostik mediastinaler Raumforderungen wichtige Beiträge leisten. In der überwiegenden Mehrzahl der Fälle lassen sich die Größe, Lage und Morphologie sowie die Konsistenz und Beweglichkeit mediastinaler Tumoren sonographisch charakterisieren. Auch der Nachweis oder Ausschluß einer tumorbedingten Gefäßkompression oder einer Invasion ist in der Regel möglich. Pathologisch vergrößerte Lymphknoten können ebenfalls sonographisch dargestellt werden. Ein großer Vorteil der Sonographie ist die Führungshilfe bei Punktionen unter Echtzeitbedingungen [3]. Einen Überblick über die möglichen Indikationen liefert Tabelle 3.

Tabelle 3. Mögliche Indikationen der mediastinalen Sonographie

Primärdiagnostik
Nachweis und Differentialdiagnose mediastinaler Tumoren

Staging und Grading
Beurteilung des mediastinalen Lymphknotenstatus. Führungshilfe zur perkutanen Biopsie

Prognostik und Therapieplanung
Erfassung der Tumorvaskularisierung und tumorbedingter hämodynamischen Komplikationen

Referenz- und Alternativverfahren
Ergänzung bei unklaren Befunden und Alternative bei Verzicht auf ionisierende Strahlen oder Kontrastmittelgabe

Monitoring und Nachsorge
Verlaufskontrolle und Nachsorge während bzw. nach entsprechender Therapie

Check- up und Screening
Risikofreie Routineuntersuchung und Ausschlußdiagnostik im Bereich des Mediastinums

Tabelle 4. Vorteile der Sonographie im Vergleich zur Computertomographie

Parameter	CT	SONO
Bildgebung	Statisch, verzögert	dynamisch, sofort
Schrittführung	transversal	frei wählbar
Hämodynamik	eingeschränkt beurteilbar	quantitativ und qualitativ
Punktionshilfe	indirekt	direkt
Aussagekraft	überwiegend morphologisch	morphologisch/funktionell
Durchführbarkeit	relativ aufwendig	relativ einfach
Verfügbarbeit	eingeschränkt	sehr gut
Risiken	Strahlen- und KM-Exposition	risikofrei
Kosten	vergleichsweise teuer	kostengünstig

Tabelle 5. Nachteile der Sonographie im Vergleich zur Computertomographie

Parameter	CT	SONO
Darstellbarkeit	gesamtes Mediastinum	nur Teile des Mediastinums
Bildformat	komplettes Schnittbild	partielles Schnittbild (Sektor)
Bildqualität	überwiegend konstant	stark variabel

Vergleich der Sonographie und Computertomographie

Die Computertomographie nimmt in der bildgebenden Diagnostik des Mediastinums eine zentrale Rolle ein. Im direkten Vergleich (von CT und Sonographie) zeigt der Ultraschall rein quantitativ gesehen zahlreiche Vorteile. Entscheidende Vorzüge sind die dynamische Bildgebung („Realtime") und eine frei wählbare Schnittführung. Weitere Vorteile sind die gute Verfügbarkeit, die Risikofreiheit und die relativ niedrigen Untersuchungskosten der Sonographie (siehe Tabelle 4).

Die wenigen Nachteile der Sonographie gegenüber der Computertomographie sind jedoch bei einer qualitativen Wertung nicht unerheblich. Während mit der Computertomographie das gesamte Mediastinum mit kompletten Schnittbildern und relativ konstanter Bildqualität dargestellt werden kann, erlaubt die Sonographie mit nur inkompletten Schnittbildern eine lediglich partielle Darstellung des Mediastinums unter häufig variabler Bildqualität (siehe Tabelle 5).

Diskussion

Die Sonographie erreicht in der Beurteilung des oberen und mittleren Mediastinums eine hohe Übereinstimmung mit der Computertomographie. In der Darstellung des vorderen und hinteren Mediastinums ist sie der CT jedoch deutlich unterlegen. Ein großer Vorteil der Sonographie im Vergleich zur Computertomographie ist die überlagerungsfreie sagittale Darstellung des aortopulmonalen Fensters in über 90 % der Fälle (siehe Abb. 1). Diese pathophysiologisch ausgesprochen wichtige Region (Pforte zwischen rechter und linker

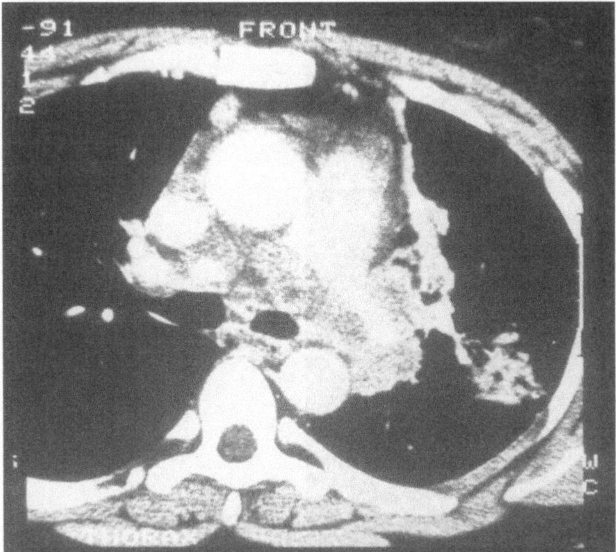

a

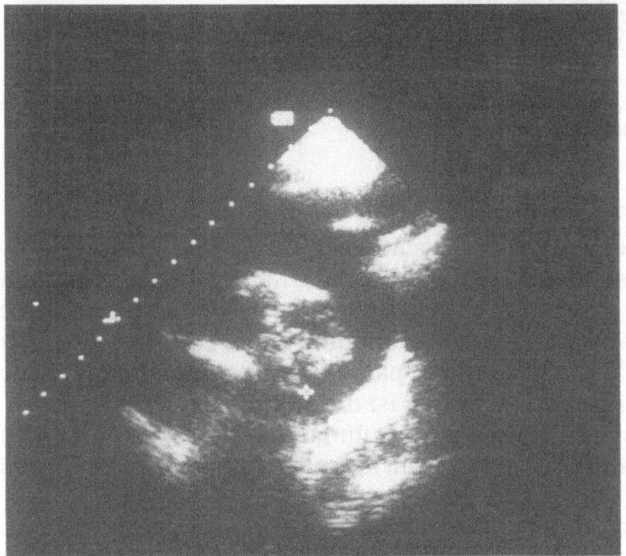

b

Abb. 1. Peripheres Bronchialkarzinom mit mediastinalen Lymphknotenmetastasen. **a** Im CT konfluierende weichteildichte Raumforderung im aortopulmonalen Fenster. In transversaler Schnittführung Arteria pulmonalis dextra nicht sicher abgrenzbar. **b** Im Sonogramm multiple noduläre echoarme Formationen im normalerweise homogen echoreichen aortopulmonalen Fenster. In sagittaler Schnittführung Lymphknotenbefall beidseits des aortopulmonalen Fensters und deutliche Kompression der Arteria pulmonalis dextra sichtbar

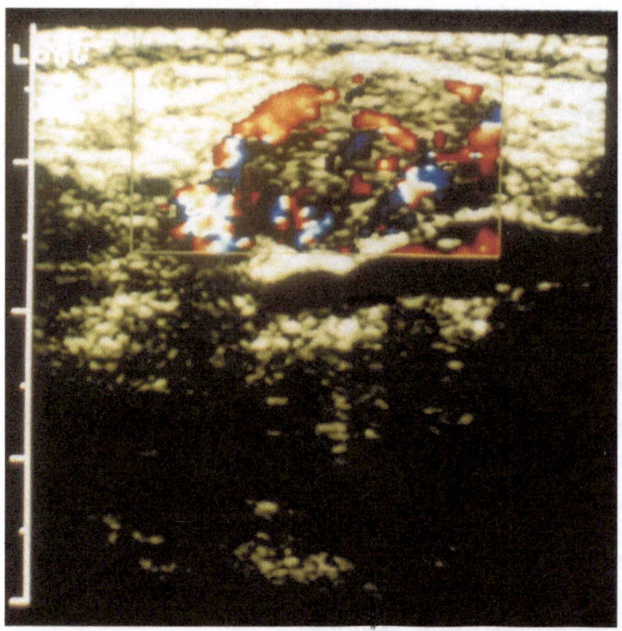

Abb. 2. Pathologisch vergrößerter Lymphknoten im oberen Mediastinum bei C-Zell-Karzinom der Schilddrüse. Die farbkodierte Duplexsonographie zeigt eine starke Durchblutung der histologisch gesicherten Lymphknotenmetastase

Thoraxhälfte, Sitz zentraler Lymphknotenstationen) ist in der Computertomographie aufgrund von Pulsationsartefakten und Teilvolumeneffekten häufig nur eingeschränkt beurteilbar. Eindeutige Schwachpunkte der Sonographie sind der unmittelbare Retrosternalraum und die Paravertebralregion. Bei ausschließlicher Lokalisierung in dieser Region könnten pathologische Veränderungen der Sonographie entgehen. Bei beiden Verfahren ist die Beurteilung der Hilusregion schwierig. Während die Computertomographie durch Pulsationsartefakte beeinträchtigt wird, behindern die lufthaltigen Bronchien eine sonographische Darstellung.

Die Mehrzahl der mediastinalen Tumoren lassen sich sonographisch nachweisen und zusätzlich oft morphologisch weiter charakterisieren. So liefert zum Beispiel der Nachweis zystischer bzw. kalkhaltiger Areale weitere differentialdiagnostische Hinweise. Auch zur Frage einer möglichen Gefäßinfiltration kann die Sonographie ergänzende Befunde liefern. Bei unklaren CT-Befunden ist es möglich, mit Hilfe der Sonographie auf nicht-invasivem Wege wichtige Zusatzinformationen zu erhalten. Dies kann beispielsweise bei notwendigem Verzicht auf Kontrastmittelgabe wegen allergischer Disposition des Patienten sehr hilfreich sein. Ferner bietet die Sonographie die Möglichkeit zur nicht-invasiven Therapiekontrolle und Nachsorge. Das Ansprechen der Tumoren auf die Therapie ist kontrollierbar, der Nachweis oder Ausschluß von Rezidiven ist möglich. Schließlich bietet die Sonographie die Möglichkeit einer beliebig oft wiederholbaren Kontrolluntersuchung. Dies ist besonders bei malignen Lymphomen des Mediastinums von Vorteil.

Die Grenzen der mediastinalen Sonographie zeigen sich bei der Darstellung der erwähnten Problemzonen: hinteres und vorderes Mediastinum sowie Hilusregion. Erschwerend sind ferner konstitutionelle Faktoren wie ausgeprägte Adipositas oder ein relativ kurzer Hals. Ungünstig sind krankhafte Veränderungen im Bereich des Thorax wie Lungenemphysem, Wirbelsäulendeformationen oder Strumen. Auch erkrankungsbedingte Komplikationen wie Einflußstauung, Dyspnoe und Schmerzen können die sonographische Untersuchung einschränken. Schließlich ist zu bemerken, daß nach Operationen, Radiatio bzw. Chemotherapie häufig die sonographische Beurteilbarkeit des Mediastinums aus bisher noch ungeklärten Gründen (entzündliche narbige Veränderungen?) eingeschränkt sein kann.

Interessante neue Perspektiven eröffnet die farbkodierte Duplexsonographie [4]. Sie erlaubt simultan zum konventionellen B-Bild eine nicht-invasive Beurteilung tumorbedingter hämodynamischer Komplikationen sowie die Darstellung der Gewebevaskularisierung als mögliches weiteres differentialdiagnostisches Kriterium (siehe Abb. 2). Eine Abschätzung der Möglichkeiten und Grenzen der farbkodierten Dopplersonographie im Bereich des Mediastinums ist derzeit Gegenstand klinischer Studien [5].

Zusammenfassung

In der Diagnostik mediastinaler Raumforderungen behält die Computertomographie eine unangefochtene Spitzenposition. Die Sonographie kann die Computertomographie nicht ersetzen, liefert jedoch häufig wichtige Zusatzinformationen, die besonders bei unklaren CT-Befunden wertvoll sind. Die Sonographie des Mediastinums versteht sich als nicht-invasives, technisch einfaches, gut reproduzierbares und kostengünstiges Untersuchungsverfahren, welches die Palette der bildgebenden Untersuchungsverfahren im Bereich des Mediastinums sinnvoll ergänzt. Insgesamt werden die Möglichkeiten der Sonographie in der bildgebenden Diagnostik des Mediastinums derzeit noch nicht ausreichend genutzt.

Wir danken den Kollegen der Thoraxklinik Heidelberg-Rohrbach (LVA Baden) für die sehr gute Kooperation.

Literatur

1. Wernecke K (1989) Untersuchungstechnik und Indikation der mediastinalen Sonographie. Fortschr Röntgenstr 150:501–508
2. Heitzman EK (1988) The Mediastinum. Springer, Heidelberg New York
3. Wernecke K, Vassallo P, Peters PE, von Basewitz DB (1989) Mediastinal tumors: Biopsy under US guidance. Radiology 172:473–476
4. Betsch B, Knopp MW, Delorme S, Trost U, van Kaick G (1991) Morphologische und funktionsdynamische Diagnostik des Mediastinums mit farbkodierter Duplexsonographie. Ultraschall in Klinik und Praxis 6:221
5. Betsch B, Knopp MV, Trost U, Delorme S, van Kaick G (1991) Advances in extracardiac mediastinal sonography: color coded duplex sonography. Radiology 181:331

Die Sonographie in der Primärdiagnostik und Verlaufskontrolle des Thoraxtraumas

M. Walz, G. Möllenhoff, J. Cramer, G. Muhr

BG-Krankenanstalten Bergmannsheil, Chirurgische Universitätsklinik und Poliklinik, Gilsingstraße 14, D-4630 Bochum

Einleitung

Obgleich die Sonographie in der chirurgischen Diagnostik einen festen Platz besitzt, nimmt sie beim Thoraxtrauma im Gegensatz zum stumpfen Bauchtrauma noch eine Außenseiterposition ein. Prognostisch ist für den Mehrfachverletzten das zusätzliche Thoraxtrauma von großer Bedeutung und führt zur Erhöhung der Letalität [2]. Daraus resultiert die Forderung nach einer raschen, unkomplizierten und aussagekräftigen Diagnosetechnik mit effizienter Verlaufskontrolle.

Methode und Technik

Die Ultraschalluntersuchung wird im Schockraum simultan zur ersten klinischen Untersuchung sowie während und nach Sicherung der Vitalfunktionen durchgeführt. Verwendet wird ein 5-MHz-Linearscanner und ein 3,5-MHz-Sektorscanner. Lange Zeit galt der Thorax als der Sonographie schlecht zugänglich, da Schallauslöschung durch die Rippen und luftbedingte Schallreflektion technische Probleme darstellen [4]. Eine gute Darstellung insbesondere am liegenden Patienten wird durch Positionierung des Schallkopfes entlang der Interkostalräume in der vorderen bis hinterenAxillarlinie erreicht. Alternativ sind die xiphoidnahe subkostale Schnittebene sowie ventrale Interkostalschnitte zur Perikarddarstellung möglich. Im gleichen Untersuchungsgang erfolgt die Beurteilung des Abdomens zum Nachweis/Ausschluß freier Flüssigkeit oder Verletzungen parenchymatöser Bauchorgane. Insbesondere beim Nachweis von intrapleuraler Flüssigkeit oder eines Pneumothorax wird direkt die Thoraxdrainage gelegt, so daß die erste Röntgenaufnahme eine Erfolgs- beziehungsweise Lagekontrolle ist. Regelmäßige Kontrollsonographien werden durchgeführt, um einerseits die Effizienz liegender Drainagen zu beurteilen und andererseits sich erst im Verlauf entwickelnde intrapleurale Flüssigkeitsansammlungen frühzeitig zu erkennen.

Die Orientierung wird durch Leber, Milz, Lunge, Zwerchfell und die schallkopfnahe Thoraxwand als Leitstrukturen erleichtert. Das Lungenparenchym ist durch die luftbedingten, charakteristischen Wiederholungsechos gekennzeichnet. Bei abnehmendem Luftgehalt fehlen diese zunehmend, so daß das Bild eines soliden Gewebes entsteht. Das völlige Fehlen der Wiederholungsechos zeigt das Vorliegen einer Atelektase an. Flüssigkeitsansammlungen sind durch nahezu echofreie Areale erkennbar. Auftretende Binnenechos zeigen die Ergußorganisation an. Einschränkungen der Beurteilbarkeit erfährt die Methode bei erheblicher Adipositas des Patienten sowie beim Vorliegen eines Thoraxwandemphysems.

Akutdiagnostik

Hämatothorax

Der weitaus größte Teil der Mehrfachverletzten ist der klinischen und radiologischen Diagnostik nur im Liegen zugänglich. Hier ist die Röntgenuntersuchung prinzipiell in ihrer Aussagekraft eingeschränkt, da sich Flüssigkeitsansammlungen erst in einer Größenordnung von mehr als 500 ml als flaue Verschattung darstellen, wobei eine Differenzierung zur Lungenkontusion nicht möglich ist. Die Sonographie erlaubt die Darstellung intrapleuraler Flüssigkeit bereits ab 50 – 100 ml und damit eine konkrete Aussage in der Frühphase bei noch geringen Ergußmengen. Ein weiterer Vorteil der Sonographie liegt in der Eigenschaft eines dynamischen Untersuchungsverfahrens. Inspiratorisch kaum erkennbare Flüssigkeitssäume werden im Exspirium deutlicher sichtbar.

Hämatoperikard

Das Hämatoperikard kann bereits bei geringen Volumina und radiologisch noch unauffälliger Herzkontur eine vitale Bedrohung bedingen. Sonographisch lassen sich Perikardergüsse auch bei geringen Flüssigkeitsmengen ab 20 ml sicher nachweisen, so daß bei stabiler Kreislaufsituation engmaschige Kontrollen durchgeführt oder aber bei ausgedehnten, hämadynamisch wirksamen Ergüssen die Indikation zur Perikardpunktion oder Thorakotomie gestellt werden kann.

Pneumothorax

Die eingangs als Störfaktor angesprochenen luftbedingten Wiederholungsechos erlangen beim Nachweis des Pneumothorax Bedeutung. Eine Intensivierung der Wiederholungsechos im Vergleich zur Gegenseite ist häufig Zeichen eines Pneumothorax. Eine Totalreflektion parallel zur Thoraxwand mit Aufhebung dieser Echobanden ist Ausdruck eines ausgeprägten Pneumothorax und rechtfertigt die sofortige Drainage (Abb. 1).

Zwerchfellruptur

Die Zwerchfellruptur, eine gefürchtete Komplikationsquelle beim Legen von Thoraxdrainagen ist röntgenologisch erst beim erheblichen Intestinalprolaps erkennbar, wobei das zusätzliche Vorliegen eines Pleuraergusses oder einer Lungenkontusion die Diagnose erschweren kann. In der Ultraschalluntersuchung

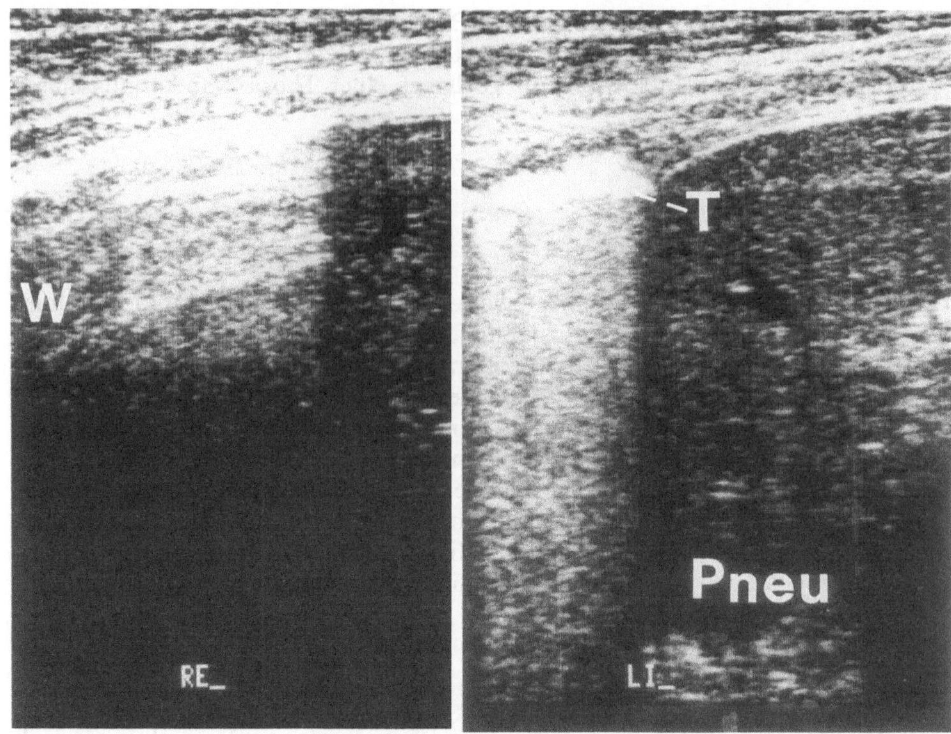

Abb. 1. Sonographische Darstellung eines ausgeprägten Pneumothorax mit Totalreflektion und Aufhebung der Wiederholungsechos auf der betroffenen Seite (W = Wiederholungsechos, T = Totalreflektion)

läßt sich das Diaphragma besonders gut bei freier Flüssigkeit in der Bauchhöhle und/oder im Thorax abgrenzen. Das Fehlen des reflexreichen Bandes oder in Flüssigkeit flottierende Rupturränder können auf eine Zwerchfellverletzung hindeuten, während der Nachweis epiphrenischer Darmschlingen beweisend ist (Abb. 2). Durch die Sonographie können iatrogene Komplikationen so vermieden werden.

Verlaufskontrollen

Insbesondere bei initial unauffälligen oder aber nicht sicher zu beurteilenden Befunden sind beliebig häufig durchführbare Kontrollen – auch intraoperativ – möglich. Diese gestatten eine engmaschige Verlaufsbeurteilung mit Effizienzkontrolle liegender Drainagen und das Erkennen sich sekundär entwickelnder Pleuraergüsse ohne Erhöhung der Röntgenstrahlenbelastung für Patient und Personal. Die uneingeschränkte Beurteilbarkeit macht die Sonographie auch in der Intensivmedizin zu einem wichtigen Diagnostikum. Schwierigkeiten treten häufig bei der Befundung von Röntgenkontrollen liegender Patienten hinsichtlich

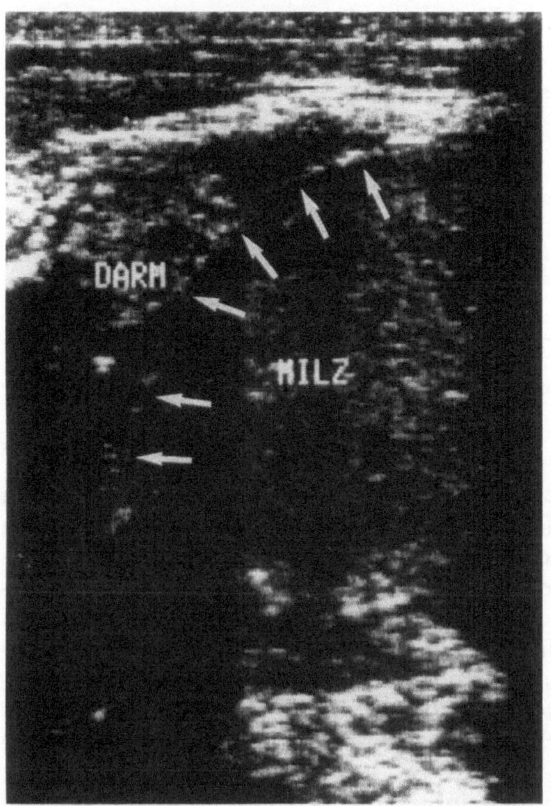

Abb. 2. Zwerchfellruptur mit sonographischem Nachweis epiphrenischer Darmschlingen (→ Zwerchfell)

der Interpretation von pulmonalen Verschattungen auf. Die Differenzierung liquider oder organisierter Ergüsse wie auch die Abgrenzung pulmonaler Infiltrate oder Dystelektasen läßt sich mit Hilfe der Ultraschalldiagnostik sicher durchführen. Die Rate ineffektiver Punktionen und Drainagen kann somit gesenkt werden. Gekammerte Flüssigkeitsansammlungen können im Gegensatz zur Röntgenaufnahme als solche erkannt und auch am liegenden Patienten unter sonographischer Kontrolle risikoarm und effektiv punktiert werden.

Ergebnisse

Im Rahmen einer prospektiven Studie wurden initiale sonographische und röntgenologische Befunde von 86 Patienten mit Thoraxtrauma gegenübergestellt (Tabelle 1). Hierbei wurde die erste Ultraschalluntersuchung stets vor der Röntgendiagnostik durchgeführt. Ein Hämatothorax wurde 49mal sonographisch und 31mal röntgenologisch erfaßt. Wie auch beim Hämatoperikard, das dreimal nur der Sonographie zugänglich war, ergaben sich im Gegensatz zur

Tabelle 1. Erstdiagnose beim Thoraxtrauma (n = 86)

Erstdiagnose		Sonographie		Röntgen	
Hämatothorax	sicher	(49)	49	(31)	22
	unsicher		–		9
Hämatoperikard	sicher	(3)	3	(–)	–
	unsicher		–		–
Pneumothorax	sicher	(8)	5	(3)[1]	3
	unsicher		3		–
Zwerchfellruptur	sicher	(2)	2	(–)	–
	unsicher		(2)[2]		–

[1] 5 Pneumothoraces vor der Röntgenuntersuchung entlastet.
[2] Im Verlauf durch sonographische Kontrollen ausgeschlossen.

Röntgenuntersuchung keine unsicheren Befunde. Fünf Pneumothoraces wurden unmittelbar nach der Sonographie drainiert, drei unsichere Befunde mit gering seitendifferenten Wiederholungsechos wurden radiologisch als Mantelpneumothoraces verifiziert. Eine Zwerchfellruptur konnte bei zwei Verletzten bei fehlenden röntgenologischen Hinweisen nur sonographisch diagnostiziert werden. Zwei Verdachtsfälle mit unsicherer Beurteilung in der Ultraschalluntersuchung konnten durch weitere sonographische Kontrollen ausgeschlossen werden. Sonographisch falsch-negative Befunde konnten ebenso wie falsch-positive Ergebnisse (abgesehen von den beiden im Verlauf ausgeschlossenen Zwerchfellverletzungen) nicht beobachtet werden.

In den Verlaufskontrollen wurden insgesamt 29 röntgenologisch unklare Befunde durch die Ultraschalluntersuchung abgeklärt, wobei die Differenzierung zwischen liquidem und organisiertem Erguß und pulmonalen Infiltraten im Vordergrund stand.

Schlußfolgerungen

Nach den eigenen Erfahrungen bietet die Sonographie im Vergleich zur Röntgendiagnostik entscheidende Vorteile:

1. Man verfügt über eine ortsungebundene Untersuchungseinheit, das Untersuchungsergebnis ist sofort sichtbar. Der Zeitaufwand der Röntgenbildentwicklung entfällt zugunsten einer frühen Diagnose und Therapie. Die Befunddokumentation ist durch Video und Printer unkompliziert.
2. Insbesondere am liegenden Patienten – und dazu gehört der größte Teil der Mehrfachverletzten und Intensivpatienten – verfügt man im Unterschied zur Röntgendiagnostik über eine uneingeschränkte Beurteilbarkeit.
3. In der Akutdiagnostik ist die Sonographie gerade beim Hämatothorax und Hämatoperikard der Röntgenuntersuchung bezüglich Sensitivität und Spezifität des Flüssigkeitsnachweises überlegen und ermöglicht den häufig entscheidenden frühzeitigen Therapiebeginn [1, 2, 3, 4].

4. In der Verlaufskontrolle ermöglicht die Sonographie unter Reduktion der Röntgenstrahlenbelastung die sichere Differenzierung röntgenologisch unklarer, pulmonaler Verschattungen und somit die Senkung der Zahl ineffektiver Punktionen [5]. Die Real-Time-Sonographie erlaubt das Erkennen sowie die sichere und risikoarme Drainage auch gekammerter Ergüsse [3, 4, 5].

Die Sonographie ermöglicht beim Thoraxtrauma bereits vor der Röntgendiagnostik das Einleiten der entscheidenden Akutbehandlung. Sie kann und soll auch nicht die Röntgenaufnahme des Thorax in der Erstdiagnostik ersetzen, muß aber aufgrund ihrer Aussagekraft frühestmöglich und vor der Röntgenuntersuchung eingesetzt werden. In der Verlaufskontrolle ist die Sonographie als Alternative zur Röntgendiagnostik anzusehen und sollte auch hier zunehmend angewandt werden.

Literatur

1. Glinz W (1985) Thoraxverletzungen beim Polytrauma. In: Ungeheuer E (Hrsg) Das Polytrauma. Urban & Schwarzenberg, München Wien Baltimore
2. Hartel W (1983) Die Thoraxverletzungen beim Polytraumatisierten. In: Hartel W, Ahnefeld FW, Herfarth CH (Hrsg) Polytrauma. Perimed, Erlangen
3. Kohlberger E, Waldmann D (1987) Real-Time gesteuerte Pleurapunktion bei chirurgischen Intensivpatienten. Chirurg 58:261
4. Lorenz J, Börner N, Nikolaus HP (1988) Sonographische Volumetrie von Pleuraergüssen. Ultraschall 9:212
5. Schwerk WB (1983) Pleura und Lunge. In: Braun B, Günther R, Schwerk WB (Hrsg) Ultraschalldiagnostik. Ecomed, Landsberg München Zürich

III. Kardiologie

Ventrikulo-atrialer Shunt; Prüfung der Durchgängigkeit mittels Farb-Doppler-Echokardiographie

M. H. Hust [1], F. Duffner [2], I. Grathwohl [1], S. Fritz [1], E. H. Grote [2], B. Braun [1]

[1] Medizinische Klinik, KKH (Akademisches Lehrkrankenhaus), D-7410 Reutlingen
[2] Abteilung Neurochirurgie, Universität Tübingen

Ventrikulo-atriale Shunts werden zur chirurgischen Therapie des Hydrocephalus implantiert. Überschüssiger Liquor cerebrospinalis wird dabei in den rechten Vorhof drainiert. Bei shunt-abhängigen Hydrocephalus-Patienten ist die Prüfung der Shuntdurchgängigkeit ein wesentlicher Bestandteil der klinischen Untersuchung. Das Monitoring der Shuntfunktion erfolgt in erster Linie durch die Palpation der Pumpkammer. In Zweifelsfällen müssen weitere z. B. aufwendige Untersuchungen durchgeführt werden wie z. B. die kraniale Computertomographie.

Wir beschreiben ein neues, nicht-invasives Verfahren zur Beurteilung der Shuntdurchgängigkeit mittels Farb-Doppler-Echokardiographie.

Methodenbeschreibung

Bei Anlotung von der Herzspitze läßt sich bei Patienten mit ventrikulo-atrialem Shunt echokardiographisch im zweidimensionalem Bild der venöse Schenkel des Shunts im rechten Vorhof nachweisen. Im Farb-Doppler-Echokardiogramm werden in Atemmittellage bei passagerer Apnoe zunächst sorgfältig die Flußphänomene im rechten Herzen registriert. Das Farb-Gain wird exakt so eingestellt, daß die frühe und atriale Füllungswelle an der Trikuspidalklappe gerade eben noch gut registriert werden können. Das Fehlen einer Trikuspidalinsuffizienz erleichtert die Analyse des Shunt-Flusses. Wiederum in Atemmittellage und passagerer Apnoe kann dann im Farb-Doppler-Echokardiogramm nach Kompression der Pumpkammer des Shunts an der Spitze des venösen Teils des implantierten Systems ein umschriebener turbulenter Jet registriert werden. Dieser etwa 5 mm große rundliche gelb-grüne Jet wird erzeugt durch das rasche Austreten des Liquors an der Shuntspitze infolge der Kompression der Pumpkammer. Somit weist der Jet auf die Offenheit des Shunts hin. Die Kompression der Pumpkammer erfolgt optimalerweise EKG-getriggert in einer Phase des Herzzyklus, in der normalerweise kein Farbbeschlag im Doppler-Echokardiogramm registriert wird. Bei Reproduzierbarkeit des Jets als auch aufgrund der Tatsache, daß sich die turbulente Farbwolke in Richtung Schallkopf (Herzspitze) ausbreitet, ist eine Verwechselung mit einem Artefakt oder mit einer Trikuspidalinsuffizienz ausgeschlossen.

Tabelle 1. Voraussetzungen zum Nachweis der Durchgängigkeit von ventrikulo-atrialen Shunts mittels Farb-Doppler-Shuntographie

- Shuntsystem enthält Pumpkammer
- Shuntspitze innerhalb des rechten Vorhofes liegend (nicht in der Vena cava superior)
- Patient ausreichend schallbar
- Kooperativer Patient von Vorteil (Atemmittellage, kurzfristige Apnoe)
- Sensitiver Farb-Doppler
- Sehr sorgfältige Untersuchungstechnik

Diskussion

Verschiedene ungewöhnliche Strukturen können echokardiographisch im rechten Herzen registriert werden wie z. B. Thromben [1] oder auch implantierte Shunts [2]. Die hier vorgestellte Methode der farb-kodierten Darstellung von Shunts wurde kürzlich von uns zunächst an Patienten mit peritoneo-vonösen Denver-Shunts erarbeitet [2]. Dabei werden durch Kompression der Pumpkammer des Denver-Shunts bei offenem System große, zusätzliche Farbwolken im rechten Vorhof registriert, die durch rasch einströmenden Aszites verursacht werden.

Die Farb-Shuntographie bei ventrikulo-atrialen Shunts ist zweifelsohne schwieriger, da pro Kompression weniger als ein Milliliter Liquor in das rechte Herz gepumpt wird und somit die Farbwolke kleiner wird. Die Voraussetzungen, die gegeben sein müssen zur Anwendung der Methode, werden in Tabelle 1 beschrieben. Andere Methoden, die neben klinischer Untersuchung und kranialer Computertomographie empfohlen wurden, zur Prüfung der Durchgängigkeit ventrikulo-atrialer Shunts sind zum Teil nicht-invasiv [3] oder aber sehr aufwendig [4].

Schlußfolgerung

Die nicht-invasive, farb-kodierte Prüfung von ventrikulo-atrialen Shunts ist mittels Doppler-Echokardiographie möglich. Der Stellenwert des Verfahrens für den klinischen Alltag muß jedoch zunächst noch an größeren Patientenkollektiven und mit verschiedenen Farb-Doppler-Geräten überprüft werden.

Literatur

1. Hust MH, Grathwohl I, Mikloweit P, Metzler B, Schubert U, Wolf G, Fritz S, Braun B (1991) Intrakardiale Thromben bei Lungenembolie. In: Walser J, Haselbach H, Brandtner W (Hrsg) Ultraschalldiagnostik 90. Springer, Berlin Heidelberg, pp 47–50
2. Hust MH, Grathwohl I, Fritz S, Metzler B, Felton C, Braun B (1991) Denver-shunt causing abnormal right atrial mass: noninvasive determination of shunt patency by color-coded Doppler shuntography. J Am Soc Echocardiogr 5:73–76
3. Callimo L, Vandenbogaerde J, Kalala O, Caemaert J, Martens F, Vandekerckhove T (1991) Transesophageal echocardiography: a simple method for monitoring the patency of ventriculoatrial shunts. J Neurosurg 74:1018–1020
4. Drake M, Martin AJ, Henkleman RM (1991) Determination of cerebrospinal fluid shunt obstruction with magnetic resonance phase imaging. J Neurosurg 75:535–540

Vergleich verschiedener Meßmethoden zur Herzminutenvolumenbestimmung

P. MEYER

Innere Abteilung, BwKrhs Ulm

Einleitung

Aus der Literatur ist bekannt, daß die doppler-sonographische Herzminutenvolumenbestimmung nach der Formal $HZV = A \times SVI \times HR$ in unmittelbarer Aortenklappennähe bei gesunden Probanden gut mit den invasiven Messungen korreliert. Die Meßgenauigkeit der doppler-sonographischen Methode hängt allerdings von einem flachen Geschwindigkeitsprofil in der Aorta ascendens ab. Bei stärker erniedrigtem Vorwärtsvolumen wie z. B. im Falle einer Herzinsuffizienz wird eher ein parabolisches Strömungsprofil mit entsprechend höherer Messungsgenauigkeit vermutet. Es ging mir deshalb in der vorliegenden Arbeit um zwei Schwerpunkte:

1. Den Unterschied im Herzzeitvolumen zwischen einem Kollektiv junger gesunder Männer und Herzinsuffizienzpatienten verschiedener NYHA-Klassen invasiv zu ermitteln.
2. Die Aussagekraft unterschiedlicher sonographischer Meßmethoden zur Erfassung des Herzzeitvolumens im Vergleich zur invasiven Messung zu prüfen.

Patientengut und Methodik

Das Kollektiv gesunder Probanden umfaßte 25 Männer im Alter von 19–21 Jahren. Das Kollektiv der Herzinsuffizienzpatienten gliederte sich gemäß der NYHA-Klassifikation in zwei Untergruppen.

Der Gruppe mit Schweregrad NYHA II gehörten 5 Männer im Alter von 59–76 Jahren und 3 Frauen im Alter von 64–75 Jahren an. Die Gruppe mit Schweregrad NYHA III setzte sich zusammen aus 2 Männern, 68 und 79 Jahre alt, sowie 2 Frauen, 53 und 72 Jahre alt.

Die invasive Bestimmung des Herzminutenvolumens erfolgte nach dem modifizierten Fickschen Prinzip: $HMV = VO_2 : AVDO_2$.

Die nichtinvasive Messung des Herzminutenvolumens wurde vierfach sonographisch vorgenommen:

1) doppler-sonographisch über der Aortenklappe und der Mitralklappe nach der Formel $A \times \sqrt{V_m} \times HF$

2) Messung von Längsachse und Querachse des linken Ventrikels im Vierkammerblick endsystolisch und enddiastolisch und Bildung der Differenz zwischen EDV und ESV. Multiplikation der Differenz mit der Herzfrequenz

Formel: $\dfrac{4}{3}\,\pi\,\dfrac{D^2\,L}{4}$

3) automatisch rechnergestützte Bestimmung des Herzminutenvolumens nach Teichholz aus dem parasternalen Längsschnitt.

Sämtliche Messungen wurden dreifach durchgeführt. Ausreißer wurden gestrichen, die Messung wiederholt und die Ergebnisse aus drei plausiblen Messungen gemittelt.

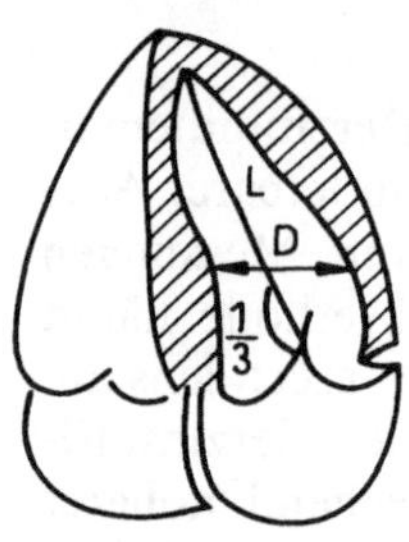

Resultate

Die Ergebnisse meiner Untersuchungen sind aus der Tabelle 1 ersichtlich.

Dopplersonographisch über der Aortenklappe fand sich bei den Herzgesunden 91% Übereinstimmung bei geringer Streuung der Meßergebnisse gegenüber nur jeweils 45% Übereinstimmung bei NYHA II und III mit ziemlich großer Streuung.

Dopplersonographisch über der Mitralklappe betrug die Übereinstimmung bei Herzgesunden nur 67% bei großer Streuung, bei NYHA II 50% und bei NYHA III 38% Übereinstimmung mit ebenfalls sehr großer Streuung.

Die Messung im Vierkammerblick war bei den Herzgesunden recht zuverlässig mit geringer Streuung, aber durchschnittlicher Unterschätzung um 2−3 Liter pro

Tabelle 1. Herzminutenvolumen

Methode	25 junge Männer	8 Patienten NYHA II	4 Patienten NYHA III
Mod. Fick	7−11 l/min	3,5−6,2 l/min	2,5/4,5 l/min
Dopplersonogr. Aortenklappe	6−12 l/min	5−8 l/min	3,5−6,5 l/min
Dopplersonogr. Mitralklappe	6−11,5 l/min	4,8−7,6 l/min	4−6,3 l/min
Vierkammerblick	6−10 l/min	3,4−5,4 l/min	1,9−3,9 l/min
Teichholz	5−8 l/min	3,2−5,8 l/min	2−4,2 l/min

Minute. Für NYHA II betrug die Übereinstimmung 65% und für NYHA III immerhin 57% bei insgesamt geringer Streuung.

Die Messung nach Teichholz zeigte sich bei Herzgesunden völlig unzuverlässig. Übereinstimmung konnte nur in 20% der Fälle erzielt werden. Dagegen überraschte die hohe Übereinstimmung von 87% bei den Herzinsuffizienzpatienten der Kategorie NYHA III.

Schlußfolgerungen

Berücksichtigt man die relativ geringe Fallzahl in der Gruppe der Herzinsuffizienzpatienten, so sind die vorläufigen Resultate sicher mit einiger Vorsicht zu bewerten. Doch lassen sich eindeutige Trends erkennen, die ich im folgenden kurz skizzieren möchte, wobei die Bewertung des Herzzeitvolumens unbedingt getrennt für Herzgesunde und Herzkranke vorgenommen werden muß.

1) Bei Herzgesunden kommt die doppler-sonographische Messung an der Aortenklappe den invasiv gewonnenen Werten am nächsten. Die Messung an der Mitralklappe vermag im Einzelfall das Ergebnis an der Aortenklappe zu bestätigen, ist aber im übrigen durch eine große Streubreite gekennzeichnet. Die Evaluation im Vierkammerblick erweist sich als relativ zuverlässig, wenngleich sie zu einer regelmäßigen Unterschätzung um 2–3 Liter führt. Völlig ungeeignet ist dagegen die Methode nach Teichholz bei Herzgesunden.

2) Bei herzinsuffizienten Patienten mit entsprechend verändertem Strömungsprofil wird die doppler-sonographische Bestimmung des Herzzeitvolumens mit zunehemendem Schweregrad unzuverlässiger. Das Meßergebnis überschätzt in der Regel die tatsächlichen Verhältnisse. Ähnlich wie bei den Herzgesunden unterschätzt die Vierkammermeßmethode bei den Herzkranken die realen Volumina. Überraschenderweise präsentiert aber die Teichholzmethode bei zunehmender Herzinsuffizienz einen zunehmenden Grad an Übereinstimmung mit der modifizierten Fickschen Methode.

Als vorläufiges Fazit aus dem bisher Gesagten ließe sich mit einiger Vorsicht folgende Empfehlung ableiten:

Eine zuverlässige nichtinvasive Herzminutenvolumenbestimmung kann bei Gesunden mit der doppler-sonographischen Messung an der Aortenklappe vorgenommen werden, bei herzinsuffizienten Patienten mit der Teichholzmethode.

Als wichtige Nebenerkenntnis aus meinen Untersuchungen bleibt kritisch zu vermerken, daß wohl alle konventionellen Lehrbuchangaben, die von einem normalen Herzminutenvolumen zwischen 5–8 l/min ausgehen, einer gründlichen Überarbeitung und Alterskorrelation bedürfen. Bei jungen Herzgesunden Männern liegt das normale Herzminutenvolumen eher zwischen 6–12 l/min. Nur bei Kenntnis alterskorrelierter Normwerte wird es uns in Zukunft möglich sein, Herzminutenvolumenmessungen als Indiz für die Existenz von Shuntvolumina heranzuziehen. 12 l/min bedeuten für einen Zwanzigjährigen einen Normwert. Für einen Sechzigjährigen sind sie dem gegenüber als hochpathologisch und verdächtig für einen arteriovenösen Shunt anzusehen.

Kontrastverstärkte Doppler-Echokardiographie

H. Becher, M. Walther, K. Glänzer, H. Vetter
Medizinische Universitätspoliklinik, Wilhelmstr. 35–37, D-5300 Bonn 1

Das grundlegende Handicap aller Dopplerechokardiographischer Verfahren ist die geringe Echogenität des Blutes. Das heißt, nur ein kleiner Teil der ausgesandten Schallenergie wird vom Blut zurückgestreut und steht zur Signalgewinnung zur Verfügung. Die Echogenität des Blutes ist etwa 30 dB geringer als diejenige der Herz- und Gefäßwände. Dies führt zu einem relativ ungünstigen Signal-Rausch-Verhältnis vor allem bei langsamen Flüssen, kleinen Gefäßen und starker Schallabschwächung im präcordialen Gewebe. Einschränkungen der Empfindlichkeit, räumlichen Auflösung und der Reproduzierbarkeit sind die Folge.

Eine Anhebung der Echogenität durch Kontrastmittel ist bekannt von der konventionellen Echokardiographie, wobei der Kontrasteffekt meist auf Gasbläschen beruht, die im Kontrastmittel enthalten sind. Es erschien daher nur logisch, diesen Effekt auch für die Doppler-Echokardiographie zu nutzen. Im folgenden wird ausgeführt, ob diese Arbeitshypothese bestätigt werden konnte und welche Bedeutung einer kontrastverstärkten Doppler-Echokardiographie in der klinischen Diagnostik zukommt.

Untersuchungen an Flußmodellen

Die prinzipielle Eignung von Kontrastmitteln wurde zunächst an Flußmodellen mit konstanten und pulsatilen Flüssen beurteilt. Bei beiden Flußarten konnte eine Steigerung der Empfindlichkeit und eine Anhebung der Signalintensität nachgewiesen werden, wenn dem Transportmedium das Echokontrastmittel Echovist beigegeben wurde. Auch die Eindringtiefe der Farbdoppler-Echokardiographie konnte signifikant gesteigert werden, so konnten mit einem 3,5 MHz-Transducer in einem Schlauch von 2 mm Innendurchmesser nach Injektion des Kontrastmittels Echovist noch Flüsse in 13 cm nachgewiesen werden, während dies ohne Kontrastmittel nur bis 6 cm gelang. Die in vivo bedeutsamen Abschwächungen des Doppler-Signals durch Absorption und Streuung in den präcordialen Geweben wurden in den Kreislaufmodellen mittels standardisierter „Schalldämpfungsschichten" simuliert. Die daraus resultierende Abnahme des Signal-Rausch-Verhältnisses konnte durch Zugabe von Echovist zur Phantomflüssigkeit weitgehend ausgeglichen werden.

Sowohl für das gepulste als auch für das continuous wave-Dopplerverfahren konnte inzwischen nachgewiesen werden, daß keine Verfälschung der Geschwindigkeitsbestimmung durch die applizierten Kontrastmittel erfolgt.

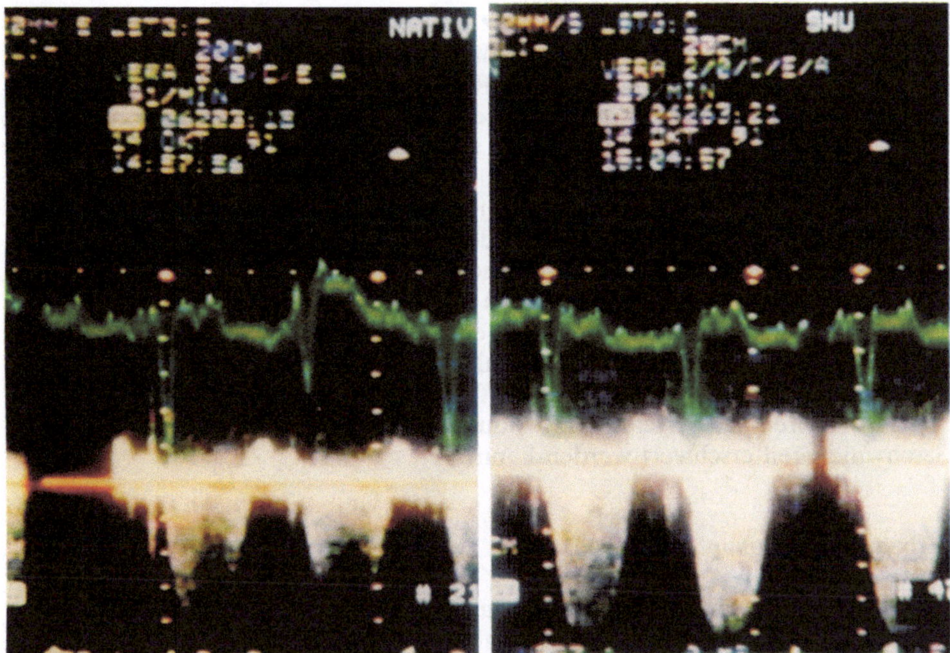

Abb. 1. Effekt der Kontrastverstärkung auf die continuous-wave Doppler-Registrierung bei Trikuspidalinsuffizienz: Vor Injektion (links) kann zwar die Insuffizienz nachgewiesen werden, aber eine Bestimmung der maximalen Geschwindigkeit ist aufgrund der inkompletten Darstellung des Geschwindigkeitsprofils nicht möglich. Nach intravenöser Injektion von SHU 508 findet sich eine komplette und gut abgrenzbare Hüllkurve des CW-Signals

Derzeitige Einsatzmöglichkeiten in der Klinik

Zur Zeit stehen in der Klinik nur Kontrastmittel zur Verfügung, die nicht lungengängig sind, also bei intravenöser Injektion nur zur Beurteilung von Erkrankungen des rechten Herzens herangezogen werden können. Daher erstrecken sich auch die Einsatzmöglichkeiten einer Verstärkung von Dopplersignalen auf das rechte Herz. Hier soll auf die wichtigsten eingegangen werden.

CW-Doppler-Echokardiographie

Das CW-Signal einer Trikuspidalinsuffizienz stellt ein wertvolles, nicht invasives Verfahren zur Abschätzung des pulmonalarteriellen Druckes dar. Leider gelingt die Ableitung diagnostischer Registrierungen bei vielen Patienten mit leichter und mittelschwerer pulmonaler Hypertonie nicht. Bei diesen Patienten kann durch intravenöse Gabe eines Kontrastmittelbolus das Signal-Rausch-Verhältnis meist so verbessert werden, das eine quantitative Beurteilung möglich wird. Abb. 1 zeigt den Effekt einer intravenösen Injektion von 2 ml Echovist (200 mg/dl) auf das

CW-Signal einer Trikuspidalinsuffizienz. In der nativen Untersuchung ist zwar der qualitative Nachweis einer Trikuspidalinsuffizienz möglich, zur Abschätzung des pulmonalarteriellen Druckes ist die Registrierung aber wegen der inkompletten Darstellung des Geschwindigkeitsspektrums nicht geeignet. Nach Kontrastmittelapplikation sieht man eine scharf abgegrenzte Hüllkurve.

Die Verstärkung der CW-Registrierungen ist prinzipiell mit allen derzeit verfügbaren Ultraschall-Kontrastmitteln möglich (Literaturübersicht bei Beppu). Agitierte Lösungen weisen gegenüber den modernen Substanzen wie Echovist zwei wesentliche Nachteile auf: Zum einen ist der Echogenitätsanstieg aufgrund der geringen Stabilität der Luftbläschen nur sehr kurz; es bleibt daher oft nicht genügend Zeit, den Trikuspidalfluß gut einzustellen. Zum anderen enthalten die agitierten Kontrastmittel sehr unterschiedliche Größen von Luftbläschen, die wiederum unterschiedliche Rückstreueffekte haben. Insbesondere die größeren Bläschen führen zu Artefakten, wodurch eine Abgrenzung der maximalen Geschwindigkeit erschwert werden kann.

Farbdoppler-Echokardiographie

Aufgrund der fehlenden Reproduzierbarkeit des Kontrasteffektes – also nicht vorhersagbare Zahl und Größe der Gasbläschen – sind die agitierten Echokontrastmittel weitgehend ungeeignet für die Farbdoppler-Echokardiographie. Bei diesem Dopplerverfahren werden gleichzeitig Gewebsechos und Flußsignale verarbeitet. Bei der derzeitigen Konfigurierung der Farbdoppler-Systeme ist die Abbildung von Blutflüssen unterdrückt bzw. gestört, wenn im B-Bild Kontrastechos in den Herzhöhlen nachweisbar sind. Daher erschien zunächst eine Verwendung von Ultraschall-Kontrastmitteln in der Farbdoppler-Echokardiographie wenig erfolgversprechend. Erst mit den neueren Kontrastmitteln (Echovist, SHU 508, Albunex) wurde eine Verstärkung der Flußsignale bei erhaltener Abgrenzung von Gewebsstrukturen möglich. Diese Substanzen sind in verschiedenen reproduzierbaren Konzentrationen verfügbar, die je nach verwendetem Verfahren eine angepaßte Dosierung erlauben. Da die Verstärkung der Dopplersignale viel höher ist als die der Gewebsechos, wird eine Verbesserung in der Farbdoppler-Echokardiographie noch mit Dosen möglich, die im B-Bild noch zu keiner erkennbaren Kontrastierung führen. Bisher gibt es nur eine zugelassene Substanz (Echovist), die den genannten Anforderungen entspricht. Bei Echovist führt eine Dosis von 2 bis 5 ml 200 g/ml zu einer Verbesserung der Flußerkennung, eine effektive Kontrastierung der rechten Herzhöhlen erfordert aber Konzentrationen über 300 mg/dl.

Der farbkodierte Anteil konnte sowohl im rechten Ventrikel als auch im rechten Vorhof signifikant gesteigert werden, wobei die Zunahme im rechten Vorhof besonders stark ausgeprägt war ($9 \pm 13\% \rightarrow 62 \pm 15\%$ der Vorhoffläche, $p < 0.001$). Die gesteigerte Empfindlichkeit des Farbdopplers zeigte sich auch an einem vermehrten Nachweis von Lecks an der Trikuspidalklappe und bei schon im Nativbild nachweisbarer Regurgitation an einer signifikanten Zunahme der Jetfläche. Die bessere Abgrenzung der Richtung des Insuffizienzflusses nach Echovist erleichtert die Ausrichtung des CW-Dopplers zur Bestimmung des

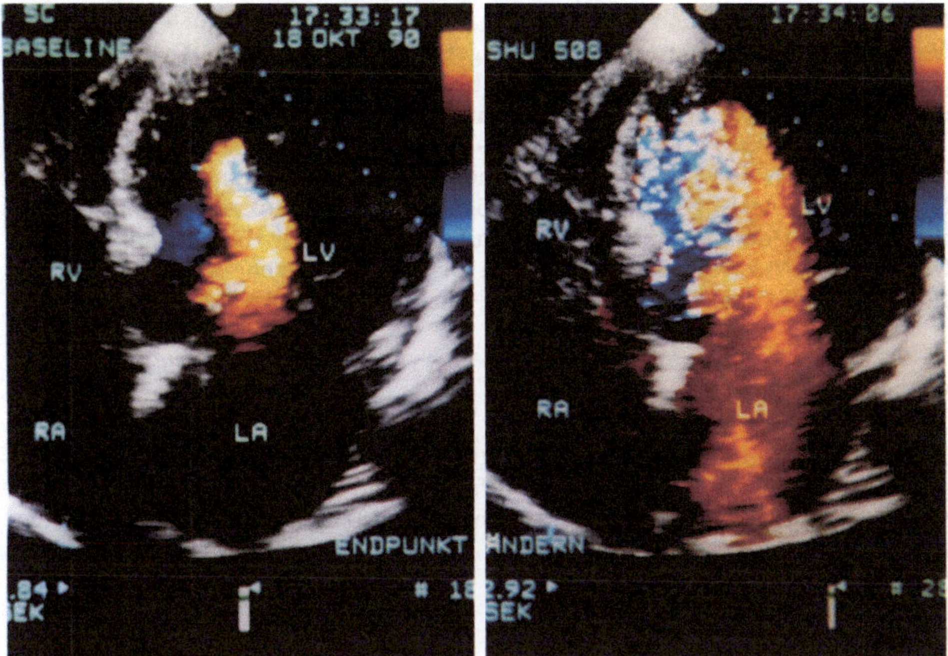

Abb. 2. Farb-Doppler-Registrierungen des diastolischen Blutflusses im linken Ventrikel: ohne Kontrastmittel (links) lassen sich Flußsignale nur im linksventrikulären Einflußtrakt nachweisen, nach intravenöser Injektion von SHU 508 erfolgt eine Flußdarstellung zusätzlich fast im gesamten linken Vorhof und auf einer deutlich größeren Fläche im linken Ventrikel

rechtsventrikulären Druckes. Inwieweit die bessere Abgrenzung einer Trikuspidalinsuffizienz letztlich zur Verbesserung der Quantifizierung dieser Läsion beiträgt, muß noch in weiteren klinischen Studien geklärt werden.

Die Abbildung von Shuntflüssen auf Vorhofebene wird ebenfalls verbessert. Aufgrund des großen Abstands des Vorhofseptums vom Transducer, der oft geringen Geschwindigkeiten des Shuntflusses und des ungünstigen Anlotungswinkels ist die Sensitivität der Farbdoppler-Echokardiographie für den Vorhofseptum-Defekt eingeschränkt. Die kontrastverstärkte Farb-Doppler-Echokardiographie ist hierbei nach Untersuchungen von Bibra der nativen Registrierung überlegen. Bei negativem oder fraglichem Befund in der nativen Farbdoppler-Untersuchung sollte immer ein Kontrastechokardiogramm und ein kontrastverstärktes Farbdoppler-Echokardiogramm angeschlossen werden.

Zukünftige Einsatzmöglichkeiten

Lungengängige Kontrastmittel sind bereits in der klinischen Prüfung und versprechen eine verbesserte Diagnostik von Erkrankungen des linken Herzen, die im Erwachsenenalter dominieren. Erste Erfahrungen mit SHU 508 – einer Weiterentwicklung des Echovist – zeigen eine Verbesserung der Flußdarstellung in allen Phasen des Herzzyklus (Abb. 2). Die Anhebung der Empfindlichkeit des

Farbdopplers war besonders ausgeprägt im linken Vorhof, wo auch Lecks an der Mitralklappe auf größeren Flächen abgebildet wurden. Derzeit wird von uns geprüft, ob die Kontrastverstärkung die bislang bekanntermaßen problematische Quantifizierung der Mitralinsuffizienz im Farbdoppler verbessern kann.

Die kontrastverstärkte Farbdoppler-Echokardiographie ermöglicht erstmals in größerem Umfang die transthorakale Ableitung des Pulmonalvenenflusses. Neuere Untersuchungen mit der transösophagealen Echokardiographie haben die Bedeutung der Flußkurve in den Pulmonalvenen für die Beurteilung einer Mitralinsuffizienz oder des linksatrialen Druckes hervorgehoben, die transthorakale Ableitung gelang aber bei vielen Patienten nicht zufriedenstellend.

Schlußfolgerung

Die Verabreichung geeigneter Kontrastmittel bei der Doppler-Echokardiographie steigert die Empfindlichkeit des Verfahrens und erweitert die Einsatzmöglichkeiten auf Fragestellungen, die bislang nur unzureichend beurteilt werden können.

Literatur

Lerner MR, Gramiak R, Violante M, Parker KJ (1988) Contrast agents in ultrasonography. In: Skucas J (ed) Radiographic contrast agents. Aspen publishers, pp 363–376

Beppu S, Tanabe K, Shimizu T, Ishikura F, Nakatani S, Terasawa A, Matsuda H, Miyatake K (1991) Contrast enhancement of Doppler Signals bei sonicated albumin for estimating right ventricular systolic pressure. A J Cardiol 67:1148–1150

Becher H, Schlief R (1989) Improved sensitivity of color Doppler by SHU 454. Am J Cardiol 64(5):374–377

von Bibra H, Hartmann F, Petrik M, Schlief R, Renner U, Blömer H (1989) Kontrast-Farbdoppler-Echokardiographie. Verbesserte Rechtsherzdiagnostik nach intravenöser Injektion von Echovist. Z Kardiol 78:101–108

Becher H, von Bibra H, Glänzer K, Schlief R, Aupperle B, Vetter H (1990) Contrast enhanced color Doppler imaging of left heart chambers – first clinical results. Circulation 82(Suppl 4):375 (abstract)

IV. Doppleruntersuchungen und Echokontrastmittel

Bild und Doppler im Abdomen

Dr. J. A. Bönhof

Deutsche Klinik für Diagnostik (DKD), Fachbereich Ultraschall, Aukammallee 33,
Postfach 2149, D-6200 Wiesbaden

B-Bild-Sonographie

Die B-Bild-Sonographie nimmt unter den sog. „bildgebenden Verfahren" eine
herausragende Stellung ein. Besonders auch für die Untersuchung des Abdomens
ist sie eine wichtige und zuverlässige Methode, auf die man heute nicht mehr
verzichten kann.

Grundlagen der B-Bild-Sonographie

Die B-Bild-Sonographie basiert auf dem Impuls-Echo-Prinzip, bei dem die Stärke
der Echos, durch die Helligkeit der Bildpunkte als Funktion von Raum und Zeit
wiedergegeben, erstaunlich wirklichkeitsgetreue Schnittbilder der anatomischen
Verhältnisse liefert.

Eine entscheidende Rolle für die Entwicklung der B-Bild-Sonographie haben
die Fortschritte in der Gerätetechnik gespielt.

Verbesserung der B-Bild-Sonographie

Die Steigerung der Bildqualität und damit die Verbesserungen der Diagnostik, die
in den letzten Jahren bei Spitzen-Ultraschallgeräten erzielt wurden, sind atembe-
raubend.

So lassen sich bei entsprechender Erfahrung, ausgefeilter Untersuchungstechnik und adäquater Gerätschaft nur wenige Millimeter messende fokale Leberläsionen feststellen.

Selbst winzige Gallensteine und diskrete Gallenblasenwandveränderungen
können diagnostiziert werden.

Das Pankreas läßt sich in einem hohen Prozentsatz ganz und mit großer
Genauigkeit darstellen.

Dank erstaunlicher Gewebekontrastauflösung gelingt es, kleine fokale Läsionen im Nierenparenchym zu erkennen und zu differenzieren, was z.B. für eine
frühe Entdeckung von Nierenkarzinomen wichtig ist.

Sogar die normale Nebenniere des Erwachsenen, jedenfalls zumindest die
rechte, kann heute routinemäßig gesehen und beurteilt werden – dies um nur
einige Beispiele zu nennen.

Ein interessanter Aspekt ist die Möglichkeit bei manchen Geräten, nicht nur eine Helligkeitsskala unterschiedlicher Grauwerte, sondern optional und in real-time auch eine Farb-Helligkeits-Skala zu verwenden („B-Colour"). Bei solchen Farb-Skalen kann das menschliche Auge mehr Stufen unterscheiden als bei reinen Helligkeits-Skalen. B-Colour kann somit bei Instrumenten sinnvoll sein, die mehr unterschiedliche Echostärken abzubilden vermögen, als das menschliche Auge mit einer reinen Helligkeits- bzw. Grau-Skala unterscheiden kann.

Doppler-Sonographie

Auch bei ultraschalldiagnostischen Anwendungen des Doppler-Effektes – nicht nur bei der B-Bild-Sonographie – wurden entscheidende Fortschritte erzielt.

Grundlagen der Doppler-Sonographie

Doppler-Effekt nennt man den Sachverhalt, daß eine relative Bewegung zwischen Schallquelle und Beobachter bei Annäherung zu einer Frequenzerhöhung, bei Entfernung zu einer niedrigeren Frequenz führt. Dieser Effekt kann auch für sonographische Verfahren genutzt werden.

Doppler-Sonographie: „Duplex"

Zwar ist die Duplex-Sonographie – worunter man die Kombination von B-Bild-Sonographie und „gepulstem Doppler" mit Spektralanalyse versteht – nicht neu.

Doch gab es zunächst nur kompliziert zu bedienende Apparate, durch die man mit Hilfe des B-Bildes ein Doppler-Meßvolumen plazieren und ein Doppler-Spektrum (mit den Koordinaten Blutströmungsgeschwindigkeit/Frequenz, Zeit und Signalstärke) registrieren konnte. Heute ist die Handhabung der Duplex-Sonographie gerade bei Spitzengeräten erheblich verbessert.

Doppler-Sonographie: „Farb-Doppler"

Am eindrucksvollsten repräsentiert aber die sog. Farb-Doppler-Sonographie den Fortschritt auf diesem Gebiet. Der Doppler-Effekt dient dabei als Grundlage für ein Schnittbildverfahren, um Blutströmungen darzustellen. Sinnvollerweise kombiniert man die farbigen Abbildungen des Blutflusses mit den anatomischen Schnitten der B-Bild-Sonographie. So ergeben sich Bilder, mit denen per Farbe Ort, Richtung und mittlere relative Geschwindigkeit des Blutflusses zu sehen sind.

Die verbreitete Ansicht, daß man mit der Farb-Doppler-Sonographie keine weitergehenden Möglichkeiten hätte als mit der Duplex-Sonographie, ist also falsch: beim Duplex erhält man ein Diagramm, der Farb-Doppler dagegen zeigt ein Bild; beim Duplex erhält man die Doppler-Information von einem Ort, beim Farb-Doppler wird die Doppler-Information in einer ganzen Region angezeigt.

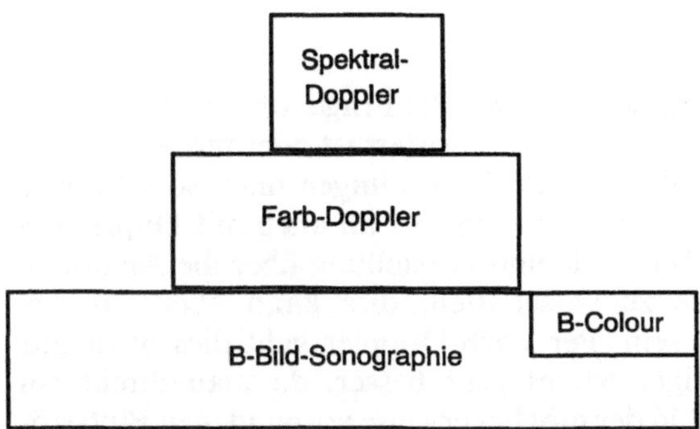

Abb. 1. Die B-Bild-Sonographie ist die Basis. Evtl. ermöglicht die Anwendung des B-Colour dabei ergänzende Informationen. Die Farb-Doppler-Sonographie ist wie die B-Bild-Sonographie ein Schnittbildverfahren, bei dem jedoch nicht die Echostärke, sondern der Doppler-Effekt als Parameter dient. Sie ist hervorragend geeignet, um zusätzlich zu den anatomischen Verhältnissen auch die Blutströmungen in einer Region darzustellen. Die Anwendung des Spektral-Doppler kann sich deshalb auf die tatsächlich wichtigen Messungen konzentrieren. Diese Pyramide soll einerseits die Abfolge während einer Untersuchung, zum anderen auch die relative Häufigkeit im diagnostischen Einsatz zeigen. Zusätzlich kann sie auch die Reihenfolge für das Erlernen der Verfahren und den zunehmenden Schwierigkeitsgrad der Methoden wiedergeben

Somit ergibt sich für die praktische Arbeit folgendes vorteilhaftes Vorgehen: Sonographische Untersuchung mit dem B-Bild, ggf. mit B-Colour, Zuschalten des Farb-Doppler um zusätzlich ein Bild der Blutströmung zu erhalten, ggf. Ableiten eines Doppler-Spektrums nach Plazieren des Meßvolumens entsprechend der Information aus dem B- und dem Farb-Doppler-Bild (siehe Abb. 1).

Hatte die Einführung der Farb-Doppler-Sonographie zunächst mit der Anwendung am Herzen der nicht-invasiven Diagnostik in der Kardiologie ein noch größeres Gewicht verliehen, beginnt man eben erst zu verstehen, daß sich vollständig neue Perspektiven auch bei der Anwendung des Farb-Doppler an anderen Organen eröffnen.

Durch enorme Verbesserungen der Geräte ist es nämlich möglich geworden:

– in ihren Phasen immer genauer (zeitliche Auflösung)
– auch immer langsamere Blutströmungen (Bewegungsdiskrimination)
– in immer noch kleineren Gefäßen (räumliche Auflösung) zu erfassen und
– farbkodiert in gleichmäßiger Qualität im gesamten Bild wiederzugeben.

Diese Punkte haben große Bedeutung für die Untersuchung der peripheren und hirnzuführenden Gefäße, aber sie sind die Grundvoraussetzung für eine sinnvolle Anwendung der Farb-Doppler-Sonographie im Abdomen – denn dabei handelt es sich um ein besonders schwieriges Gebiet.

Farb-Doppler-Sonographie im Abdomen

Für die Anwendung der Farb-Doppler-Sonographie im Abdomen gibt es zahlreiche Gründe. Zunächst die allgemeinen Aspekte:

Gefäßidentifikation

Nicht selten stellt sich bei der B-Bild-Sonographie die Frage, ob eine bestimmte Struktur ein Blutgefäß repräsentiert, ob sie vaskularisiert ist oder um welche Art von Gefäß es sich handelt. So banal dieses Problem klingen mag, so schwierig kann es zu lösen sein. Zwar könnte man in so einem Fall auch mit Duplex ein Meßvolumen plazieren und versuchen, sich eine Vorstellung über die Anatomie und die Blutströmungsverhältnisse zu verschaffen; dies kann aber z.B. bei bewegten Objekten sehr schwierig sein. Per Farb-Doppler geht dies nicht nur schneller, sondern was viel wichtiger ist, es geht besser: da man direkt ein anschauliches und übersichtliches Bild der möglicherweise vorhandenen Blutströmungen erhalten kann und somit eine gute Grundlage für die richtige Interpretation des Befundes besitzt.

Übersicht

Ein weiterer wichtiger Aspekt ist die Erfassung der Blutströmungsverhältnisse in größeren Abschnitten: die Duplex-Sonographie kann nur Punkt für Punkt eine Analyse liefern, doch per Farb-Kodierung sind gleich größere Gefäßstrecken Doppler-sonographisch zu überblicken.

Plazierung des Doppler-Meßvolumens zur Spektralanalyse

Die exakte Messung der Blutströmungsgeschwindigkeit in einem Gefäß ist nicht selten die Voraussetzung für eine präzise Diagnose, z.B. für die Bestimmung des Grades einer Stenose. Dafür ist zunächst die Plazierung des Doppler-Meßvolumens für die Spektralanalyse genau an der richtigen Stelle nötig. Dies ist mit Farb-Doppler wesentlich besser und präziser möglich, als allein unter Sicht des B-Bildes und mit Hinundherschieben des Doppler-Meßvolumens.

Winkelbestimmung für Geschwindigkeitsmessungen

Geschwindigkeitsmessungen mittels Doppler-Effekt erfordern immer eine Beachtung des Winkels, unter dem das zu untersuchende Gefäß und das darin fließende Blut von den Schallwellen getroffen wird. Dazu muß eine Winkelbestimmung vorgenommen werden, die eine genaue Kenntnis der Längsachse des zu vermessenden Blutstromes voraussetzt. Es gibt Fälle, wo diese Linie nicht identisch mit der Gefäßlängsachse ist. Weiter kann es bei sehr kleinen sowie bei ungünstig gelegenen Gefäßen sehr schwierig oder unmöglich sein, die erforderliche Winkelbestimmung mit dem B-Bild vorzunehmen, weil das Gefäß dabei nicht oder nur unzureichend sichtbar wird. Der Farb-Doppler gewährleistet es auch in solchen Situationen, den Gefäßverlauf und Einfallswinkel exakt zu bestimmen. Es gibt Fälle, bei denen allein die korrekte Winkelbestimmung entscheidet, ob ein normaler oder pathologischer Befund vorliegt.

Dokumentation

Da die Farb-Doppler-Sonographie ein Bild der Blutströmungen liefert, ist sie sehr gut zur plausiblen und leicht verständlichen Dokumentation von Gefäßbefunden geeignet. Dies hat besondere Bedeutung für die Kommunikation zwischen Ärzten. Selbst ein mit der Duplex-Sonographie wenig vertrauter Arzt kann sich durch ein Farb-Doppler-Sonographie-Bild eine anschauliche Vorstellung von den vorliegenden Befunden machen. So können z.B. auch komplizierte Verhältnisse wie ein S-förmig gewundener Gefäßverlauf oder ein sog. „coiling" übersichtlich dargestellt werden.

Diese zuvor genannten Vorteile der Farb-Doppler-Sonographie gelten nicht nur für das Abdomen, sondern ganz allgemein. Nun folgen Beispiele spezieller Aspekte der Farb-Doppler-Sonographie im Bauchraum.

Große Gefäße

Die großen Gefäße im Bauchraum – Aorta, Vena cava, Iliakalgefäße – sind in der Regel mit dem B-Bild morphologisch zu untersuchen. Auch die Plazierung eines Meßvolumens für die Ableitung eines Doppler-Frequenz-Spektrums kann damit ausreichend gut gelingen. Bei ungünstigen anatomischen Situationen aber bestehen manchmal Schwierigkeiten z.B. mit der Winkelbestimmung (siehe oben).

Zum Beispiel Aortenaneurysma:
Bei einem Aortenaneurysma besteht immer auch die Frage nach der Ausdehnung, ob und wenn ja welche Gefäßabgänge mitbetroffen sind, dies läßt sich besser mit der Farb-Doppler-Sonographie beantworten. Parietalthrombose: ist eine vorhanden, wo liegt sie, wie ausgedehnt ist sie, wie weit ist das (Rest-)Lumen. Da nicht jede Anlagerung von thrombotischem Material immer eindeutig im B-Bild zu bestimmen ist, kann die Farb-Doppler-Sonographie für eine genaue Definition der Verhältnisse nützlich sein. Ein spezielles Problem sind dissezierende Aortenaneurysmen: z.B. kann eine Strömungsteilung mit oder ohne blind endendem Lumen im B-Bild übersehen oder aufgrund einer Kolliquation in einem Thrombus fälschlicherweise angenommen werden. Die Farb-Doppler-Sonographie ist eine wertvolle Hilfe, um solche Befunde korrekt zu erfassen.

Lebererkrankungen

Die Differenzierung diffuser Lebererkrankungen allein auf Grund des B-Bildes kann schwierig oder unmöglich sein. So mag sich hinter dem Bild einer Fettleber eine Leberzirrhose verbergen. Eine Leberzirrhose kann Auswirkungen auf die Durchblutung der Leber haben, wie z.B. die Entwicklung einer portalen Hypertension. Hierdurch eröffnet sich die Möglichkeit, über die Beobachtung der Blutströmung in der Pfortader und in den Lebervenen Aufschlüsse über das Vorliegen einer Lebererkrankung zu erhalten.

Die Farb-Doppler-Sonographie verbessert die Diagnostik solcher abnormaler Durchblutungsverhältnisse: Ein hepato-fugaler Blutstrom in der Pfortader kann sofort und zuverlässig an dem mit der „falschen Farbe" gekennzeichneten – retrograden – Fluß erkannt werden. Die bedingt durch die Aufzweigungen oft komplizierten Strömungsverhältnisse in der Pfortader lassen sich mit der Farb-Doppler-Sonographie besser analysieren. Die Lebervenen sind bei diffusen Lebererkrankungen oft nur schwer zu identifizieren. Hier hilft die Farb-Doppler-Sonographie nicht nur beim Auffinden und bei der Plazierung eines Doppler-Meßvolumens zur Doppler-Spektral-Analyse, sondern zeigt oft schon am Fehlen der typischen Strömungsphasen in den Lebervenen den abnormalen Befund an.

Auch bei Verschlüssen und eventueller Rekanalisation von Lebervenen, z.B. im Rahmen eines Budd-Chiari-Syndroms, ist der Farb-Doppler-Befund wegweisend.

Gefäßanomalien, Fistelbildungen und Kurzschlußverbindungen zwischen Gefäßen der Leber, z.B. auch als Komplikation durch Leberpunktionen, können durch die Farb-Doppler-Sonographie erkannt, lokalisiert und dokumentiert werden.

Umgehungskreisläufe und Kollateralen

Nicht nur bei Lebererkrankungen kann der menschliche Körper Umgehungskreisläufe und Kollateralen ausbilden. Solche abnormalen Blutgefäße sind z.B. auch von Bedeutung bei Verschlüssen der Vena cava. Es gilt in der Regel, solche Zustände zu erfassen und möglichst genau zu beschreiben. Oft ist es aber schwierig, Umgehungskreisläufe mit dem B-Bild sonographisch zu erkennen. Nicht selten gelingt es nur durch Anwendung der Farb-Doppler-Sonographie, einen Kollateralkreislauf zu identifizieren.

Tumore

Die Angiographie war ein Standardverfahren zur genaueren Diagnostik von Tumoren, das aber durch die Verbreitung der Computertomographie in den Hintergrund getreten ist. Heute gelingt es vielfach schon durch die Farb-Doppler-Sonographie – und diese ist eine Voraussetzung dafür –, Informationen über die Vaskularisation von Tumoren zu erhalten. Daraus ergeben sich vielversprechende Ansätze, per Ultraschall – nicht-invasiv – durch noch mehr Informationen Raumforderungen noch besser differenzieren zu können. So kann man mit dem Nachweis einer intraläsionalen (insbesondere bei einer atypischen) Vaskularisation das Vorliegen eines Tumors eindeutig sichern, wenn es z.B. bei ganz schwach echogenen Neoplasien mit der B-Bild-Sonographie Zweifel bzgl. der Differentialdiagnose Zyste gibt. Auch die Anordnung und der Verlauf der Gefäße erlaubt in manchen Fällen Rückschlüsse darauf, ob ein Tumor vorliegt oder nicht, z.B. bei der Differentialdiagnose Nierenformvariante versus Tumor. Auch glaubt man z.B., daß es in bestimmten Fällen möglich ist, die Differentialdiagnose Hämangiom der Leber versus fokale noduläre Hyperplasie (FNH) der Leber zu erleichtern: in Hämangiomen finden sich normalerweise per Farb-Doppler keine Blutgefäße, allenfalls zu- und abführende Gefäße am Rande oder außerhalb des

Tumors sind zu erkennen; als typisch für die FNH hält man den Nachweis von intraläsionalen, oft geschlängelt verlaufenden Gefäßen – insbesondere Arterien mit relativ hoher Strömungsgeschwindigkeit.

Nieren

Bisher stützt sich die Ultraschalldiagnostik von Nierenerkrankungen auf ggf. vorhandene und sonographisch faßbare morphologische Veränderungen. Die Doppler-Sonographie eröffnet die Möglichkeit, mit Ultraschall auch Parameter der Durchblutung der Nieren zu erfassen. Dadurch lassen sich zusätzliche Indizien für oder gegen das Vorliegen einer diffusen Erkrankung gewinnen. Man benützt dazu sowohl das Bild der Gefäße, wie es sich mit der Farb-Doppler-Sonographie zeigt, als auch die damit zuverlässig und korrekt durchführbaren Spektral-Doppler-Messungen. Bestimmte Befundkonstellationen sind ganz eindeutige Hinweise auf Veränderungen: Erkrankungen intrarenaler Arterien („Nephrosklerose"), Nierenvenenthrombose, höchstgradige Nierenarterienstenose.

Nierenarterienstenose

Hypertonie und Niereninsuffizienz sind häufig, sie können die Folge einer Nierenarterienstenose sein. Deshalb wäre es interessant, ein nicht-invasives Verfahren zu haben, mit dem man Nierenarterienstenosen nachweisen könnte. Es gibt B-Bild-sonographische Kriterien einer Nierenarterienstenose, diese sind aber sehr unzuverlässig. Es gibt jedoch zuverlässige Spektral-Doppler-sonographische Kriterien. Sie anzuwenden, scheitert aber oft daran, daß die erforderlichen Messungen allein mit der Plazierungshilfe B-Bild nicht möglich sind. Die Farb-Doppler-Sonographie hat hier eine entscheidende Änderung herbeigeführt: die Darstellung der Nierenarterien gelingt damit so gut, daß sich die Ultraschalldiagnostik von Nierenarterienstenosen – auch bei Transplantatnieren – als ein zuverlässiges, den Patienten schonendes Verfahren etablieren könnte.

Transplantate

Die Überwachung von Transplantatnieren und transplantierten Lebern, besonders direkt postoperativ, aber auch später, ist eine wichtige Voraussetzung für den Erhalt eines funktionsfähigen Organs. Während die B-Bild-Sonographie eine wichtige Hilfe beim Erkennen von allgemeinen Komplikationen ist, enttäuscht sie oft bei der Frage nach einer Abstoßungsreaktion und wenn es um die Beurteilung der Gefäße und Organdurchblutung geht. Mit der Doppler-Sonographie sind jedoch hierüber Erkenntnisse zu gewinnen. Besonders wichtig ist dabei auch der Vergleich mit früheren Befunden, um Entwicklungen zu erkennen. Mit der Farb-Doppler-Sonographie kann man sich einen optimalen Überblick über die Gefäße eines Transplantats verschaffen. So ist es auch möglich, sicher immer wieder das gleiche Gefäß aufzufinden und an der gleichen Stelle zu vermessen.

Punktionen

Die ultraschallgezielte Feinnadel-Biopsie ist bei kritischer und gekonnter Anwendung ein aussagekräftiges und selten mit Komplikationen behaftetes Verfahren. Dennoch erscheint es sinnvoll, Läsionen oder Regionen, die punktiert werden sollen, vorher mit der Farb-Doppler-Sonographie zu untersuchen, um die Punktion eines als Tumor oder Zyste imponierenden Aneurysmas, die Passage durch z.B. atypisch liegende Gefäße und die Biopsie gefäßreicher Tumorareale zu vermeiden.

Wie die genannten Beispiele gezeigt haben mögen, eröffnet die Farb-Doppler-Sonographie einen neuen Horizont mit sich eben erst abzeichnenden Perspektiven für das diagnostische Potential der abdominellen Ultraschalldiagnostik.

Thesen

- Die Farb-Doppler-Sonographie ist also keine Spielerei oder Modeerscheinung, sondern wird sich, bei kritischer aber korrekter Anwendung, als ein hochwertiges Diagnostikum erweisen.
- Verfügbarkeit und Einsatz des Farb-Doppler sollten keine Frage des Prestiges, sondern Ausdruck eines Anspruchsniveaus an die Qualität und Aussagekraft der Sonographie sein.
- Die korrekte Anwendung der Farb-Doppler-Sonographie setzt zwar die Beherrschung der B-Bild-Sonographie voraus, muß aber ebenso wie diese erlernt und erarbeitet werden.

Farbduplexsonographie kleiner Gefäße im in-vitro-Modell

A. Tschammler, A. Rinneberg, R. Schindler, P. Landwehr, T. Krahe
Institut für Röntgen-Diagnostik der Universität Würzburg

Die Farbduplexsonographie hat sich experimentell und in der täglichen Praxis bei der Diagnostik von Gefäßveränderungen bewährt. Die Beurteilung der Perfusion in oberflächennahen Tumoren wird derzeit als neues Einsatzgebiet erprobt. Hierbei werden auch Gefäße farbig kodiert dargestellt, deren Lumen so klein ist, daß es ohne Farbkodierung im B-Bild-Sonogramm bei Verwendung der gleichen Ultraschallfrequenz nicht mehr abgrenzbar ist. Es wurde in-vitro untersucht, ob die aus dem farbkodierten B-Bild-Sonogramm ermittelte maximale Doppler-Frequenzverschiebung mit der Flußgeschwindigkeit in derart kleinen Gefäßen korreliert.

Methode

In gewebeähnliches Material in 1 bis 5,5 cm Tiefe eingebettete Schlauchmodelle (Innendurchmesser 0,2–0,5 mm) wurden mit Humanblut perfundiert, wobei der 7,5 MHz-Linear-Array-Schallkopf des Angiodynograph (Quantum/Philips) quer zur Strömungsrichtung an einem Stativ fixiert war. Geräteseitig wurden die Parameter Power (eingestrahlte Ultraschallenergie, 5 Abstufungen), Threshold (Empfindlichkeitsschwelle für empfangene Doppler-Signale, 4 Abstufungen) und der Doppler-Winkel (46, 53 und 69°) systematisch variiert. Die volumetrisch bestimmte mittlere Strömungsgeschwindigkeit betrug 1 bis 37 cm/s.

Die Auswertung erfolgte durch einen Untersucher, der ohne Kenntnis der wahren Flußgeschwindigkeit die maximale Doppler-Frequenzverschiebung aus dem farbkodierten B-Bild mit Hilfe der implementierten „Green-Tag"-Nachverarbeitungsfunktion bestimmte, die eine Markierung aller Pixel erlaubt, die einen wählbaren Grenzwert der Doppler-Frequenzverschiebung überschreiten. Aus dem Mittelwert der Ergebnisse von jeweils 10 Bildern mit farbkodierter Gefäßdarstellung wurde bei bekanntem Doppler-Winkel die gemessene maximale Strömungsgeschwindigkeit VmaxM errechnet.

Ergebnisse

Bei der Analyse der in einem Vorversuch systematisch variierten Geräteparameter (n = 154, Gefäßdurchmesser 0,2 mm, mittlere Flußgeschwindigkeit 1–6 cm/s)

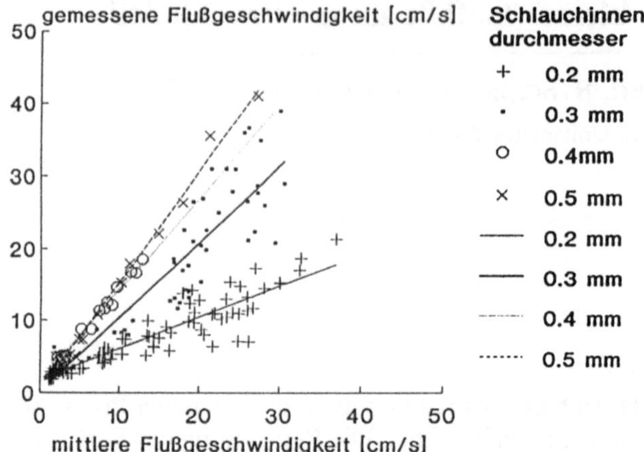

Abb. 1. Korrelation zwischen farbduplexsonographisch gemessener maximaler Flußgeschwindigkeit im Gefäßquerschnitt mit der mittleren Flußgeschwindigkeit in Schlauchmodellen mit 0,2–0,5 mm Innendurchmesser (n = 225)

ergab sich nur ein signifikanter Zusammenhang der Meßgenauigkeit mit dem subjektiven Bildeindruck. Wenn im real-time-Bild ein kräftiges Farbsignal nachweisbar war, fand sich eine bessere Korrelation (r = 0,9) zwischen den Meßwerten und der realen Flußgeschwindigkeit VmaxR als bei über- oder untersteuertem Farbsignal (jeweils r = 0,6). Für die weiteren Experimente wurde die Geräteeinstellung so angepaßt, daß jeweils ein entsprechender subjektiver Bildeindruck erreicht wurde.

Zwischen der farbduplexsonographisch gemessenen maximalen Strömungsgeschwindigkeit VmaxM und der mittleren Strömungsgeschwindigkeit fand sich eine Korrelation von r = 0,94 bis r = 0,99. Mit zunehmendem Innendurchmesser der untersuchten Schläuche nahm allerdings die Steigung der entsprechenden Regressionsgeraden zu (Abb. 1). Bei einem Innendurchmesser des Schlauchmodells von 0,2 mm (mittlere Flußgeschwindigkeit v = 1–37 cm/s, n = 110, y = 0,43x + 1,8) wurde die mittlere Strömungsgeschwindigkeit deutlich unterschätzt. Die Meßergebnisse bei 0,3 mm Innendurchmesser (v = 1–30 cm/s, n = 87, y = 1,05x − 0,01) überschätzten die mittlere Flußgeschwindigkeit nur gering, während die Steigung der Regressionsgeraden bei 0,4 mm (v = 2–12 cm/s, n = 13, y = 1,33x + 1,27) bzw. 0,5 mm (v = 2–27 cm/s, n = 15, y = 1,54x + 0,09) Innendurchmesser bereits auf 1,33 bzw. 1,54 anstieg.

Legt man unter der Annahme eines idealen laminären Flusses quadratische Meßflächen ins Zentrum des Gefäßquerschnitts von Gefäßen mit 0,3–0,5 mm Innendurchmesser, so lassen sich Faktoren berechnen, durch die die durchschnittliche Flußgeschwindigkeit innerhalb der Meßfläche aus der mittleren Flußgeschwindigkeit (v) im Gefäß errechnet werden kann. Dazu wurden die partiellen Flußgeschwindigkeiten (u), die bei laminärem Fluß für jeden beliebigen Punkt (r = Abstand des Meßpunkts vom Mittelpunkt des Gefäßquerschnitts) innerhalb des Querschnitts eines Gefäßes mit dem Radius R nach der Formel

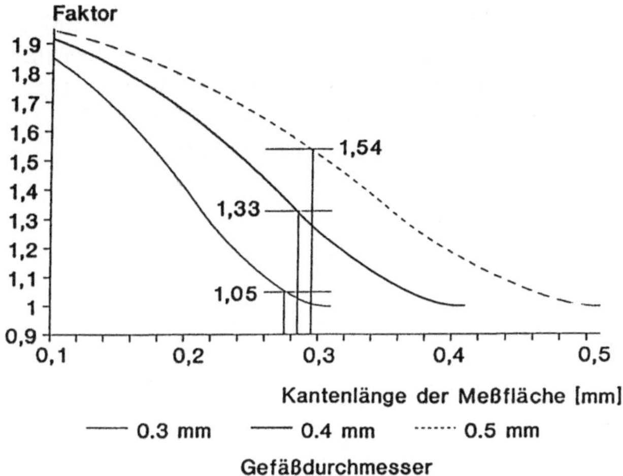

Abb. 2. Korrekturfaktor zur Berechnung der durchschnittlichen Flußgeschwindigkeit in einer quadratischen Meßfläche in Gefäßmitte aus der mittleren Flußgeschwindigkeit in Gefäßen mit 0,3–0,5 mm Innendurchmesser bei laminärem Fluß

$u(r) = 2 * v * (R^2 - r^2)/R^2$ berechnet werden können, über die jeweilige Meßfläche integriert (Abb. 2). Bei einer Kantenlänge der quadratischen Meßfläche von 0,285 mm wiesen diese Faktoren die höchste Übereinstimmung mit den Steigungen der Regressionsgeraden auf, die im Modellversuch bei ensprechenden Schlauchdurchmessern bestimmt wurden.

Diskussion

Bei der Untersuchung von Schlauchmodellen mit 0,2–0,5 mm Innendurchmesser korrelierte die aus dem Farbsignal ermittelte maximale Doppler-Frequenzverschiebung mit der mittleren Flußgeschwindigkeit, diese wurde jedoch in Abhängigkeit vom Innendurchmesser systematisch über- oder unterschätzt. Dies läßt sich für Schlauchdurchmesser von 0,3–0,5 mm dadurch erklären, daß die in einem Pixel repräsentierte Fläche kleiner ist als der Gefäßquerschnitt. Dadurch konnte die Geschwindigkeit in der Gefäßmitte gemessen werden, die bei laminärem Fluß höher ist als die Durchschnittsgeschwindigkeit. Unsere Meßergebnisse korrelierten am besten mit einer quadratischen Pixelfläche von $(0,285\,\text{mm})^2$. Die Unterschätzung der mittleren Strömungsgeschwindigkeit bei 0,2 mm Schlauchinnendurchmesser war möglicherweise Folge von geräteinternen Interpolationsschritten.

Die Farbduplexsonographie bildete derart kleine Gefäße im Querschnitt allerdings nicht in einem Pixel ab, sondern in einer Gruppe beieinander liegender Pixel, deren Zahl durch die Geräteeinstellung beeinflußt wurde. Dies lag an der eingeschränkten sonographischen Ortsauflösung und an der vorrangigen Darstellung der Doppler-Frequenzverschiebung im farbkodierten B-Bild. Der exakte

Gefäßdurchmesser ließ sich aus dieser Pixelgruppe nicht bestimmen. Bei unbekanntem Gefäßdurchmesser war daher eine farbduplexsonographische Bestimmung der durchschnittlichen Flußgeschwindigkeit anhand der im B-Bild dargestellten maximalen Doppler-Frequenzverschiebung selbst bei bekanntem Doppler-Winkel und bekannter Pixelgröße des Farbduplexgerätes nicht möglich.

Wert der Farbdopplersonographie zur Aufdeckung spontaner portosystemischer Shunts bei der fortgeschrittenen Leberzirrhose

M. GEBEL, S. WAGNER, R. MÜLLER, M. MANNS
Medizinische Hochschule Hannover

Bei der Leberzirrhose kommt es in der Folge des steigenden Pfortaderdruckes zur Ausbildung von Kollateralen. Dabei bleibt in der Regel ein hepatopetaler Fluß in der Pfortader erhalten. Dies gilt auch für den häufigen Shunt über die Umbilical- bzw. Paraumbilicalvene zu den epigastrischen Venen (Cruveilhier-von Baumgarten-Syndrom), der mit der konventiellen Sonographie zuverlässig nachzuweisen ist. Angiographische Studien und Einzelfallberichte haben aber auch gezeigt, daß es bei einigen Patienten zur Ausbildung von porto-cavalen, mesenterico-cavalen oder spleno-renalen Shunts kommen kann [1, 2]. Unklar ist die Häufigkeit und klinische Bedeutung dieser Shunts bei Leberzirrhose Patienten. Heute steht mit der Farbdopplersonographie eine ideale nicht invasive Methode zum Nachweis abnormaler Gefäßverbindungen zur Verfügung [3, 4].

Methode und Patientengut

Vom 1. März 1989 bis zum 31. Januar 1991 wurden 332 Lebertransplantationskandidaten, 205 Männer und 127 Frauen, im Alter von 15 bis 29 Jahren (mittleres Alter 47,9 Jahre) mittels konventioneller und Farbdopplersonographie im Rahmen der Transplantvorbereitung untersucht. Für die konventionelle Untersu-

Tabelle 1. Score für Zusatzbefunde bei fortgeschrittener Leberzirrhose

Lebergröße	0 (normal)
	1 (8–10 cm)
	2 (unter 8 cm)
Milzgröße	0 (unter 13 cm)
	1 (13–15 cm)
	2 (15–20 cm)
	3 (über 20 cm)
Ascitesmenge	0 (0)
	1 (gering)
	2 (mäßig)
	3 (stark)
Encephalopathie als Hauptsymptom	0 (nein)
	1 (ja)

chung standen zur Verfügung ein modifiziertes Ultramark 4-Gerät (Linear array 3,5 MHz, Sector 3,5 MHz, annular array 5 MHz), ein Siemens SL 2 (Linar 3,5 und 5 MHz, Sector 3,5 und 5 MHz) sowie ein Siemens AC (Convex 3,5 und 5 MHz, Sector 3,5 und 5 MHz). Die Farbdoppleruntersuchung wurde mit einem Toshiba 270 alpha-Gerät durchgeführt. Zum Vergleich der Effektivität der verschiedenen Shunts wurde eine einfache Punktbewertung für Zusatzbefunde wie Ascites, Milzgröße, Lebergröße und Enzephalopathie eingeführt (s. Tabelle 1). Unterschiede zwischen den Shuntgruppen und den Zirrhose-Patienten ohne Shunt wurden mit dem Chi-Quadrattest überprüft.

Ergebnisse

Bei insgesamt 73 (22 %) der 332 Patienten wurde ein wirksamer spontaner portosystemischer Shunt nachgewiesen. Zusätzlich fand sich bei 9/332 (3 %) Patienten ein funktionierender chirurgisch angelegter Shunt. Diese Patientengruppe wurde zum Vergleich der Shunt-Effektivität spontaner Shunts herangezogen. Bei 63/332 (19 %) Patienten wurde ein Shunt über die Umbilical- und Paraumbilicalvenen zu den epigastrischen Venen, bei 7/332 (2 %) ein splenorenaler Shunt, bei 2/332 (0,6 %) ein mesenterico-cavaler und bei 1/332 (0,3 %) ein porto-cavaler Shunt nachgewiesen. Der Umbilicalvenenshunt war bis auf 2 Ausnahmen schon mit der konventionellen Sonographie durch den Nachweis des Gefäßes im Lig. teres hepatis leicht zu erkennen.

Die Befunde der komplexen Shunts waren wie folgt charakterisiert (s. Tabelle 2): Beim porto-cavalen Shunt bestand ein kräftiger hepatopetaler Fluß im Pfortaderhauptstamm und im erweiterten rechten Pfortaderast (Abb. 1), der über erweiterte Kapselvenen mit der V. cava oberhalb der Nierenveneneinmündung kommunizierte (Abb. 2). Beim mesenterico-cavalen Shunt ließ sich ein hepatofugaler Fluß in der V. portae und im Hauptstamm der V. mesenterica superior sowie in einem erweiterten rechten Ast nachweisen, der sich in kräftigem Strom in die in diesem Bereich erweiterten V. cava unterhalb der Nierenveneneinmündung drainierte (Abb. 3). Die übrigen Mesenterialvenen wiesen eine normale Flußrichtung auf. Der spleno-renale Shunt war durch hepatofugalen Fluß in der V. portae und V. lienalis, orthograden Fluß in der V. mesenterica superior und

Tabelle 2. Charakteristische Befunde in der Konventionellen und der Duplex-Sonographie

Shunttyp	Duplexsonographie				Konventionelle
	Flußrichtung	V. Portae	V. Lien.	V. Mes. Sup.	
Umbilical	+ −	+	+	+	Vene im Lig. Teres H.
Portocaval	+ −	+	+	+	großer Portalast
Mesenterico Caval	−	−	+	− +	Cava erweitert Kollat. zur Cava
Splenorenal	−	−	−	+	V. Ren. Sin. Erweitert

Erklärung: + Vorwärtsfluß, − retrograder Fluß, + − Hauptstamm des Gefäßes und Nebenäste zeigen divergierende Flußrichtung.

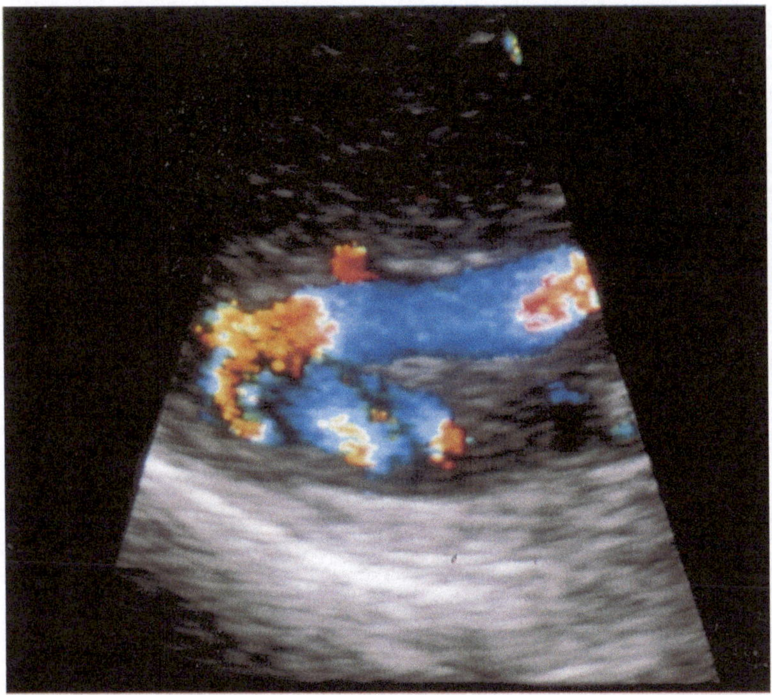

Abb. 1

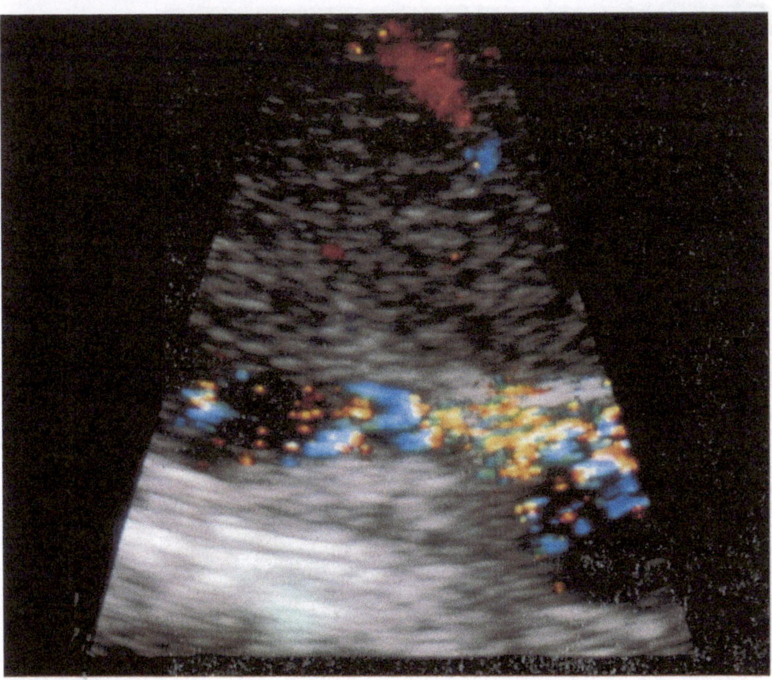

Abb. 2

 M. Gebel et al.

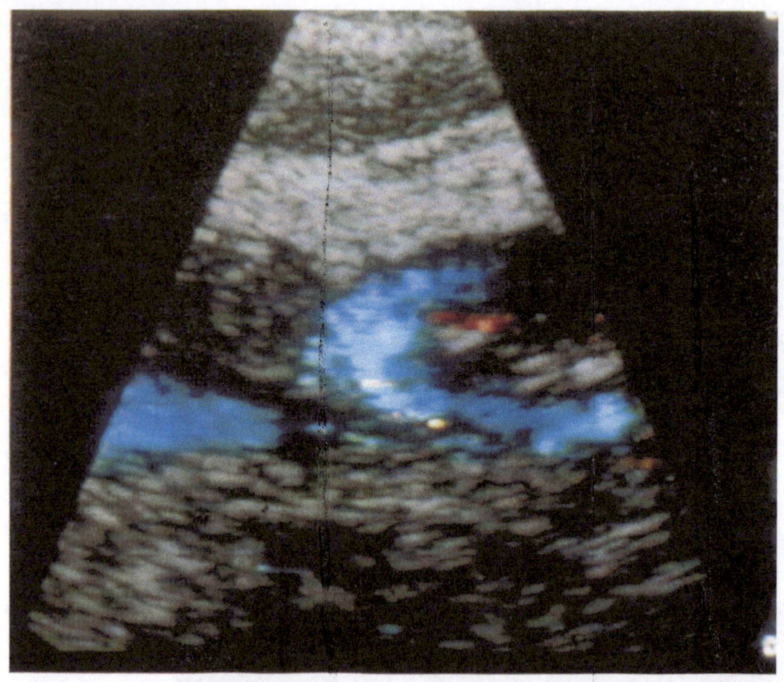

Abb. 3

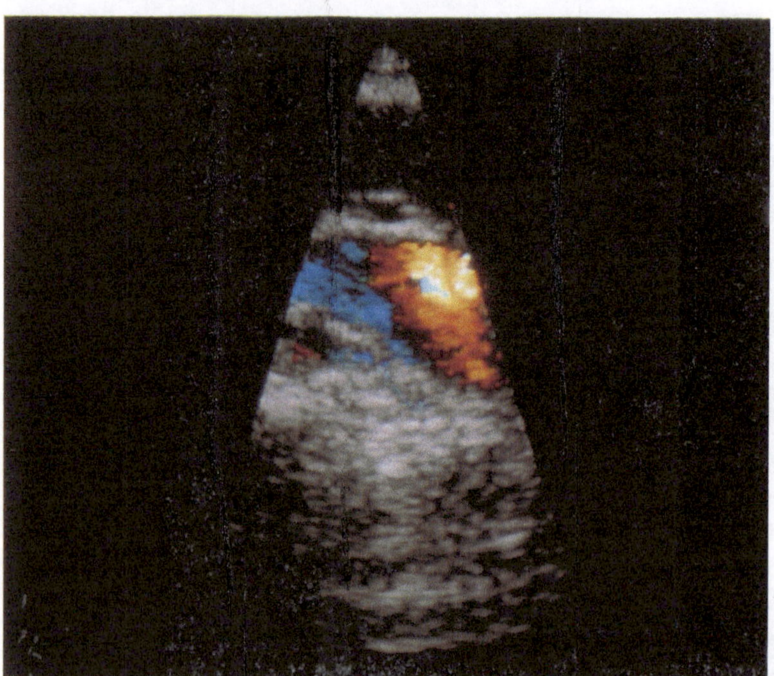

Abb. 4

V. mesenterica inferior sowie der Milzvenen im Milzhilusbereich gekennzeichnet. Über erweiterte retroperitoneale Kollateralen kommunizierte die Milzvene mit der deutlich erweiterten Nierenvene (Abb. 4). Im Bereich der Mündungsstellen der „Kurzschluß"-Shunts (porto-cava, mesenterico-caval, spleno-renal) ließen sich im Farbdoppler deutliche Einstromphänomene mit Verwirbelung des sonst in diesem Bereich stetigen Fluß nachweisen.

Im Vergleich der einzelnen Shunts und der Patienten ohne Shunt fand sich bezüglich der Nebenbefunde kein statistisch signifikanter Unterschied zwischen den „Kurzschluß"-Shunts und den chirurgischen Shunts, wohl aber signifikante Unterschiede für die Lebergröße und die Ascitesmenge (P = 0,05–0,001) zwischen „Kurzschluß"-Shunts und chirurgischen Shunts einerseits und Patienten ohne Shunt oder Umbilicalvenen-Shunt andererseits. Kein signifikanter Unterschied bestand zwischen den Patienten mit Umbilicalvenen-Shunt und Patienten ohne Shunt. Bezüglich des Vorhandenseins der Enzephalopathie ergaben sich zwischen keiner Gruppe statistisch signifikante Differenzen.

Zusammenfassung und Diskussion

Große portosystemische Shunts sind bei Patienten mit fortgeschrittener Leberzirrhose keineswegs selten. Mit der Farbdopplersonographie ist es erstmals möglich auch komplexe Shunts nicht invasiv nachzuweisen. Die Ergebnisse legen nahe, daß große spontane „Kurzschluß"-Shunts so effektiv sind wie chirurgische Shunts. Trotz fortgeschrittener Leberzirrhose weisen diese Patienten deutlich geringere Ascitesmengen auf bei kleinerer Leber als Patienten ohne Shunt oder mit Umbilicalvenen-Shunt.

„Kurzschluß"-Shunts stellen damit eine effektive Entlastung des Pfortaderhochdrucks dar. Das Fehlen von Ascites und die häufig geringe Ausprägung von Ösophagusvarizen (2) verführen zur Unterschätzung des Stadiums der Leberzirrhose und der Prognose. Das Auftreten von klinisch relevantem Ascites und Ösophagusvarizen II. und III. Grades zeigen den Eintritt in das terminale Stadium und eine kurze Überlebenszeit an.

Die Ergebnisse der Farbdopplersonographie haben jedoch auch Auswirkungen auf die konventionelle Sonographie (s. Tabelle 2). Bei Patienten mit fortgeschrittener Leberzirrhose und ausgeprägter portaler Hypertension, muß das Fehlen von Ascites oder inadäquat geringe Ascitesmenge und retrograder Fluß der Pfortader in der Duplexsonographie an das Vorliegen großer portosystemischer Shunts denken lassen. Die starke Erweiterung der linken Nierenvene und der V. cava im Shuntbereich sind Indices für einen spleno-renalen bzw. mesentericocavalen Shunt. Intrahepatische porto-cavale Shunts lassen sich bei Vorliegen eines isoliert erweiterten Pfortaderast und Leberkapselkollateralen zur Cava vermuten.

Literatur

1. Rousellot LM, Moreno AH, Panke WF (1959) Studies on portal hypertension. The clinical and physiopathologic significance of self-established (non-surgical) portal systemic venous shunts. Ann Surg 150:384–412
2. Takayasu K, Moriyama N, Shima Y, Yamada T, Kobayashi C, Musha H, Okuda K (1984) Sonographic detection of large spleno-renal shunts and its clinical significance. Br J Radiol 57:565–570
3. Gebel M (1989) Indikationen und Bedeutung der Farbdopplersonographie für die gastroenterologische Diagnostik: In: Z Gastroenterol, Verh Bd 24:219–222
4. Gebel M, Wagner S, Schmidt FW (1991) Detection of complex non-surgical shunts by color flow in advanced liver cirrhosis. J Ultrasound Med 10 Suppl 71

Überlegenheit der Farbdopplersonographie bei der nicht-invasiven Diagnostik von Nierenarterienstenosen

K. HAAG[1], U. BLUM[2], P. GRIES[2], S. BAUMANN[1], M. SELLINGER[1], C. SPAMER[1]

[1] Medizinische und [2] Radiologische Universitätsklinik, Hugstetter Str. 55, D-7800 Freiburg

Einleitung

Obwohl eine renovaskuläre Genese bei nur etwa 3 % der Patienten mit arterieller Hypertonie vorliegt [1], ist es wegen der hohen Zahl von Patienten mit arterieller Hypertonie und der Möglichkeit einer kausalen Behandlung von großem Interesse, eine zuverlässige nicht-invasive Methode zur Diagnostik von Nierenarterienstenosen zur Hand zu haben. Hierzu stehen neben dem Captopril-Test, mit dessen Hilfe sich bereits eine Sensitivität und Spezifität von mehr als 70 % erreichen läßt [2], im wesentlichen zwei bildgebende Verfahren, nämlich die Farbdopplersonographie (FDS) und die Nierenszintigraphie (NSZ), zur Verfügung. In der vorliegenden Studie sollte die Aussagefähigkeit von FDS und NSZ im Vergleich zur i.a. digitalen Subtraktionsangiographie (DSA) an einem Krankengut mit hoher Prävalenz von renovaskulärer Hypertonie untersucht werden.

Patienten und Methoden

Fünfzig Patienten im Alter zwischen 6 und 80 Jahren mit medikamentös schwer einstellbarer arterieller Hypertonie wurden vor einer i.a. DSA der Nierenarterien (NA) farbdopplersonographisch (Ultramark 9, ATL, Solingen) zur Frage einer Nierenarterienstenose (NAST) untersucht.

Bei 27 Patienten wurde zusätzlich vor der Angiographie eine Nierenszintigraphie durchgeführt, die bei 11 der Patienten nach oraler Gabe von 50 mg Captopril wiederholt wurde. Als radioaktive Träger-Substanz dienten 5 mg MAG 3 (Mallinckrodt Medical B. V., Petten, Holland), welches mit 300 MBq Technetium-99m markiert war.

Bei der farbdopplersonographischen Untersuchung wurden die Flußgeschwindigkeiten in den Nierenarterien am Abgang aus der Aorta von ventral bzw. von ventrolateral gemessen. Weiterhin wurden die Arterien am Nierenhilus von lateral dargestellt und möglichst weit nach zentral verfolgt. Die Untersuchung der Segmentarterien und der Interlobararterien erfolgte in drei Etagen (cranial, mittleres Drittel, caudal), um zentral gelegene Stenosen von zusätzlichen am Abgang aus der Aorta nicht darstellbaren Nierenarterien nicht zu übersehen. In allen Fällen war es möglich, durch geeignete Positionierung des Sektorschallkopfes (3 MHz) einen Dopplerwinkel < 60° einzuhalten.

Die dopplersonographischen Kriterien für eine hämodynamisch relevante NAST bestanden zum einen in dem direkten Nachweis einer Flußgeschwindigkeit > 200 cm/s mit Verlust des systolischen Fensters und ausgeprägten Turbulenzen [3]. Als indirekter Hinweis auf eine zentral gelegene Stenose wurde die Erniedrigung der peripheren Pourcelot-Indices (im Seitenvergleich um mehr als 0.05) verbunden mit einer deutlichen Reduktion (< 70%) der systolischen Flußgeschwindigkeiten in der Peripherie der betroffenen Seite betrachtet. Eine regionale Flußbeschleunigung auf 150 bis 200 cm/s ohne Verlust des systolischen Fensters und ohne die peripheren Zeichen einer zentral gelegenen Stenose wurde als hämodynamisch irrelevante Stenose gewertet. Als diagnostischer Goldstandard für die Auswertung der Daten diente das angiographische Untersuchungsergebnis, eine Verengung des Gefäßdurchmessers um mehr als 50% wurde als hämodynamisch relevante Stenose betrachtet.

Ergebnisse

Es lagen 96 Nieren von insgesamt 50 Patienten zur Beurteilung vor. In der FDS konnten die Nierenarterien am Abgang aus der Aorta in mehr als 85% der Fälle dargestellt und beurteilt werden. Angiographisch relevante Stenosen ergaben sich bei 36 NA (davon 6 Verschlüsse), von denen in der FDS 35 erkannt wurden (vergl. Tabelle 1). Bei 2/3 der Patienten gelang die direkte farbdopplersonographische Darstellung der Stenose. Lediglich bei im Intermediärbereich – also ca. 3 bis 6 cm vom Abgang aus der Aorta entfernt – gelegenen Stenosen oder bei einer Abgangsstenose einer kleineren zusätzlichen Nierenarterie wurde die dopplersonographische Diagnose häufiger aufgrund der oben genannten indirekten diagnostischen Kriterien gestellt. Eine Patientin mit einem teilthrombosierten Aortenaneurysma, bei der während der i.a. DSA keine Nierendurchblutung der rechten Seite nachweisbar war, zeigte bei der farbdopplersonographischen Kontrolle 1 h nach der radiologischen Untersuchung wiederum eine nahezu normale Nierendurchblutung. Hier muß retrospektiv entweder von einem Vasospamus oder einem passageren embolischen Verschluß während der DSA ausgegangen werden, was bei der Berechnung der diagnostischen Kenngrößen der FDS (Sensitivität etc., vergl. Abb. 1) aus formalen Gründen jedoch nicht berücksichtigt wurde. Bei einer weiteren Patientin kam erst in einer zweiten Angiographie und nach Einführen des Dilatationskatheters die farbdopplersonographisch erkannte und lokalisierte NAST (ventraler Abgang der rechten Nierenarterie) zur Darstellung. Bei sieben

Tabelle 1. Vergleich der farbdopplersonographischen (FDS) und angiographischen (DSA) Befunde bei NAST [Anzahl der untersuchten Nieren]

FDS/DSA	keine Stenose	ineffektiv	effektiv	Verschluß
Keine Stenose	53	0	0	1
ineffektiv	0	4	0	0
effektiv	2	1	29	2
Verschluß	0	0	1	3

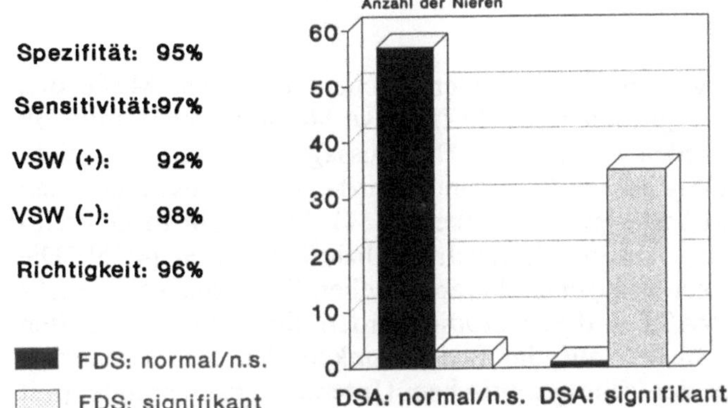

Abb. 1. Hämodynamisch wirksame NAST. Vergleich der Befunde von Farbdopplersonographie (FDS) und i.a. digitaler Subtraktionsangiographie (DSA) [normal/n.s.: keine oder keine hämodynamisch relevante Stenose; VSW ($+/-$): positiver/negativer Vorhersagewert]

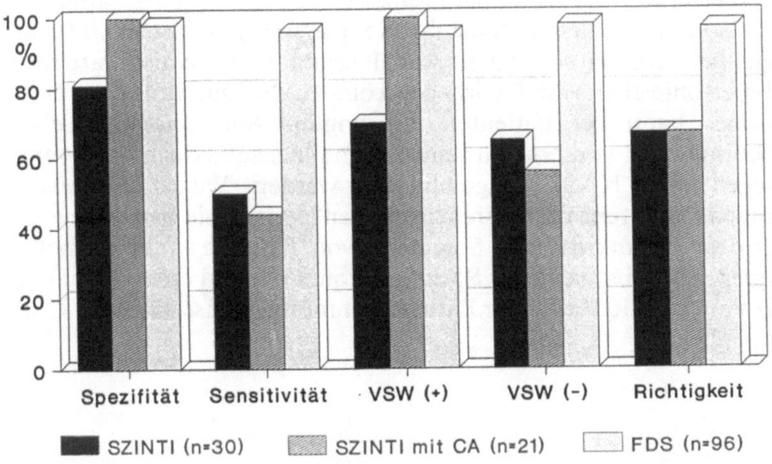

Abb. 2. Aussagefähigkeit der Nierenszintigraphie mit und ohne Captopril (CA) verglichen mit der Farbdopplersonographie (FDS) bei angiographischem Nachweis oder Ausschluß einer NAST [n: Anzahl der Nieren]

Nieren (7%) lag angiographisch eine doppelte arterielle Versorgung vor, die in vier Fällen bei der FDS (richtigerweise alle als Stenose!) erkannt wurde. Wie in Abb. 1 gezeigt ist, ergab sich bezüglich einer relevanten NAST in der Regel eine sehr gute Übereinstimmung zwischen den farbdopplersonographischen und angiographischen Befunden.

Die szintigraphischen Ergebnisse zeichneten sich durch eine ebenfalls hohe Spezifität aus, die durch die Wiederholung der Untersuchung nach Gabe von Captopril noch verbessert werden konnte. Die Sensitivität der Methode lag allerdings nur bei ca. 50% (Abb. 2).

Diskussion

Die Ergebnisse der vorliegenden Studie unterstreichen in hohem Maße den Nutzen der Farbdopplersonographie als nicht-invasive Methode zur Diagnostik einer renovaskulären arteriellen Hypertonie. Die Aussagekraft der FDS reicht nahe an diejenige der i.a. DSA heran, die Befunde wurden in den anschließenden Angiographien weitgehend bestätigt (Richtigkeit 96 %). Dies steht in Übereinstimmung mit von anderen Autoren kürzlich publizierten Daten [4, 5]. Die aufgrund der Untersuchungen gezogenen therapeutischen Konsequenzen – mehr als 2/3 der Patienten mit NAST in dieser Studie wurden dilatiert oder erhielten eine Bypass-Operation – weisen auf die Bedeutsamkeit der diagnostizierten Stenosen hin. Die Stärke der szintigraphischen Untersuchungsmethode (mit Captopril) liegt in ihrer hohen Spezifität und dem hohen positiven Vorhersagewert sowie in ihrer Anwendbarkeit auch bei Patienten mit Adipositas, Meteorismus, Dyspnoe und geringer Kooperationsfähigkeit. Ein gewichtiger Nachteil liegt allerdings in der geringen Sensitivität der Methode, die – wie sich in der genaueren Analyse zeigte – nicht durch das Vorliegen von irrelevanten oder bilateralen Stenosen erklärt werden kann, sowie in der radioaktiven Belastung des Patienten.

Insgesamt ist also festzustellen, daß die farbdopplersonographische Untersuchung in der Regel bereits einen sehr guten Anhalt ergibt, ob bei einem Patienten mit arterieller Hypertonie eine NAST vorliegen könnte. Die Durchführung eines Nierenszintigrammes kann bei Patienten mit ungünstigen sonographischen Untersuchungsbedingungen von Nutzen sein, es kann hiermit jedoch bei weitem nicht das Vorliegen einer NAST ausgeschlossen werden. Wegen des relativ seltenen Vorkommens einer renovaskulären arteriellen Hypertonie ist jedoch auch die FDS nicht zu einem unkritischen Screening von Patienten mit arterieller Hypertonie geeignet, da selbst bei einer Spezifität von 95 % und einer angenommenen Prävalenz von 5 % die Hälfte der Patienten unnötigerweise einer i.a. DSA unterzogen würde [2].

Literatur

1. Anderson GH, Blakeman N, Streeten DHP (1988) Prediction of renovascular hypertension: Comparison of clinical diagnostic indices. Am J Hypertens 1:301–304
2. Pickering TG (1991) Diagnosis and Evaluation of Renovascular Hypertension. Indications for Therapy. Circulation 83 (Suppl 1):147–154
3. Hoffmann U, Edwards JM, Carter S, Goldman ML, Harley JD, Zaccardi MJ, Strandness DE (1991) Role of duplex scanning for the detection of atherosclerotic renal artery disease. Kidney Int 39:1232–1239
4. Zoller WG, Hermans H, Bogner JR, Hahn D, Middeke M (1990) Duplexsonography in the diagnosis of renovascular hypertension. Klin Wochenschr 68:830–834
5. Lewis BD, James EM (1989) Current applications of duplex and color doppler ultrasound imaging: Abdomen. Mayo Clin Proc 64:1158–1169

Vaskularisation des Mammakarzinoms
Quantitative und morphologische Beurteilung
mittels farbcodierter Dopplersonographie

S. Delorme[1], H. W. Anton[2], B. Betsch[1], I. Junkermann[2], D. v. Fournier[2], M. V. Knopp[1]

[1] Deutsches Krebsforschungszentrum, Schwerpunkt Radiologie, Heidelberg
[2] Univ.-Frauenklinik, Abteilung für gynäkologische und geburtshilfliche Radiologie, Heidelberg

Einführung

Aus angiographischen Studien und Doppleruntersuchungen ist bekannt, daß maligne Mammatumoren häufig stärker vaskularisiert sind als das umgebende Drüsen- und Fettgewebe (Madjar 1990). In vergleichenden Untersuchungen waren innerhalb maligner Tumoren mehr Gefäße nachweisbar als in gutartigen Läsionen. Weidner (1991) konnte nachweisen, daß das Ausmaß der Gefäßneubildung mit dem Risiko für das Vorliegen von Fernmetastasen korreliert. Das Maß der Durchblutung beeinflußt ferner die Wahrscheinlichkeit für das Ansprechen auf eine Strahlentherapie oder die Anwendung von lokaler Hyperthermie. Daher könnte es sowohl hinsichtlich der Prognose als auch der Therapieplanung von Wert sein, die Gefäßdichte und das Ausmaß der gesamten Tumorperfusion abschätzen zu können. Die farbcodierte Dopplersonographie hat eine hohe Sensitivität, auch kleine Gefäße in ihrer anatomischen Lage darzustellen. Ziel der vorliegenden Untersuchungen war es, beim Mammakarzinom tumorassoziierte Gefäße nach Zahl, Anordnung und flußkinetischen Parametern zu erfassen. Da diese Faktoren hinsichtlich der Gefäßdichte und der Durchblutungsmenge nur Teilaspekte darstellen, sollte die Rolle der Farbdopplersonographie in der quantitativen Einschätzung des Vaskularisations- und Perfusionsgrades von Tumoren beurteilt werden.

Material und Methoden

37 Patientinnen mit histologisch gesichertem Mammakarzinom wurden dopplersonographisch untersucht. Zum Zeitpunkt der Untersuchung waren Fenmetastasen nicht bekannt. Die Verteilung der T- und N-Stadien ergibt sich aus Tabelle 1. Wir verwandten ein Acuson 128 mit einem 7 MHz Linear Array. Die Skalenein-

Tabelle 1. Verteilung von T- und N-Stadium

Stadium	0	1	2	3	4
T	–	14	19	3	1
N	20	14	2	0	–

stellung ließ eine korrekte Wiedergabe von 6 cm/s in Einschallrichtung ohne
Aliasing zu. Die Doppler-Verstärkung wurde so hoch eingestellt, daß „Rauschen", d. h. farbige Speckles ohne korrespondierenden Blutfluß, eben gerade
nicht auftrat. Dieses wurde vor Aufsetzen des Schallkopfes überprüft. An der
„Pulskurve" (Geschwindigkeits-Zeit-Diagramm nach Fast-Fourier-Transforma-
tion) wurden die Maximal- und Minimalgeschwindigkeit und der Pulsatilitätsindex ermittelt. Eine Winkelkorrektur wurde vorgenommen, wenn die Verlaufsrich-
tung des dargestellten Gefäßes erkennbar war.

Der Einteilung der räumlichen Anordnung von Tumorgefäßen lag die
folgende Definition der Tumorbegrenzungen zugrunde: Als „Tumor" wurde nur
der echoarme Anteil der Läsion definiert, auch wenn der sonographische Befund
damit kleiner war als nach der Klinik zu erwarten war bzw. von der Histologie
bestätigt wurde. Dieser Fehler mußte in Kauf genommen werden, da die
Unterscheidung der echodichten Peripherie des Tumors (welche meist noch
Tumorzellen oder solide Verbände enthält) von der normalen Umgebung meist
nicht exakt möglich ist. Wenn Gefäße nur als Speckles erschienen, war es möglich,
eine Pulskurve abzuleiten, eine Winkelkorrektur war aber nicht möglich. Wir
haben in diesen Fällen darauf verzichtet, Maximal- und Minimalgeschwindigkeit
zu ermitteln. Durch die Ableitung einer Pulskurve ließ sich aber in Einzelfällen
belegen, daß einem Farbspeckle ein tatsächlich vorhandenes Gefäß zugrunde lag.
Eine Winkelkorrektur gelang nur bei den erkennbar in den Tumor hineinziehen-
den Gefäßen in allen Fällen. Im Randsaum des Tumors war eine Winkelkorrektur
nur in Ausnahmefällen möglich, innerhalb des Tumors in 24 Fällen.

Ergebnisse

Die Lage tumorassoziierter Gefäße wurde wie folgt eingeteilt:

1. Gefäße im Randsaum, die nicht in das Zentrum des Tumors vordringen. Diese
   können als isolierte farbige Speckles oder als kontinuierlich darstellbare Gefäße
   verschiedenen Kalibers imponieren. Als Randsaum wurde die direkte Umgebung des meist echoarmen Zentrums der Läsion definiert, die noch nicht das
   typische Bild des normalen Drüsen- oder Fettgewebes bot. In 8 Fällen waren im
   Randsaum des Tumors keine Gefäße nachzuweisen. Nur bei 10 Patientinnen
   waren sie als kontinuierliches Gebilde darstellbar und damit zählbar. Bei 19
   Patientinnen waren lediglich nicht zusammenhängende Farbspeckles zu erkennen.
2. Gefäße, die erkennbar in das Zentrum des Tumors hineinführen (Abb. 1).
   Kontinuierlich darstellbare Gefäße wurden gezählt und es wurden die o. g.
   kinetischen Flußparameter ermittelt. Bei 23 Patientinnen zeigten sich ein bis
   zwei, in 9 Fällen drei oder vier zuführende Gefäße (s. Tabelle 2). In 5 Fällen
   waren gar keine zuführenden Gefäße zu erkennen. Die maximale Geschwindigkeit schwankte von 3 bis 85 cm/s.
3. Gefäße, die innerhalb des Tumors als isolierte, aber reproduzierbare Speckles
   erscheinen oder als kontinuierliche, sich aufzweigende oder vernetzte Gefäßkomplexe (Abb. 2). Bei 8 Patienten waren innerhalb des Tumors keine

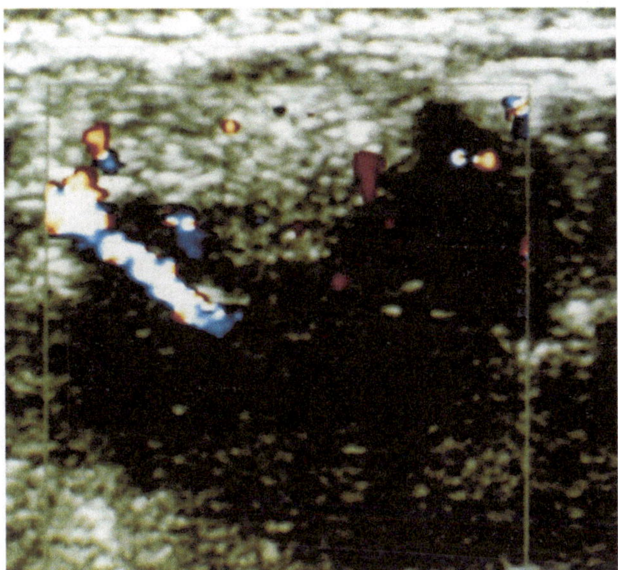

Abb. 1. Duktal-invasives Mammakarzinom T 3 mit einem kräftigen zuführenden Gefäß

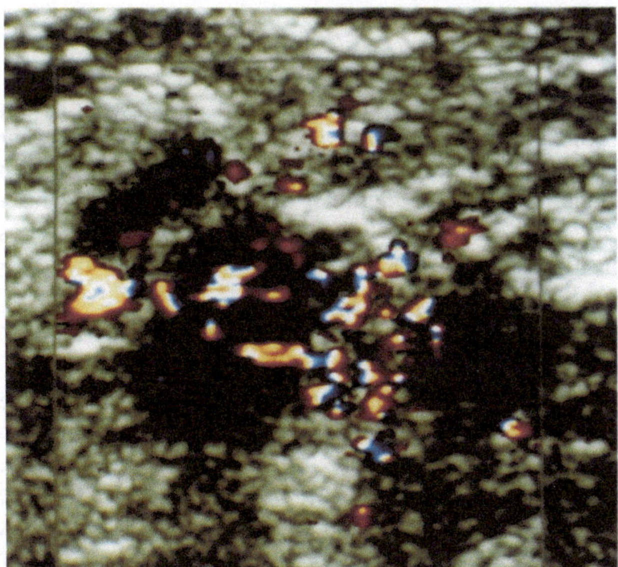

Abb. 2. Duktal-invasives Mammakarzinom T 2 mit reichlich intratumoralen vernetzten Gefäßen. In der zweidimensionalen Abbildung ist der räumliche Charakter nur unvollkommen wiederzugeben

Tabelle 2. Anzahl der zuführenden Gefäße

Anzahl der zuführenden Gefäße	keine	1	2	3	4
Patienten		5	11	12	5	4

Tabelle 3. Aufbau der im Tumor erkennbaren Gefäßkomplexe

Intratumorale Gefäßarchitektur	keine Gefäße	isolierte Speckles	kontinuierlich darstellbare Gefäße	verzweigte oder vernetzte Gefäße
Patienten	8	13	7	9

Dopplersignale abzuleiten, wenn man von den eben genannten zuführenden Gefäßen absieht. Bei 4 Patientinnen waren weder zuführende noch intratumorale Gefäße darstellbar. Bei 13 Tumoren zeigten sich voneinander isolierte, aber reproduzierbare Speckles. 16 Tumoren wiesen Gefäße auf, die sich kontinuierlich darstellen ließen, sich verzweigten oder miteinander vernetzt waren (s. Tabelle 3).

Diskussion

In der untersuchten Patientengruppe variieren Zahl und Ausprägung der tumorassoziierten Gefäßkomplexe sehr stark. Dies steht im Einklang mit einer beträchtlichen Heterogenität hinsichtlich der Gefäßdichte bei einer Vielzahl von Tumoren im Tiermodell, die sich sogar bei Töchtern der selben Zellinie findet (Steinberg 1991) sowie über eine sehr variable Gefäßdichte innerhalb eines Tumors (Vaupel 1991). Auch größere hypovaskuläre und dennoch nicht nekrotische Bereiche werden beobachtet.

Die vorliegenden Ergebnisse zeigen, wo die Grenzen der Farbdopplersonographie im Einsatz in der Onkologie vorerst liegen:

1. Validierung: Es ist noch ungeklärt, ob die dopplersonographisch geschätzte Durchblutung tatsächlich mit der Gefäßdichte des Tumors korreliert, und ob die darstellbaren Gefäße für den Tumor nutritiv wirksam sind. Es ist z. B. denkbar, daß einzig arteriovenöse Shunts und ihre zu- und abführenden Gefäße zur Abbildung kommen. Der kapilläre Blutfluß, der zu den Tumorzellen führt, ist so langsam, daß er der Darstellung entgeht. Hinsichtlich der Validierung der Gefäßdichte bietet sich die histologische Quantifizierung nach F. VIII-Färbung an, die allerdings die kinetischen Aspekte außer Acht läßt. Diese sind voraussichtlich nur unter in-vivo-Bedingungen zugänglich. Die O-15-Positronenemissionstomographie ist eine valide Technik, die jedoch ein Zyklotron erfordert, methodisch schwierig und wegen der hohen Strahlenbelastung nicht unbedenklich ist.

2. Methodik: Die Zahl der Gefäße, die Komplexheit ihrer Architektur, Flußgeschwindigkeiten sowie der Pulsatilitäts- oder Widerstandsindex geben Durchblutung und Gefäßdichte der gesamten Läsion nur in einem Teilsaspekt wieder. In der Korrelation mit der Histologie wird zu überprüfen sein, ob einzelne Parameter für sich allein zuverlässig sind, mit anderen verrechnet oder womöglich überhaupt nicht. Cosgrove (1991) berichtet über eine Quantifizierung farbiger Speckles im Bild durch eine modifizierte Planimetrie. Diese Methode hat zwei Probleme zu bewältigen: Eine dreidimensionale Struktur (die Tumorgefäße) soll in einem zweidimensionalen Bild wiedergegeben werden, und die zeitlich im Verlauf des Pulszyklus unterschiedliche Perfusion darf nicht zu größeren Abweichungen führen. Zudem wird die Farbe selbst, die ja die Fließgeschwindigkeit wiedergibt, nicht berücksichtigt. Unter Umständen können computergestützte Verfahren und der Einsatz von Volumenscannern neue Aspekte liefern.
3. Die Heterogenität hinsichtlich der Gefäßdichte macht es schwierig, die Wertigkeit der Farbdopplersonographie in der Dignitätseinschätzung von suspekten Läsionen zu beurteilen. Zwar ist beschrieben, daß maligne Tumoren eine höhere Gefäßdichte haben als gutartige Läsionen (Madjar 1990), doch schließt nach unseren Ergebnissen auch das völlige Fehlen darstellbarer Gefäße sicherlich Malignität nicht aus. Eine dicht vaskularisierte Raumforderung macht einen bösartigen Tumor auch nach unserer Erfahrung wahrscheinlich.

Literatur

1. Cosgrove D, Bamber JC, Davey JB, McKinna JA, Sinnet HD (1991) Color Doppler signals from breast tumours. Radiology 176:175
2. Madjar H, Münch S, Sauerbrei W, Bauer M, Schillinger H (1990) Differenzierte Mammadiagnostik durch CW-Doppler-Ultraschall. Radiologe 30:193–197
3. Steinberg F, Konerding MA, Budach V, Streffer C (1991) Vaskularisation, Proliferation, Wachstum und Nekroseentwicklung in 12 unbehandelten xenotransplantierten Weichteilsarkomen. Zentralblatt Radiologie 143,3:709
4. Vaupel P (1991) Durchblutung und Mikrozirkulation in malignen Tumoren. Zentralblatt Radiologie 143,3:707
5. Weidner NR, Semple JP, Welch WR (1991) Tumor angiogenesis and metastasis – Correlation in invasive breast carcinoma. N Engl J Med 324:1

Dopplersonographische Blutflußmessungen von Brusttumoren

Ch. Sohn, W. Stolz, D. Wallwiener, G. Bastert
Universitätsfrauenklinik Heidelberg

Maligne Tumoren der Brust weisen oft eine andere Durchblutung auf als benigne Tumoren [1, 2]. Diese veränderte Durchblutung macht sich in erster Linie in den kleinen Gefäßen und Kapillaren, also in langsamen Flußbereichen bemerkbar. Diese Tatsache setzt voraus, daß zur Diagnostik eine Gerätetechnik zum Einsatz kommt, die in der Lage ist, diese langsamen Blutflüsse darzustellen.

Zur Durchblutungsdiagnostik stehen die CW-Dopplersonographie, die gepulste Dopplersonographie im Duplexsystem und die Farbdopplersonographie/Angiodynographie zur Verfügung. Für alle 3 verschiedenen Methoden weisen die vorhandenen Gerätetechniken deutliche Unterschiede auf in der Erfassung langsamer Blutflüsse. Dies führt dazu, daß mit einigen Geräten ein Blutfluß in oder um einen Tumor auszumachen ist, der mit anderen Geräten nicht zu finden ist.

Daraus resultiert unsere Auswahl folgender Geräte für die Flußmessungen bei Patientinnen mit Brusttumoren:

- CW-Doppler: Vasoscop 3/Kranzbühler
- Duplex-System AI 3200/Dornier
- Angiodynograph: Quantum 2000/Siemens und AI 5200/Dornier

Der CW-Doppler und das Duplex-System zeichnen sich durch eine sehr hohe Sensitivität des Dopplers in der Darstellung des langsamen Flußbereiches aus. Die beschriebenen Colour-Imaging-Systeme gehören der neuesten Generation der Farb-„Doppler"-Systeme an und verwenden nicht mehr den Dopplereffekt zur Flußdarstellung, sondern vermögen die Blutflußbewegung direkt im B-Bild darzustellen. Dadurch ist es möglich, den sehr langsamen Blutfluß winkelunabhängig aufzunehmen mit hoher Bildwiederholungsfrequenz ohne Interpolation, was der bisherigen Farbdopplersonographie nicht möglich war.

Aus der Tatsache, daß eine derart unterschiedliche Gerätetechnik zur Verfügung steht, wird ersichtlich, daß an erster Stelle sich jeder Untersucher über seine eingesetzte Gerätetechnik Klarheit verschaffen muß, um keine falschen Schlüsse aus Untersuchungen zu ziehen, die das zu untersuchende Kriterium gar nicht beurteilen können. Diese Tatsache macht einen Vergleich der vorliegenden Ergebnisse mit denen der Literatur schwer.

Mit allen 3 Gerätetechniken wurden in der vorliegenden Studie 91 Patientinnen untersucht. 54 Patientinnen waren an einem einseitigen Mammakarzinom erkrankt. 37 Patientinnen wiesen einen gutartigen Brusttumor auf, wobei 5mal eine Mammacyste, 15mal eine Fibroadenom und 17mal eine Mastopathie histologisch diagnostiziert wurde.

Bis auf 7 Fälle mit malignem Tumor, waren alle Tumoren tastbar, dabei war in einem Fall auch sonographisch kein Tumor darstellbar.

Zuerst wurde versucht mit Hilfe des Duplexsystems im Tumor und dessen unmittelbaren Umgebung einen Blutfluß nachzuweisen. Mittels des Sample Volumes wurde der Tumor abgetastet. Die Schallkopffrequenz betrug für Doppler und B-Bild 7,5 MHz. Der Schallkopf zeichnet sich durch eine sehr hohe Eindringtiefe bis 10 cm aus. Als objektiver Parameter und zur Quantifizierung wurde der Resistance-Index errechnet.

Anschließend erfolgte die Untersuchung des Tumors und dessen Umgebung mit dem Colour-Imaging-System. Problematisch ist dabei, daß mit dieser Technologie momentan eine Quantifizierung nicht gelingt, so daß nur subjektiv eine Beurteilung des Blutflusses erfolgen kann.

Als letztes wurde mit Hilfe des CW-Dopplers, ohne die Möglichkeit der Kontrolle im B-Bild, beide Brüste meanderförmig auf einen nachweisbaren Blutfluß hin abgesucht. Während mit Hilfe der beiden oben beschriebenen Verfahren nur die Durchblutung im Tumor und dessen Umgebung untersucht wurde, ist es mit Hilfe des CW-Dopplers möglich, die gesamte Organdurchblutung zu erheben. Für die gefundenen Gefäße wurde jeweils der Resistance-Index bestimmt.

Bei 51 der 54 Patientinnen mit einseitigem Mamma-Karzinom konnte mit Hilfe des *Farbdopplers* subjektiv eine Seitendifferenz in der Durchblutung des Tumors und dessen Umgebung diagnostiziert werden. In allen Fällen mit sonographisch nachweisbarem Tumor zeigte sich direkt in den malignen Tumoren ein Blutfluß.

Bei 35 der 37 Patientinnen mit benignem Brusttumor ließ sich kein Seitenunterschied nachweisen. Hier war nur bei 7 Patientinnen direkt im Tumor ein Blutfluß nachweisbar.

Die Dopplerparameter, die sich mit Hilfe des *Duplexsystems* oder des *CW-Dopplers* ermitteln lassen, zeigen einen objektivierbaren Unterschied zwischen gesunder und erkrankter Seite bei den an einem Malignom-erkrankten Frauen: Sowohl die kleinsten vorkommenden als auch die größten Werte des Resistance-Index (RI) unterschieden sich im Mittel deutlich zwischen der erkrankten und der tumorfreien Seite.

Der geringste Wert auf der Malignom-Seite betrug im Mittel 0,55, der maximale Wert 0,67, während auf der Gegenseite 0,71 bzw. 0,75 gemessen wurde.

Ein anderes Bild zeigt sich bei den Patientinnen mit benignen Brusttumoren: hier lagen die niedrigsten Mittelwerte für den RI bei 0,70 und die maximalen Werte bei 0,75 bzw. bei 0,71 und 0,77 auf der nicht erkrankten Gegenseite.

Mit Hilfe des *Duplex-Systems* ließ sich in allen malignen Tumoren, bei denen ein Primärtumor sonographisch nachweisbar war, ein Blutfluß registrieren. Die beschriebenen berechneten Parameter beziehen sich auf den Tumor und dessen Umgebung. In diesen Fällen war mit Hilfe des *CW-Dopplers* auch in der gesamten Brust oder zumindest im befallenen Quadranten ein erhöhter Fluß nachzuweisen, der sich in den erniedrigten Parametern niederschlägt.

Auch die Analyse der Einzelwerte jeder Patientin zeigt, daß der Unterschied zwischen maligne-erkrankter Brustseite und gesunder Gegenseite in allen Fällen mehr als 10% betrug, d. h. der RI war um mehr als 0,1 auf der malignen Seite niedriger als auf der Gegenseite.

Kein Unterschied war in aller Regel zwischen benigner Tumorseite und gesunder Gegenseite zu ermitteln. In Einzelfällen (5mal) war allerdings ein Unterschied zwischen 8 und 10% zu verzeichnen, in den übrigen Fällen immer deutlich unter 8%.

Die Analyse der Kurvenform der Duplex-Kurven bzw. CW-Doppler-Kurven zeigt bei vielen Patientinnen einen Unterschied zwischen malignen und benignen Tumoren bzw. zwischen malignen Tumoren und der gesunden Gegenseite. So sind die Dopplerkurven im Bereich eines malignen Tumors meist nicht mehr moduliert, d. h. sie zeigen keine herzzyklusspezifischen Eigenheiten mehr auf. Dies bedeutet, daß die hügelige Systole nicht mehr von der langsam abfallenden Diastole abgrenzbar ist, während die gesunde Brust bzw. benigne Tumoren meist eine deutliche Abgrenzung zwischen spitzer Systole und niedriger Diastole durch ein frühdiastolisches Tief aufweisen. Bei 47 der 54 Patientinnen mit malignen Tumoren war das spezifische Dopplerkurvenmerkmal der nicht-modulierten Kurve zu registrieren, während nur bei 17 der Patientinnen mit benignem Brusttumor dieses Merkmal zu sehen war, mit der Einschränkung, daß hier die Diastolenhöhe deutlich geringer war. Entsprechend zeigte sich dieses Merkmal selten auf der gesunden Gegenseite: bei 22 der 91 Patientinnen, hier ebenfalls aber mit niedriger Enddiastole.

Die Anzahl der Gefäße pro Brustseite wurde von uns nicht registriert, da sich die Schwierigkeit ergab, daß nicht ausgeschlossen werden konnte, daß dasselbe Blutgefäß mehrmals getroffen und gezählt wurde, so daß wir auf eine Auswertung bezüglich dieses Merkmales verzichteten [2].

Wie unsere Ergebnisse zeigen, ist die Dopplersonographie der Brust in der Lage, die Sicherheit der B-Bild-Sonographie in der Dignitätsdiagnostik eines Brusttumors zu verbessern. Die entscheidende Voraussetzung ist, daß eine geeignete Technik zur Anwendung kommt. So wird beschrieben, daß mit verschiedenen Duplexsystemen und Farbdopplern kein Blutfluß in oder um Brusttumoren nachweisbar ist, was sich mit unseren Erfahrungen deckt [1, 2]. Auch durch die Tatsache, daß in der Farbdopplersonographie mit neuester Technik mittlerweile 3 Methoden zur Verfügung stehen, die teils nicht mehr nach dem Dopplerprinzip arbeiten, macht einen Vergleich schwer. So stützen sich unsere Untersuchungen auf eine Gerätetechnik, die besonders in langsamen Flußbereichen den Blutfluß zu detektieren vermag, wie er in der Organdurchblutung und Tumordurchblutung zu erwarten ist mit Fließgeschwindigkeiten im Bereich von Millimetern/Sekunde. Bei den Untersuchungen mit Hilfe des Duplex Systems und des CW-Dopplers ist eine entscheidende Frage, welche Parameter zur Erfassung des Blutflusses im Tumor oder in der gesamten Brust gewählt werden. Während Madjar hier die Registrierung der Frequenzverschiebung für geeignet hält, sind wir der Meinung, daß diese Größe zu sehr fehlerbelastet ist [2].

Bei optimaler Winkeleinstellung zwischen Dopplerstrahl und Gefäß resultiert eine hohe Frequenzverschiebung, bei ungünstigem Winkel eine niedrigere. Dabei sind die Gefäße in der Brust nur selten im Ultraschall-B-Bild direkt darzustellen und müssen meist ohne Darstellung im Schnittbild aufgesucht werden.

Aus diesem Grunde errechneten wir aus dem Verhältnis von Systolenhöhe zur Enddiastolenhöhe den Resistance-Index (RI) und die A/B-Ratio, um hiermit die Fehler, die in die Bestimmung der absoluten Werte eingehen, zu eliminieren. Der deutliche Unterschied zwischen malignen und benignen Tumoren wird in diesen Durchblutungsparametern sichtbar.

Es zeigt sich ein deutlicher Unterschied zwischen malignen und benignen Tumoren bei der Messung des Blutflusses direkt im Tumor und dessen unmittelbarer Umgebung. Während bei allen malignen Tumoren ein Blutfluß im Tumor mit Hilfe des Farbdopplers und des Duplex-Systems mit niedrigem Resistance-Index darstellen ließ, zeigte sich nur bei 7 der 37 Patientinnen mit benignem Tumor ein Blutfluß im Tumor bei deutlich höherem Resistance-Index.

Es konnte keine Korrelation zwischen Tumorgröße und Durchblutung gefunden werden, was durch die Tatsache der möglichen frühen hämatogenen Metastasierung des Mamma-Karzinoms bestätigt wird.

Unsere Untersuchungen zeigen also, daß die sonographische Durchblutungsdiagnostik von Tumoren in der Lage ist, die Dignitätsdiagnostik zu verbessern und abzusichern.

Literatur

1. Jellins J (1988) Combining imaging and vascularity assessment of breast lasions. Ultrasound Med Biol 14:121–130
2. Madjar H, Sauerbrei W, Münch S, Prömpeler H, Schillinger H (1990) Methodenanalyse zur Doppleruntersuchung der weiblichen Brust. Ultraschall in Med 4:196–201

Color Doppler Sonography in Breast Diseases

D. Fournier

Department of Radiology, CHUV, CH-1011 Lausanne

Introduction

The diagnostic possibilities of sonography have improved the accuracy of breast imaging. The aim of research and future developments of diagnostic methods is to detect earlier breast cancers and to reduce the surgical biopsies of benign lesions.

Many authors have been working, for over ten years, on criteria of "arterial tumoral flow" based on the Doppler analysis of the main breast arteries and of lumps using continuous wave Doppler [1] and duplex sonography [2, 3, 4]. Color coded Doppler sonography (CCDS) is a recent technology and only few papers have been published using this device [5]. Presently, Doppler analysis of vascularization is still achieved in two ways:

– the first one uses the high sensitivity of flow detection of a 10 MHz probe (continuous wave Doppler), but without simultaneous demonstration of the echostructure of the breast. The low specificity of such a procedure is well known [2].
– the second one, which associates Doppler analysis and grey scale sonography, emphasizes the relationship between blood vessels and abnormal sonographic findings, either by duplex or color Doppler sonography.

Most of these studies have tried to assess a relationship between a clinically or radiologically suspect lesion and a characteristic blood flow pattern. Typically, a "tumoral flow" has a high systolic velocity and a relatively high diastolic flow, corresponding to a low resistance artery (Fig. 1 a–b). Initial publications (with continuous wave Doppler) already demonstrated the presence of such a flow pattern in the supposed area of a malignancy [1]. With duplex and color Doppler devices, precise relationship between the vessels and the effective malignant mass can be determined. However, a "tumoral flow" is not present in any malignant lesion [2, 4]. Furthermore, the presence of this flow pattern is not specific for a malignant lesion but, in our experience, is present in any physiological and pathological condition which leads to the development of arteriovenous shunts.

Fig. 1 a–d. Four invasive ductal carcinomas, less than 2 cm in diameter: two of them (a, b) have a low resistance arterial flow ("malignant flow pattern"), the third has no diastolic flow (c) and the fourth a reverse diastolic flow (d)

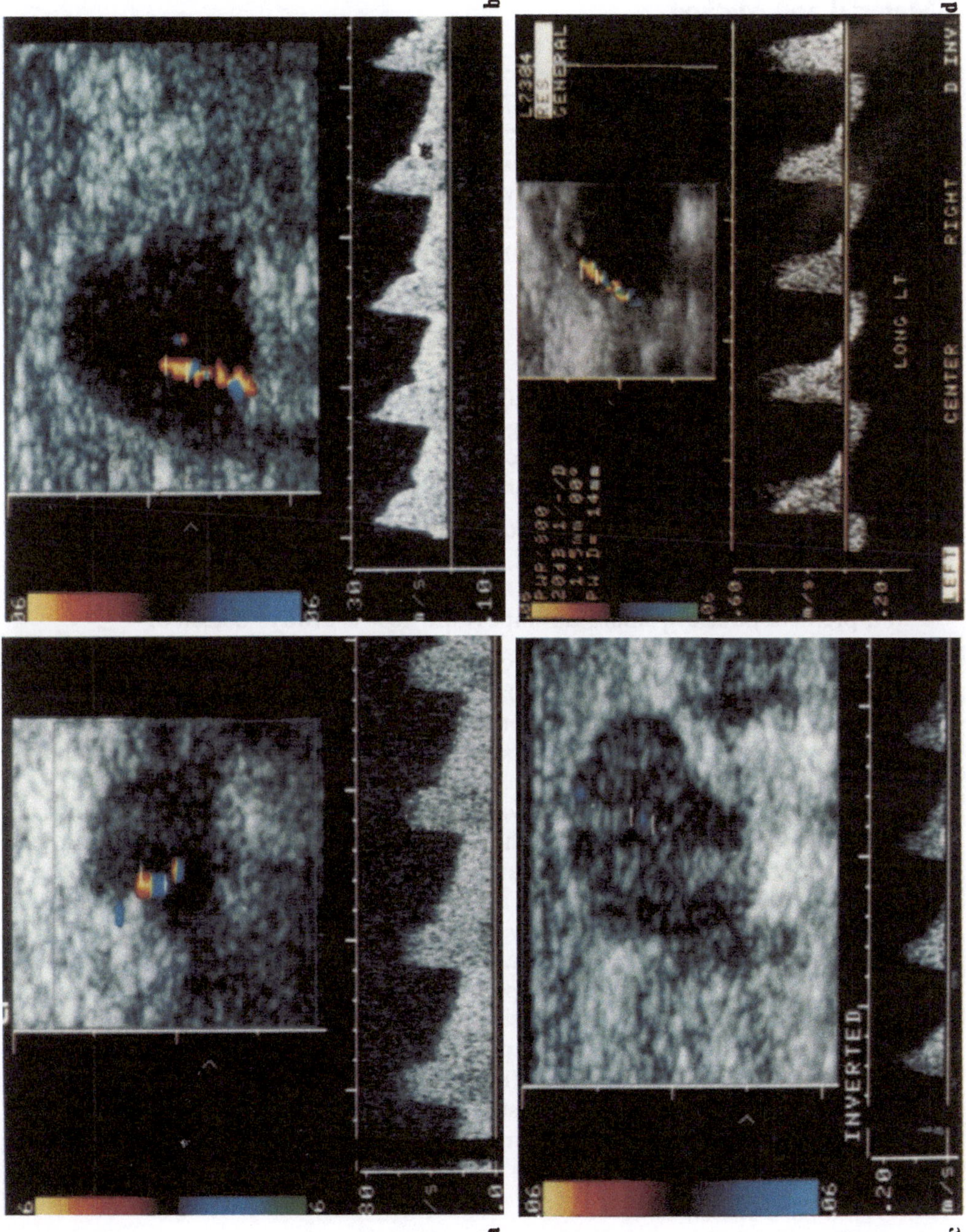

Material and Method

For the past two years, we have been carrying out sonography of the breast with
a color Doppler device (Acuson 128, 7.5 MHz probe for the grey-scale imaging,
and 5 MHz for the Doppler). We evaluated the vascularization of the last
100 focal breast lesions, detected by clinical examination, mammography and/or
sonography, using the optimal sensitivity (different angles for the probe, magni-
fication, etc.) of our device. Flow velocity as low as 0.002 m/sec should have been
detected. Examination time was as long as 20 minutes, in some cases.

Results

In the 30 malignant lesions, the tumoral flow pattern was evident in 12 cases (mean
age of 50 years). In 6 cases (mean age of 75 years), a good velocity curve was
obtained but did not show a diastolic flow. In the 12 other cases, the flow was
estimated too small to allow an accurate analysis. The main findings are that:

- every malignant lesion has a detectable arterial flow.
- the vascularization of the tumour is, in general, weaker when the lesion is small
  and the woman old.
- in a premenopausic woman, an important flow is always detected.

However, a "tumoral flow pattern" can be encountered in many other breast
conditions (false positive): in the normal breast of the young woman (Fig. 2a), in
fibrocystic diseases, in growing fibroadenomas (Fig. 2b), in inflammatory
diseases, in breast trauma or postoperative state (Fig. 2c), during pregnancy
(Fig. 2d) and lactation.

   In fibrocystic breast, particularly with marked adenosis, acoustic shadowing is
frequently found, often associated with arteries presenting a high velocity and low
resistance flow pattern. During pregnancy and lactation, vessels are prominent in
the breast parenchyma which usually appears irregular, with some architectural
distorsions, areas of hypoechogenicity, marked acoustic shadowing. When a low
resistance artery coexists with such an atypical finding, we could consider this zone
as suspect of malignancy. It is then imperative to keep in mind the different causes
of false positives, and not to diagnose a malignant lesion before analyzing the
clinical, mammographic and sonographic data.

   On the contrary, the "tumoral flow pattern" may be absent in cancers,
particularly in old women where breast malignancies are usually growing slowly.
It is possible that, in these cases the intra- and peritumoral neo-vascularization

---

Fig. 2a–d. Four different benign conditions with a "tumoral flow pattern" in women under
40 years of age, presenting with a lump. **a** normal acoustic shadowing behind a Duret crest in a
dysplasic breast. **b** lobulated fibroadenoma. **c** ill-defined hypoechogenic mass one year after
surgery: fat necrosis. **d** hypoechogenic area with some acoustic shadowing in a 16 weeks pregnant
woman. Normal finding

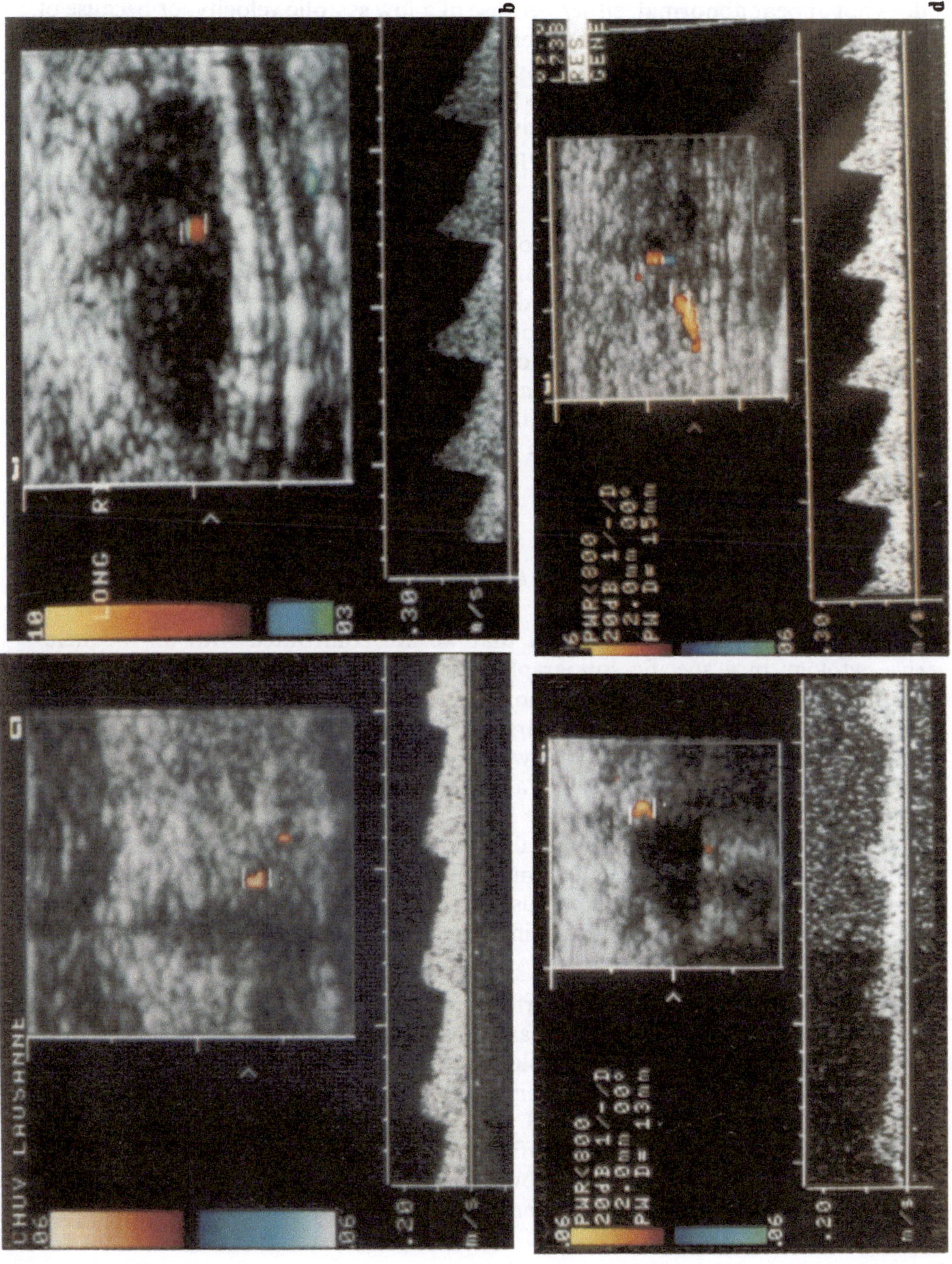
CHUV LAUSANNE
LONG RT
a
b
c
d

does not appear abnormal, either because of a low systolic velocity, or because of the lack or a low diastolic component (Fig. 1c). The diastolic flow can even be reversed (Fig. 1d). When this velocity flow pattern is present in a lump analysed by continuous wave Doppler, one fails to confirm malignancy and one may delay other diagnostic procedures. Using duplex or color Doppler, the presence of such a flow pattern in or around an atypical sonographic lesion, does not allow to consider this lesion as a malignant one. In these conditions, a cytological fine needle aspiration is mandatory.

"Tumoral flow pattern" may also be absent in small cancers. This is probably the consequence of the tiny neovascularization which is proportional to the size of the tumor, not big enough to be detected by the probes used today. In-situ carcinomas, which do not have tumoral vessels, may also not show tumoral flow. Furthermore, the detection of a tumoral flow in a sonographic malignant process is greatly dependent on the examinator and on the technical equipment.

With the knowledge of these findings, Doppler analysis, considered as an isolated tool, cannot differenciate a benign and a malignant lesion with enough accuracy.

Proposed Applications for Flow Analysis in Breast Lesions

Our reflexion is based on the fact that we are confronted with an inconclusive cytology in a specific sonographic lesion (an attenuating area or a lesion suggestive of an atypical fibroadenoma), so that a malignant lesion cannot be ruled out. This usually implies a surgical biopsy. If the analysis of vascularization of such a lesion would allow the differenciation between benign and malignant lesion, a less agressive approach than a surgical biopsy could be considered.

During daily work, the most reliable and realistic algorithm for the diagnostic of breast lesions is to take clinical, mammographic and sonographic results as a whole. Therefore, we think that it is useless to require a Doppler analysis if a lesion has a typical aspect on conventional imaging. In doubtful situations, Doppler flow analysis can be useful:

- when a low resistance tortuous artery or numerous vessels are present around an acoustic shadow, this can be an argument for a malignant lesion.
- in the absence of vessels in an atypical mass, one could avoid immediate surgical biopsy and to follow-up the lesion. This condition is found with most of non calcified old fibro-adenomas and with scars.
- when the breast is particularly difficult to analyze, either by mammography or sonography, the comparative flow analysis of these areas and of the main arteries could be a part of the annual control.

Conclusion

Doppler analysis of breast malignancies allows a non invasive functional assessment of the vascularization of tumors in general. Color Doppler sonography is a growing field of interest because it is the fastest method to detect the presence of a flow at a precise site. Less sensitive than continuous wave Doppler because of the use of a lower frequency Doppler beam, it establishes, better than any other method, the relationship between blood vessels and breast lesions. However, in our opinion, flow analysis will not be an usual approach in the diagnostic evaluation of every clinical lump or mammographic and/or sonographic abnormality because this procedure has a lower accuracy than the accurate standard procedure (mammography, sonography, cytology), cannot be widely used (cost, time consuming, skill) and gives false positive as well as false negative cases, which are difficult to manage.

In the therapeutic approach, this technique could allow to analyze the vascularization of the malignant tumor and of metastatic lymphnodes before, during and after chemotherapy or radiation therapy. It could also give a semi-quantitative approach about the sensitivity of breast tumors to chemotherapy.

It could give some diagnostic clues in some selected breast lesions which are still to be assessed. Therefore further prospective studies should be done.

References

1. Wells PNT, Halliwell M, Skidmore R et al. (1977) Tumor detection by ultrasonic Doppler blood flow signals. Ultrasonics 15:231
2. Scoutt LM, Ramos IM, Taylor KJW et al. (1988) Continuous wave Doppler examination of breast masses. Radiology 169(Suppl):21
3. Hackelöer BJ, Duda V, Kauth G (1989) The complementary role of blood flow assessment to ultrasonic imaging. In: Ultrasound Mammography. Methods, Results, Diagnosis Strategies. Springer, New York Berlin Heidelberg London Paris
4. Jackson VP (1989) Breast neoplasms: duplex sonographic imaging as an adjunct in diagnosis. Radiology 170(2):578
5. Adler DD, Carson PL, Rubin JM et al. (1990) Doppler ultrasound color flow imaging in the study of breast cancer: preliminary findings. Ultrasound Med and Biol 16(6):553

Quantitative Flußmessung am Hirnkreislauf – Methodik und Relevanz für die Klinik

H. R. MÜLLER

Neurologische Universitätsklinik, Basel

Drei ultraschalldiagnostische Techniken der quantitativen Flußmessung am Hirnkreislauf sollen kurz besprochen und ihre möglichen klinischen Anwendungen diskutiert werden.

Carotis communis-Flußmessung

Für die quantitative Messung des Volumenflusses in Arterien wurden eine Reihe von Verfahren vorgeschlagen. Bei einem Teil derselben basiert die Volumenflußmessung auf dem mittels eines Multigate-Dopplersystems aufgenommenen Geschwindigkeitsprofil. Andere Methoden beschränken sich darauf, die gemittelte Strömungsgeschwindigkeit mit dem Lumenquerschnitt, der aus dem mit einem Echosystem bestimmten größten Innendurchmesser errechnet wird, zu multiplizieren [Lit. bei 15]. Beiden Verfahrenstypen ist gemeinsam, daß von einem kreisrunden Gefäßdurchschnitt ausgegangen wird. Die das Geschwindigkeitsprofil messenden Techniken machen außerdem die Voraussetzung, daß dieses Profil zentral-symmetrisch ist. Ein einziges Verfahren, das weder von der Erfüllung noch von der anderen Grundbedingung ausgeht, hat zwar in vitro ordentliche Resultate ergeben [6], ist aber bisher in vivo nicht genügend erprobt worden.

Als weitaus praktikabelste Technik hat sich uns bei der Anwendung in der neurovaskulären Diagnostik das von Furuhata et al. [4] beschriebene Flußmessungsverfahren bewährt, das als QFM-, später VFM-System (Hadeco, Kawasaki, Japan) auf dem Gerätemarkt zur Verfügung steht.

Mittels eines kleindimensionierten Transducers wird durch das QFM-System der Gefäßinnendurchmesser mit der eindimensionalen Impulsechotechnik bestimmt, indem ein elektronisches Fenster so eingestellt wird, daß es den Gefäßinnenraum umfaßt. Dank eines phase-looped-Systems wird erreicht, daß das elektronische Fenster den transversalen Pulsationen folgt. Die Bestimmung der absoluten Flußgeschwindigkeit trotz des bei perkutaner Anwendung unbekannten genauen Einfallswinkels wird dadurch erreicht, daß das Schallbündel des Dopplersignals unter einem Winkel von 65° zur aktiven Sondenoberfläche eingestrahlt wird, der reflektierte Ultraschall mit zwei mit Winkeln von 55° bzw. 75° symmetrisch dazu angeordneten Kristallen empfangen. Die Geschwindigkeit des Blutflusses errechnet sich dann nach der Formel

$$v = \frac{a}{h}\left(1 + \sqrt{\cot 10° - \frac{b/a}{\sin 10°}}\,\right)$$

wobei a = Dopplerfrequenz Empfängerkristall A

b = Dopplerfrequenz Empfängerkristall B

$h = \dfrac{2 \cdot f}{c}$

f = Sendefrequenz

c = mediumspezifische Ultraschallgeschwindigkeit

Während die A. vertebralis wegen ihrer beschränkten akustischen Zugänglichkeit von der Untersuchung ausgeschlossen bleibt, ist die Möglichkeit der Volumenflußmessung am Karotisbaum aus anatomischen Gründen auf die A. carotis communis beschränkt. Auch die Volumenflußmessung an der A. carotis communis vermag aber klinisch recht aufschlußreich zu sein, dies vor allem bei der Quantifizierung des hämodynamischen Ergebnisses von gefäßchirurgischen Eingriffen wie Karotisendarteriektomie, EC/IC-Bypassoperation und Operation arteriovenöser Mißbildungen [14, 15].

Die mit QFM-System gefundenen Normalwerte waren für den einseitigen A. carotis communis-Fluß 5–10,3 ml/s Seitenunterschiede als pathologisch betrachtet werden, wenn sie mehr als 19,2 % des R + L-Summenflusses betragen [14]. Unter diesem Grenzwert gelegene Seitendifferenzen können dadurch zustandekommen, daß der eine Carotis interna-Baum größer angelegt ist als der andere, indem z. B. die A. cerebri posterior oder die A. cerebri arterior der Gegenseite mitversorgt wird.

V. jugularis interna-Flußmessung

Im Bestreben, durch die beidseitige transkutane Flußmessung in der V. jugularis interna auf nichtinvasivem Wege den totalen zerebralen Blutfluß (tCBF) zu bestimmen, haben wir an je 100 gesunden Probanden von gleichmäßiger Geschlechts- und Altersverteilung zwischen 21 und 70 Jahren drei verschiedene Verfahren der Jugularvenenflußmessung erprobt [3, 12, 13].

Bei zwei dieser Techniken wurde die mittlere Strömungsgeschwindigkeit mittels zwei einander zugewendeten und wechselweise mit einem eintorigen Dopplersystem betriebenen Schallköpfen gemessen. Nach Anpeilung der Meßstelle durch Regelung der Schallkopfdistanz [12] oder des zwischen den beiden Schallstrahlen liegenden Winkels [3] und nach Adjusting des Tores auf die Tiefe und Weite der Blutsäule wurde der Komplex der mechanisch miteinander verbundenen Transducer so eingestellt, daß die beiden Dopplersignale identisch waren. Der Einfallswinkel ließ ich in dieser Position als Komplementärwinkel zur Hälfte des Winkels zwischen den beiden Schallstrahlen errechnen und gestattete die Bestimmung der wahren Strömungsgeschwindigkeit. Deren zeitliches Mittel wurde zur Errechnung des Volumenflusses mit demjenigen des mit einem Linear-array-Scanner planimetrisch bestimmten Gefäßquerschnitts off-line multipliziert. Für das dritte Verfahren wurde ein konventioneller Duplex-Scanner (Diasonics 1000, Mountain View CA, USA) verwendet, dessen Schallkopf mit einer speziellen Halterungsvorrichtung [9] für die Messung der Strömungsgeschwindigkeit längs und für die Planimetrie des Blutsäulenquerschnittes quer zur Gefäßachse eingestellt wurde. Auch bei dieser Technik wurde der Volumenfluß durch Multiplikation der beiden Parameter errechnet. Der an den jeweiligen Gesamtkollektiven gefundene Mittelwert des R + L-Summenflusses in der V. jugularis interna (tCBF) betrug in Studie I [12] 839 ± 226 ml/min, in Studie II [3] 796 ± 280 ml/min und in Studie III [13] 740 ± 209 ml/min. Abb. 1 zeigt, daß entsprechend dem Geschlechtsunterschied des Hirngewichts [5] der tCBF in allen drei Untersuchungen beim männlichen Geschlecht höher war als beim weiblichen.

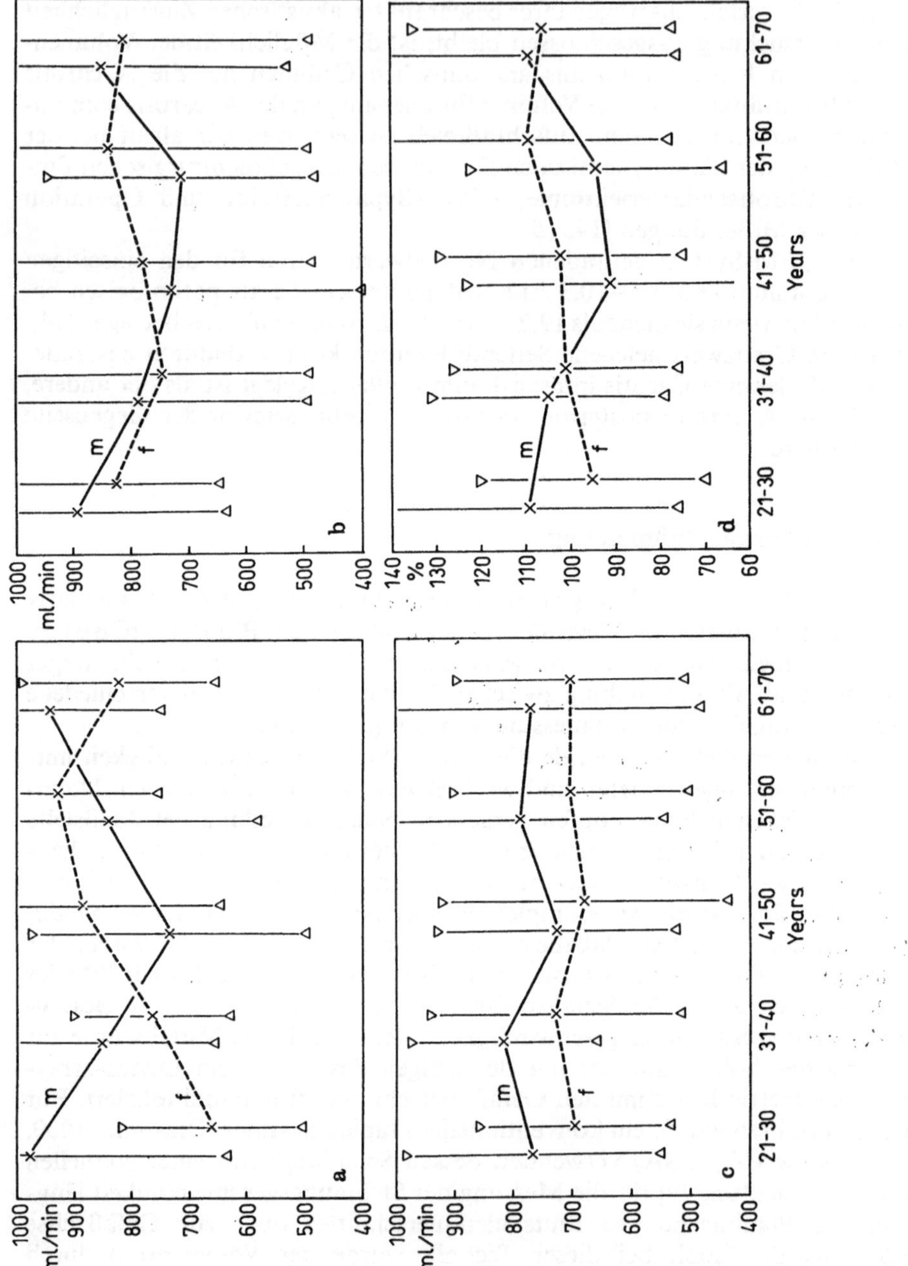

Abb. 1. R + L V. jugularis interna-Fluß nach Geschlecht und Alter in den Studien I (a), II (b) und III (c). **d** Relativänderungen des R + L V. jugularis interna-Fluß im Verlaufe des Erwachsenen-alters, bezogen auf den geschlechts- und studienspezifischen Durchschnittswert. Studien I, II und III gepoolt, n = 300

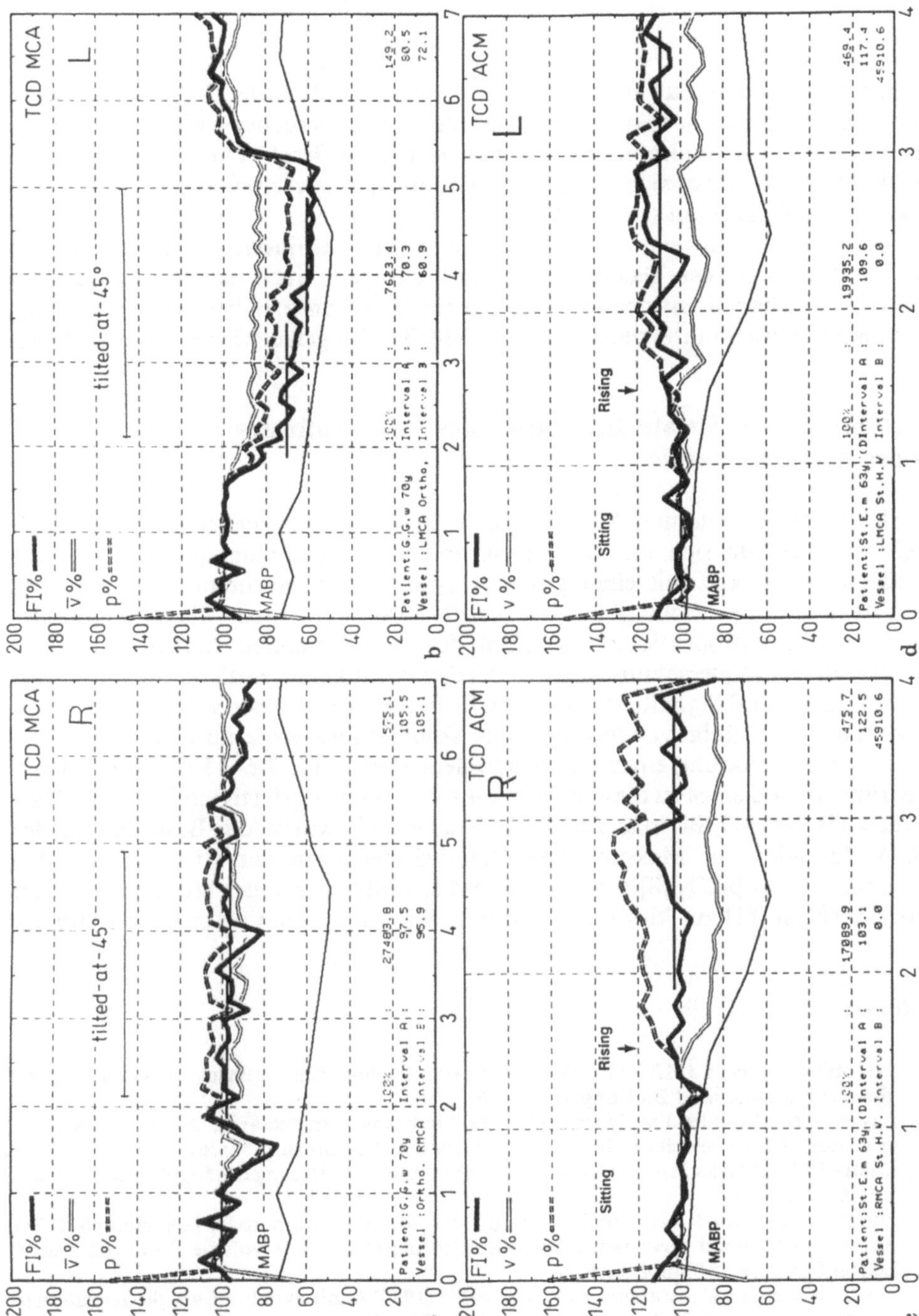

Abb. 2a,b. TCD-Kipptischtest bei einer 70jährigen Patientin mit hochgradiger Abgangsstenose der linken A. carotis interna. Gute Autoregulation rechts. Links Abnahme des Volumenflusses in der A. cerebri media während der Kipp-Periode auf 60% des Liegewertes. **c,d** TCD Hock-Stehtest bei einem 63jährigen Patienten mit beidseitiger < 50% Karotisstenose: Störung der Kreislaufregulation mit Abnahme des mittleren arteriellen Blutdruckes um 40 mm Hg nach dem Aufstehen. Dabei beidseits sehr gute Autoregulation mit erheblicher Dilatation auch des Stammes der A. cerebri media (p-Kurve)

Ferner ist zu sehen, daß in zwei der drei Studien [12, 3] der Fluß im 5. und 6. Lebensjahrzehnt beim männlichen Geschlecht vorübergehend ab-, beim weiblichen zunahm. Die Flußminderung beim männlichen Geschlecht in der Altersklasse 41–60 Jahre erwies sich bei der gemeinsamen Auswertung der drei Untersuchungen als signifikant (p < 0,05).

Die klinische Anwendung der V. jugularis interna-Flußmessung bleibt wegen der recht aufwendigen Technik problematisch, wenn auch die Bestimmung des tCBF in manchen Situationen (Low perfusion-Syndrom z. B. bei Herzinsuffizienz, Bestimmung des Shunt-Volumens bei AV-Mißbildungen etc.) von Interesse wäre.

Bestimmung von Relativänderungen des Volumenflusses in der A. cerebri media

Die Messung des absoluten Volumenflusses in den intrakraniellen Hirnarterien ist nicht möglich, da sich mit der transkraniellen Dopplersonographie zwar die Flußgeschwindigkeit mit einer guten Approximation bestimmen läßt [2]), das Gefäßkaliber aber nicht gemessen werden kann. Da aber die Leistung des Dopplersignals proportional zur Zahl der reflektierenden Erythrozyten und damit zum Gefäßquerschnitt ist [1], bildet das Produkt aus mittlerer Strömungsgeschwindigkeit und Signalleistung als TCD-Flußindex [7] einen Parameter, dessen Änderungen die Relativänderungen des Volumenflusses quantitativ anzeigt.

Unter Verwendung eines TCD-Dopplersystems (TC 2-64, EME GmbH, D-Überlingen) und eines zu diesem Zweck als Prototyp angefertigten Signalanalysegerätes (B 108/K 7 Biomac Ltd., CH-Frauenfeld) wurde die Bestimmung des TCD-Flußindex zur Messung von Relativänderungen der Hirnperfusion bei Änderungen des pCO_2 [8] sowie bei Kipptischuntersuchungen [10] und in einem Hock-Stehtest [11] zur klinischen Prüfung der Autoregulation erprobt (Abb. 2).

Literatur

1. Art MGJ, Roevros JMJG (1972) On the instantaneous measurement of blood flow by ultrasonic means. Med Biol Eng 10:23–34
2. Aaslid R, Markwalder TM, Nornes H (1982) Nonvivasive transcranial Doppler ultrasound recording of flow velocity in basal cerebral arteries. J Neurosurg 57:769–774
3. Brunhölzl Ch, Müller HR (1990) Dopplersonographische Messung des Jugularvenenflusses. VASA 19:26–29
4. Furuhata H, Kanno R, Kodaira K, Aoyagi T, Hayashi J, Matsumoto H, Yoshimura S (1978) An ultrasonic blood flow measuring system to detect absolute volume flow. Jpn J Med lectron Biol Eng 16(Suppl):334
5. Ho K, Roessmann U, Straumfjord V, Monroe G (1980) Analysis of brain weight in relation to sex, race and age. Arch Pathol Lab Med 104:635–639
6. Hottinger CF, Meindl JD (1979) Ultrason Imag 1:1–15
7. Müller HR, Casty M (1987) Ein Flußindex zur transkraniellen Dopplersonographie. Ultraschall in Med 7:238–252
8. Müller HR, Casty M (1991) CO_2 reactivity of middle cerebral artery truncal caliber. J Ultrasound Med 10(Suppl):47 (Abstr.)
9. Müller HR, Schiele G (1989) Ein Schallkopfhalter zur Verbesserung der Duplexsonographie. Ultraschall in Med 10:77–79

10. Müller HR, Casty M, Moll R, Zehnder R (1991) Response of middle cerebral artery volume flow to orthostasis. Cerebrovasc Dis 1:82–89
11. Müller HR, Lampl Y, Haefele M (1991) Ein TCD-Steh-Test zur klinischen Prüfung der zerebralen Autoregulation. Ultraschall in Med 12:218–221
12. Müller HR, Casty M, Buser M, Haefele M (1988) Ultrasonic jugular venous flow measurement. J Cardiovasc Ultrasonogr 7:25–29
13. Müller HR, Hinn G, Buser MW (1990) Internal jugular venous flow measurement by means of a duplex scanner. J Ultrasound Med 9:261–265
14. Müller HR, Radue EW, Buser M (1987) Cranial blood flow measurement by means of Doppler ultrasound. In: Spencer MP (Hrsg) Ultrasonic Diagnosis of Cerebrovascular Disease. Martinus Nijhoff, Dordrecht Boston Lancester, S 87–99
15. Müller HR, Radue EW, Saia A, Palloti C, Buser M (1985) Carotid blood flow measurement by means of ultrasonic techniques: limitations and clinical use. In: Hartmann H, Hoyer S (Hrsg) Cerebral Blood Flow and Metabolism Measurement. Springer, Berlin Heidelberg New York, S 571–591

Transkranielle Doppler-Sonographie
Indikationen, Möglichkeiten und Grenzen

K. Rosenkranz, R. Langer, R. Felix

Strahlenklinik und Poliklinik, Universitätsklinikum Rudolf Virchow, Freie Universität Berlin, D-1000 Berlin 65

Einleitung

Die 1982 erstmals beschriebene [1] und in den letzten Jahren zum sogenannten „Doppler-Flow-Mapping" [5] weiterentwickelte transkranielle Doppler-Sonographie (TCD) erlaubt den direkten Nachweis intrakranieller Gefäßstenosen sowie zerebraler Kollateralkreisläufe.

Unter Berücksichtigung der bisherigen Erfahrungen der Strahlenklinik mit der TCD wird eine Übersicht über die Einsatzmöglichkeiten und Indikationen dieser nichtinvasiven Methode gegeben.

Patienten und Methoden

1. Normalpersonen und Patienten

100 Probanden ohne klinischen Anhalt für zerebrovaskuläre Erkrankungen dienten als Kontrollkollektiv. Die altersabhängigen Normwerte mittlerer Flußgeschwindigkeiten in der A. cerebri media (MCA), der A. cerebri anterior (ACA) und der A. cerebri posterior (PCA) wurden bereits publiziert [1, 5].

Insgesamt 830 Patienten wurden extra- und transkraniell-dopplersonographisch von Januar 1989 bis Juli 1991 untersucht (405 männlich, 425 weiblich). Davon erfolgte in 71 Fällen eine TCD-Verlaufskontrolle, so daß die Gesamtzahl der bisher durchgeführten Untersuchungen 901 betrug. Das mittlere Alter der Patienten lag bei 59 Jahren (7–91 Jahre).

Transkraniell-dopplersonographisch wurden bei Probanden und Patienten die systolischen Maximal- (V_{sys}) und die zeitgemittelte Geschwindigkeit (V_{mean} oder time average velocity = TAV) in der MCA, ACA und PCA bestimmt. Der Pulsatilitätsindex (PI) nach Gosling und King [3] ergab sich nach folgender Formel:

$$PI = (V_{sys} - V_{dia})/V_{mean}$$
V_{dia} = diastolische Minimalgeschwindigkeit

Die Flußgeschwindigkeiten für die PI-Bestimmung wurden im MCA-Hauptstamm gemessen.

2. Methoden

Bei allen 830 Patienten ging der TCD eine *farbduplexsonographische Untersuchung der extrakraniellen Carotiden* voraus (Acuson 128 und 128 XP).

Zur Bestätigung der sonographischen Befunde wurde in 110 Fällen eine *i.a. DSA* durchgeführt (Polytron, Siemens).

Transkranielle Doppler-Sonographie (TCD) – Untersuchungstechnik–

Zur Anwendung kam ein gepulstes 2 MHz-Doppler-Gerät (Trans-scan, Fa. EME, D-7770 Überlingen) mit computergestützter Darstellung der Meßvolumen (Sample-Volume)-Position in drei Raumebenen. Dieses System des „Doppler-Flow-Mapping" vereinfacht die Identifikation der intrakraniellen Gefäße bei der *transtemporalen* Untersuchung [5].

Die *transnuchale* (subokzipitale) und *transorbitale* Untersuchung wurden mit handgehaltener Sonde durchgeführt.

Die Angabe der in der transkraniellen Doppler-Sonographie gemessenen Frequenzverschiebung erfolgt als Flußgeschwindigkeit in cm/s, die nach der für eine Sendefrequenz von 2 MHz gültigen Gleichung 1 kHz = 39 cm/s berechnet wird. Die Angaben in cm/s gelten für einen Winkel zwischen Schallsonde und Gefäß von weniger als 30°. Da bei der transtemporalen Untersuchung die Beschallungsrichtung für den Hauptstamm der MCA sowie für die Pars horizontalis der ACA (ACA-A_1) als nahezu axial angenommen werden darf, sind Absolutmessungen der Strömungsgeschwindigkeit in diesen Gefäßabschnitten mit guter Zuverlässigkeit möglich.

Ergebnisse

Patientenkollektiv
Unauffälliges transkranielles Doppler-Sonogramm

In 501 von 830 Fällen war das transkranielle Doppler-Sonogramm unauffällig.

Pathologisches transkranielles Doppler-Sonogramm

1. Stenosen und/oder Verschlüsse der extrakraniellen A. carotis interna (ICA) (n = 85)

Bei 85 Patienten wurden Stenosen und/oder Verschlüsse der extrakraniellen ICA duplexsonographisch nachgewiesen und angiographisch bestätigt. In 56 Fällen war die Gefäßläsion unilateral, in 29 Fällen bilateral lokalisiert.

Bei 17 von 85 Patienten zeigten sich transkraniell-dopplersonographisch uni- oder bilateral geringgradige MCA-Hauptstamm (MCA-M_1)-Stenosen ($V_{sys} \leq 150$ cm/s). Diese Patienten wurden bei der folgenden Auswertung nicht berücksichtigt.

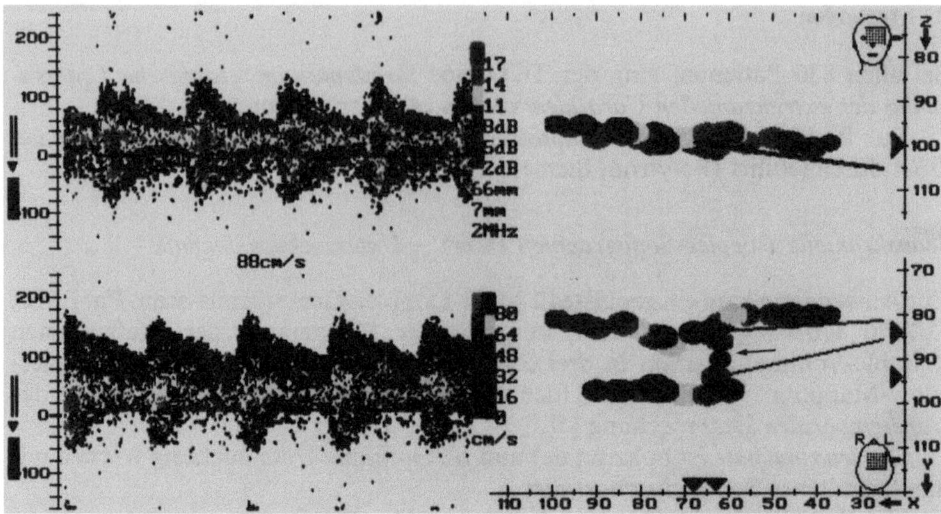

Abb. 1. Transkraniell-dopplersonographische Darstellung der Hirnbasisarterien der linken Hemisphäre eines 67jährigen Patienten mit einem Verschluß der extrakraniellen A. carotis interna links. Kollateralversorgung über die Aa. cerebri anteriores und die A. cerebri posterior. Linke Bildhälfte: Geschwindigkeitsspektren der linken A. cerebri anterior (oben) mit Flußumkehr und Turbulenzen sowie der linken A. cerebri posterior, ebenfalls mit Turbulenzen und pathologischer Flußgeschwindigkeitserhöhung. Rechte Bildhälfte: Coronale (oben) und horizontale Sicht (unten), direkter Nachweis der A. communicans posterior (Pfeil) in der horizontalen Sicht

Bis zu 3 verschiedene Kollateralen wurden mit der TCD bei 43 von 68 Patienten nachgewiesen:

a) Kollateralisierung von der Gegenseite über die ACA. Die TCD zeigte in diesen Fällen eine Flußumkehr in der ACA ipsilateral der ICA-Obstruktion, häufig verbunden mit einer Flußgeschwindigkeitserhöhung und Turbulenzen (Abb. 1).
b) Kollateralisierung vom vertebrobasilären Stromgebiet über die PCA. Neben dem Nachweis des Ramus communicans posterior in deutlicher Signalintensität sind Flußgeschwindigkeitserhöhung und Turbulenzen in der PCA typisch (Abb. 1).
c) Kollateralisierung vom Externastromgebiet über die A. ophthalmica (OA). Kompression der A. temporalis superficialis ipsilateral der ICA-Obstruktion führt zu einem Sistieren oder einer Umkehr der Strömung in der OA.

25 Patienten mit unilateralen ICA-Stenosen $\leq 80\%$ zeigten in nur 2 Fällen eine ACA-Kollaterale. Dagegen waren bei bilateralen ICA-Obstruktionen $> 80\%$ und unilateralen ICA-Stenosen $> 90\%$ und -Verschlüssen mindestens 2 Kollateralen nachweisbar, in 50% aller Fälle unter Einschluß der OA-Kollateralen.

Ein intraindividueller Seitenvergleich von V_{mean} und PI in beiden MCA bei unilateralen ICA-Obstruktionen $> 80\%$ ergab eine signifikante PI-Reduktion in der postobstruktiven MCA: bei einem Stenosegrad zwischen 80 und 90% wurde ein PI von 0,70 und bei ICA-Stenosen $> 90\%$ und -Verschlüssen ein PI von 0,67 bestimmt (gegenüber 0,87 in der kontralateralen MCA). V_{mean} zeigte lediglich bei ICA-Obstruktionen $> 90\%$ eine geringgradige Reduktion (49 cm/s gegenüber 58 cm/s in der kontralateralen MCA).

2. Intrakranielle Gefäßstenosen $(n = 73)$

Bei 70 Patienten mit unauffälligen extrakraniellen Carotiden wurden transkraniell-dopplersonographisch uni- oder bilaterale Stenosen der MCA-M_1 festgestellt. 3 Patienten zeigten in 2 Fällen unilateral eine Stenose des supraklinoidalen Abschnitts des ICA-Siphons sowie in einem Fall eine A. basilaris-Stenose, die angiographisch bestätigt werden konnten.

Alle Patienten zeigten im Stenosebereich eine Erhöhung der V_{sys} über 120 cm/s sowie der V_{mean} über 80 cm/s, verbunden mit Turbulenzen (Abb. 2).

3. Intrakranielle Gefäßspasmen $(n = 29)$

29 Patienten mit chronischen uni- oder bilateralen Kopfschmerzen zeigten ein unauffälliges extrakranielles Doppler-Sonogramm. Transkraniell-dopplersonographisch wurden Erhöhungen der V_{sys} über 120 cm/s bzw. V_{mean} über 80 cm/s mit Turbulenzen in der MCA nachgewiesen. In allen Fällen kam es zu einer V_{mean}-Änderung in der Kontrolluntersuchung nach 3 bis 6 Monaten um mehr als 30% des Ausgangswerts.

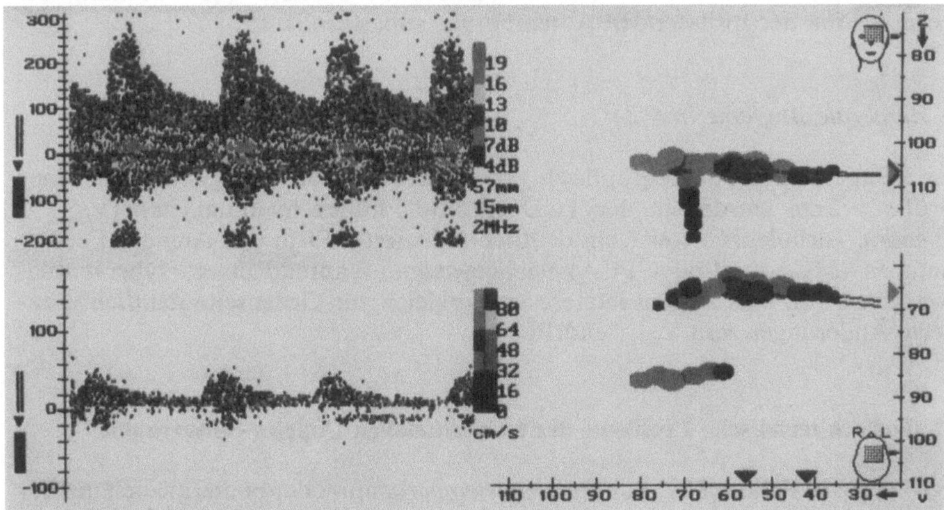

Abb. 2. Transkraniell-dopplersonographische Darstellung der Hirnbasisarterien der linken Hemisphäre einer 81jährigen Patientin mit einer Stenose des Hauptstamms der linken A. cerebri media (MCA-M_1). Linke Bildhälfte: Geschwindigkeitsspektren der linken MCA. Oben stenosierter Hauptstamm mit Flußgeschwindigkeitserhöhung und Turbulenzen. Unten poststenotischer Abschnitt. Rechte Bildhälfte: coronale (oben) und horizontale Projektion (unten) der Hirnbasisarterien

4. Retrogrades oder fehlendes Signal der peripheren MCA (MCA-M₂) ($n = 59$)

4. Retrogrades oder fehlendes Signal
der peripheren MCA (MCA-M_2) ($n = 59$)

Bei 19 Patienten ließen sich uni- oder bilateral keine regelrechten Doppler-Signale der MCA-M_2 ableiten, in den übrigen 40 Fällen zeigten sich in diesem Bereich uni- oder bilateral Gefäße mit retrograder Strömungsrichtung. Die Doppler-Signale dieser Gefäße ließen sich weit nach peripher verfolgen.

5. Subclavian-Steal-Phänomen ($n = 10$)

Von 10 Patienten mit angiographisch nachgewiesener A. subclavia-Stenose ohne klinische Symptome einer vertebrobasilären Insuffizienz zeigten 8 einen retrograden Fluß in der ipsilateralen A. vertebralis bei der transnuchalen TCD. In 2 Fällen orthograder Strömung in der A. vertebralis ipsilateral der Subclavia-Stenose kam es während reaktiver Armhyperämie nach Dekompression im Manschettentest zu einer Strömungsumkehr in dieser Arterie. 2 von 10 Patienten zeigten einen retrograden Fluß in der A. basilaris.

6. Extra-/Intrakranielle Anastomosen (EIA) ($n = 5$)

Von 5 Patienten mit uni- oder bilateralen ICA-Verschlüssen zeigten 2 eine auf die ipsilaterale MCA-M_1 hämodynamisch wirksame EIA mit konsekutiv retrogradem Fluß in der MCA-M_1 und Sistieren bzw. Umkehr der Strömung bei Kompression der ipsilateralen A. temporalis superficialis.

7. Zerebrale Angiome ($n = 3$)

Bei 3 Patienten mit angiographisch gesicherten parietalen Angiomen mit einer Größe > 2 cm wurden in der TCD erhöhte Flußgeschwindigkeiten (V_{mean} > 90 cm/s), Turbulenzen sowie ein deutlich reduzierter PI in den Angiom-Feeder-Gefäßen (MCA und/oder PCA) nachgewiesen. Während einer Hyperventilationsphase von 45 s zeigten letztere im Vergleich zur Gegenseite deutlich reduzierte Änderungen von V_{mean} und PI.

Methodisch-technische Probleme der transkraniellen Doppler-Sonographie

In 65 von 830 Fällen (8 %) konnten *transtemporal* uni- oder bilateral auch mit der höchstmöglichen Verstärkung keine oder nur schwache Doppler-Signale der intrakraniellen Arterien gewonnen werden. Dabei überwog das weibliche Geschlecht mit 57 gegenüber 18 Männern. Das mittlere Alter dieser Patienten lag mit 67 Jahren über dem Gesamt-Durchschnittsalter mit 59 Jahren. *Transnuchal* ließen sich in 255 von 830 Fällen (31 %) oberhalb einer Meßtiefe von 90 mm keine ausreichend beurteilbaren Signale der A. basilaris ableiten.

Die *transorbitale* Beurteilung des ICA-Siphons und der OA war dagegen in allen Fällen ohne Schwierigkeiten möglich.

Diskussion

Die extra- und transkranielle Doppler-Sonographie (TCD) als nichtinvasive, beliebig wiederholbare Methoden sind primäre Untersuchungsverfahren bei der Diagnostik und Verlaufskontrolle zerebrovaskulärer Erkrankungen.

Mit der TCD lassen sich *intrakranielle Kollateralen bei extrakraniellen ICA-Stenosen und -Verschlüssen* nachweisen [4]. Die Bestimmung des PI in der postobstruktiven MCA gestattet ferner die Abschätzung der hämodynamischen Wirksamkeit der vorgeschalteten Obstruktion auf die intrakranielle Zirkulation. Der reduzierte PI bei ICA-Obstruktionen > 90 % ist durch die Pulswellendämpfung in der ipsilateralen MCA sowie die kompensatorische Erweiterung der zerebralen Arteriolen mit konsekutiver Verminderung des peripheren Widerstands zu erklären. Dagegen ist V_{mean} als ein wenig sensitiver Parameter für die Erkennung des Effekts extrakranieller Gefäßstenosen auf die intrazerebrale Zirkulation anzusehen.

Weitere Möglichkeiten der TCD liegen in der Nachweisbarkeit *intrakranieller Gefäßstenosen*, vor allem im Bereich der MCA-M_1, sowie *Gefäßspasmen*, des *Vertebralis-/Basilaris-Steal-Effekts* von A. subclavia-Stenosen, *zerebraler Angiome* und in der *Verlaufskontrolle extra-/intrakranieller Anastomosen* [4].

Im Gegensatz zu MCA-Stenosen können proximale MCA-Verschlüsse diagnostische Schwierigkeiten bereiten, wenn das Doppler-Signal dieser Arterie fehlt, da Transmissionsprobleme durch die Schädel nicht selten einseitig auftreten. Wahrscheinlich wird ein MCA-Verschluß, wenn ACA und PCA transtemporal in ausreichender Signalintensität dargestellt werden können.

Aufgrund des meist ungünstigen Beschallungswinkels ist die transkraniell-dopplersonographische Beurteilbarkeit der peripheren MCA eingeschränkt. Ein transkraniell-dopplersonographisch fehlender MCA-M_2-Abschnitt ist daher kein Beweis für einen Verschluß. Gefäße mit retrograder Flußrichtung im Bereich der MCA-M_2 können als Kollateralverbindungen über leptomeningeale Anastomosen mit retrograder Füllung der MCA angesehen werden [4]. Jedoch sind retrograde Flußsignale im Bereich der MCA-M_2 auch bei Normalpersonen anzutreffen und hier durch von der Sonde weggerichteten Verlauf der MCA-Äste zu erklären.

Methodisch-technische Probleme der TCD sind bei der transtemporalen und transnuchalen Untersuchung zu berücksichtigen. Bei temporaler Hyperostosis mit konsekutiver Verdickung der Diploe ist eine suffiziente Beurteilung der intrakraniellen Arterien transtemporal nicht möglich.

Die Ursachen für die mangelnde Beurteilbarkeit der A. basilaris liegen im Signalintensitätsverlust in großen Meßtiefen (für die A. basilaris 80–130 mm). Eine weitere Ursache für nicht interpretierbare Doppler-Signale der A. basilaris besteht in Verlaufsvarianten, die einen ungünstigen Beschallungswinkel bedingen [2].

Auch unter günstigen Untersuchungsbedingungen ist die transkraniell-dopplersonographische Beurteilbarkeit der A. basilaris auf die proximalen Abschnitte beschränkt.

Schlußfolgerungen

1. Die transkranielle Doppler-Sonographie erlaubt den Nachweis intrakranieller Kollateralkreisläufe bei extrakraniellen Stenosen, intrakranieller Gefäßstenosen und -spasmen, eines Vertebralis-/Basilaris-Steal-Effekts von A. subclavia-Stenosen sowie zerebraler Angiome und die Verlaufskontrolle extra-/intrakranieller Anastomosen.
2. Methodisch-technische Probleme sind bei der transtemporalen und transnuchalen Untersuchung der intrakraniellen Arterien zu berücksichtigen.

Literatur

1. Aaslid R, Markwalder TM, Nornes H (1982) Noninvasive Doppler ultrasound recording of flow velocity in basal cerebral arteries. J Neurosurg 57:769–774
2. Büdingen HJ, Staudacher T (1987) Die Identifizierung der Arteria basilaris mit der transkraniellen Doppler-Sonographie. Ultraschall 8:95–101
3. Gosling RG, King DH (1974) Arterial assessment by Dopplershift ultrasound. Proc R Soc Med 67:447–449
4. Grolimund P, Seiler RW, Mattle H (1987) Möglichkeiten und Grenzen der transkraniellen Dopplersonographie. Ultraschall 8:87–95
5. Rosenkranz K, Langer R, Felix R (1990) Transkranielle Doppler-Sonographie. Normwerte und physiologische Veränderungen. Fortschr Röntgenstr 152:321–326

Echokontrastmittel: Entwicklungsstand, Einsatzbereiche und Ergebnisse aus klinischen Prüfungen mit Echovist®

R. Schlief, R. Schürmann, H. P. Niendorf

Klinische Entwicklung Diagnostika, Schering AG Berlin, Müllerstr. 171, 1000 Berlin 65

Allgemeine Wirkung und Einsatzbereich von Echo-Kontrastmitteln

Unter Echo-Kontrastmitteln versteht man allgemein echogene Medien, die starke Ultraschall-Streuechos erzeugen. Die intravenöse Injektion eines Echo-Kontrastmittels kann die Beobachtbarkeit der Hämodynamik im B-Bildscan ermöglichen (z. B. „konventionelle Kontrastechokardiographie") und in der Funktion einer echogenen Indikatorlösung im Blut die Erkennung kongenitaler Herzvitien erleichtern oder die Darstellung freier venöser Abflüsse ermöglichen („Kontrast-Phlebosonographie"). Direkt appliziert erlaubt es die Darstellung von Körperhöhlen, Eileitern und Fistelgängen. Im B-Bildscan liefern Echo-Kontrastmittel zusätzliche Informationen über die Hämodynamik, die auch bei bester Bildqualität aus dem B-Bild allein nicht zu gewinnen sind. Jedoch können Echo-Kontrastmittel in der Regel die B-Bildqualität selbst nicht verbessern. Ein verrauschter B-Bildscan wird ein verrauschter und somit eingeschränkt beurteilbarer „Kontrast-Scan" bleiben. Ganz anders ist die Wirkung bei Doppler-Sonographie-Verfahren: Echo-Kontrastmittel verstärken ganz erheblich die Dopplersignal-Amplitude und können so schlechte Signal-Rausch-Verhältnisse entscheidend verbessern. Aus schlechten oder gar im Rauschen untergehenden Doppler-Registrierungen können durch Echo-Kontrastmittel qualitativ gute Registrierungen werden. Echo-Kontrastmittel kompensieren so in einem weiten Bereich die von Patient zu Patient stark variierende Ultraschall-Dämpfung und ermöglichen interindividuell besser vergleichbare Doppler-Registrierung auch bei ungünstigen Winkelverhältnissen und geringen Flußraten. Wie in vitro und in vivo gezeigt, entsprechen dabei die gemessenen Geschwindigkeiten nach Kontrast-Gabe den realen Verhältnissen [1].

Entwicklungsstand von Echo-Kontrastmitteln

Alle bislang klinisch verwendeten selbst hergestellten Echo-Kontrastmittel und die in klinischen Prüfungen befindlichen industriellen Entwicklungen basieren auf dem Ultraschall-Streueffekt von kleinen, mikrometergroßen Gasbläschen [2]. Ein Faktor, der die Breite des potentiellen Anwendungsbereiches solcher Kontrastmittel bestimmt, ist dabei die Stabilität („Lebensdauer") des Echogenitätseffektes im Gefäßbett. Zur Zeit bekannte echogene Kontrastmittel lassen sich in 3 physikalisch verschiedene Typen einteilen.

1. Mikrobläschenhaltige Flüssigkeiten („Mikroschaum"): Dazu gehören die von Untersuchern selbst hergestellten, „agitierten" Lösungen, einschließlich der „Sonication"-Methode.

2. Gasgefüllte Mikrohohlkugeln: Ein durch Publikationen bekanntes Präparat besteht aus speziell vorbehandeltem Humanalbumin in einer wäßrigen Träger-lösung (Albunex®). Die gasgefüllten Mikrohohlkugeln werden vor Injektion re-suspendiert.

3. Mikrobläschenhaltige Suspensionen: Speziell hergestellte Galaktose-Mikro-partikel stehen als trockenes Granulat zur Verfügung und werden vor Anwendung in einer wäßrigen Trägerlösung durch Aufschütteln suspendiert. Dazu gehören die industriellen Entwicklungen SH U 454 (Echovist®) und SH U 508 A [3].

Obwohl von erfahrenen Anwendern zum Teil recht gute Kontrasteffekte mit Medien vom ersten Typ („Mikroschaum") zu erreichen sind, ist mit keinem dieser Mittel eine ausreichende Lungenkapillar-Passage erreicht worden. Nur durch spezielle Stabilisierung der Mikrobläschen mittels der Methoden 2 (Albunex™) [4] oder 3 (SH U 508 A) wurden nach Lungenpassage echogene Effekte im linken Herzen erreicht. Nicht-lungenkapillar-stabile Mikrobläschenmedien können zur Darstellung der venösen Hämodynamik („Rechts-Herz-Kontrastmittel") sowie zur Darstellung von Körperhöhlen wie z. B. Eileiter und Gebärmutterhöhle und Fistelgängen verwendet werden. Lungenkapillar-stabile Konstrastmittel können nach intravenöser Injektion für echokardiographische Untersuchungen des linken Herzens und, je nach ihrer weiteren in-vivo-Lebensdauer, zur dopplersonographi-schen Untersuchung arterieller Gefäße bis hin zu kleinen peripheren Gefäßen oder gar Venen nach zweiter Kapillarpassage verwendet werden.

Ergebnisse aus klinischen Prüfungen mit Echovist®

Echokardiographie (B-Bild-Sectorscan)

Dem bekannten Einsatzgebiet von Echo-Kontrastmitteln entsprechend wurde Echovist® zunächst in der Echokardiographie zur Darstellung der Hämodynamik des rechten Herzens (B-Sektorscan) entwickelt. Bislang (Stand Juni 1991) wurden in zum Teil noch laufenden klinischen Prüfungen mehr als 1500 Patienten untersucht. Wie aufgrund der verwendeten bekannten Grundsubstanz Galaktose zu erwarten war, wurden die Injektionen sehr gut vertragen (bis zu 5 Injektionen pro Patient). Es traten keine schweren Begleitreaktionen auf und keine, die Hinweise auf ein substanz-spezifisches Risiko im untersuchten Patienten-Kollek-tiv von kardiologischen Erkrankungen (einschließlich Shunt-Patienten) ergeben haben. In einer Studie mit 1253 Patienten zeigten sich folgende Symptome:

Von insgesamt 15 % der Patienten wurden vorübergehende, milde Empfindun-gen berichtet, die sich im einzelnen wie folgt aufteilen: 7,9 % Wärme- oder

Kältegefühle, 1,7% lokales Brennen oder Schmerzen, 1,3% Geschmackssensationen, 1,0% lokales Kribbeln, 0,9% Schwindel und 1,9% der Einzelfälle mit geringgradigen, vorübergehenden Symptomen. Solche unspezifischen Reaktionen sind der Symptomatik nach und in ihrer Häufigkeit nach Injektion von hyperosmolaren Lösungen bekannt.

Farbdoppler-Echokardiographie

Bei Patienten mit schlechten Schalleitungseigenschaften kann die Flußdarstellung im Herzen mittels Farbdoppler-Technik nicht ausreichend oder für eine klare Bewertung zu unsicher sein. Insbesondere gilt das u.a. für Vorhof-Shunts (s. Abb. 1), Trikuspidalinsuffizienzen und Pulskurvenableitungen aus Regionen der Pulmonalklappe und dem rechtsventrikulären Ausflußtrakt. Bislang wurden ca. 360 Patienten (mit dieser Fragestellung in klinischen Studien) eingeschlossen, die in der Untersuchung vor Kontrastmittel-Gabe unzureichende Flußdarstellungen zeigten. Verwendet wurde eine Injektion der Konzentration von 200 mg Mikropartikel pro ml mit einem Injektionsvolumen von 5–10 ml. In 82% der Fälle wurde die Echovist®-Injektion als ein diagnostischer Zugewinn bewertet. Die Verträglichkeit war ebenfalls gut bei einem gleichartigen Nebenwirkungsspektrum wie bei den B-Bild-Studien.

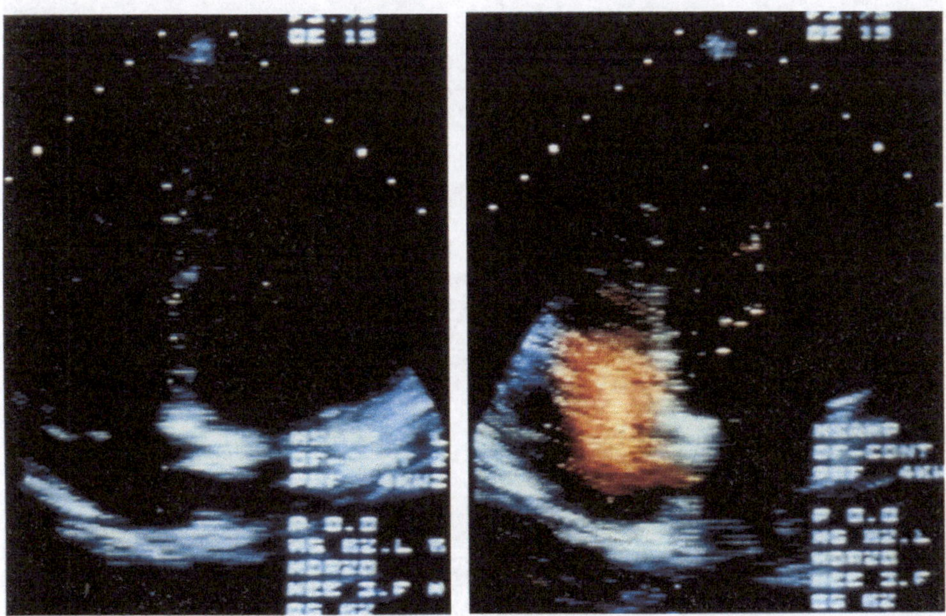

Abb. 1. Farbdoppler-echokardiographischer apikaler Vierkammerblick vor (links) und nach Injektion von Echovist® (rechts). Nach Echovist® wird der Shuntfluß von links nach rechts durch einen Vorhof-Septum-Defekt erkennbar

Venöse Gefäße ("Kontrast-Phlebosonographie")

In Abflußrichtung der zu untersuchenden Vene injizierte echogene Kontrastmittel
können im B-Bild die Hämodynamik sichtbar machen und damit eine Thrombose
im untersuchten Gefäß ausschließen oder ggf. den Verdacht z. B. im Fall von nativ
isoechogenen Thromben weiter erhärten. In klinischen Studien wurden insgesamt
200 Patienten mit dieser Fragestellung untersucht (Konzentration 300 mg/ml). In
84 % dieser Fälle wurde ein diagnostischer Zugewinn festgestellt. Die Injektionen
in verschiedene periphere Venen wurden gut vertragen. Etwa 25 % der Patienten
berichteten über vorübergehende Mißempfindungen, das entspricht einer etwas
höheren Inzidenz als bei den echokardiographischen Studien, bei denen vorwiegend in eine Antekubitalvene injiziert wurde. Das qualitative Spektrum unterschied sich dabei nicht generell von dem aus echokardiographischen Studien.

Hysterosalpingo-Kontrastsonographie (HKSG)

Die Darstellung der Eileiter mittels Ultraschall ist ein neues Verfahren, das erst mit
Hilfe eines geeigneten echogenen Kontrastmittels, das analog zur HSG-Technik
appliziert wird zuverlässige Aussagen liefert [5]. In klinischen Studien mit

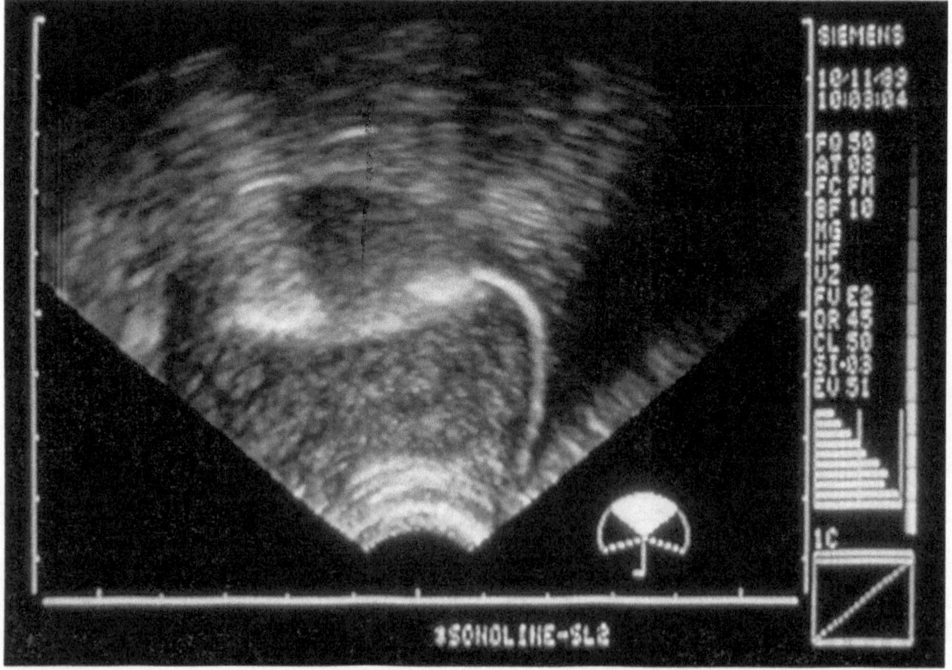

Abb. 2. Echogene Kontrastierung des Cavum uteri mit Fehlbildung (Uterus bicornis) sowie des
linken Eileiters. Der Fluß des Kontrastmittels (Echovist®) im Eileiter wird während der
Untersuchung durch Bewegungsphänomene deutlich (helles Band im rechten unteren Bildsektor)

Echovist® ergab sich im Vergleich zur laparoskopischen Kontrolle eine Sensitivität der HSG von 87% und eine Spezifität von 84%. Ein repräsentatives Bildbeispiel zeigt Abb. 2. Auch Uterusanomalien und -pathologien wurden verläßlich erkannt. Die Pertubationen wurden problemlos vertragen. Bei den mit Echovist® untersuchten Patienten (N = 425 Patienten) entsprach die Inzidenz von Schmerzreaktionen in etwa der der Röntgen-Hysterosalpingographie.

Erste Ergebnisse mit dem lungenkapillarstabilen Derivat von Echovist® (SH U 508 A)

In ersten klinischen Studien zeigte sich nach intravenöser Injektion an bislang mehr als 280 Patienten ein verläßlicher B-Bild-Kontrasteffekt im linken Herzen (> 90%). Weiterhin konnte eine gute Doppler-Signal-Verstärkung in folgenden arteriellen Gefäßen bei Patienten mit zuvor schlechten Ergebnissen nachgewiesen werden: Koronararterien, Cerebralarterien (transkranielle Doppleruntersuchungen), A. femoralis sowie versorgende Gefäße von Leber-, Nieren- und Mamma-Tumoren. Somit könnte für SH U 508 A das Potential für eine Signalverstärkung im gesamten arteriellen Gefäßbett („blood pool") nach intravenöser Injektion gezeigt werden, was eine Erweiterung des Anwendungsbereiches für Ultraschall-Doppleruntersuchungen erwarten läßt.

Literatur

1. Becher H, Schlief R, Lüderitz B (1989) Improved sensitivity of color Doppler by SH U 454. Am J Cardiol Vol 64:374–377
2. Schlief R (1991) Ultrasound contrast agents. Current Opinion in Radiology 3:198–207
3. Schlief R, Schürmann R, Niendorf HP (1991) Ultraschallkontrastmittel auf Galaktose-Basis: Grundlegende Eigenschaften und Ergebnisse klinischer Prüfungen. Jahrbuch der Radiologie, S 259–265
4. Feinstein SR, Cheirif J, Ten Cate FJ, Silverman PR, Heidenreich PA, Dick C, Desir RM, Armstrong WF, Quinones MA, Shoih PM (1990) Safety and efficacy of a new transpulmonary ultrasound agent: initial multicenter clinical results. J Am Coll Cardiol 16:316–324
5. Deichert U, Schlief R, van de Sandt M, Juhnke I (1989) Transvaginal hysterosalpingo-contrast-sonography (Hy-Co-Sy) compared with conventional tubal diagnostics. Human Reproduction 4:418–424

Welches Potential bietet die Kombination von farbkodierenden Ultraschallverfahren (Doppler, Duplex, Korrelationsmethode) mit Ultraschallkontrastmitteln?

J. Siegert*, F. Fobbe, T. Fritzsch, K.-J. Wolf

*Schering AG, Forschung Kontrastmittel für Ultraschall, Müllerstr. 170–178, D-1000 Berlin 65

Das Hauptwirkprinzip von Ultraschallkontrastmitteln ist die verstärkte Rückstreuung der Ultraschallwellen an der Grenzfläche zwischen Ultraschallkontrastmittel und umgebenden Gewebe. Besonders günstige Eigenschaften zeigen bei den vorgegebenen Rahmenbedingungen (Frequenzbereich medizinischer Ultraschallgeräte 2–20 MHz, Streukörper zur intravasalen Anwendung, d.h. Durchmesser kleiner als Erythrozytendurchmesser) feinste Gasbläschen [1]. Die Anwendung dieser feinsten Gasbläschen führt zu einer Verbesserung des Signal-zu-Rausch-Verhältnisses und dadurch zu einer Verbesserung der Darstellungsmöglichkeiten der Signale durch das Ultraschallgerät [2].

Im konventionellen Ultraschall werden Ultraschallkontrastmittel zur echogenen Darstellung von Herzhöhlen und großen Gefäßen verwendet. In den Doppler- und Duplexverfahren besteht die Möglichkeit der Darstellung der Blutflüsse über die Auswertung des Dopplershifts. In der Korrelationssonographie wird nicht der Dopplershift sondern die Korrelation von Signalen sich bewegender Objekte für diese Darstellung herangezogen [3].

Im Doppler-, Duplex- und Korrelationsultraschall ergeben sich insbesondere dann Probleme, wenn die Darstellung langsamer und/oder gering-volumiger Flüsse und/oder die Darstellung von Flüssen unter anatomisch ungünstigen Bedingungen (große Eindringtiefe, starke Gewebedämpfung proximal des Gefäßes) erfolgen soll. In all diesen Fällen besteht durch die geringe Intensität des auszuwertenden Signals ein ungünstiges Signal-zu-Rausch-Verhältnis. In diesen Situationen ist durch die Anwendung eines Ultraschallkontrastmittels eine Verbesserung der Blutflußdarstellung zu erwarten.

Ein weiteres Einsatzgebiet für Ultraschallkontrastmittel in diesen Verfahren ist die Darstellung von Hohlräumen oder von Systemen, in denen physiologischerweise keine Streukörper fließen (ableitende Harnwege, Eileiter). In diesen Fällen besteht die Möglichkeit einen Fluß des Ultraschallkontrastmittels zu erzeugen, der dann farbkodiert dargestellt wird.

Beispiel für die Anwendung der Kombination von Ultraschallkontrastmitteln mit farbkodierenden Ultraschallverfahren

Die folgenden Beispiele wurden mit zwei unterschiedlichen Ultraschallkontrastmitteln erarbeitet. Ein Teil der Ergebnisse wurde mit dem weltweit ersten zugelassenen Ultraschallkontrastmittel (Echovist®, SH U 454, Schering AG, standardisierte Mikrobläschen, nicht lungenkapillargängig [4]) erzielt, während die anderen Untersuchungen mit einem Entwicklungspräparat (SH U 508, vorgesehener Handelsname Levovist®, Schering AG, stabilisierte standardisierte Mikrobläschen, lungenkapillargängig [5]) durchgeführt wurden.

Gefäßperfusion

In Untersuchungen an Hunden konnte nachgewiesen werden, daß eine deutliche Anhebung der darstellbaren Flußsignale in der A. femoralis in der farbkodierten Duplexsonographie durch die i.v. Gabe von SH U 508 in die V. brachialis zu erzielen ist (Abb. 1 a, b). Nach der Durchströmung des arteriellen Gefäßbettes erfolgt eine deutliche Anhebung der farbig kodiert dargestellten Flußsignale im venösen Schenkel (Abb. 2 a, b). Besondere Bedeutung bekommen diese Befunde bei der Darstellung pathologischer Veränderungen, z. B. bei der arteriellen Verschlußkrankheit [6].

Organperfusion

Ebenfalls bei Hunden konnte in tierexperimentellen Untersuchungen nachgewiesen werden, daß die i.v. Gabe von SH U 508 zu einer starken Anhebung der farbkodiert dargestellten Anteile der Nierenperfusion im Korrelationsultraschall führt (Abb. 3 a, b). In der farbkodierten Duplexsonographie konnten nach i.v. Gabe von SH U 508 experimentell beim Hund erzeugte Nierenperfusionsausfälle gut abgegrenzt werden, die Befunde entsprachen denen, die in der Nierenangiographie als Vergleichsverfahren erhoben wurden (Abb. 4 a, b).

Herzvitien

Im Farbdoppler zeigte sich, daß die Darstellung von kleineren Vitien, die nativ nicht darstellbar waren, nach Gabe von Ultraschallkontrastmitteln problemlos gelang (Abb. 5, Darstellung einer geringgradigen Mitralinsuffizienz nach i.v. Gabe von SH U 508).

Darstellung von Hohlsystemen

In Untersuchungen konnte nachgewiesen werden, daß sich in der farbkodierten Duplexsonographie die Durchgängigkeit der Eileiter über Ultraschallkontrastmittelflüsse seitengetrennt nachweisen läßt (Abb. 6). Bei einem experimentell erzeugten vesiko-renalen Reflux am Hund war der Nachweis einer Kontrastmittelströmung im Nierenbecken nach Instillation von SH U 454 in die Blase (Abb. 7) beweisend für den Befund (Abb. 8).

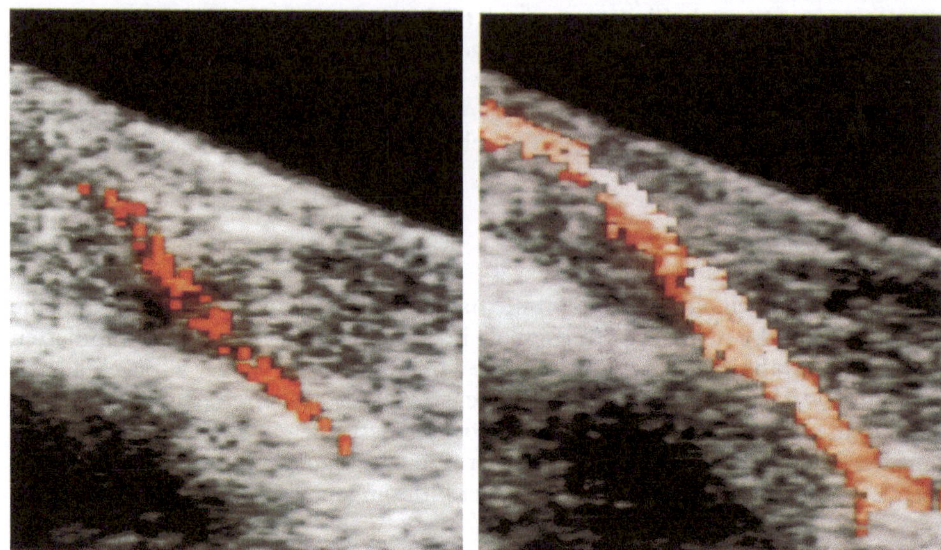

Abb. 1a,b. Farbkodierte duplexsonographische Ableitung der A. femoralis eines Hundes vor (**1a**) and nach i.v. Gabe (**1b**) von SH U 508 in die V. brachialis

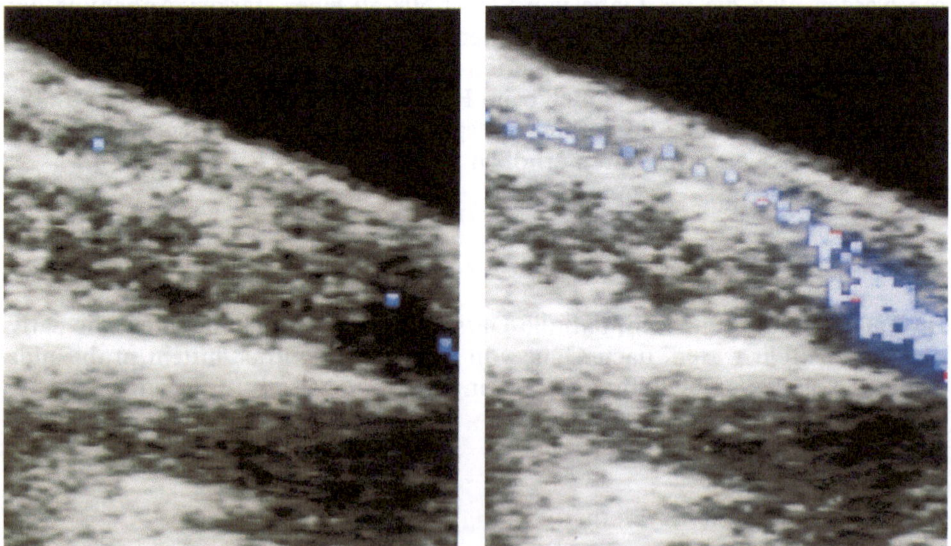

Abb. 2a,b. Farbkodierte duplexsonographische Ableitung des venösen Rückflusses aus Ausbildung **1b** (**2b**), Abbildung **2a** zeigt die Nativsituation

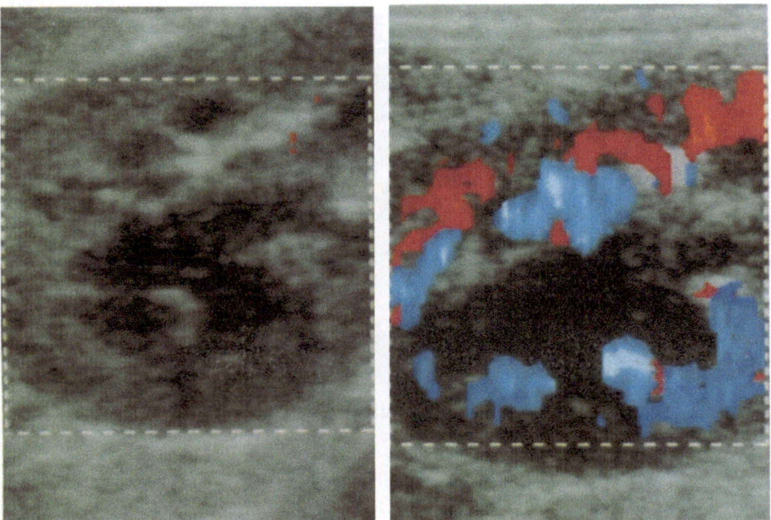

Abb. 3a,b. Darstellung der Nierenperfusion eines Hundes im Korrelationsultraschall vor (3a) und nach (3b) der i.v. Gabe von SH U 508

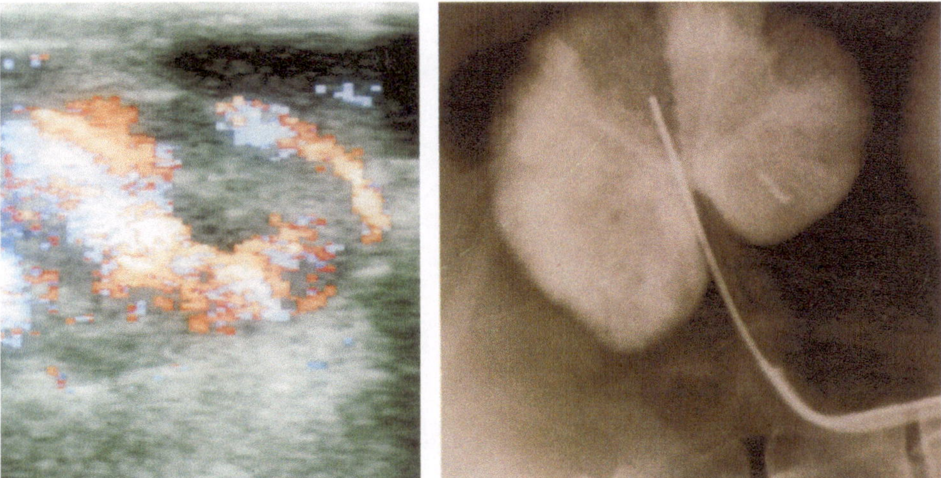

Abb. 4a,b. Farbkodierte Kontrastduplexsonographie (4a) der Niere eines Hundes mit experimentell erzeugten Perfusionsdefiziten. Diese Perfusionsdefizite markieren sich als nicht farbkodierte Flächen im Bereich der Niere. Abbildung 4b zeigt die entsprechende Nierenangiographie, die Perfusionsausfälle sind gut sichtbar und entsprechen denen der Kontrastfarbduplexsonographie

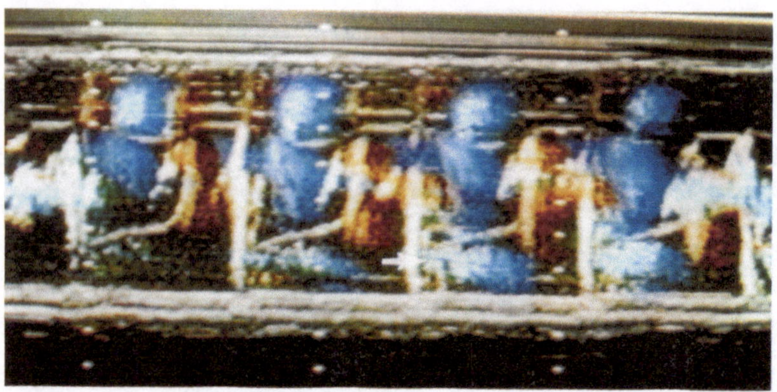

Abb. 5. Farbdopplerbild einer geringgradigen Mitralinsuffizienz, der Rückfluß über die Klappe wird erst unter Gabe des Kontrastmittels sichtbar (→)

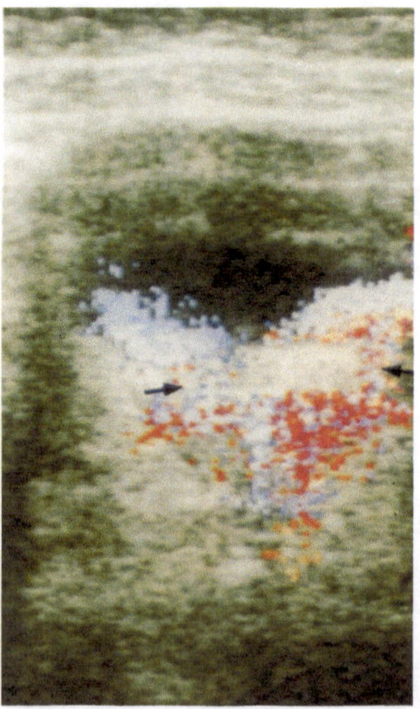

Abb. 6. Farbkodiertes Kontrastduplexsonogramm nach Instillation von SH U 454 in das Uteruslumen mit Abfluß über die Tuben in den Douglasschen Raum. Beide Eileiter lassen sich über den Kontrastmittelfluß in ihnen gut darstellen, die Durchgängigkeit der Eileiter ist auf diesem Weg zu belegen (Patientin mit Sactosalpin x, → verzögerter Abfluß des Kontrastmittels)

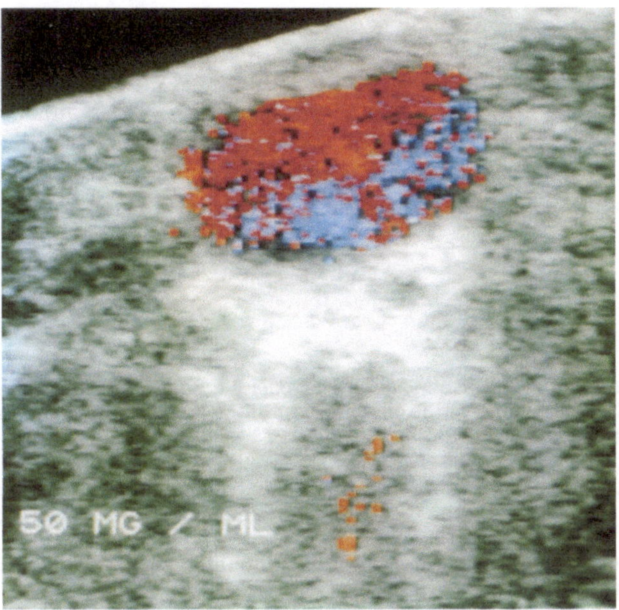

Abb. 7. Farbkodierte Kontrastduplexsonographie nach Instillation des Kontrastmittels (SH U 508) über einen Blasenkatheter. Die Blase stellt sich vollständig farbkodiert dar

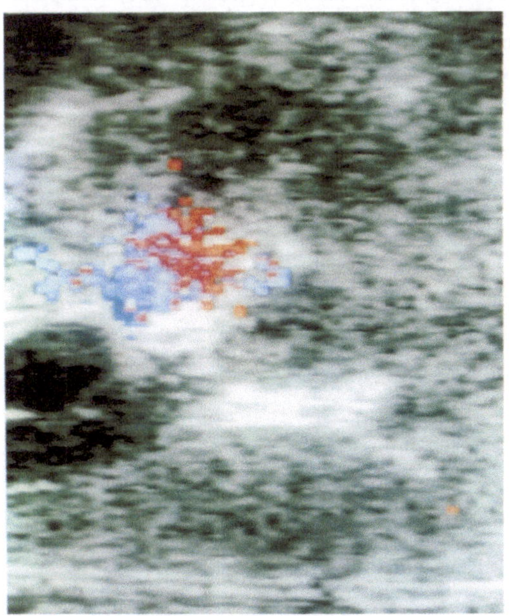

Abb. 8. Farbkodiertes Kontrastduplexsonogramm der Niere eines Hundes mit einem experimentellen vesiko-renalen Reflux. Das Auftreten der Farbkodierung (= Kontrastmittel) im Nierenbecken nach Instillation in die Blase ist beweisend für diese Pathologie

Zusammenfassung

Die theoretisch zu erwartenden Vorteile einer Kombination von Ultraschallkontrastmitteln mit farbkodierenden Ultraschallverfahren wurden in einer ganzen Anzahl von Indikationen experimentell nachgewiesen. Insbesondere bei der Darstellung der Gefäß- und Organperfusion, von kleineren Herzvitien, sowie bei der Tuben- und Refluxdiagnostik ist die Bedeutung dieser Kombination zu belegen.

Literatur

1. Siegert J, Fritzsch Th (1987) Principles of ultrasound contrast media. In: Bondestam S, Alanen A, Jouppila P (eds) Euroson 87. Proceedings of the 6th Congress of the European Federation of Societies for Ultrasound in Medicine and Biology
2. Siegert J, Uhlendorf V, Fritzsch Th, Fobbe F (1990) Theoretische Überlegungen zur Verwendung von Ultraschallkontrastmitteln in der Doppler- und Duplexsonographie in: Gebhardt J, Hackelöer B-J, v. Klinggräff G, Seitz K (Hrsg), Ultraschalldiagnostik '89, Berlin, Heidelberg: Springer Verlag
3. Klews PM (1991) Color velocity imaging – ein Vergleich der Verfahren zur farbkodierten Sonographie, Röntgenstrahlen, 65, 14
4. Fritzsch Th, Schartl M, Siegert J (1988) Preclinical and clinical results with an ultrasonic contrast agent. Investigative Radiology (supplement) 23, 302–305
5. Fritzsch Th, Hillmann J, Kämpfe M, Müller N, Schöbel C, Siegert J (1990) SH U 508, a transpulmonary echocontrast agent: Initial experience. Investigative Radiology 25, 160–161
6. Siegert J, Fobbe F, Fritzsch Th, Wolf K-J (1990) Ultraschallkontrastmittel im Farbdopplersonogramm, in: Flesch U, Mosler F, Witt H, Qualitätssicherung in der Röntgendiagnostik-Farbdopplersonographie, Konstanz: Schnetztor Verlag, 166–177

Neue und zukünftige Entwicklungen in der transkraniellen Doppler-Sonographie

A. EDEN

Präsident der Christian-Doppler-Stiftung, Salzburg, Österreich
Vorsitzender des wissenschaftlichen Beirates, Eden Medical Electronics Group, Überlingen, Deutschland

Probleme der Gegenwart und zukünftige Lösungen

Obwohl es viele neue und spannende Entwicklungen bei der transkraniellen Doppler-Sonographie gibt, ist das größte Problem immer noch das Durchdringen der Schädeldecke. Es ist normalerweise möglich, gut transkranielle Doppler-Signale von ungefähr 97% von Personen weißer Hautfarbe unter 50 Jahren zu erhalten. Die Fehlerrate von 3% wird beinahe völlig von älteren Frauen verursacht. Der italienische Pathologe Giovanni Battista Morgagni sah dieses Problem bereits im Jahre 1761 voraus, als er die *Hyperostosis frontalis interna* (manchmal als Morgagni-Syndrom erwähnt) bei Frauen nach der Menopause beschrieb. Seitdem hat sich erwiesen, daß die Schädeldecke von Orientalen dicker ist als die von weißen Kaukasiern und daß Schwarze die größte Schädeldicke haben, was Probleme bei der TCD-Untersuchung in Gebieten mit einem hohen Anteil an schwarzer Bevölkerung verursacht. Halsey [3] in Birmingham, Alabama, berichtet von einer Erfolgsrate von nur 30% bei der Beschallung von schwarzen Frauen über 50 Jahren und hat höhere Ultraschallintensitäten für die Untersuchung von diesen „Problemfällen" empfohlen.

Andererseits hat dieser Autor [2] behauptet, daß die akustische Ausgangsintensität eine relativ geringe Rolle bei der Durchdringung der Schädeldecke spielt und daß es das Vorhandensein oder das Fehlen der Diploe – nicht die Dicke an sich – die Qualität eines akustischen Fensters bestimmt. Experimente an Rinderknochen haben ein ausreichendes Hindurchtreten des Ultraschalls durch kompakte Knochen (ohne Diploe) bei Dicken von 5 mm gezeigt, und das wird in der klinischen Praxis bei der Beschallung durch diploe-freie Teile des Os occipitales bestätigt, wo die mittlere Dicke bei Weißen 4,3 mm beträgt (siehe unten). Es ist zu bezweifeln, ob es überhaupt möglich ist, TCD-Signale durch Schädelknochen mit vorhandener Diploe zu erhalten. Das wird nicht so sehr durch deren Eigenschaft verursacht, die Ultraschallleistung abzuschwächen, hauptsächlich durch die Vorwärts- und Rückwärtsstreuung des Strahls über sehr große Winkel, sondern durch den destruktiven Effekt auf die Strahlgeometrie – und damit auf das Meßvolumen – was das größte Problem bei der Schädeldurchdringung bereitet. Es ist ein Problem, das nicht durch eine Erhöhung der akustischen Intensität gelöst werden kann.

Dieses Problem tritt in geringerem Maß auch bei „guten" akustischen Fenstern auf, wo keine Diploe vorhanden ist. Transkranielle Doppler-Sonden

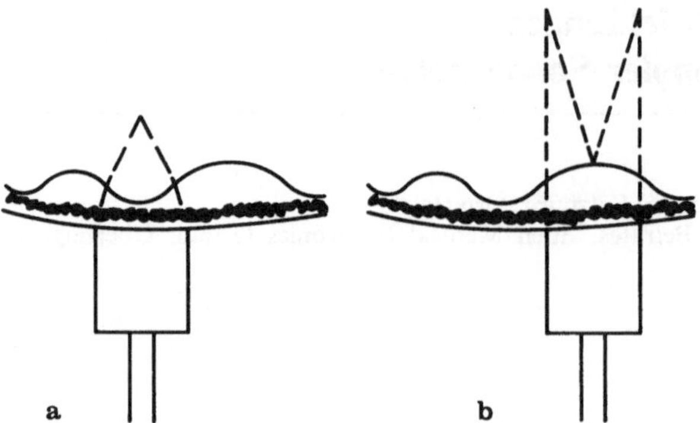

Abb. 1. Diagram der (a) Fokussierungsverkürzung und (b) „Split Beam" durch Knochen-unregelmäßigkeiten im Inneren der Schädeldecke

sind auf eine Tiefe von ungefähr 50 mm fokussiert, aber dieser Wert wird in einem Wasserbad gemessen, das eine ganz andere Wirkung auf den Ultraschallstrahl als die menschliche Schädeldecke hat. Erstens wird die Fokussierung durch Refraktion verkürzt, die direkt von der Schädeldicke abhängig ist (eine Schädeldicke von 4,5 mm verkürzt die Fokussierung um 10 mm), und sie wird weiter reduziert durch das konkave Innere der Schädeldecke, das als zusätzliche akustische Linse wirkt. Letzterer Effekt kann extrem sein, wenn der Strahl durch eine enge Vertiefung zwischen zwei Knochenstegen dringt, die den Gehirnwindungen folgen und die besonders zahlreich in der inneren Schicht des Os temporalis sind (Abb. 1 a). Eine kleine Bewegung der Sonde kann dann bewirken, daß der Strahl durch den Knochensteg selbst aufgespalten wird (sog. „Split Beam"), (Abb. 1 b).

Es sind diese Unregelmäßigkeiten in der Knochenstruktur der Schädeldecke mit ihren destruktiven Auswirkungen auf die Strahlgeometrie und die Meßvolumenkonfiguration, über die der Untersuchende keine Information oder Kontrolle hat, was das größte Problem für das Erlangen von reproduzierbaren Ergebnissen mit TCD-Sonographie bereitet. Das Arbeiten mit erhöhten akustischen Intensitäten beim Versuch, dieses Problem zu überwinden, ist kaum zu rechtfertigen, besonders angesichts möglicher Bioeffekte, jetzt, wo die TCD-Sonographie immer stärker für das kontinuierliche Monitoring von Patienten verwendet wird. Unsere eigenen Anstrengungen haben wir deshalb darauf konzentriert, die schwachen Signale, die erhalten werden können, durch verbesserte Sonden und erhöhte Geräteempfindlichkeit zu optimieren, um verwertbare Doppler-Signale bei geringstmöglicher akustischer Ausgangsleistung zu erhalten.

Ein neuer Schritt in der TCD-Sonographie

Der transokzipitale Zugang zu den Aa. calcarina wurde zuerst von Aaslid [1] 1987 beschrieben. Durch die fortlaufenden Verbesserungen der Geräteausrüstung und der Sondenempfindlichkeit wurden diese Gefäße für die TCD-Untersuchung jetzt zugänglicher gemacht – mit einer Erfolgsrate zwischen 75 und 80 % – wobei die

Beschallung des Sinus rectus durch diesen Zugang auch möglich ist. Die Unterscheidung dieser beiden sehr ähnlichen Doppler-Pulskurven ist einfach und faszinierend. Die Geschwindigkeiten in den Aa. calcarina, die den visuellen Cortex versorgen, zeigen einen Anstieg im Bereich von 50 %, wenn man vom Dunkeln zum Hellen im Untersuchungsraum wechselt, wohingegen die Strömungsgeschwindigkeit im Sinus rectus eine solche Reaktion nicht zeigt, hingegen aber auf ein Valsalva-Manöver reagiert.

Neue hämodynamische Parameter

Von Zeit zu Zeit erscheinen Berichte über neue hämodynamische Parameter, die wichtig in der Auswertung von TCD-Pulskurven sein sollen. Z.B. die Publikation von Müller und Casty [4], in der die Signalamplitude verwendet wird, um die intensitätsgewichtete mittlere Geschwindigkeit zu berechnen und daraus Wechsel in dem Flußvolumen und der Querschnittsfläche der Gefäße.

Die Nützlichkeit dieser Parameter kann nicht richtig bewertet werden, bevor sie nicht in weiten Kreisen den Anwendern der TCD-Sonographie zur Verfügung stehen. Moderne konfigurierbare Software-Programme ermöglichen die Einbeziehung dieser hämodynamischen Parameter in der Anwendung, ohne den Durchschnittsbenutzer mit unnötigen Daten zu überlasten, aber mit der Möglichkeit, daß der fortgeschrittene Anwender sie in seinen Untersuchungsablauf einbeziehen kann, falls das erforderlich ist. Diese Möglichkeit erlaubt die Bereitstellung solcher Parameter in einer allgemeinen konfigurierbaren Software für eine große Reihe von Geräten, vom einfachen Grundgerät für routinemäßige Untersuchungen bis zum dreidimensionalen TCD-Scanner. Zusätzlich zur Ausstattung mit einem standardisierten Anwenderinterface bedeutet das auch, daß Patientendaten zwischen allen Geräten ausgetauscht werden können.

TCD-Monitoring

Vor der Einführung der TCD-Sonographie konnten Änderungen im Hirnkreislauf nur durch wiederholte Angiographie oder Blutströmungsmessungen, die im off-line Betrieb durchgeführt werden mußten und deshalb kein Monitoring im strengsten Sinn dieses Wortes waren, nachgewiesen werden. Zusätzlich zu den Problemen der Interpretation des EEG liefert das elektrophysiologische Überwachen nur eine indirekte und etwas verzögerte Anzeige der Ischämie des Gehirns. Die TCD-Sonographie spiegelt sofort die realen Zirkulationsbedingungen innerhalb des beschallten Gefäßes wieder, sie ist nichtinvasiv und in der Lage, Daten kontinuierlich aufzuzeichnen, sie ist geeignet als präoperative Meßbasis und für postoperative Auswertung. Deshalb ist es nicht verwunderlich, daß es ein unmittelbares Interesse an der TCD-Sonographie als einer Monitoringmethode gab, noch bevor die Geräteausrüstung im Handel erhältlich war. Es gibt zahlreiche Berichte über TCD-Monitoring in einer großen Anwendungsvielfalt, einschließlich der Chirurgie am offenen Herzen, der Karotischirurgie, intrakraniellen Druckmessung, Beurteilung des Hirntods und die Überwachung von Gefäßspasmen nach Subarachnoidalblutung.

Seit 1988 steht ein spezielles Software-Programm für die TCD-Sonographie zur Verfügung, das die kontinuierliche Überwachung der Strömungsgeschwindigkeit zusammen mit anderen Parametern ermöglicht. Die Einführung der allgemeinen Software für eine große Palette von Geräten, auf die oben hingewiesen wurde, macht nun diese Einrichtung an einer großen Zahl von Geräten anwendbar. Das größte Problem jedoch bleibt die Fixierung der Sonde während des Überwachungsprozesses. Obwohl eine große Anzahl von verschiedenen Sondehalterungen entwickelt und konstruiert wurde, ist keine von ihnen wirklich ideal. Unsere eigene Erfahrung führt uns zu dem Schluß, daß es „die Monitoring-Sonde" nicht gibt und daß verschiedene Typen von Befestigungen für die verschiedenen Anwendungsgebiete des Monitoring erforderlich sind. Gegenwärtig werten wir Modelle aus, die von einem selbsthaftenden Grundmodell bis zu komplizierten automatisierten Befestigungssystemen reichen, die – trotz der Bewegung des Patienten – das Meßvolumen auf dem stärksten Signal vom untersuchten Gefäß halten.

Kürzlich wurde Interesse am gleichzeitigen Überwachen von zwei (oder mehr) Gefäßen gezeigt. Die ersten Berichte aus den USA befaßten sich mit der Anwendung dieser Methode, um die Reaktion auf physiologische akustische und visuelle Stimuli und in Erkennungsfunktionstests zu messen. Sie verwendeten zwei getrennte Doppler-Kanäle, die an einen gemeinsamen Anzeigemonitor angeschlossen waren. Ein ähnliches System wurde auch von Müller und Mitarbeiter [5] in der Schweiz bei Untersuchungen der Autoregulation des zerebralen Blutflußes verwendet.

Nornes und sein Team [6] in Norwegen benutzten andererseits einen dreidimensionalen TCD-Scanner (trans-scan), der zwei Sonden im Kopfteil befestigt hatte, um die Hämodynamik des Hirns während einer Angiographie der Karotis zu studieren. Die gleiche Ausrüstung wurde auch verwendet, um Unterschiede der TCD-Parameter von Seite zu Seite und Schwankungen von Tag zu Tag an normalen Probanden zu bestimmen. Das Gerät wurde so modifiziert, daß es alle 0,1 s zwischen den beiden Sonden umschaltet, um gleichzeitige Aufzeichnungen von beiden Seiten zu erhalten.

Wir waren in der Lage, die Auflösung der Spektralanzeige im letzteren System zu verbessern, indem die Schaltfrequenz auf 100 Hz verstärkt wurde, und wir experimentieren mit gleichzeitigen Wechseln in der Meßvolumentiefe, was zusätzlich das simultane Überwachen von zwei unterschiedlichen Gefäßen auf der gleichen Seite ermöglicht. Zusätzlich zum Kostenfaktor hat dieses „Schalt"-System zwei deutliche Vorteile gegenüber der „Zwei-Kanal"-Methode: (a) Es ist nicht anfällig gegenüber dem Problem der Interferenz zwischen den beiden Doppler-Kanälen und (b) es erfordert nicht die Steigerung der Ultraschalldosierung. Es ist zu bezweifeln, ob ein Zwei-Kanal-System gerechtfertigt werden kann, das die gesamte akustische Ausgangsleistung eines Systems, das über lange Zeitperioden kontinuierlich überwacht, verdoppelt, während ein alternatives System existiert, das mit 50 % dieser Intensitäten arbeitet, und ob solch ein System durch eine Überprüfungsbehörde wie die amerikanische FDA zugelassen werden wurde.

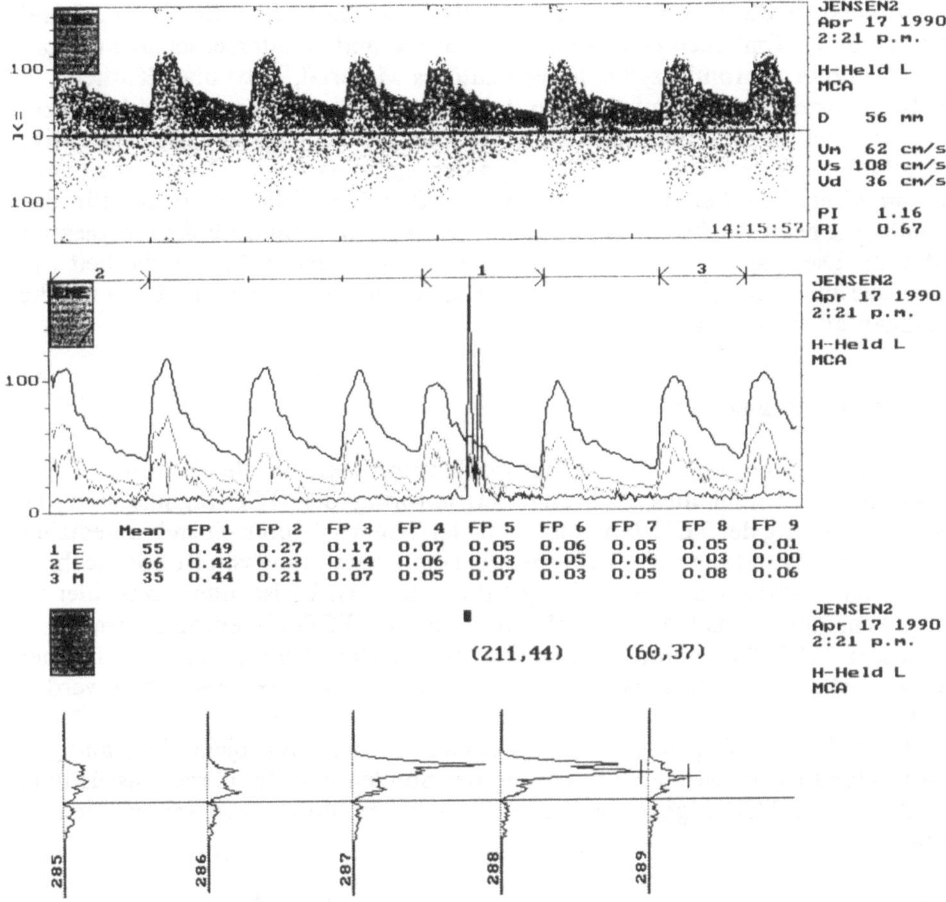

Abb. 2. Ein „Formed Element Embolus" in der A. cerebri media ist in der Spektralanzeige (obere Pulskurve) kaum zu sehen, aber in der „Embolie Nachweiskurve" (Mitte) gut erkennbar und kann nach Größe und Zusammensetzung in der unteren „Emboli-Analysekurve" klassifiziert werden

Nachweis von Embolie

Ein spezielles Anwendungsgebiet des TCD-Monitoring ist der Nachweis von Embolien. Seit 1968 wird die Doppler-Sonographie für den Nachweis von intravaskulären gasförmigen Mikroembolien verwendet, und die Einführung der TCD-Sonographie bewies, daß Mikroblasen in der Mitte der Hirnarterien bei der Karotischirurgie nachgewiesen werden konnten. Spencer [8] war der erste, der daraus schloß, daß ähnliche Doppler-Signale, die auch während der präoperativen und postoperativen Auswertung der Patientendaten nachgewiesen worden sind, Partikelembolien waren, die er als „Formed Element Emboli" bezeichnete, da ihre Zusammensetzung nicht bekannt war.

Im Versuch, dieses Verfahren quantitativ zu beschreiben, führten Russel und Mitarbeiter [7] Embolien einer bekannten Größe und Zusammensetzung (geronnenes Vollblut, Thrombozyten, atheromatöses Material, Fett) über Katheter in die Nierenarterie von Kaninchen ein. Die Doppler-Signale wurden in der Aorta aufgezeichnet. Es zeigte sich, daß die Amplitude des Doppler-Signals eine positive Korrelation mit der Größe und dem Typ des Embolus zeigte. Diese Arbeit wird nun in klinischen Versuchen unter Verwendung spezieller Software für das Monitoring beim Nachweis und bei der Klassifizierung von Embolien fortgesetzt (Abb. 2). Diese spannende Entwicklung verspricht eine höhere Sicherheit der Chirurgie am offenen Herzen und an der Karotis und wirft ein neues Licht auf die Schlaganfall-Forschung.

Längerfristige Entwicklungen

Wir haben einige längerfristige Entwicklungsprojekte in Bearbeitung, eingeschlossen ein ambulantes 24-Stunden-Monitoring der TCD-Signale und die Automatisierung der TCD-Untersuchung; letztere wird durch einen biomedizinischen Ingenieur mit spezieller Erfahrung bei der Verwendung von Robotertechnik in der stereotaktischen Neurochirurgie durchgeführt. Es ist interessant, hier zu bemerken, daß bereits 1985 eine voll automatisierte TCD-Untersuchung mit dem trans-scan 3 D TCD-Scanner durchgeführt wurde, daß aber dieses Projekt in jener Zeit aus Mangel an spezialisierter Automatisierungstechnik verschoben werden mußte.

Bei all diesen aufregenden Möglichkeiten haben wir ein Projekt, das ständig in Entwicklung ist. Es ist die Optimierung der Sonden und der Geräteausrüstung, um die besten TCD-Signale bei geringstmöglichen akustischen Intensitäten zu erhalten.

Literatur

1. Aaslid R (1987) Visually evoked cerebral blood flow changes and dynamic aspects of the cerebral autoregulation. J Cardiovasc Ultrasound 7:88
2. Eden A (1991) Effect of emitted power on waveform in transcranial Doppler sonography. Stroke 22:533
3. Halsey JH (1990) Effect of emitted power on waveform in transcranial Doppler sonography. Stroke 21:1573–1578
4. Müller HR, Casty M (1987) Ein Flußindex zur transkraniellen Dopplersonographie. Ultraschall in Med. 8:268–270
5. Müller HR, Lampl Y, Casty M, Jundt Th, Zehnder R (1992) A novel TCD test of cerebral autoregulation. In: Recent Advances in Neurosonology (Eds.: Oka M, v. Reutern GM, Kodaira K, Furuhata H) Elsevier Science Publishers, Amsterdam (In press)
6. Nornes H, Sorteberg W, Nakstad P, Bake S-J, Aaslid R, Lindegaard K-F (1990) Hemodynamic aspects of clinical cerebral angiography: Concurrent two vessel monitoring using transcranial Doppler ultrasound. Acta Neurochir (Wien) 105:89–97
7. Russell D, Madden KP, Clark WM, Sandset PM, Zivin JA (1991) Detection of arterial emboli using Doppler ultrasound in rabbits. Stroke 22:253–258
8. Spencer MP, Thomas GI, Nicholls, SC, Sauvage LR (1990) Detection of middle cerebral artery emboli during carotid endarterectomy using transcranial Doppler sonography. Stroke 21:415–423

Transkranielle Doppler Sonographie in der Anästhesie: Trendmonitor der Hirndurchblutung?

C. Werner, E. Kochs, J. Schulte am Esch

Abteilung für Anästhesiologie; Universitäts-Krankenhaus Eppendorf, D-2000 Hamburg 20

Einleitung

Die transkranielle Doppler Sonografie (TCD) erfaßt die Blutflußgeschwindigkeit in den basalen Hirnarterien nichtinvasiv und kontinuierlich. Neuere Untersuchungen lassen vermuten, daß sich Veränderungen der Blutflußgeschwindigkeit proportional zu Veränderungen der Hirndurchblutung (CBF) verhalten [1]. Ein Trendmonitor der Hirndurchblutung wäre ein wesentlicher Fortschritt der Patientenüberwachung in der Anästhesie und Intensivmedizin, wo eine adäquate zerebrale Perfusion klinisch oft nicht erfassbar ist. Im folgenden wird eine Übersicht eigener tierexperimenteller Versuchsreihen gegeben, in denen eine Korrelation zwischen Hirndurchblutung und TCD-Parametern unter dem Einfluß von Anästhetika und Narkotika hergestellt wird.

Methodik

Sechsundzwanzig Mischlingshunde wurden nach Einverständnis durch die Institutionelle Tierschutz- und Ethikkommission mit 1 MAC Isofluran und 0.5 MAC Stickoxidul (N_2O) in O_2 anästhesiert. Beide Femoralarterien und -venen sowie der Sinus sagittalis superior wurden zur Messung des arteriellen Blutdrucks, Entnahme von Blutproben und Medikamentenapplikation katheterisiert. Die rektale Temperatur und die arteriellen Blutgase wurden konstant gehalten. Zur Messung des CBF wurden radioaktiv-markierte Mikrosphären (15 µm) in den linken Herzvorhof injiziert. Die Differenz des arterio-hirnvenösen Sauerstoffgehalts und des CBF wurden zur Kalkulation des zerebralen Sauerstoffverbrauchs ($CMRO_2$) herangezogen. Ein gepulster bidirektionaler 2 MHz TCD Schallkopf (Transpect®, Medasonics) wurde nach temporaler Kraniotomie auf der intakten Dura fixiert und die mittlere Blutflußgeschwindigkeit (Vmean, cm/s) in der Arteria cerebri media (MCA) fortlaufend gemessen. Zusätzlich wurde die hirnelektrische Aktivität (EEG) bei Propofol-anästhesierten Tieren abgeleitet. Die folgenden Substanzen wurden untersucht: 1. Das synthetische Opiat Sufentanil (Fa. Janssen). 2. Das intravenöse Anästhetikum und Sedativum Propofol (Fa. ICI Chemicals). 3. Das Inhalationsanästhetikum Isofluran (Fa. Abott). Nach Abschluß der Instrumentierung wurden die Tiere nach folgendem Protokoll für 30 Minuten äquilibriert: Tiere der Sufentanil- und Propofolversuche erhielten

0,5 MAC Isofluran und 0,5 MAC N_2O in O_2 als Hintergrundanästhesie. Tiere der Isofluranversuchsreihe erhielten Fentanyl (45 µg/kg/h i.v.) und 50% N_2O/O_2 als Hintergrundanästhesie. Nach Ablauf der Äquilibrationsphase wurden bei allen Tieren die Ausgangswerte für die zerebrale und systemische Hämodynamik und den zerebralen Sauerstoffverbrauch bestimmt. Versuchsprotokolle: *Sufentanil:* Zehn Hunde erhielten 20 µg/kg i.v. Sufentanil. In dieser Versuchsgruppe wurde der arterielle Blutdruck bei 5 Tieren (Gruppe 1) mit einer Infusion von Phenylephrin konstant gehalten, während der arterielle Druck der übrigen Tiere (Gruppe 2) nach Sufentanil unbehandelt blieb. Die Messungen aller Parameter wurden 5, 15 und 30 Minuten nach Sufentanil durchgeführt. *Propofol:* Sechs Tiere erhielten 0,8 mg/kg Propofol infundiert bis ein stabiles burst suppression-EEG erreicht war und die nächste Meßserie erfolgte. Zwei weitere Messungen wurden nach Unterbrechung der Propofolinfusion und Erholung des EEG bis auf Ausgangswertniveau sowie nach erneuter burst suppression Induktion durch Propofolinfusion (0,8 mg/kg) durchgeführt. *Isofluran:* Nach Erfassung der Ausgangswerte wurden drei weitere Messungen unter Isofluran in aufsteigenden end-exspiratorischen Konzentrationen von 1%, 2% und 3% durchgeführt. In dieser Gruppe (n = 10) wurde der arterielle Blutdruck mit einer Phenylephrininfusion konstant gehalten.

Ergebnisse

Sufentanil: Der arterielle Blutdruck war 5 Minuten nach Gabe von Sufentanil in Gruppe 1 von 120 ± 10 mm Hg (mean $\pm$ SE, Ausgangswert) auf 87 ± 14 mm Hg abgefallen (p < 0,05). Dem Versuchsprotokoll entsprechend blieb der arterielle Druck bei Tieren der Gruppe 2 unter Sufentanil konstant. Die Veränderungen der Hirndurchblutung, der Vmean und der $CMRO_2$ waren in beiden Gruppen gleich ausgeprägt. Die Ergebnisse dieser Parameter sind für alle Tiere kombiniert in Tabelle 1 zusammengefaßt. Die Gabe von Sufentanil bewirkte eine 25% − 30% Reduktion der zerebralen hämodynamischen und metabolischen Parameter.

Propofol: Der arterielle Blutdruck blieb über den Beobachtungszeitraum unverändert. Die Veränderungen der Hirndurchblutung, der Vmean und der $CMRO_2$ sind in Tabelle 2 zusammengefaßt. Die wiederholten Propofolinfusionen bewirkten einen gleichgerichteten Abfall des CBF, der Vmean und der $CMRO_2$.

Tabelle 1. Daten vor und nach Sufentanil

Zeit (min)	CBF (ml/100 g/min)	Vmean (cm/s)	$CMRO_2$ (ml O_2/100 g/min)
Ausgangswert	138 ± 15	36 ± 2	$5,8 \pm 0,4$
5	97 ± 12*	26 ± 4*	$4,4 \pm 0,2$*
15	90 ± 10*	25 ± 4*	$4,1 \pm 0,2$*
30	83 ± 10*	23 ± 3*	$3,9 \pm 0,3$*

Tabelle 2. Daten vor und nach Propofol

	CBF (ml/100 g/min)	Vmean (cm/s)	CMRO$_2$ (ml O$_2$/100 g/min)
Ausgangswert	156 ± 69	37 ± 15	4,96 ± 1,21
Propofol 1	48 ± 14*	15 ± 4*	1,62 ± 0,36
Erholung	73 ± 27*	25 ± 7*	3,08 ± 0,67
Propofol 2	44 ± 8*	16 ± 4*	1,55 ± 0,35

Tabelle 3. Daten vor und nach Isofluran

	CBF (ml/100 g/min)	Vmean (cm/s)	CMRO$_2$ (ml O$_2$/100 g/min)
Ausgangswert	71 ± 4	38 ± 3	7,4 ± 0,6
1% Isofluran	66 ± 5	34 ± 3	7,6 ± 0,3
2% Isofluran	92 ± 13*	46 ± 3*	5,5 ± 0,3*
3% Isofluran	138 ± 19*	63 ± 4*	1,8 ± 0,2*

Isofluran: Die Veränderungen der Hirndurchblutung, der Vmean und der CMRO$_2$ sind in Tabelle 3 zusammengefaßt. Unter aufsteigenden Isoflurankonzentrationen kam es zu einem parallelen Anstieg von CBF und Vmean während der zerebrale Sauerstoffverbrauch dosisabhängig zwischen 20% und 70% reduziert war.

Diskussion

Sufentanil: Im Gegensatz zu anderen tierexperimentellen Studien [2] reduziert Sufentanil die Hirndurchblutung und den zerebralen Sauerstoffverbrauch im Hundemodell um bis zu 30% und erscheint daher für die Analgesie bei intrakranieller Pathologie geeignet. Die zerebrale Autoregulation scheint unter Sufentanil erhalten. Die Veränderungen der intrakraniellen Hämodynamik werden von der TCD reproduzierbar erfaßt.

Propofol: Die deutliche Reduktion der Hirndurchblutung unter Propofolinfusion ist vermutlich Ausdruck des signifikanten Abfalls des zerebralen Sauerstoffverbrauchs. Relative Veränderungen des CBF unter verschiedenen Propofolplasmakonzentrationen werden durch die TCD reproduzierbar gemessen.

Isofluran: Wie andere Inhalationsanästhetika ist auch Isofluran ein zerebraler Vasodilatator. Diese Eigenschaft des Isofluran führt zu der Entkopplung zwischen CBF und zerebralem Metabolismus. Die dosisabhängigen Veränderungen des CBF unter Isofluran werden reproduzierbar von der TCD registriert. Zusammenfassend zeigt die enge Korrelation zwischen Hirndurchblutung, zerebralem Sauerstoffverbrauch und der mittleren Flußgeschwindigkeit nach Gabe von Sufentanil, Propofol oder Isofluran erstmalig, daß die TCD ein fortlaufendes und nichtinvasives Monitoring der Hirndurchblutung unter anästhesiologischen und intensivmedizinischen Bedingungen gestattet.

Literatur

1. Bishop CCR, Powell S, Rutt D, Browse NL (1986) Transcranial Doppler measurement of middler cerebral artery blood flow velocity: a validation study. Stroke 17:913–915
2. Newberg Milde L, Milde JH, Gallagher WJ (1990) Effects of sufentanil on cerebral circulation and metabolism in dogs. Anesth Analg 70:138–146

Diagnose des erhöhten intrakraniellen Drucks und des zerebralen Kreislaufstillstandes mittels der transkraniellen Doppler Sonographie

C. WERNER, E. KOCHS, J. SCHULTE am Esch

Abteilung für Anästhesiologie; Universitäts-Krankenhaus Eppendorf, D-2000 Hamburg 20

Einleitung

Die Abschätzung der zerebralen Perfusion und Funktion bei Patienten mit reduzierter intrakranieller Compliance ist für Therapie und Prognose von entscheidender Bedeutung. Herkömmliche Verfahren zur Messung der Hirndurchblutung waren bisher invasiv, diskontinuierlich oder ließen sich in aller Regel nicht am Patientenbett durchführen. Die Anschallung der Hirnbasisarterien mittels der transkraniellen Doppler Sonographie (TCD) gestattet gemeinsam mit der Ableitung hirnelektrischer Signale eine indirekte Aussage zur zerebralen Perfusion. Die vorliegende Untersuchung stellt die TCD als ergänzende und nichtinvasive Untersuchungsmethode zur Feststellung pathologischer zerebraler Perfusionszustände im Rahmen intrakranieller Druckerhöhung und nach zerebralem Kreislaufstillstand vor.

Methodik

In Gruppe 1 wurden 27 als hirntot diagnostizierte und zur Organentnahme vorbereitete, beatmete Patienten (m = 16, w = 11) in die Untersuchung einbezogen. In Gruppe 2 wurden 12 (m = 8, w = 4) beatmete Patienten mit Schädel-Hirn-Trauma oder Subarachnoidalblutung, bei denen intermittierend intrakranielle Druckanstiege (ICP) auftraten, fortlaufend untersucht. Als Kontrollgruppe (Gruppe 3; m = 12, w = 8) diente ein Kollektiv gesunder Probanden ohne bekannte intrakranielle Pathologie. Die systolische (Vsyst, cm/s) und mittlere Blutflußgeschwindigkeit (Vmean, cm/s) wurde mittels eines gepulsten bidirektionalen Doppler Ultraschallsystems (TC2-64B; 2 MHz) durch transtemporale Anschallung der Arteria cerebri media (MCA) und transokzipitale Anschallung der Arteria basilaris (BA) erfasst. Zu jeder TCD-Untersuchung wurden die Werte des arteriellen Blutdrucks, der Herzfrequenz, der arteriellen Blutgase und der Körpertemperatur bestimmt.

Ergebnisse

Bei 24 Patienten der Gruppe 1 konnten reproduzierbare TCD-Signale der MCA erfasst werden, während BA-Signale in nur 22 Fällen darstellbar waren. Bei allen anderen Patienten und Probanden ergaben sich keine Probleme in der Messung der Flußgeschwindigkeitssignale. Die TCD-Ableitungen der MCA gesunder Probanden (Gr. 3) zeigten ein antegrades Flußgeschwindigkeitsprofil mit einem hohen diastolischen Flußanteil (Abb. 1). Demgegenüber war das Flußgeschwindigkeitsprofil hirntoter Patienten signifikant reduziert und bestand aus systolischen „spikes" von niedriger Amplitude mit (Pendelfluß) oder ohne retrograd gerichteten Flußanteilen (Abb. 2). TCD-Ableitungen bei Patienten mit intermittierend erhöhtem intrakraniellen Druck (Gr. 2) ergaben eine enge Beziehung zwischen ICP-Erhöhung und einer Reduktion des diastolischen Flußgeschwindig-

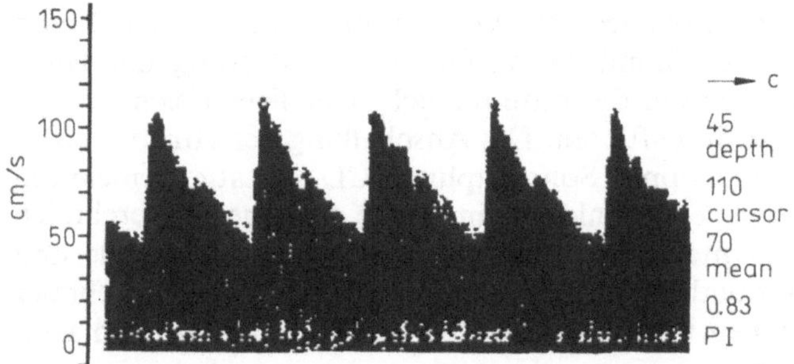

Abb. 1. Physiologisches, antegrades Flußgeschwindigkeitssignal in der MCA mit hohem diastolischen Kurvenanteil bei einem gesunden Probanden

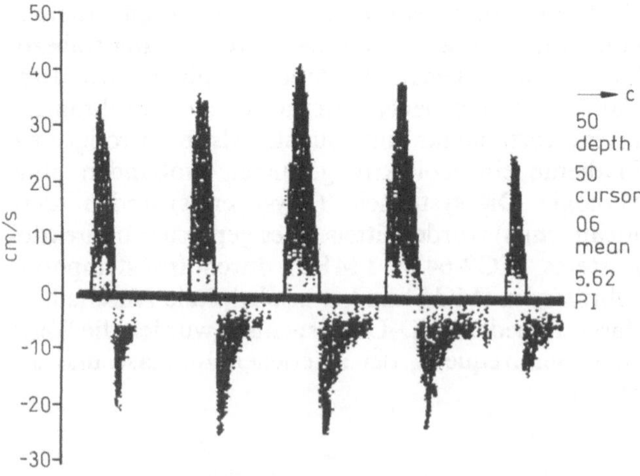

Abb. 2. Kombiniertes antegrades und retrogrades Flußgeschwindigkeitssignal von niedriger Amplitude in der MCA mit Verlust des antegraden diastolischen Kurvenanteils bei einem Patienten mit zerebralem Kreislaufstillstand

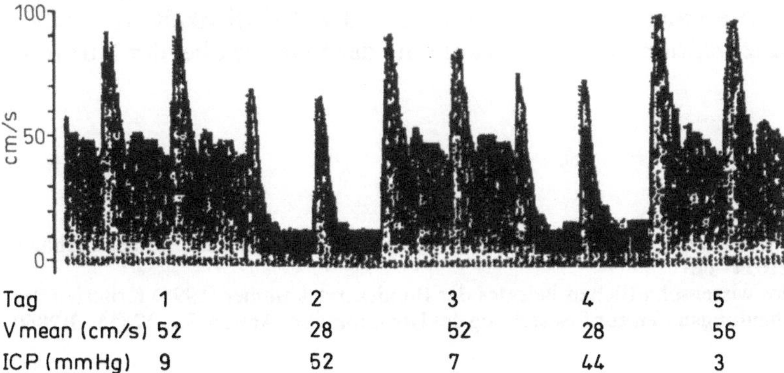

Abb. 3. Veränderungen des Flußgeschwindigkeitssignals über einen Zeitraum von 5 Tagen in Abhängigkeit von intermittierend erhöhtem ICP. Phasen kritischer Perfusion werden durch eine Reduktion des diastolischen Kurvenanteils signalisiert

keitsprofils. Die Normalisierung des ICP führte zu einer zeitgleichen Erholung des TCD-Signals (Abb. 3). Mit Ausnahme der Körpertemperatur bei Patienten der Gruppe 1 (30,8–33,4 °C) lagen alle hämodynamischen sowie Blutgasparameter innerhalb des physiologischen Bereichs.

Schlußfolgerung

Bei Patienten mit kritisch erhöhtem ICP signalisiert primär das reduzierte diastolische Flußgeschwindigkeitsprofil die Abnahme der zerebralen Perfusion. Therapeutische Maßnahmen sollten daher besonders nach Verlaufsanalyse des diastolischen Flußgeschwindigkeitssignals eingeleitet werden. Dies gilt besonders für Patienten, bei denen eine ICP-Messung kontraindiziert ist. Der auf Grund pathologischer intrakranieller Druckverhältnisse reduzierte vorwärtsgerichtete systolische und rückwärts gerichtete diastolische Fluß (Pendelfluß) im TCD-Signal kann als spezifisch für den zerebralen Kreislaufstillstand akzeptiert werden. Wegen der Möglichkeit infratentoriell persistierender Hirnperfusion bei supratentoriellem Kreislaufstillstand und umgekehrt sollten alle großen Hirnbasisarterien einschließlich der Arteria basilaris in die dopplersonographische Untersuchung einbezogen werden. Bei Patienten mit Subarachnoidalblutung können für wenige Sekunden ebenfalls Pendelflußsignale dargestellt werden, die jedoch reversibel sind und mit der Diagnose Hirntod nicht korrelieren [1]. Zur ergänzenden Feststellung des Hirntodes sollten daher zwei zeitlich voneinander getrennte Messungen über jeweils 30 Minuten durchgeführt werden. Sollten keine Signale aus den Hirnbasisarterien darstellbar sein gilt dies keinesfalls als Hirntodkriterium. Die 100%ige Spezifität der TCD bei der ergänzenden Hirntoddiagnostik hat dazu geführt, dieses nichtinvasive diagnostische Verfahren in die Neufassung der Richtlinien zur Feststellung des Hirntodes aufzunehmen [2]. Die TCD gestattet eine schnelle, nichtinvasive und am Patientenbett durchführbare

Beurteilung der zerebralen Hämodynamik mit der Möglichkeit zu früher therapeutischer Intervention oder zur Verkürzung der Wartezeit bei der Hirntodbestimmung.

Literatur

1. Grote E, Hassler W (1988) The critical first minutes after subarachnoid hemorrhage. Neurosurgery 22:654–661
2. Stellungnahme des wissenschaftlichen Beirates der Bundesärztekammer (1991) Kriterien des Hirntodes; Entscheidungshilfen zur Feststellung des Hirntodes. Dt. Ärztebl 88:B2855–B2860

Farbduplexsonographische Untersuchungen des vertebrobasilären Systems

M. KAPS

Neurologische Klinik der Justus-Liebig-Universität Gießen

Der Ultraschalldiagnostik im vertebrobasilären Kreislauf wurde im Vergleich zur Untersuchung der Karotiden vielfach eine geringere Bedeutung beigemessen. Zum einen mit dem Argument, daß hier die therapeutischen Möglichkeiten begrenzt seien, zum anderen auch deswegen, weil die Ultraschalldiagnostik in diesem Hirngefäßterritorium bedingt durch die Anatomie technisch schwieriger ist.

Das diagnostische Interesse am vertebrobasilären Kreislauf ist mit Einführung der Farb-Duplex-Sonographie neu belebt worden. Technisch basiert die Methode im Prinzip auf einem Mehrkanal-Puls-Dopplersystem, das mit einem B-Bild kombiniert ist. Hämodynamische und morphologische Informationen können damit simultan auf dem Bildschirm dargestellt werden.

Die Frage, welche Vorteile die Farb-Duplex-Sonographie gegenüber den herkömmlichen Duplex- und Dopplerverfahren im hinteren Hirnkreislauf bietet, soll im Folgenden näher behandelt werden. Die Erfahrungen, die auf Ergebnissen von mehr als 900 farbduplexsonographischen Untersuchungen beruhen, wurden mit einem Phased Array Scanner (HP-SONOS 1000) und verschiedenen Sondentypen (2,5 MHz und 5 MHz Sektorsonde, 7,5 MHz Linearsonde) gesammelt.

Aufgrund der anatomischen Voraussetzungen und den damit verbundenen Erfordernissen hinsichtlich der Sondentechnik ist es sinnvoll die verschiedenen Abschnitte des vertebrobasilären Systems gesondert zu besprechen. Da Vertebralisverschlüsse durch Zervikalarterien gut kollateralisiert sein können, schließt ein Normalbefund in einem distalen Abschnitt nicht unbedingt einen pathologischen Befund proximal aus und umgekehrt. Es kommt deswegen darauf an, möglichst alle Abschnitte diagnostisch zu erfassen.

Der *Ursprung der Vertebralarterien* ist eine der wesentlichen Prädilektionsstellen für arteriosklerotische Prozesse im hinteren Hirnkreislauf. Deswegen kommt der gezielten Darstellung dieser Region besonders diagnostische Bedeutung zu. Bislang war die Verläßlichkeit der Doppler- und Duplexsonographie hier im Vergleich zur Karotisbifurkation nicht besonders hoch. Routinierte Untersucher geben für Vertebralisabgangsstenosen je nach Methode (CW-Doppler oder Duplex) eine Sensitivität zwischen 50 % und 80 % an (Übersicht von Reutern und Büdingen, 1989; Ackerstaff et al., 1984). Hier bietet die Farb-Duplex-Sonographie eindeutig Vorteile, weil das Auffinden des Vertebralisursprungs mit Hilfe der Farbe eindeutig besser gelingt als mit den bislang verwendeten Verfahren (Abb. 1) (Trattnig et al., 1990; Arning und Salaschek, 1990; Bartels, 1991). Der Grund

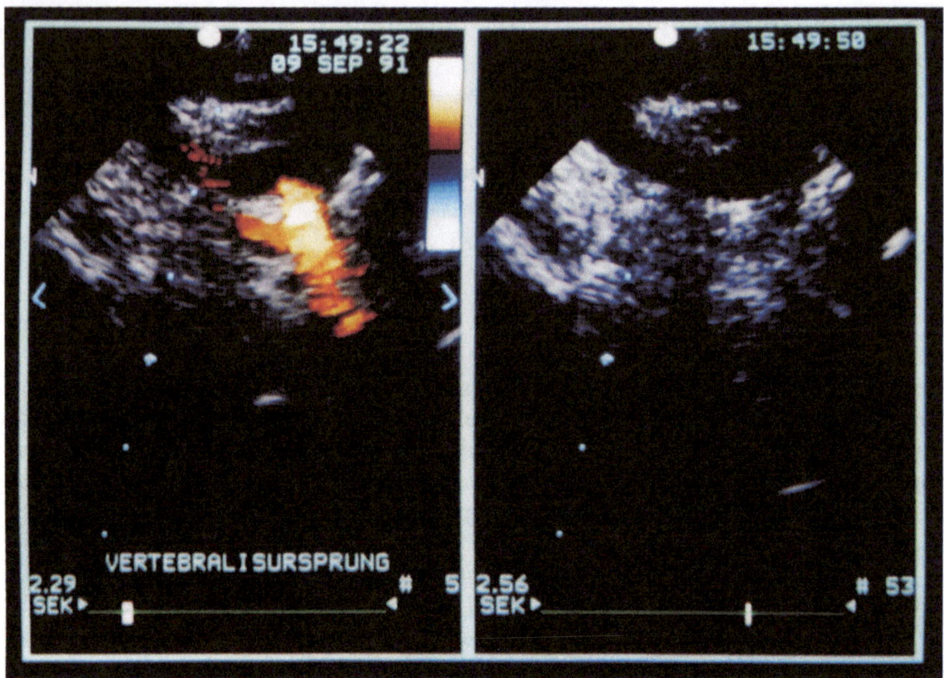

Abb. 1. Ursprung der A. vertebralis. In diesem Beispiel ermöglicht die Farbdarstellung eine eindeutige Lokalisation (links). Eine höhergradige Stenose kann aufgrund der homogenen Farbverteilung ausgeschlossen werden. Identische Schnittebene im B-Bild (rechts)

hierfür liegt in der vergleichsweise niedrigen Frequenz (5 MHz), mit der das Farbbild erzeugt wird. Außerdem lassen sich die orthograd durchströmten aortenbogennahen Vertebralissegmente besonders gut farbduplexsonographisch darstellen (Dopplerprinzip), während der schräge Beschallungswinkel für die B-Bild Diagnostik ausgesprochen unvorteilhaft ist.

Die Strömungsveränderungen in Folge von Vertebralisabgangsstenosen sind farbduplex-sonographisch augenfällig. Eine Klassifikation des Stenosegrades ist anhand des Doppler-Frequenz-Spektrums näherungsweise möglich, für eine Quantifizierung des residualen Lumens eignet sich die Farb-Duplex-Sonographie aus technischen Gründen nicht.

Der *praevertebrale und intertransversale Abschnitt* der Vertebralen ist auch mit der Duplexsonographie bei den meisten Patienten mit einer 7,5 oder 5 MHz Sonde möglich. Stenosen spielen hier quantitativ gesehen eine untergeordnete Rolle. In diesem Abschnitt zielt die farbduplexsonographische Untersuchung darauf ab, das Kaliber der Vertebralarterien zu bestimmen, einseitige Hypoplasien zu erkennen und komplette Verschlüsse nachzuweisen.

Um einen *Verschluß* der A. vertebralis diagnostizieren zu können, müssen verschiedene Kriterien erfüllt sein. Voraussetzung ist zunächst die eindeutige interforaminale Darstellung der nicht-pulsierenden Arterie im B-Bild. Farbduplex sonograpisch wegweisend ist ein fehlendes Farbsignal in der A. vertebralis bei guter Darstellbarkeit der V. vertebralis. Die untere Grenzfrequenz der Farbskala muß auf niedrigste Geschwindigkeiten eingestellt werden, um langsame Strömung noch zu erfassen. Darüber hinaus ist die Diagnose des Vertebralarterienverschlusses durch gezielte dopplersonographische Registrierungen zu sichern. Fehlende Farbdarstellung der A. vertebralis im Schnittbild reicht als Kriterium keinesfalls für die Diagnose eines Verschlusses aus. Bei ungünstigen anatomischen Gegebenheiten bewährt sich die Verwendung von 5 MHz Sektorsonden, da hier im Vergleich zu höherfrequenten Schallköpfen der Ultraschall tiefere Gewebsschichten erreicht. Ferner kann die Diagnose „Vertebralisverschluß" durch Untersuchung der Atlasschlinge (s.u.) untermauert werden. Vertebralisverschlüsse werden oft durch Kollateralen aus den aszendierenden Halsarterien umgangen. Diese segmentalen Kollateralen sind mitunter so kräftig ausgeprägt, daß man sie farbduplexsonographisch unmittelbar erkennt.

Retrograde Perfusion der A. vertebralis im Rahmen des *Subclavian Steal Phänomens* ist aufgrund des charakteristischen Farbsignals augenfällig (Abb. 2). Allerdings muß man eine Verwechslung mit einer Vene ausschließen. Eine normale Farbkodierung der A. Vertebralis ersetzt nicht den gezielten Einsatz des gepulsten Dopplers. Frühstadien eines Subclavian Steal (sog. „systolische Entschleunigung") sind beispielsweise nur anhand des Doppler-Frequenz-Spektrums erkennbar. In seltenen Fällen liegen trotz eines Subclaviaverschlusses orthograde Strömungsverhältnisse in der A. vertebralis vor. Auch hier ist nicht die Farbe sondern das pathologische Doppler-Frequenz-Spektrum diagnostisch wegweisend.

Ebenso wie der Ursprung der Vertebralarterien gelingt auch die Darstellung der *Atlasschlinge* mit der Farb-Duplex-Sonographie eindeutig besser als bisher (Abb. 3) (Bartels et al. 1991). Hierzu gut geeignet ist eine 5 MHz Schallsonde, die hinter dem Mastoid aufgesetzt und auf die kontralaterale Orbita ausgerichtet wird. Anhand indirekter Kriterien läßt die Untersuchung der Atlasschlinge Rückschlüsse auf einen *Basilarisverschluß* zu. Hier kontrastiert das kräftige, pulsierende Kaliber der Arterie mit einem dopplersonographischen Stumpfsignal, das auf die distale Strömungsbehinderung hinweist.

Die *intrakraniellen Abschnitte des vertebrobasilären Systems* können mit einer 2,5 MHz oder besser noch mit einer 2,0 MHz Sektorsonde dargestellt werden (Kaps et al. 1992; Sümer, 1991). Hierzu wird die Sonde etwa 2−3 fingerbreit unterhalb der Protuberantia occipitalis mit Zielrichtung auf das Nasion aufgesetzt. Als markanter Orientierungspunkt ist mit dieser Sondeneinstellung in einer Tiefe von ca. 5,5 cm das Foramen occipitale sichtbar. Seitlich biegen die beiden Vertebralarterien nach intrakraniell ein (Abb. 2).

Da die Arterien meist einen gewundenen Verlauf haben, müssen die einzelnen Segmente durch Drehung und Kippung der Sonde nacheinander eingestellt werden. In einer Tiefe von ca. 7,0 bis 7,4 cm konfluieren die beiden Vertebralarterien zur A. basilaris. Die Höhe des Zusammenschlusses ist wie man aus angiographischen und anatomischen Studien weiß, variabel und kann auch bedeutend tiefer liegen. Proximale Anteile der A. basilaris sind unter günstigen Umständen noch darstellbar, der mittlere Abschnitt und der Basilariskopf entzieht sich jedoch der sonographischen Beurteilung. Die Endarterien der A. basilaris – die Aa. cerebri posteriores – sind transtemporal beschallbar. Da die

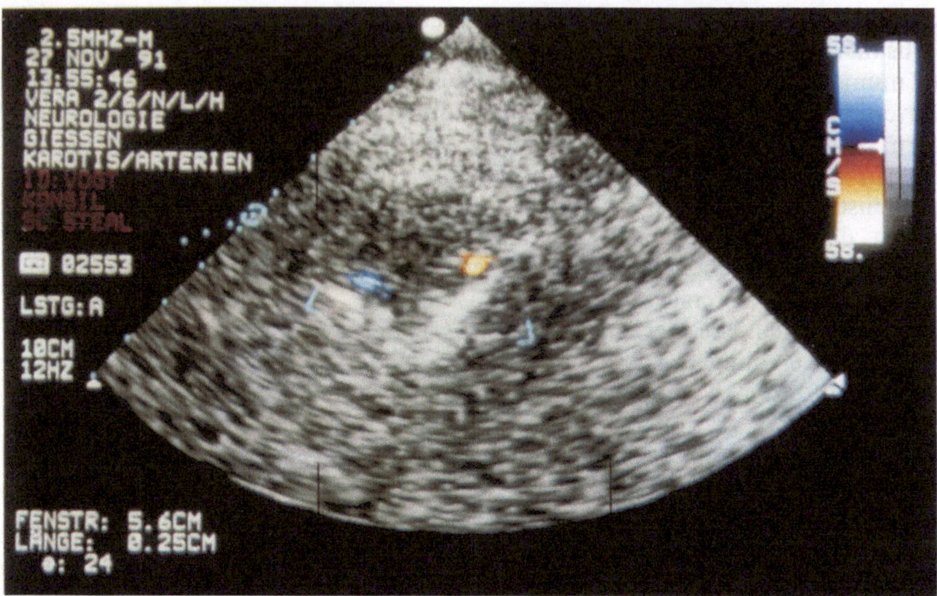

Abb. 2. Horizontale Schnittbilddarstellung in Höhe des Foramen occipitale. Subclavian Steal Phänomen: rechts orthograd (rot), links retrograd (blau) perfundierte Vertebralarterie

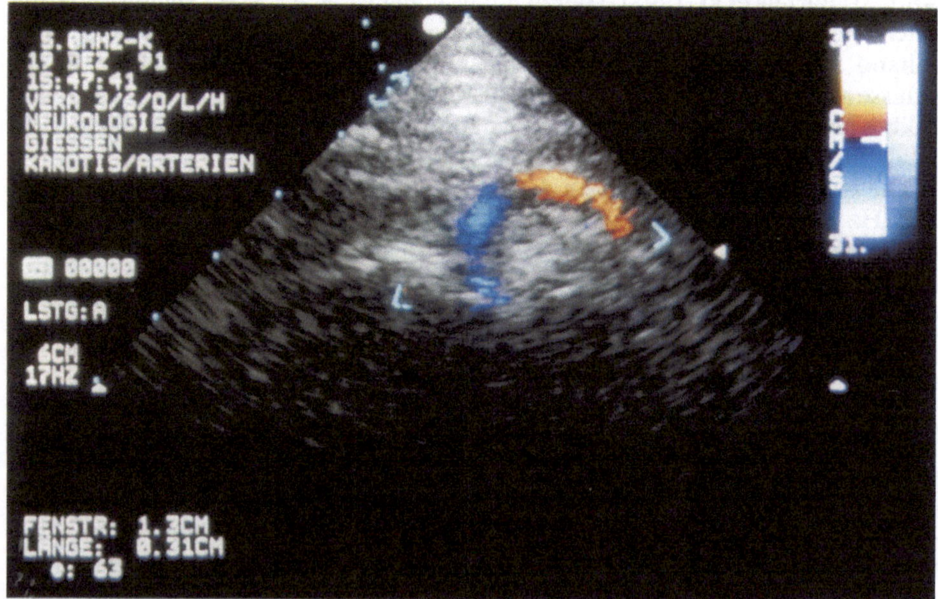

Abb. 3. Atlasschlinge. Horizontale Schnittebene mit zuführendem (rot) und abführendem (blau) Schenkel

A. cerebelli inferior posterior und die A. inferior anterior in Bezug auf die Schallsonde entgegengesetzt zu den Vertebralarterien durchströmt werden, erscheinen sie im Farbbild blau.

Die Abbildung der intrakraniell gelegenen Abschnitte des vertebrobasilären Systems eröffnet neue Perspektiven, die zum jetzigen Zeitpunkt noch nicht überschaubar sind. Bislang waren diagnostische Aussagen aufgrund transkraniell dopplersonographischer Untersuchungen, bedingt durch anatomische Varianten und den geschlängelten Verlauf der Arterien in der hinteren Schädelgrube, nur unter Vorbehalt möglich. Eine sichere transkraniell dopplersonographische Unterscheidung der beiden Vertebralarterien erforderte die Kompression der Atlasschlinge. Auch die Zuordnung von Dopplersignalen zur Vertebral- oder zur Basilararterie bereitete häufig Probleme. Es ist zu erwarten, daß ein großer Teil dieser Probleme durch die Farbduplexsonographie überwunden werden kann, so daß auch im hinteren Hirnkreislauf eine dem Karotiskreislauf vergleichbare diagnostische Sicherheit erreicht wird.

Ein wichtiger Fortschritt der Farb-Duplex-Sonographie ist in der Möglichkeit einer aussagekräftigen Befunddokumentation zu sehen. Sie gibt späteren Betrachtern die Gelegenheit, Beurteilungen besser als bisher nachzuvollziehen und zu kontrollieren. Gewundene Gefäßverläufe und Schlingenbildungen die üblicherweise Schwierigkeiten bereiten, sind sehr viel einfacher aufzuklären. Während die Geräteeinstellung beim B-Bild im Verlauf einer Untersuchung in der Regel wenig geändert wird, muß das Farbbild immer wieder neu optimiert werden. Je nach Entfernung, Richtung und Geschwindigkeit des Blutflusses müssen verschiedene technische Parameter variiert werden. Die Anwendung der Farb-Duplex-Sonographie vereinfacht daher einerseits die Diagnostik, sie setzt aber andererseits eingehendes methodisches Verständnis voraus.

Literatur

Ackerstaff RGA, Hoeneveld H, Slowikowski JM (1984) Ultrasonic Duplex scanning in atherosclerotic disease of the innominate subclavian and vertebral arteries. A comparative study with angiography. Ultrasound in Med & Biol 10:409–418

Arning C, Salaschek M (1990) Duplexsonographie der Vertebralarterien. Sommertagung des Arbeitskreises Gefäßdiagnostik der DEGUM, Buchenbach 15.–17. 5. 1990

Bartels E, Fuchs HH, Flügel KA (1991) Color Doppler imaging of vertebral arteries: A comparative study with Duplex ultrasonography. Fourth Meeting of the Neurosonology Research Group of the World Federation of Neurology. Hiroshima 6.–8. 6.1991

Kaps M, Seidel G, Bauer T, Behrmann B: Imaging of the vertebrobasilar system using color-coded ultrasound. Eingereicht zur Publikation

von Reutern GM, Büdingen HJ (1989) Ultraschalldiagnostik der hirnversorgenden Arterien. Georg Thieme Verlag Stuttgart, New York

Sümer G (1991) Farbdopplerbefunde der vertebrobasilären Systems. Ultraschall-Diagnostik '91. Drei-Ländertreffen Lausanne, 16.–19. 10. 1991

Trattnig S, Hübsch P, Schuster H, Pölzleitner D (1990) Color-Coded Doppler imaging of normal vertebral arteries. Stroke 21:1222–1225

Transkranielle Farbduplexsonographie

M. Kaps, G. Seidel

Neurologische Klinik der Justus-Liebig-Universität Gießen

Die nicht-invasive Diagnostik der intrakraniellen Hirnarterien hat in den letzten Jahren zunehmend an Bedeutung gewonnen. Transkraniell dopplersonographische Untersuchungen gehören mittlerweile zum festen Repertoire eines neurosonologischen Labors. Demgegenüber spielte die transkranielle Schnittbilddiagnostik beim Erwachsenen bislang aufgrund der ungünstigen Beschallungsbedingungen keine Rolle. Mit Einführung der Farb-Duplex-Sonographie eröffnen sich hier neuerdings vielversprechende Perspektiven.

Untersuchungstechnik

Die Darstellung der basalen Hirnarterien und des Hirnparenchyms erfolgt wie bei der transkraniellen Dopplersonographie durch die dünne Knochenlamelle der Pars squamosa des Os temporale. In einer horizontalen Schnittebene, die den gesamten Schädel bis zur gegenüberliegenden Kalotte erfaßt, wird zunächst das Mittelhirn mit den Pedunculi cerebri dargestellt (Abb. 1). Die Zisternen sind als pulsierende Strukturen erkennbar. Weiter frontal und lateral wird der sonographische Einblick in die mittlere Schädelgrube durch den Keilbeinflügel begrenzt. Nach diesem orientierenden Überblick ist es sinnvoll den Bildausschnitt weiter einzuengen, um die Bildqualität und die Farbdarstellung zu optimieren.

In der Nähe des medialen Randes des Keilbeinflügels liegt der Karotisendabschnitt mit der Aufteilung in die A. cerebri media und anterior. Da das Blut in der A. cerebri media auf die Sonde zuströmt erscheint diese rot, umgekehrt stellt sich die A. cerebri anterior blau dar (Abb. 2). Unter optimalen Bedingungen sind Abzweigungen aus dem Mediahauptstamm erkennbar, bevor die Arterie in die Sylvische Furche einbiegt. Die Strömungsumkehr im A_1 Segment der A. cerebri anterior nach Kompression der ipsilateralen A. carotis interna ist farbduplexsonographisch am Farbumschlag direkt erkennbar (Abb. 2).

Der P_1 Abschnitt der A. cerebri posterior ist unmittelbar vor den Pedunculi cerebri gelegen und wendet sich dann nach occipital.

Die in diesem Beitrag wiedergebenden Erfahrungen wurden mit einem Phased Array Scanner (HP SONOS 1000) in Kombination mit einem niederfrequenten 2,5 MHz Sektorschallkopf gewonnen.

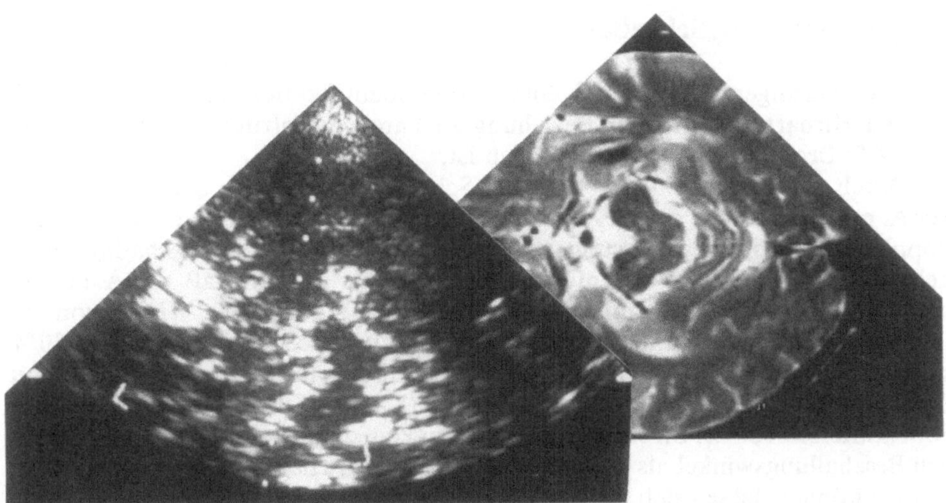

Abb. 1. Mittelhirn *links:* Im Ultraschallbild echoarme Struktur mit Schmetterlingsform. Die umgebenden basalen Zisternen sind echoreich und pulsierend. *rechts:* vergleichbare Schnittebene im Magnetresonanztomogramm (T_2 gewichtet)

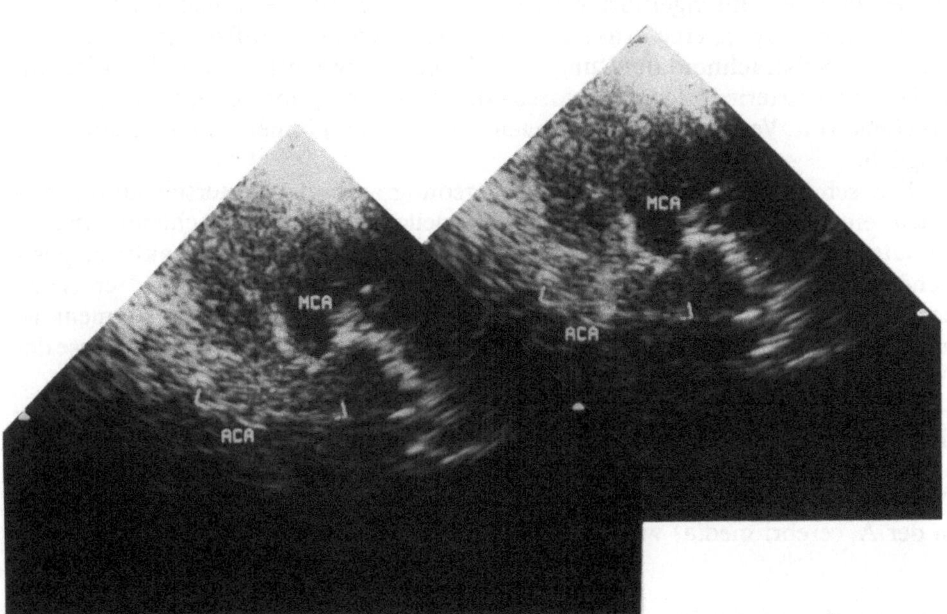

Abb. 2. Transtemporale Beschallung in horizontaler Schichtebene *links:* A. cerebri media (MCA) rot, A. cerebri anterior (ACA) blau dargestellt. *rechts:* Nach ipsilateraler Kompression der A. carotis communis kommt es durch Kollateralisation zu einer Strömungsumkehr in der A. cerebri anterior (Farbumschlag von blau nach rot in der ACA)

Diagnostische Möglichkeiten

Erste Erfahrungen zeigen, daß eine exakte Identifikation der kaliberstarken basalen Hirnarterien in ihrer Beziehung zu Parenchymstrukturen (Bogdahn et al., 1990; Becker et al., 1991 a) möglich ist.

Durch eine geeignete Einstellung der Schnittebene läßt sich der Hauptstamm der A. cerebri media in der Regel über einen längeren Abschnitt darstellen, so daß dopplersonographische Messungen unter Berücksichtigung des Beschallungswinkels möglich sind. Unsere Untersuchungen haben gezeigt, daß die A. cerebri media (M_1-Segment) bei transtemporaler Beschallung in einem Winkel von 28° ($\pm$12) vom Dopplerstrahl getroffen wird. Daraus errechnet sich eine ca. 20% höhere Strömungsgeschwindigkeit gegenüber unkorrigierten Werten, die man mit der transkraniellen Dopplersonographie mißt (Kaps und Behrmann, 1991). Auch Seitenunterschiede der Strömungsgeschwindigkeit, die sowohl auf einen ungünstigen Beschallungswinkel als auch auf einen pathologischen Befund zurückgeführt werden können, lassen sich farbduplexsonographisch aufklären. Verwechslungen zwischen P_1-Segment der ACP und M_1-Segment der ACM, die sehr dicht nebeneinander liegen, sind so gut wie ausgeschlossen.

Ein wesentlicher Fortschritt gegenüber der herkömmlichen transkraniellen Dopplersonographie besteht darin, daß die erhobenen Daten besser reproduzierbar sind (Yasaka et al., 1990) und auch eine Dokumentation möglich ist, die sowohl Ort als auch Ausmaß der hämodynamischen Störung im Bild darlegt. Im Rahmen von Verlaufsuntersuchungen können Befundkontrollen an genau definierten Punkten durchgeführt werden. Daher erlaubt die transkranielle Farb-Duplex-Sonographie eine exaktere Lokalisation und Quantifizierung von Spasmen nach Subarachnoidalblutungen als bisher. Verwechslungen nahe beieinanderliegender Arterienäste mit unterschiedlicher Ausprägung der Spasmen, die das Ergebnis von Verlaufsuntersuchungen verfälschen können, sind kaum noch möglich.

Die schwierige transkraniell dopplersonographische Unterscheidung zwischen einer Mediastenose, einer funktionellen Strömungsbeschleunigung in Kollateralen (A. communicans ant. bzw. posterior) oder einer reaktiven postischämischen Hyperämie nach rekanalisierenden Hirnembolien wird entscheidend erleichtert. Bei hohen Strömungsgeschwindigkeiten im M_1 Segment ist mitunter das zugrundeliegende AV-Angiom direkt sichtbar. Auch Verschlüsse der A. cerebri media lassen sich darstellen.

Auswirkungen von Stenosen und Verschlüssen im Bereich der Karotisbifurkation auf die intrakranielle Hämodynamik können unmittelbar im Anschluß an die extrakranielle Untersuchung (nach Wechsel des Schallkopfes) überprüft werden. Dies betrifft quantitative Aspekte (z. B. poststenotische Strömungsveränderungen in der A. cerebri media) wie auch Kollateralisationswege.

Grenzen der Methode

Voraussetzung für die Durchführung der transkraniellen Farb-Duplex-Untersuchung ist ein brauchbares „akustisches Knochenfenster". Die Ultraschalldurch-

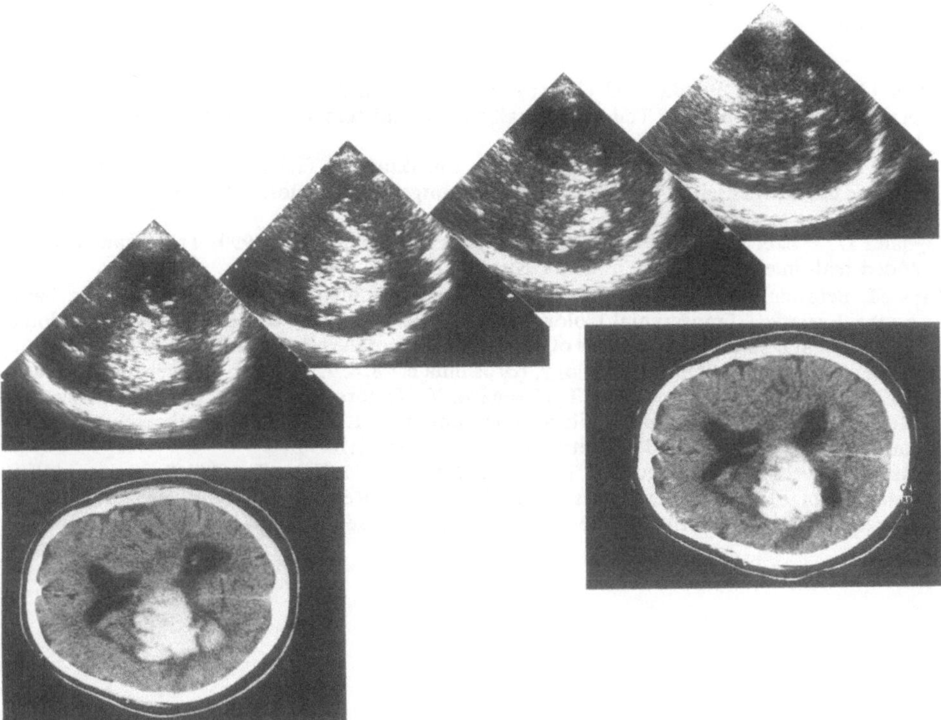

Abb. 3. Intrazerebrales Hämatom; Verlaufsuntersuchung am 2., 4., 7. und 13. Tag (von links nach rechts). Initial echoreich, später abnehmende Echogenität. Darunter Computertomogramm am 2. und 13. Tag in vergleichbarer Schnittebene

lässigkeit des Os temporale wird mit zunehmendem Alter (bei Frauen mehr als bei Männern) schlechter. Die Rate der Patienten, die nicht untersucht werden können, ist nach eigenen Erfahrungen vergleichbar mit der konventionellen transkraniellen Dopplersonographie (10–30% je nach Kollektiv). Allerdings erkennt man auf Anhieb ohne längeres frustranes Absuchen der temporalen Kalotte, ob ein Patient beschallbar ist oder nicht.

Die Auflösung des Parenchyms ist aufgrund der niedrigen Schallfrequenz (2–2,5 MHz) naturgemäß begrenzt. Zur Differenzierung der Strukturen, die sich je nach willkürlich wählbaren Schichtebenen in sehr ungewohnten Proportionen darstellen, gehört Erfahrung und räumliche Vorstellungskraft. Geübte Untersucher sind in der Lage, Veränderungen der Ventrikelgröße, größere Einblutungen (Abb. 3) oder Tumore zu erkennen (Becker et al., 1991 b).

Da die transkranielle Duplexsonographie bislang noch in den Kinderschuhen steckt und weitere technische Verbesserungen hinsichtlich der Sondentechnologie und der Bildverarbeitung (z. B. „Color capturing" [Tsuchiya et al. 1991]) anstehen, sind die diagnostischen Möglichkeiten bislang noch nicht ausgeschöpft.

Literatur

Becker G, Winkler J, Bogdahn U (1991a) Die transkranielle farbkodierte Real-Time-Sonographie des Erwachsenen. Teil 1: Normalbefunde und zerebrovaskuläre Ischämien. Ultraschall in Med 12:74–79

Becker G, Winkler J, Bogdahn U (1991b) Die transkranielle farbkodierte Real-Time-Sonographie des Erwachsenen. Teil 2: Zerebrale Blutungen und Tumoren. Ultraschall in Med 12: 211–217

Bogdahn U, Becker G, Winkler J, Greiner K, Perez J, Meurers B (1990) Transcranial color-coded real-time sonography in adults. Stroke 21:1680–1688

Kaps M, Behrmann B (1991) Angle corrected measurements of blood flow velocity in basal cerebral arteries: Transcranial Color Coded Ultrasonography comparted to conventional Transcranial Doppler. Proceedings of the 4th Meeting of the Neurosonology Research Group of the World Federation of Neurology, Hiroshima 6.–8. 6. 91 Elsevier, Amsterdam (in press)

Tsuchiya T, Yasaka M, Yamaguchi T, Hasegawa Y, Kimura K, Omae T (1990) Transcranial Real-time Color-Flow Doppler Ultrasonography: Part 1. Imaging of basal cerebral arteries and measurement of blood velocity. Stroke 21 (Suppl I):I-49

Yasaka M, Tsuchiya T, Yamaguchi T, Hasegawa Y, Kimura K, Omae T (1990) Transcranial Real Time Color-Flow Doppler Ultrasonography: Part 2. Reproducibility of measurements of blood flow velocity in the middle cerebral artery. Stroke 21 (Suppl I):I-112

V. Interventionelle Sonographie

Die sonographisch geführte Punktion – Einleitung und Überblick

B. WENDT, R. CH. OTTO

Institut für Röntgendiagnostik und Nuklearmedizin, Kantonsspital Baden, CH-5404 Baden

Die Ultraschalldiagnostik gibt uns einen Einblick in die Makromorphologie vieler Organe, wobei relativ häufig herdförmige Veränderungen unklarer Dignität gefunden werden. Auch mit den anderen bildgebenden Verfahren ist makromorphologisch eine endgültige Diagnose in vielen Fällen nicht möglich. Daher hat sich als ideale Ergänzung zur Sonographie die ultraschallgeführte Feinnadelbiopsie etabliert. Mit ihrer Hilfe ist es möglich, repräsentatives Zellmaterial zur mikroskopischen Untersuchung zu gewinnen. Am häufigsten führen wir das Verfahren bei unklaren Befunden im Bereich der großen parenchymatösen Bauchorgane durch. Aber auch in vielen anderen Körperregionen setzt man die sonographisch gesteuerte Feinnadelbiopsie mit Vorteil ein (z. B. Thoraxwand, Hals, Mamma, Bewegungsapparat).

Die perkutane Punktion unter real-time Ultraschallkontrolle kann auf drei verschiedenen Wegen erfolgen, die sich in der Verbindung zwischen Schallkopf und Punktionsnadel unterscheiden:

1. Führung der Nadel durch einen zentral perforierten Schallkopf
2. Führung der Nadel durch eine Halterung, die seitlich an einen Scanner montiert ist
3. Kontrolle der Punktionsnadel mit einem Transducer, der nicht mit der Nadel verbunden ist (sogenannte freie Punktion).

Am meisten bewährt hat sich nach unseren Erfahrungen der zentral perforierte Linear-Scanner [1, 2]. Die Vorteile des zentral perforierten Transducers sind:

1. Die kurze Wegstrecke zum Zielorgan und damit verbunden eine geringe Traumatisierung
2. Die gute Steuerbarkeit der Nadel
3. Die gute Sichtbarkeit der Nadelspitze im Ultraschallbild (Abb. 1: Nadelspitze innerhalb eines Nierentumors).

Die sogenannte freie Punktion wird nur bei oberflächlich gelegenen Prozessen (z. B. Mamma) oder bei sehr ausgedehnten Befunden (z. B. großer Pleuraerguß) verwendet.

In Zürich und Baden wurden bisher mehr als 12 500 Patienten auf diese Weise punktiert. In Abhängigkeit vom Zielorgan wird in 87–99 % ortsspezifisches Gewebe oder Flüssigkeit aspiriert. Das Verfahren ist inzwischen sehr weit verbreitet und als komplikationsarm bekannt. Bei Beachtung der Kontraindika-

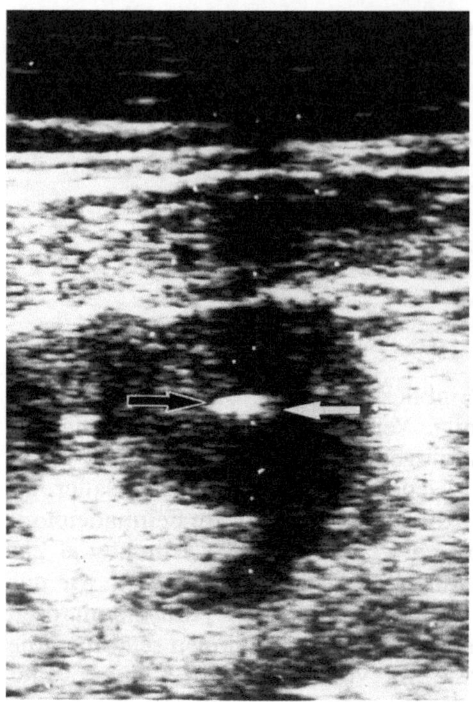

Abb. 1. Punktion eines Nierentumors.
Nadelspitze innerhalb der Raumforderung
gut sichtbar (Pfeile)

tionen (schwere Gerinnungsstörungen, fehlende Kooperation des Patienten) sind
gravierende Zwischenfälle nicht zu erwarten. Beim eigenen Patientenkollektiv
wurden schwere Komplikationen, die zu einer Operation oder gar zum Tode
führten, nicht beobachtet. Metastasenbildung im Punktionskanal wurde zwar
selten beschrieben, beeinflußt das Schicksal des Tumorpatienten aber nicht [3] und
ist i. a. auf unsachgemäße Punktion zurückzuführen.

Schon früh wurde die Sonographie auch zur Steuerung therapeutischer
Eingriffe genutzt, zunächst hauptsächlich zur perkutanen Nephrostomie [4].
Inzwischen hat sich das Verfahren auch zur Ableitung anderer krankhafter
Flüssigkeitsansammlungen bewährt: Abszeß, Gallenwege, Pleuraergüsse, Aszites.
Die Abb. 2 zeigt die Pigtail-Drainage innerhalb eines Abszesses. Andererseits
können unter sonographischer Führung bestimmte Medikamente gezielt in einen
Krankheitsherd plaziert werden. Einen Überblick über die wichtigsten kurativen
und palliativen Eingriffe gibt Tabelle 1. Wie aus dieser Übersicht hervorgeht,
können einige Eingriffe je nach Grunderkrankung sowohl mit kurativer als auch
mit palliativer Zielsetzung durchgeführt werden. Bei einem Teil dieser Interventionen wird die Sonographie mit anderen bildgebenden Verfahren kombiniert:
so wird die perkutane Nephrostomie oder die Gallenwegsdrainage unter Durch-
leuchtungskontrolle fortgesetzt, nachdem zuvor unter sonographischer Sicht der
Zugangsweg in die entsprechenden Hohlräume geschaffen wurde. Die perkutane
Zystogastrostomie zur Pankreaspseudozystendrainage ist ein sonographisch-
endoskopisch kombiniertes Verfahren [5].

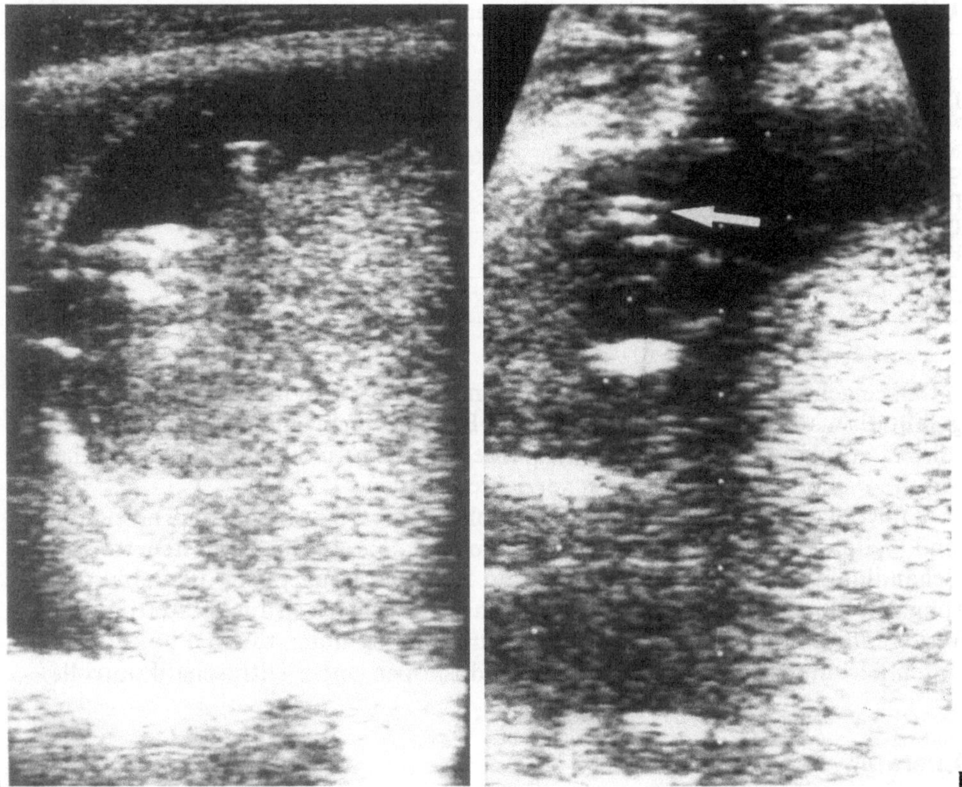

Abb. 2. Subphrenischer Abszeß rechts: **a)** vor Einlegen einer Drainage, **b)** mit einliegender Drainage (Pfeil)

Tabelle 1. Interventionelle therapeutische Sonographie

	kurativ	palliativ
Abszeßdrainage	×	
Aszites-Pleuradrainage		×
Bestimmte Eingriffe am Feten	×	×
Gallenblasendrainage	×	×
Gallenwegsdrainage		×
Nephrostomie	×	×
Pakreaspseudozysten-Ableitung	×	
Tumortherapie lokal		×
Zystenverödung	×	

Tabelle 2. Kurative ultraschallgeleitete Drainagen

	Anzahl	geheilt
Leberabszeß	43	38
Nephrostomie	64	12
Nierenkarbunkel	4	3
Sonstige intraabd. Abszesse	14	8
Präsakralabszeß	4	3
Pleuraempyem	14	9
Pankreaspseudozyste	12	7
Gesamtzahl	155	80

Die eigenen Ergebnisse der perkutanen Drainage sind in Tabelle 2 zusammengefaßt. Es wird deutlich, daß Abszesse im Bauchraum in einem hohen Prozentsatz durch perkutane Drainagen geheilt werden können. In diesen Fällen kann heute auf die risikoreichere Operation verzichtet werden.

Obwohl die interventionelle Sonographie heute ein hohes Niveau erreicht hat, sind weitere Verbesserungen zu erwarten: die sonographisch gesteuerte lokale Behandlung von Lebertumoren und von Echinokokkuszysten, die Perfektionierung von Biopsiekanülen. Weitere Fortschritte ergeben sich aus gerätetechnischen Weiterentwicklungen, so z. B. durch Farbdoppler unterstützte Punktion oder durch perkutane Plazierung von Miniendoskopen unter Ultraschallkontrolle.

Literatur

1. Otto RC (1979) Puncture of different abdominal organs under ultrasound control (real-time condition) using a new detector device. 2. Weltkongreß für Ultraschall in Medizin und Biologie. Miyazaki. Scimed Publication Inc., Japan, p 282
2. Otto RC, Wellauer J (1986) Ultrasound-guided biopsy and drainage. Springer, Berlin Heidelberg
3. Weiss H (1989) Metastasenbildung durch Feinnadelpunktion? Ultraschall 10:147–151
4. Pedersen JF (1974) Percutaneous nephrostomy guided by ultrasound. Urology 112:157–159
5. Hancke S, Henriksen FW (1985) Percutaneous pancreatic cystogastrostomie guided by ultrasound scanning and gastroscopy. Br J Surg 72:916–917

Percutaneous Ethanol Injection (PEI)
for Patients with Small Hepatocellular Carcinoma

M. EBARA, M. OHTO

First Department of Medicine, School of Medicine, Chiba University

Introduction

Hepatocellular carcinoma (HCC) arises in patients with chronic liver diseases, particularly liver cirrhosis.

With regularly scheduled examinations of the high risk group by ultrasonography (US) [1], early detection of HCCs has become a reality.

However, treatment is a real problem, because poor liver function which prevents surgical intervention [2]. Therefore, it is urgently required to develop a new treatment which is noninvasive and yet as effective as surgical resection. Transcatheter arterial embolization (TAE) is widely performed in Japan but it does not necrotize cancer cells infiltrating intra- or extracapsule and hypovascular HCC, and it often causes considerable damage to hepatic parenchyma [3].

Ethanol immediately dehydrates or coagulates tissue in a dose-dependent manner upon contact, and it also causes vascular occlusion. Thus, coagulative necrosis of cancerous nodules and the adjacent hepatic parenchyma can be expected, and the therapeutic effect may be equal to surgical resection if the procedure is performed correctly. The puncture technique under sonographic control permits experienced sonographers to insert a needle into a target as small as 10 mm with ease [4]. In 1982 we have started percutaneous ethanol injection (PEI) for small HCC [5], and so far a dramatic therapeutic effect has been reported not only by us [6, 7] but also by several other investigators [8, 9].

Procedures

Instruments for PEI consist of a 22 gauge Chiba needle (length 15 cm), a short extension tube and a 5 ml syringe.

The procedures for PEI are as follows: Under local anesthesia a 22-gauge Chiba needle is introduced percutaneously into a tumor or its marginal area through a puncture probe under sonographic control. Absolute (99.5%) ethanol is slowly injected from a 5 ml syringe through the needle while it is being withdrawn little by little in order to produce as much necrosis as possible inside as well as around the mass. The amount of ethanol injected each time is 2 to 6 ml. The injection is repeated twice a week for up to 4 to 6 sessions, depending on the tumor size. When ethanol is injected into the target area, high echoic drops are sometimes seen running through a neighboring vessel without spreading over the lesion. On such occasions the needle is withdrawn and reinserted.

This procedure is repeated until the original US pattern is completely replaced by different one.

If a lesion is located just below the diaphragm, PEI is performed using a sector scanner with a specially designed attachment.

Indication

PEI is indicated for patients with HCC as follows: lesions no larger than 3 cm and less than 3 in number; lesions detectable by US; no gross ascites; no bleeding tendency; serum albumin more than 2.8 g/dL; bilirubin less than 3.0 mg/dL; no other severe disease.

Patients who underwent PEI

Between Aug. 1, 1983 and Dec. 30, 1990 PEI was carried out on 134 lesions in 112 patients with small HCC (Table 1). Patients consisted of 89 males and 23 females aged from 41 to 76 years, averaging 58.1 $\pm$ 7.2 (s. d.). The final diagnosis of HCC was established with a histological biopsy using a 21 gauge needle under sonographic control [10, 11] in 78.6 % (n = 88), and diagnostic imagings including contrast-enhanced CT [12], angiography and magnetic resonance imaging (MRI) [13] in all.

The total of 134 tumors in these patients consisted of 1 lesion in 93 patients (83.0 %), 2 lesions in 16 patients (14.3 %) and 3 lesions in 3 patients (2.7 %). The size of the main tumor was 1 cm or less in 6 patients (5.4 %), 1 to 2 cm in 70 patients (62.5 %) and 2 to 3 cm in 36 patients (32.1 %). Of these 134 tumors, 109 (81.3 %) were located at the right lobe of the liver and the other 25 (18.7 %) at the left lobe. All these patients had liver cirrhosis, with the severity of liver dysfunction

Table 1. Patients with small HCC who underwent PEI

No. of patients	112 (89 males, 23 females) 134 lesions	
Age	average	58.1 $\pm$ 7.2 yrs.
	range	41 to 76 yrs.
No. of tumors	one	93 patients (83.0 %)
	two	16 patients (14.3 %)
	three	3 patients (2.7 %)
Diameter of main tumors	≤ 1 cm	6 tumors (83.0 %)
	$> 1, \leq 2$ cm	70 tumors (62.5 %)
	$> 2, \leq 3$ cm	36 tumors (32.1 %)
Childs's classification	"A"	60 patients (53.6 %)
	"B"	33 patients (29.5 %)
	"C"	19 patients (17.0 %)

being classified as Child's A in 53.6% (n = 60), Child's B in 29.5% (n = 33) and Child's C in 17.0% (n = 19).

Post-treatment follow-up included a US scan every other month and a dynamic CT scan at 1 to 2 months after PEI and then every 6 months. Additional injection of ethanol was given if any of these imaging modes showed incomplete tumor necrosis. Observation periods after PEI in these patients were one year or less in 19 patients (17.0%), 1–2 years in 15 patients (13.4%), 2–3 years in 13 patients (11.6%), 3–4 years in 20 patients (17.9%), 4–5 years in 29 patients (25.9%), 5–6 years in 10 patients (8.9%) and more than 6 years in 6 patients (5.4%).

Injection of ethanol

In all, 446 sessions of ethanol injection were given, with the total amount of ethanol injected varying from 5 to 46 ml depending on tumor size: an average 6.0 ± 2.8 ml in 12 HCCs (≤ 1 cm), 11.7 ± 4.7 ml in 60 (> 1, ≤ 2 cm) and 18.8 ± 9.2 ml in 29 (> 2, ≤ 3 cm). However, additional PEI was necessary for one lesion in each of 5 patients within 6 months after the first PEI because follow-up dynamic CT demonstrated an enhanced area in these lesions at the early phase.

Evaluation of therapeutic effect

The diagnosis of complete necrosis of the tumor has not yet been established, although dynamic contrast-enhanced CT seems most useful for such evaluation (Fig. 1). Contrast-enhanced CT with the intravenous bolus injection technique was carried out for a main lesion in 48 patients before PEI and 40 of them (83.3%) were visualized. Of these, 30 lesions (62.5%) were enhanced at the early phase and of the remaining 10 (20.8%) were only de-enhanced at the late phase. In the follow-up dynamic CT by the same technique showed that all the 30 lesions and their surrounding liver parenchyma were no longer enhanced, and all the 10 lesions and their surrounding liver parenchyma were visualized as low density areas both at the early and late phases. The tumor turned avascular after PEI, as did the region around it. This unenhanced area probably corresponds to the necrosis produced by ethanol.

Although CT often provides distinct information about whether the treatment was effective or not, the detectability of lesions by CT is still limited, especially when HCCs are smaller than 2 cm [10].

Unquestionably, the growth of HCC needs to be checked to confirm the therapeutic effect of PEI by various imaging procedures. No tumor against which PEI was performed has shown regrowth or enlargement so far. Reduction of tumor size after PEI was studied in 93 main HCC followed regularly by US for more than 6 months. All 93 HCC decreased in size, and 38 of them (40.9%) became undetectable by US and remain so even now. Measurement of serum AFP level is another way of evaluating the therapeutic effect when it is higher than

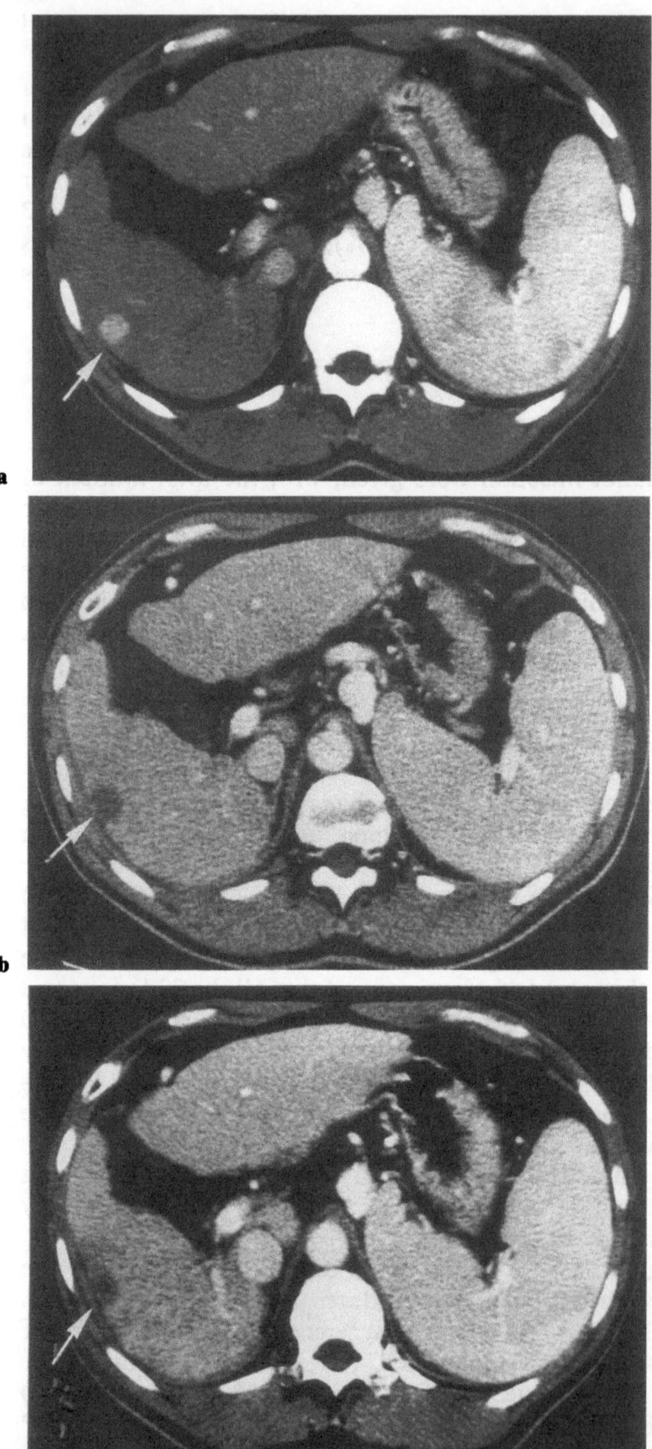

200 ng/mL, but it is less than 200 ng/mL in nearly 80 % of patients with HCC smaller than 3 cm [10].

Definite proof of the effectiveness would be indicated by a lack of viable tumor cells. However, it is impossible to know the histology of the whole HCC treated by PEI even if thin-needle biopsy is repeatedly performed. It seems possible to evaluate the effectiveness by checking changes of size and pattern of tumors with such imaging modalities.

Complications

Complications caused by PEI were not serious and did not necessitate intensive care. Local pain, varying from mild to severe, was experienced by most patients and analgesic treatment was necessary for 9 patients (8.0 %). A high fever over 38 °C developed on the day of injection and continued for up to 3 days in 46 patients (41.1 %). A rise of more than 50 % in serum transaminase occurred transiently in 13 patients (11.6 %). In 2 patients portal thrombus developed as seen by US, but spontaneously disappeared within 1 month.

Survival and cause of death

The survival curve of 112 patients with HCC after PEI was drawn by the Kaplan-Meier method (Fig. 2). The median survival time was *4.1* years, and the 1-year survival rate was 93.9 %, 2-year 84.3 %, 3-year 63.0 %, 4-year 48.5 %, 5-year 39.2 % and 6-year 29.4 %.

The survival curve after PEI was studied in relation to Child's classification. Survival times in both Child's A and B were significantly longer than in Child's C by the generalized Wilcoxon's test. In Child A, 3-year survival was 72 % and 5-year survival was 51 %. In contrast, in Child's C, 3-year survival was 25 % and none of them lived more than five years.

Factors influencing the survival after PEI were evaluated by the Cox's proportional hazard model. Liver dysfunction and the number of tumors significantly influenced survival. However, age, tumor size ($\leqq$ 2 cm, 2.1–3 cm) and HBs-Ag did not.

For evaluation of the therapeutic effect of PEI, the prognosis of patients with HCCs who underwent PEI was compared with 17 untreated patients [14] and 22 patients who underwent TAE with HCCs smaller than 3 cm (Fig. 3). There were no significant differences in age, size of tumor and liver dysfunction between these three groups. The survival curves of these groups demonstrated that the PEI group

---

Fig. 1a. Contrast-enhanced CT with bolus injection shows a hypervascular tumor (arrow) measuring 25 mm in diameter at the early phase. **b** At 3 weeks after injection of 20 ml of ethanol, the whole tumor including the surrounding liver parenchyma changed to avascular area (arrow) at the same phase by dynamic CT. **c** At 18 months after PEI, the lesion decreased in size slightly with low density

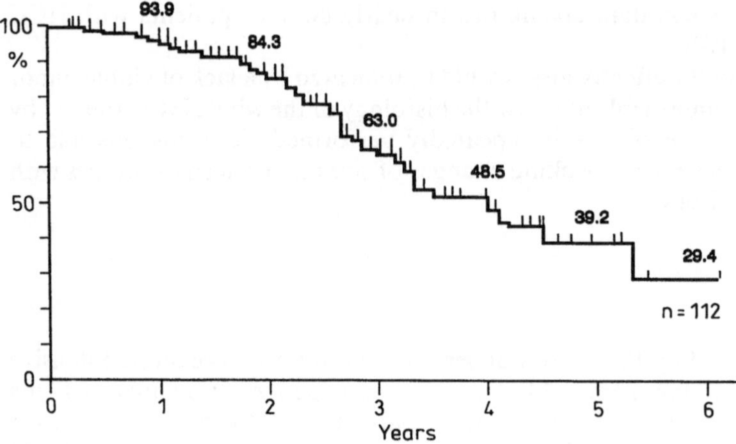

Fig. 2. Survival curves of patients with small HCC after PEI (n = 112)

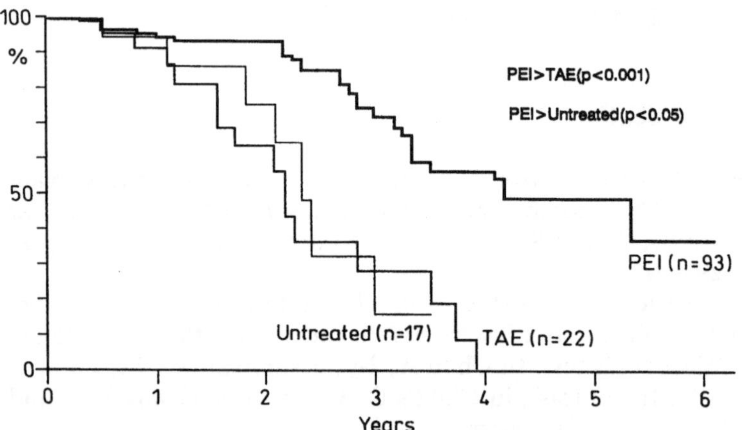

Fig. 3. Survival curves of three groups demonstrated that the PEI group (———) fared significantly better than the untreated (———) and the transcatheter arterial embolization (TAE) (———) groups (p < 0.05, p < 0.001)

fared significantly better than the untreated and the transcatheter arterial embolization (TAE) groups.

The causes of death after PEI in relation to Child's classification are shown in Table 2. Up to now, 15 of 60 Child's A patients (25%), 11 of 33 Child's B patients (33%) and 13 of 19 Child's C patients (68%) have died. The most common cause of death was hepatic failure due to liver cirrhosis, and especially in patients with Child's C.

Table 2. Causes of death in patients with small HCC who underwent PEI in relation to Child's classification

Causes of death	Child's classification		
	A (n = 60)	B (n = 33)	C (n = 19)
Invasion of cancer*	5	4	2
Rapture of tumor	1	0	2
Hepatic failure due to liver cirrhosis	4	2	10
Esophageal bleeding	2	3	0
Others	3	2	1
Total	15	11	15

* Cancer occupied more than 50% of the liver in volume and/or tumor thrombus existed in bifurcation or main trunk of the portal vein at the time of death.

Recurrence

The major difficulty with PEI is that of recurrence in different areas in the liver, and surgical resection shares the same problem. To evaluate the incidence of recurrence of new lesions after PEI, 40 patients with HCC not larger than 3 cm who underwent surgical resection during our study period were compared with the 112 PEI cases. The recurrence of tumors apart from the original one was seen in 56 PEI patients (50%). The exact site of recurrence was evaluated in 36 patients with 45 recurrent tumors; the recurrent tumor appeared in the same segment as the primary one in 33.3% (15 tumors) and in a different segment in 66.7% (30 tumors).

The cumulative recurrence rates for HCC in the PEI and the operation groups were calculated by the Kaplan-Meier method. The rates were 28.3% in the PEI group and 28.4% in the operation group in one year, 54.0% and 54.8% in 2 years, 63.0% and 63.8% in 3 years, respectively. There was no significant difference between the two groups by the generalized Wilcoxon's test.

Factors influencing the recurrence of new lesions after PEI were evaluated by proportional hazard model. The number of tumors and tumor size at the initial PEI significantly influenced the recurrence. However, the sonographic pattern of the liver and HBs-Ag did not.

In order to improve the prognosis of patients with such recurrences it is important to detect them as early as possible so that PEI may be given again. PEI has the advantage of being able to be performed repeatedly as long as tumors consist of not more than 3 lesions and are sized smaller than 3 cm.

The treatments given for recurrence in the PEI group were PEI alone in 51.8% (n = 29), TAE alone in 14.3% (n = 8), TAE and PEI combined in 17.9% (n = 10), arterial chemotherapy alone in 3.6% (n = 2), and no special treatment because of poor liver function in 12.5% (n = 7).

Conclusion

PEI can be performed in almost any patient with small HCC because it causes minimal damage to the liver, the exception being those who have severe liver dysfunction. On the basis of long-term observations of a large series of patients, no tumor has been observed to become bigger than before PEI. Therefore, PEI may be considered to have a therapeutic effect comparable to surgical resection in most cases.

Judging from our results, because of the risk of recurrence of new lesions in the remnant of the liver, the risk of coexisting liver cirrhosis and the operative damage to the liver, PEI might be considered as a viable alternative to surgery for most patients with HCC 3 cm or smaller.

References

1. Shinagawa T, Ohto M, Kimura K, Tsunetomi S, Morita M, Saisho H, Tsuchiya Y, Saotome N, Karasawa E, Miki M, Ueno T, Okuda K (1984) Diagnosis and clinical features of small hepatocellular carcinoma with emphasis on the utility of real-time ultrasonography. A study in 51 patients. Gastroenterology 86:495–502
2. Kanematsu T, Takenaka K, Matsumata T, Furuta T, Sugimachi K, Inokuchi K (1984) Limited hepatic resection effective for selected cirrhotic patients with primary liver cancer. Ann Surg 199:51–56
3. Yamada R, Sato M, Kawabata M, Nakatsuka H, Nakamura K, Takashima S (1983) Hepatic artery embolization in 120 patients with unresectable hepatoma. Radiology 148:397–401
4. Ohto M, Karasawa E, Tsuchiya Y, Kimura K, Saisho H, Ono T, Okuda K (1980) Ultrasonically guided percutaneous contrast medium injection and aspiration biopsy using a real-time puncture transducer. Radiology 136:171–176
5. Sugiura N, Takara K, Ohto M, Okuda K, Hirooka N (1983) Treatment of small hepatocellular carcinoma by percutaneous injection of ethanol into tumor with real-time ultrasound monitoring. Acta Heaptol Jpn 24:920
6. Ohto M, Ebara M, Watanabe Y, Sugiura N, Shinagawa T, Okuda K (1988) Percutaneous ethanol injection (PEI) therapy for small hepatocellular carcinoma: evaluation of its utility on the basis of tumor-images and survival after therapy. Japanese J of Medical Imag 7:25
7. Ebara M, Ohto M, Sugiura N, Kita K, Yoshikawa M, Okuda K, Kondo F, Kondo Y (1990) Percutaneous ethanol injection for the treatment of small hepatocellular carcinoma. Study of 95 patients. Journal of Gastroenterology and Hepatology 5:616–626
8. Livraghi T, Festi D, Monti F, Salmi A, Vettori C (1986) US-guided percutaneous alcohol injection of small hepatic and abdominal tumors. Radiology 161:309–312
9. Sheu JC, Huang GT, Chen DS, Sung JL, Yan PM, Wei TC, Lai MY, Su CT, Tsang YM (1987) Small hepatocellular carcinoma: Intratumor ethanol treatment using new needle and guidance systems. Radiology 163:43–48
10. Ebara M, Ohto M, Kondo F (1989) Strategy for early diagnosis of hepatocellular carcinoma (HCC). Annals Academy of Medicine Singapore 18:83–89
11. Kondo Y, Kondo F, Wada K, Okabayashi A (1986) Pathologic features of small hepatocellular carcinoma. Acta Pathol Jpn 36:1149–1161
12. Young SW, Turner RJ, Castellino RA (1980) A strategy for the contrast enhancement of malignant tumors using dynamic computed tomography and intravascular pharmaco-kinetics. Radiology 137:137–147
13. Ebara M, Ohto M, Watanabe Y, Kimura K, Saisho H, Tsuchiya Y, Okuda K, Arimizu N, Kondo F, Ikehira H, Fukuda N, Tateno Y (1986) Diagnosis of small hepatocellular carcinoma: correlation of MR imaging and tumor histologic studies. Radiology 159:371–377
14. Ebara M, Ohto M, Shinagawa T, Sugiura N, Kimura K, Matsutani S, Morita M, Saisho H, Tsuchiya Y, Okuda K (1986) Natural history of minute hepatocellular carcinoma smaller than three centimeters complicating cirrhosis. A study in 22 patients. Gastroenterology 90:289–298

Tumor Treatment by Percutaneous Ethanol Injection under US Control: Technique, Results and Follow-up in 120 Patients

T. Livraghi

Dep. of Radiology, Ospedale Civile, 20059 Vimercate (MI), Italy

The toxic effects of ethanol injected into neoplastic lesions had been assessed in animals and on operative specimens from man. Alcohol enters the cell by diffusion and produces immediate coagulation necrosis followed by the formation of granulation tissue and fibrosis and by partial or complete thrombosis of small vessels. The phenomena are the outcome of cellular dehydration and protein denaturation. We used Percutaneous Ethanol Injection (PEI) under US guidance in the treatment of patients with Hepatocellular Carcinoma (HCC) in cirrhosis [1 – 3,6], hepatic metastases [4] and autonomous thyroid adenoma [5]. US is essential because permit the recognition of the target, the correct centering of the needle into the selected area of the lesion and the control of the appropriate quantity of alcohol to inject.

Material and Method

Equipment

For the conduct of PEI we used commercially available US scanners with real time probes and guide device, 3.5 MHz and 7.5 MHz for hepatic and thyroid treatment respectively. Sterile 95° ethanol is injected through a fine needle, 10 or 18 cm long, with an outer diameter 22 gauge (Becton-Dickinson Corp., Rutheford, USA).

Treatment schedule

Alcohol was introduced at a dose of 1 – 8 ml per session, with 1 to 3 injections depending on lesion size and mode of perfusion. The rate of sessions was 1 – 2 per week, for 3 to 20 sessions according to lesion size and response to treatment. Usually, the total amount injected was at least of the order magnitude of lesion volume. Details of every procedure are reported in special papers.

Rationale and protocol

The rationale for HCC rests on the following points:

1) expanding form of HCC initially shows regional growth;
2) US screening of cirrhotic population permits to recognize HCC at its initial stage;
3) alcohol shows a selective perfusion of HCC, because its softer consistency;
4) PEI does not involve loss or damage of cirrhotic tissue as surgery or intraarterial therapies.

Our protocol requires the following conditions for PEI treatment:

1) presence of a single focal lesion with diameter under 5 cm or of up to 3 focal lesions with diameter under 4 cm;
2) no extrahepatic spread detectable by routine diagnostic aids (US, CT, chest X-ray) and no portal thrombosis detectable by US;
3) patients who are considered to be high surgical risks or have refused surgery;
4) PT over 40%, PTT within normal limits and platelet count over $40\,000/mm^3$;
5) Child's A or B stages;
6) age less than 75 years.

The rationale for hepatic metastases is strictly limited by the natural course of this disease, because PEI is a local therapy. Our protocol requires:

1) absence of extrahepatic metastases on US and CT scans and chest radiograms;
2) a total of no more than 3 lesions;
3) lesion diameter under 4 cm;
4) absence of concomitant anticancer therapies;
5) refusal of surgery when offered;
6) primary tumors with metastases preferentially located in the liver.

The rationale for autonomous thyroid nodule rests on the following points:

1) observations of spontaneous regression of thyrotoxicosis after intranodular bleeding;
2) the selective perfusion of the lesion because its softer consistency and its hypervascularization.

Our protocol requires: 1) presence of single nodule < 5 cm or 2 nodules < 3 cm, in toxic and pretoxic patients.

Parameters of Therapeutic Efficacy

As base-line, one month after the treatment and during follow-up, we used the following examinations.

For HCC: US, dynamic CT, AFP and FNB if the foregoing examinations resulted doubtful.

For hepatic metastases: US, dynamic CT, tumoral markers relating to the type and FNB if the foregoing examinations resulted doubtful.

For autonomous thyroid nodules: scintigraphy, TSH, FT3, FT4 and, sometimes, color-Doppler.

Patient Population

We treated 70 patients carrier of 110 HCC (range 0.8–5 cm). 47 patients had single HCC < 5 cm and 23 multiple HCC. 61 patients were Child's A, 8 Child's B and one without cirrhosis. AFP values were > 200 ng/ml in 9 patients.

We treated 15 patients carrier of 23 metastases (8 from colorectal adenocarcinoma, 4 from gastric adenocarcinoma, one from abdominal leiomysarcoma, one from gastrinoma of unknown origin and one from bronchial carcinoid).

We treated 35 patients carrier of autonomous thyroid nodules, 25 toxic and 10 notoxic, all with undetectable TSH and suppressed extranodular tissue.

Results

In patients carrier of HCC not important complications occurred after 927 treatments. In patients with more than 2 years follow-up 54% with single and 83% with multiple lesions developed other lesions, usually treated with PEI again. AFP values decreased in all patients and become < 20 ng/ml in 7. 1-2-3 year survival rates were 96-86-70% for patients with single and 94-88-25% with multiple lesions. The maximum follow-up free of disease was 63 months.

In patients carrier of hepatic metastases not important complications occurred after 195 treatments. A complete response was obtained in 11 (9 < 2 cm) out of 23 lesions, with a maximum recurrence-free follow-up of 40 months in metastasis of gastrinoma. The pathologic values of CEA were lowered in all patients but one and in one case normalized for periods ranging from 2 to 6 months. Subsequent elevations were attributed to regrowth of the treated lesion, to recurrence of the primary, to extrahepatic metastases or to new liver metastases.

In patients carrier of autonomous thyroid nodules, a dysphonia lasting 3 months and 2 haematomas of superior mediastinum occurred after 268 treatments. Normal thyroid hormones, detectable TSH and disappearance of symptoms were obtained in all patients. Reactivation of extranodular tissue with nodule no longer visible was obtained in all patients with lesions < 3 cm; some case with hot nodule or parts of it still visible was observed in lesion > 3 cm. No recurrences was observed and maximum follow-up was 34 months.

Discussion

The natural history of small HCC was studied by Ebara and Cottone in 27 and 12 patients respectively, the corresponding 1,2,3-year survival rate was 91-62-7% and 100-44-25%. The difference is probably due to the fact that the first series comprised Child's C patients too, while the second was confined to Child's A. Surgery has to date been considered the only modality of treatment that significantly increases survival. In the series of the most experienced surgeons the 1-year survival rate with lesions inf 5 cm ranged from 66% to 91% and the 3-year rate from 41% to 76%; these percentages include peroperative mortality, mostly due to hemorrhage or to acute liver failure, the range being from 2% to 19%. The differences probably depend on the extent of the resection and on patient selection.

Two series of 75 and 41 patients treated with PEI were reported by Ebara and Shiina: the 1,2,3-year-survival rates were 93, 81, 65% and 89, 74, 68% respectively.

After a 6-year study, we are able to state some conclusions about PEI: a) PEI is safe because no important complications occurred, versus the mean of 7% of peroperative mortality. b) PEI doesn't involve loss or damage of cirrhotic tissue as surgery or intraarterial therapies; this advantage is important because these patients have limited functional reserve and every intervention that reduces it can hasten the onset of liver failure. c) PEI is inexpensive and material is easily available, so the treatment can be performed at peripheral centers and in poorer countries. Furthermore PEI is feasible in outpatient department, so keeps hospital costs low. d) Results are fairly similar even though obtained from different centers, and so probably reliable.

There are unfortunately no controlled trials comparing no treatment vs surgical treatment vs PEI or vs other alternative therapies. Even though the studies to date have been conducted on unrandomized series and at different centers, patients treated by PEI presented a survival similar to surgically treated patients with comparable HCC and certainly longer than untreated patients. In the case of multiple lesions no method is anything but palliative; however, 3-year survival rate of patients with multiple lesions treated by PEI was appreciable and partial remissions was always obtained. For the latter patients the most rational approach would seem to be a combination of therapies, as sometimes attempted.

In conclusion, PEI is a safe, inexpensive and appropriate treatment for cirrhotic patients with small HCC.

In our opinion, following a decreasing order, the indication for PEI are:

1) single lesion under 5 cm, in Child's A or B patients at surgical risk, or already resected for HCC;
2) single operable lesion under 5 cm, with some adverse prognostic factors for surgery, as a difficult approach, old age, Child's B, no capsule or likely heavy loss of hepatic tissue;
3) single not operable lesion more than 5 cm or multiple lesions, probably in association with intraarterial therapies.

For patients carrier of hepatic metastases, it is difficult or impossible to establish whether, how much and in which cases patients survival was lengthened. Arguably, the selfsame prognostic factors that are applied in the selection of candidates for surgical resection played a fundamental role in these cases too. On the strength of the results obtained in patients with synchronous, even unifocal, or metachronous multifocal lesions there do not seem to be real indication for PEI or for the mounting of controlled trials, quite apart from the cost and the difficulty of finding truly comparable patients. In practice, however it was hard to deny treatment to a patient with two small inoperable metachronous lesions, for example. On the other hand, when there is a patient with a single metachronous lesion of less than 4 cm that is inoperable or surgery is refused, PEI might find a place among the therapeutic options for which a controlled trial might be set up. All the endocrine metastases presented a CR. This was because of their small size, their slow growth and probably their hypervascularity. So in endocrine metastases too PEI might find a niche, possibly in association with the nonsurgical therapies that have long been in use. In conclusion, date obtained were relevant to a continuance of PEI application on a very target basis.

In patients with adenomatous thyroid nodules, PEI may become a valuable alternative to surgery or radioiodine in lesions of small or medium size. More experience is needed to evaluate its role in bigger nodules. In addition, PEI may represent the treatment of choice for pretoxic nodules for which surgery and radioiodine are generally not recommended.

References

1. Livraghi T, Festi D, Monti F, Salmi A, Vettori C (1986) US-guided percutaneous alcohol injection of small hepatic and abdominal tumors. Radiology 161:309–312
2. Livraghi T, Salmi A, Bolondi L, Marin G, Arienti V, Monti F, Vettori C (1988) Small hepatocellular carcinoma: percutaneous alcohol injection. Results in 23 patients. Radiology 168:313–317
3. Livraghi T, Vettori C (1990) Percutaneous Ethanol Injection Therapy of Hepatoma. Cardiovasc Intervent Radiol 13:146–152
4. Livraghi T, Vettori C, Lazzaroni S (1991) Liver Metastasis: results of percutaneous ethanol injection in 14 patients. Radiology 179:709–712
5. Livraghi T, Paracchi A, Ferrari C, Bergonzi M, Garavaglia GM, Raineri P, Vettori C (1990) Treatments of autonomous thyroid nodules with percutaneous ethanol injection: preliminary results. Radiology 175:827–829
6. Livraghi T, Bolondi L, Lazzaroni S, Marin G, Morabito A, Rapaccini GL, Salmi A, Torzilli G. Place of percutaneous ethanol injection in the treatment of hepatocellular carcinoma in cirrhosis: a study on 207 patients. Cancer 69:925–929

Interstitial Radiofrequency Hyperthermia in the Treatment of Small Hepatocellular Carcinoma: Percutaneous US-Guidance of Electrode Needle

L. Buscarini, F. Fornari, S. Rossi

First Medical Division, Hospital of Piacenza, Piacenza, Italy.

Introduction

Radiofrequency (RF) thermal lesions are commonly used in neurosurgery selectively to destroy neural tissues [1]. We have observed that a necrosis volume of about 1 cm^3 can be obtained in pig liver, using an RF-electrode needle of 1.1 mm caliber with exposed tip of 10 mm length and 90 °C with an exposure time of 120″ [2]; the necrosis volume is about 1.8 cm^3 using an electrode needle with a caliber of 1.6 mm and exposed tip 15 mm length. The RF-electrode needle can be easily monitored by US [2], as confirmed by a recent "in vitro" study [3]. Given these data, we thought it possible to employ this technique for percutaneous ablation of small HCC in patients without surgical prospects. We describe here the results obtained in the first 10 patients treated.

Material and Methods

From January 1989 to September 1991, we treated 10 patients affected by solitary HCC in cirrhosis (3 in Class A, 6 in Class B and 1 in Class C of Child-Pugh classification); the 5 men and 5 women were aged from 53 to 74 years. Pathological diagnosis of HCC was obtained in all patients by US-guided fine-needle biopsy (FNB). Informed consent was obtained from all patients and relatives. The system to induce interstitial RF hyperthermia is composed of a RF-current generator, an active electrode needle and a dispersive electrode. The patient is connected to the RF-current generator by a dispersive electrode and the active electrode needle is introduced under US guidance and advanced precisely to the chosen area of the lesion. The RF generator is then activated, delivering the power necessary to keep the temperature around the tip of the needle at 90 °C for 120″. During each session one or two thermal lesions were performed. Generally, the number of thermal lesions was such as to obtain a necrosis volume of about double that of the tumor volume. At the end of the treatment multiple US-guided FNB were performed. If these were negative for HCC, dynamic CT and selective hepatic angiography were carried out. Follow-up study included US-scan every month for the first 6 months and every two months thereafter; AFP assay and routine liver test every two months and dynamic CT every year.

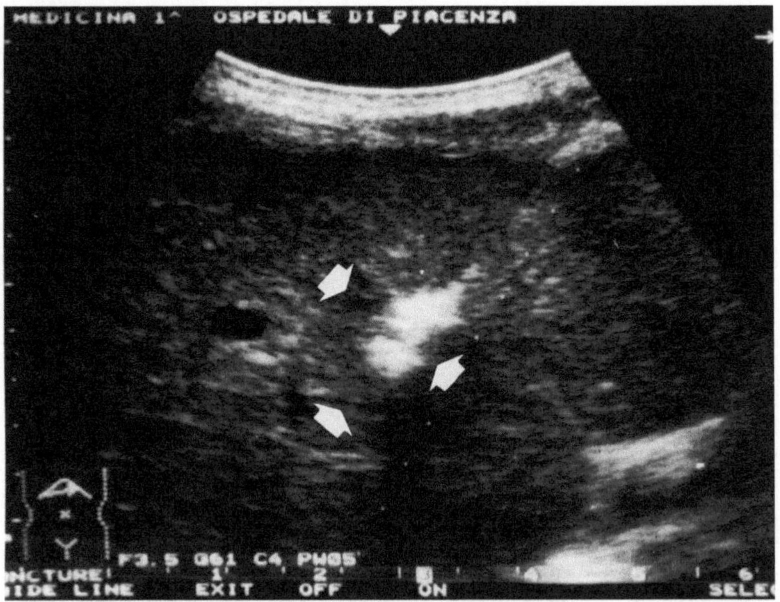

Fig. 1. Hyperechoic area around the tip of RF electrode needle, inserted into the lesion, after the activation of the RF generator (arrows)

Results

The site, the size, the US pattern, the number of interstitial RF hyperthermia sessions performed, the caliber of RF electrode needle used, and the follow-up periods are summarized in Table 1. In all cases AFP was normal. At every thermal lesion an homogeneous hyperechoic area appeared around the tip of the active electrode needle. This US structural change fully disappeared after about 12 hours (Fig. 1). By increasing the number of the treatment sessions, the tumors modified their US pattern: "target" and hypoechoic lesions became isoechoic while the hyperechoic lesions remained unchanged. Two months after the end of the treatment US detection of the tumor was generally difficult. In all the patients post-treatment control biopsies became negative for HCC. Post-treatment dynamic CT performed on 9 cases showed no enhanced area in the site of the lesions treated. Posttreatment selective hepatic angiography, performed on 6 patients, showed complete disappearance of the tumor stain in all cases (Fig. 2, Fig. 3). The immediate success rate was therefore 100%. In case n° = 2, four months after the end of the treatment we observed at US scan a diffuse HCC, and the patient died 10 months after the start of the treatment. In the other cases, the tumor did not recur after a period from 1 to 33 months. In cases n° = 3, n° = 4 and n° = 5 dynamic CT performed one year after the end of the treatment showed no tumoral recurrence.

Table 1. Patients treated by Interstitial Radiofrequency Hyperthermia

	Age	Sex	Lesion site (Hepatic segment)	Lesion diameter (cm)	US-pattern	Session n° (Thermal lesion n°)	Needle caliber (mm)	Follow-up (months)
Case n° 1	74	M	IV	2.0 × 1.9	Target	8 (8)	1.2	33
Case n° 2	71	F	II	2.5 × 1.3	Hypoechoic	7 (7)	1.6	10*
Case n° 3	73	F	VI	1.7 × 1.3	Target	3 (6)	1.2	18
Case n° 4	63	M	V	1.7 × 1.4	Hyperechoic	4 (8)	1.2	14
Case n° 5	63	M	IV	3.0 × 2.4	Target	6 (12)	1.6	12
Case n° 6	66	F	II	1.9 × 1.7	Hypoechoic	4 (4)	1.6	10
Case n° 7	71	F	VI	2.1 × 2.0	Target	8 (9)	1.6	6
Case n° 8	53	M	VII	2.2 × 2.2	Target	8 (8)	1.6	6
Case n° 9	70	M	II	1.3 × 1.3	Hypoechoic	4 (5)	1.6	2
Case n° 10	70	F	II	1.3 × 1.2	Hypoechoic	4 (4)	1.6	1

* the patient died of diffuse HCC.

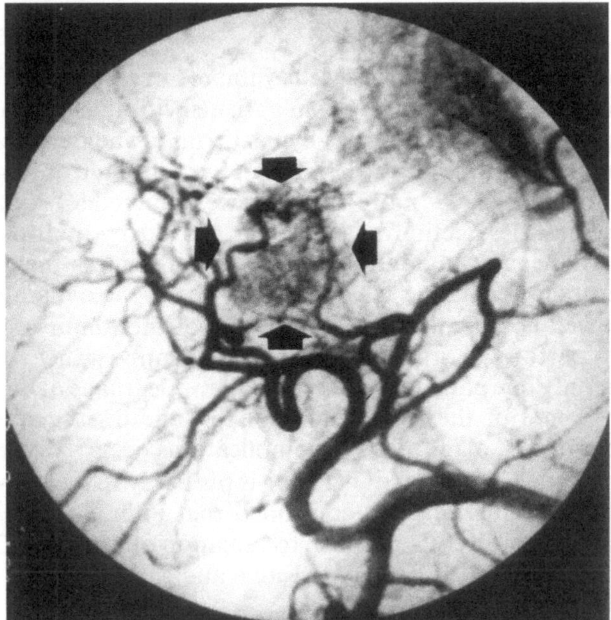

Fig. 2. Angiography before treatment: tumor stain of about 3 cm in diameter located in the right hepatic lobe (arrows)

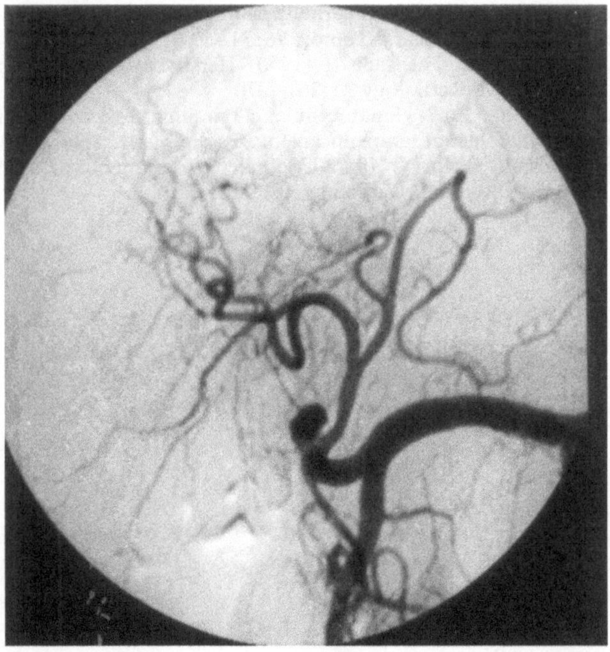

Fig. 3. Angiography after the treatment: tumor stain no longer exists

Discussion

The usefulness of therapies alternative to surgery is well evaluated in case of HCC [4, 5]. In our study, we demonstrated that small HCC in patients without surgical prospects can be easily destroyed by interstitial RF-hyperthermia. The destruction of the tumors was complete and perhaps definitive (even though only 4 patients have been followed for one year or more). Indeed, we obtained a 100% immediate success rate. The total destruction of HCC was proved by multiple FNB, dynamic CT and selective hepatic angiography at the end of the treatment. Multiple histologic specimens showed tissue necrosis; post-treatment dynamic CT performed in 9 cases showed no enhanced area in the site of the tumor and post-treatment angiography performed in 6 cases showed disappearance of neoplastic vascularization. In only one patient, we observed the appearance of diffuse HCC, 4 months after the end of the treatment. Probably the disease was underestimated at the moment of first diagnosis. No complications occurred. No discomfort, pain or fever were seen. The danger of bleeding is probably reduced by the coagulation power of the hyperthermia. We concluded that interstitial RF hyperthermia can be considered a new useful approach for ablation of small HCC in patients without surgical prospects: it is simple, effective and safe.

References

1. Cosman ER and Cosman BJ (1984) Method of making nervous system lesions. In: Wilkins RH, Rengachary SS, eds. Neurosurgery. New York: Mc Graw-Hill, 2490–2499
2. Rossi S, Fornari F, Paties C, and Buscarini L (1990) Thermal lesions induced by 480 KHz localized current field in guinea pig and in pig livers. Tumori 76:54–57
3. McGahan JP, Browning PD, Brock JM and Tesluk H (1990) Hepatic ablation using radiofrequency electrocautery. Investigative Radiology 25:267–270
4. Takayasu K, Shima Y, Maramatsu Y et al. (1987) Hepatocellular carcinoma: treatment with intra-arterial iodized oil with and without chemotherapeutic agents. Radiology 162:345–351
5. Livraghi T, Festi D, Monti F, Salmi A and Vettori C (1986) US guided percutaneous alcohol injection of small hepatic and abdominal tumors. Radiology 161:309–312

A New Therapeutic Approach for Hydatid Liver Cysts: Percutaneous Drainage and Alcohol Injection under Sonographic Guidance

C. FILICE, MD; M. STROSSELLI, MD; E. BRUNETTI, MD

Department of Infectious Diseases, University of Pavia – IRCCS Pliclinico San Matteo, 27100 Pavia (Italy)

Introduction

In Italy, hydatid disease has a wide distribution throughout the country with the highest incidence in Sardinia [1].

Between 1980 and 1984, 430 cases of human CHD have been officially reported in Italy [2], but the real incidence is likely to be fairly higher than officially known, as factors like the presence of undiagnosed and asymptomatic cases have probably led to an overall underestimation of the problem.

Treatment of CHD has been until few years ago only matter of surgery and just in the recent past some drugs became available for a medical treatment [3–5] but, despite some convincing success, it seems evident that chemotherapy alone is unlikely to satisfy all the therapeutical requirements of the disease. Drainage of cysts by means of percutaneous direct puncture has been often discouraged because of the possibility of a rapidly evolving allergic reaction [6, 7]. Nevertheless, experiences are accumulating on the accidental [8] and deliberate [9, 10] puncture of hydatid cysts, and such a complication doesn't appear to be so easily elicited in these cases.

In this view, bearing in mind these considerations and in order to find an alternative therapy for liver CHD, we carried out on some patients a moderately invasive diagnostic-therapeutical procedure, such as the percutaneous drainage under ultrasonographic (US) guidance.

Patients and Methods

Thirty-five subjects (22 males and 13 females), aged 13 to 72 years (mean age: 37.5 years) were admitted to the Dept. of Infectious Diseases of Pavia in the period January 1987 – December 1991 with anamnestical, clinical and serological evidences of cystic hydatid disease. Some patients had more than one cyst, being 54 the total number of the cysts.

All the cysts showed a sonographic pattern suggesting an hydatid cyst, as previously described by Gharbi et al. [11], 9 cysts belonging to the Gharbi's type I, 25 to type II, 11 to type III and 3 cysts to type IV.

Anti-Echinococcus antibodies were measured by means of both indirect haemagglutination test (IHA, Cellognost Echinococcosis, Behringwerke AG,

Marburg, West Germany) and ELISA test as reported by Gottstein [12], carried out in all subjects at different times, such as before the intervention, 15 days after, and every 6 months following the procedure.

Twenty-four subjects have previously undergone some kind of treatment for CHD, which was only medical in 16 subjects (mebendazole or albendazole), only surgical in 4 patients and both surgical and medical in the last 4 subjects.

The procedure we used consists of several simple steps. A local dermal anaesthesia was performed by an anaesthesiologist, who stayed during the intervention but whose help was no longer necessary. The cystic site was detected by means of US and subsequently reached by a fine needle. The fluid was then aspirated and subsequently harvested in sterile tubes.

A series of investigations was immediately undertaken on the fluid, including direct microscopic examination, observation after centrifugation (1500 rpm × 10 min), staining with neutral red 0.1% (for living organisms) methylene blue 0.03% and eosin 5% (both for dead organisms) and cultivation of parasites. The culture medium consisted of Eagle's Minimum Essential Medium (MEM) supplemented with 20% heat-inactivated foetal calf serum (FCS), gentamycin 50 iu/ml, and amphotericin 1 ug/ml.

A catheter was left connected to the cavity, through which a sterile 95% ethanol solution was introduced (corresponding to 1/3 of the fluid aspirated) and slowly removed after 30 min. This battery of analyses was repeated on tiny samples of fluid taken at intervals of 5 minutes following the introduction of the alcoholic solution.

All patients were given benzimidazole derivatives (mebendazole before, then albendazole) since 10 days before the intervention until a month following it, with the purpose of perventing the implantation of spilled protoscolices. The last dose of the drug was given 4 hours before puncturing, in order to reach the maximum blood concentration at the time of intervention.

After the introduction of the alcoholic solution and over the following two hours, the blood alcohol level was measured by using a Fractovap 4200 gascromatograph (Carlo Erba, Milano, Italy).

Ultrasonography was carried out with an Au 940 real time machine equipped with a 3.5 MHz linear "convex" probe (Esaote Biomedica, Genova, Italy) and an Ultramark 4 real time machine (ATL, Bothell, WA, USA) with a 3.5 MHz annular array probe.

A 17.5 gauge (1.3 mm) needle (Angiomed, Karlsruhe, West Germany) and van Sonnenberg 12 French catheter (Medi-Tech Inc. Watertown, USA) were used for puncturing the cysts and for the following steps of injection-reaspiration; the Seldinger's technique was employed for puncturing.

Results

Following aspiration of cysts, 27 out of 35 patients were showed having parasitologically proved cystic hydatid disease. In 22 of them, protoscolices were seen directly (in 15 patients) and after centrifugation (in 7 subjects). A typical flame cell activity was detectable in fiveteen cases only; nevertheless viability was present in all the specimens as showed by staining them with neutral red which was rapidly taken by living organisms. Accordingly, methylene blue and eosin were excluded. These findings were later confirmed by the growth of parasites in MEM-FCS medium at 37 °C, which was evident in all cases within 24 hours. In the specimens taken from the last 5 subjects, who had a steady low titre of specific antibodies, we failed in detecting protoscolices or rostellar hooks both before and after repeated centrifugation. Protoscolices were only seen 5 minutes following the exposure to the ethanol solution and were clearly died, as shown by using the above described staining methods. However, the cultivation of cystic fluid taken before alcoholization, which was attempted despite the negative results on direct microscopy, gave rise to the growth of parasites also in these cases.

After 5 minutes of exposure to the 95 % ethanol solution, no flame cell activity was detectable in any case. At the same time, no more than 1–3 % of parasites gave some evidence of viability (light absorption of neutral red and exclusion of methylene blue and eosin), whereas the remnants were all clearly died. All the cultivation attempts made after the introduction of the alcoholic solution were unsuccessful. A progressive disruption of the parasites was recorded in the subsequent observations, consisting mainly of morphological changes of proto-scolices and of an increasing number of free rostellar hooks.

No increase of blood alcohol levels were recorded in any case. In 2 cases only, some kind of adverse reaction took place: a light maculopapular skin rash developed over the major joints following the intervention, which promptly spontaneously subsided in few hours.

Following the intervention, a prompt disappearance of symptoms was recorded in all cases and this was especially striking in those who had the largest cysts and were consequently more symptomatic.

No clinical and instrumental findings suggesting some kind of regrowth of the cysts, nor any other CHD-related phenomenon such as eosinophilia or allergic reaction (apart the light eruptions described) were recorded in any subject all over the period of follow-up which, for some patients, has already reached 4 years.

Discussion

Diagnosis and treatment of cystic hydatid disease (CHD) have still many points to be improved. Several serological techniques as well as other indirect markers have been developed by which the diagnosis of CHD may be established [13, 14]; nevertheless, there are still some clinical circumstances in which the direct detection of parasites is critical.

From a diagnostical point of view, the opportunity provided by the direct examination of the cystic fluid is not limited to the parasite detection, as investigations on organisms' viability may be done too. The latter is a critical piece of information as it gives some idea on the potential evolution of the disease. In diagnostical terms, a further demonstration of the usefulness of such an approach comes from the finding of cases of proven CHD with a negative serology [15].

Therapies so far available for CHD are not of fully effectiveness. The surgical removal brings about a consistent rate of recurrences [16] and it isn't always feasible due to its invasive nature. The drugs recently employed in the treatment of CHD had some success, but some limitations (especially in pharmacokinetics) emerged [17], as well as the need for a long-term administration [5]. In this view, the percutaneous drainage under US guidance, coupled with the subsequent introduction of a scolicidal alcoholic solution, may take an important place in the field of CHD therapy.

The effectiveness of this therapeutical approach was subsequently confirmed by the results of the follow-up study. The evolution of the US pattern over the months following the intervention clearly demonstrated a marked reduction in lesions' size, the disappearance of any liquid component, and the substitution of the latter by a solid ecographic pattern. The latters are fairly well known of being related to an healing tendency of the disease [18].

In our experience, the percutaneous drainage of hydatid cysts showed to be not only effective but also absolutely safe. This in accordance to the fact that the cysts remained intact while performing the procedure, as monitored by measuring the blood levels of ethanol which failed in revealing any leakage into the systemic circulation.

In our experience, looking at the findings concerning viability and growth in culture of the parasite, scolicidal drug levels were not reached in the cystic fluid at the time of intervention. Nevertheless, some kind of activity of nitroimidazole derivatives in preventing the local and distal regrowth of new cysts cannot be excluded.

In the past few years, Mueller et al. [10], Ben Amor et al. [11] and, more recently, Hira et al. [19], Bret et al. [20] and Khuroo et al. [21], had a similar experience in the percutaneous drainage of hydatid cysts, without the occurrence of any severe complication. Looking at the data available, the risk of complications, such as anaphylactic shock, has been probably overestimated; in any case, a careful post-drainage monitoring is very likely to keep it under control. The aspiration of the cystic fluid has probably a therapeutical effect "per se", but the additional injection of an alcoholic solution provides the opportunity of washing the cavity walls with a liquid which proved to be scolicidal. Despite that the volume of alcohol injected corresponded to 1/3 only of the fluid aspirated, the collapse of the cystic wall, which occurred in all cases, has probably played a critical role in making the whole internal surface washed by the alcohol. The choice of this ratio was made following the experience of Bean and Rodan [22] who found that, in congenital cysts, this volume of alcohol was enough for killing the epithelial lining cells all over the internal surface within 3 minutes. In five cases, this approach revealed also to be of diagnostic values as it made possible to see the otherwise undetectable parasites stuck to the cavity walls. As a consequence, it seems that parasite cultivation is more sensitive than direct microscopic search and that it is absolutely worth of being attempted following the fluid aspiration.

From a parasitological point of view, monitoring the entire procedure by assessing the organisms' viability provided a unique opportunity. We were able to evaluate the scolicidal properties of the solution employed, both by using staining methods and cultivation attempts. The opportunity of studying these parasites from human sources might also reveal useful for developing more in vitro studies, such as characterization of Echinococcus strains by means of DNA probes and drug susceptibility tests.

More data are certainly needed, as the number of patients so far treated is small and still limited to subjects who cannot undergo or refuse surgery, but if these results (success rate and safety) will be confirmed, the procedure there described might create new and better perspectives for the diagnosis and treatment of cystic hydratid disease.

References

 1. Attanasio E, Ferretti G, Palmas C (1985) Hydatidosis in Sardinia: review and recommendations. Trans R Soc Trop Med Hyg 79:154–158
 2. Ilardi I, Leone F, Capozzi A, Teggi A (1987) Epidemiology of Echinococcus granulosus hydatid disease. Ther Infect Dis 2:75–83
 3. Okelo GBA, Chemtai AK (1981) The treatment of hepatic hydatid disease by using mebendazole. A report of 16 cases. East Afr Med J 58:608–610
 4. Morris DL, Dykes PW, Marrimer S, Bogan J, Burrows F, Skeene-Smith H, Clarkson MJ (1985) Albendazole-objective evidence of response in human hydatid disease. JAMA 253:2053–2057
 5. Morris DL, Richards KS, Chinnery JB (1986) Protoscolicidal effect of praziquantel – in vitro and electron microscopy studies on Echinococcus granulosus. J Antimicrob Chemother 18:681–691
 6. Schiller C (1966) Complications of echinococcus cyst rupture: a study of 3 cases. Journal of the American Veterinary Medical Association 195:220–222
 7. Saidi F (1976) Surgery of hydatid disease. W. B. Saunders Company, London
 8. Fornage B (1983) Diagnostic fortuit par ponction a l'aguille fine sous controle ultrasonore en temps reel d'une kyste hydatique atypique du foie. J Radiol 64:643–645
 9. Mueller PR, Dawson SL, Ferrucci JT Jr, Nardi GL (1985) Hepatic echinococcal cyst; successful percutaneous drainage. Radiology 155:627–628
10. Ben Amor N, Gargouri M, Gharbi HA, Golvan YJ, Ayachi K, Kchouk H (1986) Essai de traitment par ponction des kystes hydatiques abdominaux inoperables. Ann Parasitol Hum Comp 61:689–692
11. Gharbi HA, Hassine W, Brauner MW, Dupuch K (1981) Ultrasound examination of the hydatid liver. Radiology 139:459–463
12. Gottstein B, Eckert J, Woodtli W (1984) Determination of parasite-specific immunoglobulins with the ELISA in patients with echinococcosis treated with mebendazole. Zeitsch Parasit 70:385–389
13. Williams JF (1982) Cestode infections. In: Cohen S, Warren KS (eds) Immunology of parasitic infections. 2nd ed., Blackwell Scientific, London, pp 676–695
14. Craig PS, Zeyhle E, Romig T (1986) Hydatid disease: research and control in Turkana. II. The role of immunological techniques for the diagnosis of hydatid disease. Trans R Soc Trop Med Hyg 80:183–192
15. Craig PS, Nelson GS (1984) The detection of circulating antigen in human hydatid disease. Ann Trop Med Parasitol 78:219–227
16. Mottaghian H, Saidi F (1978) Postoperative recurrence of hydatid disease. Br J Surg 65:237–242
17. Woodtli W, Bircher J, Witassek F, Eckert J, Wuthrich B, Ammann RW (1985) Effect of plasma mebendazole concentrations in the treatment of human echinococcosis. Am J Trop Med Hyg 34:754–760
18. Bezzi M, Teggi A, De Rosa F, Capozzi A, Tucci G, Bonifacino A, Angelini L (1987) Abdominal hydatid disease: US findings during medical treatment. Radiology 162:91–95

19. Hira PR, Shweiki H, Lindberg LG, Shaheen Y, Francis I, Leven H, Behbehani K (1988) Diagnosis of cystic hydatid disease: role of aspiration cytology. Lancet 2:655–657
20. Bret PM, Fond A, Bretagnolle M, Valette PJ, Thiesse P, Lambert R, Labadie M (1988) Percutaneous aspiration and drainage of hydatid cyst in the liver. Radiology 168:617–620
21. Khuroo MS, Zagar SA, Mahajan R (1991) Echinococcus granulosus cysts in the liver: management with percutaneous drainage. Radiology 180:141–145
22. Bean WJ, Rodan BA (1985) Hepatic cysts: treatment with alcohol. AJR 144:237–241

US-Guided Fine Needle Biopsy of Focal Liver Lesions and Hepatocellular Carcinoma

F. FORNARI, G. CIVARDI, L. CAVANNA, L. BUSCARINI

First Department of Internal Medicine, Gastroenterology Unit, Piacenza Hospital, Piacenza
Italy

Introduction

Percutaneous ultrasonically-guided fine-needle biopsy represents a highly diagnostic procedure for hepatic tumors. Also in small hepatic lesions the puncture may be performed with high accuracy. In the reported series sensitivity of US-guided FNB varies from 83% to 95% [1]. Ultrasonically-guided fine-needle biopsy is a safe and accurate procedure for the diagnosis of hepatocellular carcinoma [2]. In the published series sensitivity was always more than 92% with 100% specificity for absence of false positive. Sometimes US-guided FNB may be diagnostic also for benign hepatic lesions such as regenerative nodules in cirrhosis, cavernous hemangiomas, focal fatty liver. Occasionally, when hemangiomas are biopsied some endothelial cells are detected in the cytologic smears, permitting a specific diagnosis. Recently Cronan et al. [3] performed a biopsy with a 20-gauge Franseen needle in 15 patients with cavernous hemangioma without complications: in all cases the histologic sample was diagnostic. On the other hand, in a recent literature review Smith [4] reported two cases of death following FNB of liver hemangioma. Therefore, the reported cases are, so far, too few to recommend percutaneous biopsy as a safe diagnostic method for hemangioma. In our experience hemangiomas were submitted to FNB for their atypical US pattern or for suspicion of malignancy.

In a large retrospective study, Buscarini et al. [5] demonstrated that the overall diagnostic accuracy of FNB of focal liver lesions is very high both for aspiration biopsy (93.4%) and for cutting biopsy (95.1%). On the other hand, the diagnostic accuracy of double biopsy (97.9%) was significantly higher. Cutting needles were involved in 9 out of eleven major complications.

Materials and Methods

From January 1983 to April 1991 we performed an US-guided FNB with 22-gauge Chiba needle in 719 patients with sonographically suspected neoplastic involvement of the liver. In about 30% of the cases also a microhistologic sample with Surecut 22 gauge needle was obtained. Bleeding parameters were assessed prior to biopsy. The biopsy procedure was guided by real time 3.5 MHz biopsy probes (i.e., linear array with central channel or convex probe with lateral apparatus).

After each sampling pass, some cytologic specimens were stained by a rapid May-Grunwald-Giemsa method [1]. Confirmation of cytologic and/or microhistologic diagnosis was obtained in 677/719 cases: this confirmation was based on histology, angiography and/or clinical and US follow-up longer than 6 months.

Results

In the 677 controlled cases we obtained 62.3% true positive, 31.3% true negative, 5.3% false negative and 1.1% insufficient material. According to these results, we obtained a sensitivity of 92.1%, a specificity of 100% with an overall accuracy of 94.6%. The true positive include: 45% HCC; 25.3% metastasis from known extrahepatic malignancy; 23% metastasis from unknown malignancy; 5.7% hepatic involvement by non-Hodgkin lymphoma; 0.5% cholangiocarcinomas and 0.5% undetermined malignancies.

The true negative include 7.4% hepatic abscesses and 8.5% cystic lesions: in these cases needle aspiration demonstrated purulent material or clear fluid. The 9 (4.2%) hemangiomas were biopsied with blood aspiration: the final diagnosis was obtained by subsequent procedures. In the 62 (29.1%) patients with cirrhosis the persistent normal seric values of AFP and the clinical and US follow-up confirmed the absence of malignant hepatic lesions.

In the 68 (32%) patients with lymphoma the negative diagnosis was confirmed with multiple biopsies performed during laparoscopy. In one patient submitted to FNB for a solid lesion of the right lobe, the cytologic sample showed larvae and hooklets of Echinococcus. In 9 patients (4.2%) US-guided FNB yielded the diagnosis of focal steatosis. The remaining 30 (14.1%) true negative cases refer to ultrasonographic benign lesions.

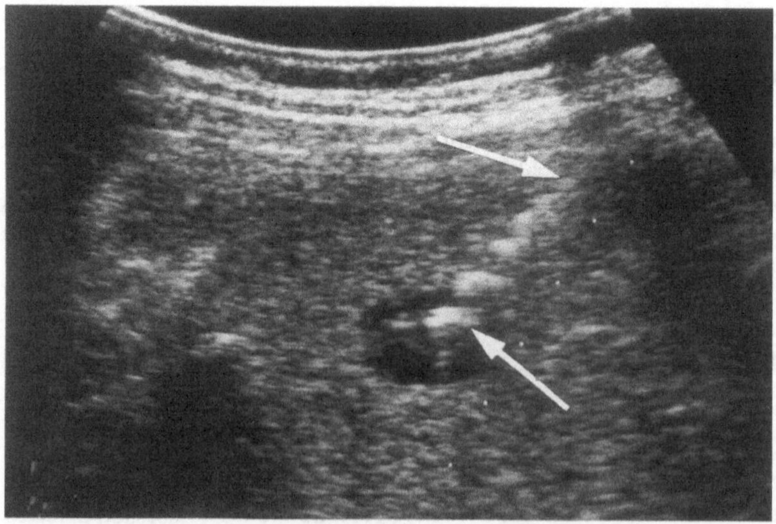

Fig. 1. The puncture is performed on a small hypoechoic metastatic lesion of the right hepatic lobe. The needle is clearly visible (arrows) by US control.

In the 158 cases inferior to 3 cm in diameter (Fig. 1) we obtained 82.7% sensitivity and 87.6% overall accuracy. These results are inferior to those of the total series (92.1% sensitivity and 94.6% overall accuracy). In these 158 small hepatic lesions overall accuracy increased with diameter of the lesion: it was 83.3% for lesions less than 1 cm, 85.9% for lesions between 1.1 and 2 cm and 88.8% for lesion between 2.1 and 3 cm. A lower accuracy was obtained in cases of lesions of the 6th segment (75%). The correct diagnosis was obtained in 79.6% of small HCCs; in metastatic lesions the percentage was higher (86.9%) even if double biopsy was performed more frequently in HCC (33.3%).

In 29 nodular lesions in cirrhotic liver, less than 3 cm in diameter, we searched for tumoral Doppler signals. The Doppler signals achieved an overall accuracy of 51.7%; on the other hand, the combination of US-guided FNB and US Doppler study obtained 96.5% overall accuracy.

Conclusions

US-guided FNB can be considered the procedure of first choice for pathological diagnosis of focal liver lesions.

Diagnostic accuracy of the procedure increases with diameter of the lesion but it is very high also for small tumors. In most cases, aspiration biopsy may be diagnostic. In case of small HCC the routine application of aspiration plus cutting biopsy can be useful because of cytologic problems in the diagnosis of well differentiated HCC.

References

1. Fornari F, Civardi G, Cavanna L et al. (1990) Ultrasonically guided fine-needle aspiration biopsy: a highly diagnostic procedure for hepatic tumors. Am J Gastroenterol 85:1009–1013
2. Sbolli G, Fornari F, Civardi G et al. (1990) Role of ultrasound guided fine needle aspiration biopsy in the diagnosis of hepatocellular carcinoma. Gut 31:1303–1305
3. Cronan JJ, Esparza AR, Dorfman GS et al. (1988) Cavernous hemangioma of the liver: role of percutaneous biopsy. Radiology 166:135–138
4. Smith EH (1991) Complications of percutaneous abdominal fine-needle biopsy: Review. Radiology 178:253–258
5. Buscarini L, Fornari F, Bolondi L et al. (1990) Ultrasound-guided fine-needle biopsy of focal liver lesions: techniques, diagnostic accuracy and complications. A retrospective study on 2091 biopsies. J Hepatol 11:344–348

Ultrasonically Guided Percutaneous Biopsy of the Spleen

L. Cavanna, F. Fornari, L. Buscarini

First Department of Internal Medicine, Ospedale Civile via Taverna 49, 29100 Piacenza, Italy

Introduction

The differential diagnosis of splenic involvement by malignant, or non malignant disease is of considerable clinical importance. Approximately 30 % of enlarged spleens of unknown origin are caused by lymphoma and 30 % of enlarged spleens in lymphoma patients are benign in origin [1]. In malignant disease, the results of treatment can only be assessed on the basis of accurate appraisal of any spread. Focal lesions within the spleen can be detected by imaging methods such as ultrasound (US). The nature of such lesions can be demonstrated by aspiration cytology or tissue core biopsy [2].

However, imaging methods may overlook diffuse infiltration of the spleen. Percutaneous biopsy can detect splenic involvement by malignancy when this organ shows no signs of involvement by imaging techniques [3]. Based on previous results we performed US-guided aspiration cytology and tissue-core biopsy of the spleen in 80 patients.

Patients and Methods

Ultrasonically (US) guided percutaneous biopsy of the spleen was undertaken in 80 patients. US scanning was performed with a real-time linear and convex array scanner (Hitachi EUB 22–EUB 26, ALOKA 560); the size and internal architecture of the spleen was evaluated prior to the biopsy.

The internal architecture of the spleen was defined as homogeneous (normal), as focal infiltration (focal, well-defined lesions), and as diffuse infiltration.

In patients who showed focal lesions, the biopsy was carried into the lesion, while in the others, it was carried into the splenic parenchima. The prothrombin time, partial thromboplastin time, and complete blood count with platelet count were checked before the biopsy. Condition necessary to perform the biopsy were: normal thromboplastin time, prothrombin activity more than 50 % and platelet count higher than 70000/mm^3. The biopsies were performed as previously reported [2].

We used 22-gauge Chiba-like needles for aspiration biopsy-cytology in 26 patients, and 22 or 21-gauge Surecut needles for tissue-core biopsy in 54 patients. When the material obtained was not considered sufficient for histologic or cytologic evaluation, the procedure was immediately repeated. One to three needle passes were performed; the average number of passes was 1.4. The procedure was performed for some cases on an out-patient basis (two hours in bed with ice applied and compressed on the skin).

Twenty-four hours after the splenic biopsy, ultrasonography and a complete blood count were undertaken to ascertain complications. The biopsy results were classified as true positive, true negative, false positive, or false negative, and inadequate and were confirmed by clinical follow-up, laparoscopy with biopsy and splenectomy.

Results

Among the 26 patients that underwent aspiration citology biopsy, 15 had a malignant lymphoma, and 11 had other diseases; 14 showed focal lesions of the spleen and 12 were without focal lesions. Among the 14 patients with focal lesions, the aspiration-cytology showed 12 true positive and 2 false negative; and among the 12 patients without focal lesions, it showed 8 true negative, 3 inadequate, and 1 false positive. 51 of the 54 cases, that underwent tissue-core biopsy of the spleen, had a malignant lymphomas and 3 had other diseases.

The spleen had a normal echotexture in 42 patients, (in 3 of them the spleen was moderately enlarged and was normal in the remaining 39); the spleen showed focal hypoechoic lesions in 8 patients and diffuse infiltration in 4. Using a 22- or 21-gauge Surecut needle, sufficient tissue material for histologic examination was obtained in 53 of the 54 patients submitted to US-guided percutaneous biopsy of the spleen.

The biopsy specimens varied between 1.5–2.5 cm in length. One biopsy showed a small specimen and was considered non diagnostic.

Twelve of the fifty-three evaluable splenic tissue biopsies demonstrated histologic involvement by non-Hodgkin's lymphoma; in the remaining 41 cases the spleen was free of malignancy. No major complication were recorded: one patient showed a little, subcapsular hematoma, four days after tissue-core biopsy; this hematoma resolved spontaneously.

Discussion

In our series, by using Surecut needles with outer diameter of 0.7 mm or 0.8 mm, sufficient tissue material from the spleen was obtained to allow histologic diagnosis in 53 of 54 patients; by using Chiba type needle for aspiration cytology, sufficient material, to allow cytologic diagnosis, was obtained in 23 of 26 patients.

Different imaging techniques can be performed to assess focal lesions of the spleen; in our experience the detection of focal hypoechoic lesion within the spleen in a patient with a known lymphoma may be regarded with a high degree of certainty as a lymphomatous deposit [4].

Thus, verification by US-guided fine-needle biopsy should be reserved for selected patients. However in patients with focal lesions of the spleen, or diffuse infiltration without a previous diagnosis, cytologic or histologic evaluation through aspiration or tissue-core biopsy is a simple alternative to laparoscopy or laparotomy. The chief hazard in spleen biopsy is hemorrhage, and vital signs should be observed for hospitalized patients, and appropriate instructions given to ambulatory patients. In the present series we observed a little sub-capsular hematoma that cropped up 4 days after the tissue core biopsy of a severe splenomegaly. This complication did not require treatment and it cleared up spontaneously in a few days. Recently we reported [5] the complications following 10766 US-guided fine-needle abdominal biopsies; no major complications were recorded following splenic biopsies.

In conclusion, spleen fine-needle aspiration or tissue-core biopsy appears to be a safe and useful method in the evaluation of splenic diseases of uncertain origin, it must be emphasized that in our experience tissue-core biopsy of the spleen gives better results than aspiration-cytology.

References

1. Weissleder R, Elizondo F, Stark DD, Hahn PF, Marfil J, Gonzalez JF, Saini S, Todd LE, Ferrucci JT (1989) The diagnosis of splenic lymphoma by MR imaging: value of superparamagnetic iron oxide AJR 152:175–180
2. Buscarini L, Cavanna L, Fornari F, Rossi S, Buscarini E (1985) Ultrasonically guided fine-needle biopsy: a new useful technique in pathological staging of malignant lymphoma. Acta Haematol 73:150–152
3. Jansson SE, Bondestam S, Heinonen E, Grohn P, Vuopio P (1983) Value of liver and spleen aspiration biopsy in malignant diseases when these organs show no signs of involvement in sonography. Acta med Scand 213:279–281
4. Cavanna L, Civardi G, Fornari F, Di Stasi M, Sbolli G, Buscarini E, Vallisa D, Rossi S, Tansini P, Buscarini L. Ultrasonically guided percutaneous splenic tissue core biopsy in patients with malignant lymphomas. Cancer (in press)
5. Fornari F, Civardi G, Cavanna L, Di Stasi M, Rossi S, Sbolli G, Buscarini L and The Cooperative Italian Study Group (1989) Complications of ultrasonically guided fine-needle abdominal biopsy. Result of a multicenter Italian study and review of the literature. Scand J Gastroenterol 24:949–955

Sonographisch gezielte Feinnadelpunktion zur Diagnosesicherung bei unbekanntem Primärtumor

H. Weiss, P. Uebel, H. Seckinger, A. Weiss

Medizinische Klinik, St. Marienkrankenhaus, D-6700 Ludwigshafen, III. Medizinische Klinik, Klinikum der Stadt Mannheim

Die ultraschallgezielte Feinnadelbiopsie innerer Organe ist eine risikoarme Methode [1–5] zur Gewinnung zytologischen und histologischen Materials. Sie hat sich in der differentialdiagnostischen Unterscheidung zwischen malignen und benignen Prozessen unentbehrlich gemacht. Ihre Sensitivität bei Gewinnung zytologisch verwertbaren Materials liegt über 80 %, ihre Spezifität über 90 % [1–4].

Einer weiteren Steigerung von Sensitivität und Spezifität stehen zwei Faktoren im Wege: zum einen das Problem der Fehlpunktion, zum anderen das auch von der Qualität des Zytologen abhängige Problem des zweifelhaften Befundes.

Führt man zur Vermeidung des ersten Problems die Feinnadelpunktion unter sonographischer Sicht durch, kann das Gewebe gezielt aus dem in Frage kommenden Areal entnommen werden. Wird dabei eine Feinnadel zur Gewinnung histologisch beurteilbaren Materials benutzt, ist die Diagnose für den Pathologen erfahrungsgemäß einfacher zu stellen. Die folgende Untersuchung vergleicht am eigenen Krankengut Vor- und Nachteile der sonographisch gezielten Gewinnung histologischen Materials im Vergleich zu der früher nahezu ausschließlich geübten Technik der Gewinnung zytologischen Materials.

In den Jahren 1976 bis 1991 wurden von uns in verschiedenen Institutionen 135 807 Ultraschalluntersuchungen durchgeführt, während dieses Zeitraums 3534 Punktionen (2,6 %) (Tabelle 1). Bis zum Jahre 1989 war dabei überwiegend Material zur zytologischen Untersuchung gewonnen worden. Die Treffsicherheit ließ sich seit einer Arbeit aus dem Jahre 1986 [4] nicht mehr wesentlich anheben. Es wurden in 9,55 % der Fälle nicht ausreichendes Material gewonnen, eine Fehlbeurteilung oder eine unentschiedene Beurteilung (Pap III) war in 7,9 % [3] bis 11,8 % [4] der Fälle feststellbar, während das zytologisch verwertbare Material in 87–89,4 % der Fälle zytologisch richtig beurteilt wurde (jeweils bezogen auf Pankreaspunktionen).

Tabelle 1. US-gezielte Punktionen 1976–1991

Untersuchungen	135 807	Punktionen	3 534 (2,6 %)
Leber	563	Pericard	47
Pankreas	402	Sonst. Thoraxorg.	701
Niere	455	Schilddrüse	542
Milz	49	Sonstiges	554
Lymphknoten	221		

Tabelle 2. US-gezielte Punktionen
(Feinnadel zur Gewinnung histologischen Materials)

Untersuchungen insgesamt	13916		
Punktionen insgesamt	237 (1,7%)		
davon:			
Leber	48 (20,2%)	Thoraxorgane	88 (37,1%)
Pankreas	16 (6,8%)	Schilddrüse	40 (16,8%)
Niere	16 (6,8%)	Sonstiges	5 (2,1%)
Sonst. abd. Organe	24 (10,1%)		

Tabelle 3. Sonografisch gezielte Punktion umschriebener thorakaler und abdomineller Prozesse
(1.1.90–30.9.91) (n = 86 Punktionen) davon unter Malignomverdacht 62 Punktionen bei 49
Patienten

	Malignom gesichert	Malignom ausgeschlossen	Verlauf unklar
Punkt. pos.	30 (bei 30 Patienten)		
Punkt. neg.	10 (bei 8 Patienten)	15 (bei 10 Patienten)	2 (bei 1 Patient)

bei 5 Patienten   bei 2 Patienten   bei 1 Patient
Zweitpunkt. pos.   Zweitpunkt. falsch neg. einmalig falsch neg. Punkt.

Somit bei 3 Patienten mit
falsch negativem Befund.

- Korrekte Punktionsaussage bei 45/48 Patienten (93,8%).
- Falsche Punktionsaussage bei 3/48 Patienten (6,2%).
- Keine weitere Nachbeobachtung bei 1/49 Patienten.

Seit dem 01.01.1990 bis zum 30.09.1991 wurden von uns 13916 Patienten
untersucht. Es wurden 237 Punktionen durchgeführt (Tabelle 2). Dabei wurde
maximal dreimal punktiert bis zur Gewinnung bereits makroskopisch beurteilbar
ausreichenden Materials. Insofern entfiel in allen Fällen die Kategorie des nicht
ausreichend verwertbaren Materials. Die 237 Punktionen wurden bei 172
Patienten durchgeführt, davon 120 Punktionen umschriebener Prozesse. Die
unter Malignomverdacht durchgeführten 62 Punktionen bei 49 Patienten (Tabelle
3) ergaben in 35 Fällen ein richtiges positives Ergebnis, bei 10 Punktionen von 8
Patienten ein falsch-negatives Ergebnis, das bei Zweitpunktionen bei 5 Patienten
positiv war, bei weiteren 2 Patienten noch einmal falsch negativ. Insgesamt ergibt
sich somit eine korrekte Punktionsaussage bei 45 von 48 Patienten, oder 93,8%
und eine falsche Punktionsaussage bei 3 von 48 Patienten oder 6,2%. 1 Patient ist
der Nachbeurteilung entgangen. Die Punktionen wurden mit der Feinnadel zur

Gewinnung histologischen Materials nach Lübbers durchgeführt unter Benützung eines Punktionsschallkopfes. In 7 Fällen wurde zusätzlich eine immunzytologische Untersuchung durchgeführt. Die Aussage bezüglich des Primärtumors war in 5 Fällen korrekt (2 Mesotheliome, 1 kleinzelliges Bronchialcarcinom, 1 Hypernephrom, jeweils mit Lymphknotenmetastasen und Lebermetastasen). Technisch wurde dabei so verfahren, daß der Punktionszylinder vor Eingabe in das Fixierungsmittel über einen Objektträger geschleift wurde und das Material zur immunzytologischen Untersuchung gegeben wurde. Leider ist die genannte Nadel trotz der benutzten Punktionshilfe mit schräger Einführrichtung schlecht im Gewebe abgrenzbar. Deshalb kommt es auch bei dieser Technik vereinzelt zu Fehlpunktionen.

Zusammenfassung

Während bei der Feinnadelpunktion zur Gewinnung zytologischen Materials und ohne Punktionshilfe in etwa 9–10% mit der Gewinnung zytologisch nicht verwertbaren Materials und etwa in 8–11% des gewonnenen Materials mit Fehlbeurteilungen bzw. unentschiedenen Beurteilungen zu rechnen ist, ist mit der genannten Technik in 100% der Fälle ausreichend verwertbares Material zu gewinnen. Der Anteil der Fehlbeurteilungen ist auf 6,2% gesunken. Eine Verbesserung der Nadel bezüglich der Darstellbarkeit im Gewebe ist wünschenswert.

Literatur

1. Gebel M, Horstkotte H, Köster C, Brunkhorst R, Brandt M, Atay Z (1986) Ultraschallgezielte Feinnadelpunktion abdomineller Organe: Indikation, Ergebnisse, Risiken. Ultraschall 7:198–202
2. Weiss H, Weiss A, Hoffmeister A (1978) Sicherheit zytologischer Untersuchungen bei ultraschallgezielter Feinnadel-Biopsie des Pankreas. In: Kratochwil A, Reinold E (Hrsg) Ultraschalldiagnostik. Thieme, Stuttgart, S 129–131
3. Weiss H, Sommer W, Weiss A, Büsing CM, Rethel R (1982) Die ultraschallgezielte Feinnadelbiopsie umschriebener Pankreasprozesse – ein Resümee nach 150 eigenen Punktionen. In: Kratochwil A, Reinold E (Hrsg) Ultraschalldiagnostik 81. Thieme, Stuttgart, S 340–341
4. Weiss H, Sommer W, Weiss A, Keller W (1986) Ultraschallgezielte Feinnadelbiopsie umschriebener Pankreasprozesse. Therapiewoche 36:5001–5007
5. Weiss H (1989) Metastasenbildung durch Feinnadelpunktion. Ultraschall 10:147–151

Ultraschallgeführte perkutane externe und interne Drainagen von Pankreaspseudozysten und -abszessen

H. E. Bechtel, S. Hoeft, H. D. Janisch, R. Ch. Otto*, D. v. Kleist, K. E. Hampel

Abteilung f. Innere Medizin mit Schwerpunkt Gastroenterology, Universitätsklinikum Rudolf Virchow, FU Berlin
* Abteilung für Radiologie des Kantonspitals Baden

Die perkutane therapeutische Punktion von zystischen bzw. pseudozystischen Raumforderungen des Pankreas unter Ultraschalleitung hat sich noch nicht in dem gleichen Maße durchsetzen können, wie die perkutane Drainage von intraabdominellen und parenchymatösen Abszessen [1, 2, 3, 4, 5]. Bereits 1976 berichtete Hancke [6] über die perkutane ultraschallgeführte Punktion von zystischen Pankreasprozessen. In den letzten Jahren teilen zunehmend weitere Autoren ihre Erfahrungen mit der Methode mit [7, 8, 9, 10, 11, 12]. Unter den die Weiterentwicklung der Methode beschreibenden Autoren ist wiederum Hancke hervorzuheben, der 1985 erstmals über ein kombiniert sonographisch-endoskopisches Verfahren, die perkutane interne Zystogastrostomie, berichtet [13, 14, 15].

Ho und Taylor beschreiben 1984 eine ähnliche Methode, wobei die Anlage der Gastrostomie und der Zystogastrostomie nicht sonographisch-endoskopisch geführt, sondern computertomographisch fluoroskopisch geleitet erfolgt [16, 17].

Die Hauptursache für die Entstehung von Pankreaspseudozysten liegt in der aethyltoxisch verursachten akuten und rezidivierenden Pankreatitis (63% der Fälle). Weitere Ursachen sind biliär (19%), Traumata 11%, unbekannt 5% (Virus, Azotämie, endokrin?), medikamentös 2,5% [18, 19, 20].

Seltene Ursachen zystischer Pankreasläsionen sind „echte", epithelialisierte Zysten und zystische Tumoren, z. B. das zystische Adenokarzinom.

Wir sehen die Indikation zur perkutanen Punktion und Drainage in folgenden Fällen für gegeben an:

Bei Zysten > 5 cm sofort, insbesondere bei:

- Schmerzen
- Kompression oder Verdrängung anderer Organe oder des Ductus choledochus und des Ductus Wirsungianus.
- Drohende Ruptur
- Verdacht auf Superinfektion bzw. Abszedierung.

Bei Zysten < 5 cm warten wir zu, insbesondere wegen der bekannten hohen Spontanheilungsrate von 20–30% [21, 22], sofern sich keine Komplikationen abzeichnen und keine rasche Größenprogredienz bei engmaschigen sonographischen Kontrollen zu verzeichnen ist.

Folgende Punktions- und Drainageverfahren kamen zum Einsatz:

- *Einmal-Feinnadel-Punktion* mit Aspiration bzw. Evakuation mittels einer Punktionskanüle (1,2 oder 0,95 mm Durchmesser) und einem Überleitungsschlauch oder Einmal-Drainage-Set.
- Externe *Dauerdrainage* über einen in Seldinger-Technik oder Punktionskanülen-Strecker-Pigtail-Katheter-Set (Otto-Set) eingebrachten Drainage-Katheter.
- Interne sonographisch-endoskopisch geführte Drainage i.S. einer *Pseudozystogastrostomie* nach Hancke (Cook-Katheter-Set).

Eine weitere bei uns zukünftig zur Anwendung kommende Methode.

- Vorwiegend endoskopisch und nur assistiert sonographisch geführte interne Drainage durch Fistulotomie i.S. einer Pseudozyst-Duodenostomie, evtl. mit Stent- oder Pigtaileinlage.

Wir behandelten 11 Patienten, 9 Männer und 2 Frauen, im Alter zwischen 37 und 74 Jahren mit einem Altersgipfel bei 48 Jahren. Bei den zystischen Läsionen handelte es sich um 9 Pankreaspseudozysten und 2 Pankreasabszesse. Als Ursachen der Pseudozystenbildungen ließen sich anamnestisch eindeutig akute und chronisch rezidivierende Pankreatitiden nachweisen. 7 der Pankreatitiden waren aethyltoxischer Genese, 1 biliärer Genese und 1 unklarer Ätiologie. 1 Pankreasabszeß entstand im Verlauf einer aethyltoxisch induzierten Pankreatitis. Die Genese des 3. Abszesses blieb unklar, wobei am ehesten die Ursache in einer Bakteriämie bei multimorbiden Patienten bei Pankreatitis urämischer Genese zu sehen ist.

Durchgeführte therapeutische Punktionen bzw. Eingriffe

n = 11   Patienten
      n = 9 Männer
      n = 2 Frauen
      Alter: 37–74 Jahre/Altersgipfel bei 48 Jahre
      davon:

n = 9   Pankreaspseudozysten
n = 2   Pankreasabszesse

Ursachen der zur Pseudozystenbildung geführten Pankreatitiden:

n = 7   aethyltoxische Genese
n = 1   biliäre Genese
n = 1   unklare Ätiologie

Ursachen der Abszesse:

n = 1   nach aethyltoxischer Pankreatitis
n = 1   unklare Genese, Verdacht auf Bakteriämie bei Multimorbidität
      und nach Pankreatitis urämischer Genese

Methode

Es wurden 9 Pseudozysten mit einer Größe zwischen 3 und 9 cm Durchmesser behandelt. In 2 Fällen waren mehrmalige Einfachnadel- oder Drainagekatheter-aspirationen zum Verschwinden des zystischen Prozesses und der klinischen Beschwerden ausreichend. In 5 Fällen wurde nach zweimaliger Einmalpunktion eine externe Dauerdrainage (Otto-Set 6 oder 8 french Katheter) durchgeführt. In 2 Fällen bei günstiger Lage der Pseudozyste zur Magenwand erfolgte die Drainage über die interne Pseudozystogastrostomie nach Hancke mit einer Drainagedauer von 9 bzw. 12 Wochen. Das Punktat wurde *chemisch* – Amylase, Lipase, Protein, Glukose und spezifisches Gewicht – *zytologisch* und *mikrobiologisch* untersucht.

Die 2 Abszesse wurden folgendermaßen behandelt: Bei einem Abszeß war die Einmalevaluation über eine Feinnadel mit anschließender Aminoglykosidinstillation (Gernebcin) ausreichend. Der 2. Abszeß wurde mittels einer Dauerdrainage und Spülung mit zwischenzeitlichem Katheterwechsel in Seldinger-Technik über einen Zeitraum von 2 Wochen saniert. Die mikrobiologische Aufarbeitung des purulenten Abszeßmaterials ergab Wachstum von Klebsiellen, E. coli und Pseudococcus faecalis.

Interventionell-sonographisches Vorgehen bei:

n = 9   *Pseudozysten* (zwischen 3 cm und 9 cm Durchmesser)
        n = 2   mehrmalige „single-step-needle-aspirations" „SSNA".
        n = 5   nach zweimaliger „SSNS", dann externe Dauerdrainage über Otto-Set,
                 6- oder 8-French-Katheter.

n = 2   *Abszessen*
        n = 1   Einmal-Evacuation mit anschließender Aminoglycosid-Installation
                 (40 mg. Gernebcin).
        n = 1   Dauerdrainage und Spülung mit zwischenzeitlichem Katheterwechsel
                 in Seldinger-Technik über 2 Wochen.

Ergebnisse

Von den 11 behandelten Patienten mit zystischen Pankreasläsionen (9 Pseudozysten und 2 Abszessen) waren nach den Drainagen und bei Verlaufsuntersuchungen 7 Pseudozysten und die 2 Abszesse weder sonographisch noch computertomographisch mehr nachzuweisen. In 2 Fällen bestanden weiterhin kleine Restzysten von 1,5 bzw. 2 cm Durchmesser, die jedoch keine Größenzunahmetendenz aufweisen. In einem Fall dieser kleinen Restzysten wurde der Verdacht auf eine partielle Wandverkalkung geäußert.

Der Nachbeobachtungszeitraum der 11 behandelten Patienten liegt zwischen 3 Monaten und 2 Jahren, im Durchschnitt bei 12 Monaten.

An leichten Komplikationen fanden sich 2 lokale, vorübergehende peritonitische Reizungen, wegen derer eine kurzzeitige konservative Behandlung über 7 Tage mit Antibiose und über 2 Tage mit einem Analgetikum durchgeführt wurde. In einem Fall kam es zu einer Dyslokation des Katheters ohne weitere Komplikationen, die eine Neuanlage erforderlich machte. In einem Fall war der

Abszeßdrainagekatheter verstopft, so daß ein Katheterwechsel in Seldinger-Technik durchgeführt werden mußte.

Ergebnisse:

n = 7   Pseudozysten weder sonographisch noch computertomographisch
mehr nachzuweisen.

n = 2   Kleine Restzysten von 1,5 bzw. 2,0 cm Durchmesser ohne Größenzunahmetendenz
und Verdacht auf partielle Wandverkalkung.
Bisher kein Rezidiv in Nachbeobachtungszeiträumen
von 3 Wochen bis 2 Jahren (+11 Monate).

n = 2   Abszesse kuriert!

Technische Probleme ohne Komplikationen:

n = 1   Dislokation, Neuanlage erforderlich.

n = 1   Abszeßdrainage-Katheter verstopft,
Katheterwechsel in Seldinger-Technik.

Komplikationen:

Bei insgesamt 23 Eingriffen: Mehrmalige Einmalpunktionen, Drainagen, Abszeßsdrainagen.

n = 2   lokale, vorübergehende Peritonitiden; kurzzeitige konservative Behandlung
mit Antibiose (7 Tage) und Analgetikum (2 Tage).

Diskussion

Zystische Pankreasläsionen und insbesondere Pankreaspseudozysten und -abszesse sind im Krankengut gastroenterologischer und abdominalchirurgischer Kliniken, insbesondere im Zusammenhang mit akuten und chronischen Pankreatitiden sowie – insbesondere in der Pädiatrie – posttraumatisch häufig. Die Inzidenzangaben in der Literatur schwanken je nach Selektion des Krankengutes zwischen 8 % bis 50 % Inzidenz von Pankreaspseudozysten als Komplikation der akuten oder chronischen Pankreatitis [4, 10, 20, 23]. Bei engmaschigen sonographischen Verlaufskontrollen zeigt sich, daß die zystischen Läsionen innerhalb weniger Tage entstehen können [24]. Auch die Angaben der Literatur zur spontanen Regression der periinflammatorisch aufgetretenen zystischen Pankreasläsionen variieren stark, jedoch kann gesichert angenommen werden, daß 10–30 % der „akuten" Pankreaspseudozysten spontan verschwinden. Bestehen die Pseudozysten jedoch länger als 2–6 Wochen, so wird eine Spontanregression zunehmend unwahrscheinlich [20, 21 22]. Andererseits ist das Auftreten von Komplikationen durch zystische Pankreasläsionen wie Schmerzen, Kompression oder Verdrängung anderer Organe oder kanalikuläre Strukturen, eine drohende Ruptur mit Blutung und Peritonitis sowie die Superinfektion bzw. Abszedierung in hohem Maße abhängig von der Größe und Lokalisation der zystischen Läsion, aber auch von der Dauer des Bestehens [20]. Andren-Sandberg [25] berichtet über eine positive Korrelation zwischen Schmerzen und Zystengröße sowie Schmerzen und Lokalisation der Pseudozyste, wobei die Pankreaskopfzysten häufiger Beschwerden, als die Pankreasschwanzzysten bereiten. Aethylisch induzierte Zysten bereiteten mehr Schmerzen als anderer Genese induzierte Zysten.

Obige Tatsachen sind entscheidend für die Indikation und den Zeitpunkt der therapeutischen Intervention. Für die noch weitgehend als Standard angesehenen chirurgischen Therapieverfahren ergibt sich dabei die Schwierigkeit, daß die Ergebnisse bei Notfall- und Frühoperationen bezüglich Letalität und Rezidivrate drastisch schlechter sind im Vergleich zu elektiv durchgeführten Drainageverfahren. Von den Überlegungen in Bezug auf die nicht-chirurgischen Drainageverfahren, seien ausdrücklich die notwendigen, raschen chirurgischen Interventionen bei Ausbildung größerer Nekrosen oder einer hämorrhagisch nekrotisierenden Pankreatitis, bei denen rasche Nekrosektomien und Teilresektionen bzw. Resektionen allgemein anerkannt notwendig sind, ausgenommen [26, 27, 28]. Eine für die interne chirurgische Drainage anastomosierbare Pseudozystenwand bildet sich erst nach 3–6 Wochen [20, 29]. Da andererseits die Spontanregressionsrate in diesem Zeitraum am größten ist und bei Frühoperationen die postoperative Komplikationsrate und Letalität am höchsten ist, wäre hieraus ein abwartendes Vorgehen abzuleiten. Andererseits birgt dies die Gefahr vermehrter Komplikationen der Zysten bzw. Pseudozysten (s. o.). Die Gefahr von Komplikationen bzw. die Komplikationsrate von Pankreaspseudozysten und -abszessen läßt sich jedoch durch den frühzeitigen und ausreichend langen Einsatz der relativ wenig aufwendigen nicht chirurgischen, sonographisch-endoskopischen perkutanen Drainageverfahren deutlich reduzieren. Bei der Durchsicht von 21 Veröffentlichungen zu Ergebnissen perkutaner Pankreaspseudozystendrainageverfahren und 4 Arbeiten über traumatische Zysten bei Kindern im Vergleich mit 7 Veröffentlichungen zu Ergebnissen chirurgischer Pankreaspseudozystendrainagemethoden erwiesen sich die perkutanen ultraschallgesteuerten Drainageverfahren den chirurgischen Verfahren bezüglich der Erfolgs- und Rezidivrate zumindest als gleichwertig, bezüglich der Komplikations-, Morbiditäts- und Mortalitätsrate schienen die Ergebnisse deutlich günstiger zu sein, insbesondere im Vergleich mit den Ergebnissen der Frühoperationen (Tabelle 1 und 2).

Beim Vergleich der nicht-chirurgischen Drainageverfahren untereinander scheinen Dauerdrainageverfahren, insbesondere bei infiziertem Zysteninhalt oder bei großen Zysten den Einmaldrainagen, auch wenn letztere mehrmals durchgeführt werden, überlegen zu sein.

Dauerdrainageverfahren scheinen auch bei „komplizierten" Zysten, wie unreifen Zysten oder Zysten der ERCP-Typ II und III nach Nordback [30] in einem hohen Prozentsatz zum Erfolg zu führen.

Interne Drainageverfahren im Sinne der Zystogastrostomie können den anderen perkutanen Drainageverfahren bezüglich Komfort und Akzeptanz für die Patienten, Rezidivrate und effektiver Sanierung, überlegen sein, bei allerdings größerem Aufwand und größerer Komplikationsmöglichkeit und vor allem größerer Abhängigkeit von der Erfahrung des Therapeuten.

Tabelle 1. Literatur zu Ergebnissen perkutaner Pankreaspseudozystendrainagen

Autor	Jahr	Zahl der Patienten	Erfolgsrate kompl./part.		Mißerfolgsrate	Komplikation	Letalität
Hancke, S. et al.	/75						
Colhoun et al.	/84	10	90%				
Ho, C.S.; Taylor, B.	/84	1 perkutane Zystogastrostomie					
Kaye, M.G.; Krejs, G.J.	/84						
Hancke, S.; Henriksen, F.W.	/85	1 Zystogastrostomie	(100%)				
van Sonnenberg et al.	/85	27	74%				
Strohm et al.	/85	17	53%				
Torres et al.	/86		67%			6%	leichte
Cadotte, R,N. et al.	/88	104	91%		7%	4%	3%
Freeney et al.	/88	23 infizierte Zysten	65%			4%	
Grandini G. et al.	/88	63	60%				
Hancke, S. et al.	/88	18 Zystogastrostomien	88%				
Hyder, N.; Domschke, W.	/88	9					
Matzinger, F.R.; Ho, C.S.	/88	12	75%				
Sacks, D.; Robinson, M.L.	/88	8	n = 7			n = 1 (OP)	
Andersson, R. et al.	6/89	22	59%	27%	13%		
Crocco, M. et al.	11/89	74	77%		23%		
Leu, A.J.; Otto, R.Ch.	/89	2 Zystogastrostomien					
Scheerk, W.B. et al.	8/89	63	62%		38%	3,2%	
van Sonneberg, F. et al.	3/89	101	90%		10%	10–4%	schwere
Aurell, Y. et al.	3/90	n = 20	80%				
Civerdi, C. et al.	/90	50	70%	20%	10%		
Pädiatrische Autoren		in der Regel *traumatische* Zysten!					
Jaffe, R.B. et al.	3/89	7	n = 6	n = 1			
Farner, R.L. et al.	5/89	9	90%		10%		
Turnweit, L, et al.	10/90	5	80% (Drainagedauer bis 42 Tage)		20%		
Hendrickson, M. et al.	/90						

Tabelle 2. Literatur zu Ergebnissen chirurgischer Pankreaspseudozystendrainagen

Autor	Jahr	Zahl der Patienten	Erfolgsrate Komp./part.		Mißer-folgsrate	Kompli-kation	Leta-lität
Shatney, Ch. et al.	/81						
Bradley, E. L.	/85				5%		5,5%
Kalender, L. F. et al.	/86	n = 197					
Koehler, H. et al.[b]	9/87	n = 54	80%		5%		15%
Andersson, R. et al.	6/89	n = 37	78%	12,5%	8,5%	27%	3%
Pezzullo, L. S. et al.[a]	6/89	n = 31					
Schroeder, H. et al.	/89	n = 60	80%				18,3%
		n = 29 Zystojejunostomie					
		n = 22 Zystogastrostomie					
		n = 2 Zystoduodenostomie					
		n = 7 externe chirurgische Drainage					

[a] gibt gute Ergebnisse an, betont aber hohes Komplikationsrisiko
[b] äußere Drainage von akuten „unreifen" Pseudozysten (Alter < 6 Wochen)
[c] weist auf ausreichende Drainage und Bedeutung der Alkoholkarenz hin.

Resümee

Unserer Erfahrung nach sollten die sonographischen und endoskopischen Drainageverfahren in der Regel primär zum Einsatz kommen.

Die chirurgische Intervention sollte auf die Fälle beschränkt werden, bei denen die anderen Verfahren wegen ungünstiger Lage der Zyste nicht oder erschwert eingesetzt werden können, andere Verfahren nicht zum Erfolg geführt haben oder bereits in der Vordiagnostik (ERCP) eine ERCP-Typ III nach Nordback erkannt wurde. Wie bereits betont stellen aber größere Nekrosen und hämorrhagisch nekrotisierende Prozesse die Domäne des Chirurgen dar und sollte nur in Ausnahmefällen bei z. B. Inoperabilität eine Indikation zur primär perkutanen Drainage mit dann großlumigen Drainagekathetern gestellt werden. Die Enzymaktivität im Zystenpunktat erscheint uns kein ausreichendes Kriterium für die Wahl der Methode zu sein.

Eine Evaluation der sonographischen und kombiniert sonographisch endoskopischen Verfahren gegenüber den endoskopischen Verfahren der Fistulotomie bzw. endoskopisch durchgeführten Pseudozysto-Gastro- und Duodenostomie wird das Ziel weiterer Untersuchungen sein.

Literatur

1. Gerzof S, Robbins A et al. (1981) Percutaneous catheter drainage of abdominal abscesses. A five year experience. N Engl J Med 305:653–656
2. Van Sonnenberg E et al. (1984) Percutaneous drainage of 250 abdominal abscesses and fluid collections. Radiology 151:337–341
3. Gerzof S, Johnson W et al. (1985) Intrahepatic pyogenic abscesses: Treatment by percutaneous drainage. Am J Surg 149:487–494
4. Schwerk WB, Maroske D, Roth S (1986) Ultraschallgeführte Feinnadelpunktionen in der Diagnostik und Therapie von Leber- und Milzabszessen. Dtsch Med Wschr 111:847–853
5. Reuß J, Seitz K (1987) Nichtoperative Therapie abdomineller und retroperitonealer Abszesse. Ultraschall 8:142–146
6. Hancke S, Pendersen JF (1976) Percutaneous puncture of pancreatic cysts guided by ultrasound. Surg Gynecol Obstet 142:551–552
7. Gerzof S, Johnson W et al. (1984) Percutaneous drainage of infected pancreatic pseudocysts. Arch Surg 119:888–893
8. Colhoun E, Murphy J (1984) Percutaneous drainage of pancreatic pseudocysts. Br J Surg 71:131–132
9. Van Sonnenberg E et al. (1985) Complicated pancreatic inflammatory disease: Diagnostic and therapeutic role of interventional radiology. Radiology 155:335–340
10. Torres W, Evert M et al. (1986) Percutaneous aspiration and drainage of pancreatic pseudocysts. AJR 147:1007–1009
11. Freeny PC et al. (1988) Infected pancreatic fluid collections: percutaneous catheter drainage. Radiology 167:435–441
12. Schwerck WB, Görg K et al. (1989) Perkutane Punktion und Drainage von Pankreaspseudozysten. Z Gastroenterol 27:432–437
13. Hancke S, Henrikson FW (1985) Percutaneous pancreatic cystogastrostomy guided by ultrasound and gastroscopy. Br J Surg 72:916–917
14. Hancke S, Henrikson FW (1988) Percutaneous pancreatic cystogastrostomy guided by ultrasound scanning and gastroscopy. Br J Surg 72:916–917
15. Leu AJ, Otto RCh (1989) Perkutane Pseudozystendrainage: Ein sonographisch-endoskopisch kombiniertes Verfahren. Endoskopie heute 4:33–38

16. Ho CS, Taylor B (1984) Percutaneous transgastric drainage for pancreatic pseudocysts. AJR 143:623–625
17. Matzinger FRK, Ho CS et al. (1988) Pancreatic pseudocysts drained through a percutaneous transgastric approach: Further experience. Radiologie 167:431–434
18. Wade JW (1985) Twenty-five year experience with pancreatic pseudocysts – are we making progress? Am J Surg 149:705–708
19. Köhler H, Schafmeyer A et al. (1987) Surgical treatment of pancreatic pseudocysts. Br J Surg 74(9):813–815
20. Bradley EL, Clements J et al. (1979) The natural history of pancreatic pseudocysts: A unified concept of management. An J Surg 137:135–139
21. Aranha GV, Prinz RA et al. (1983) The nature and course of cystic pancreatic lesions diagnosed by ultrasound. Arch Surg 118:486–488
22. O'Malley V et al. (1985) Pancreatic pseudocysts: cause, therapy and results. Am J Surg 150:680–682
23. Bradley EL, Gonzales AC et al. (1976) Acute pancreatic pseudocysts: incidence and implications. Am Surg 184:734–737
24. Sarti DA (1977) Rapid development and spontaneous regression of pancreatic pseudocysts documented by ultrasound. Radiology 125:789–793
25. Andren-Sandberg A et al. (1990) Management of pancreatic pseudocysts in relation to pain relief. Acta Chir Scand 156(4):317–321
26. Beger HG, Bittner R, Buchler M (1987) Necrosectomy and postoperative local lavage in patients with necrotizing pancreatitis: results of a prospective clinical trial. In: Beger HG, Buchler M (eds) Acute Pancreatitis. Springer, Berlin, pp 335–346
27. Warshaw AL (1987) Management of pancreatic abscess. In: Beger HG, Buchler M (eds) Acute pancreatitis. Springer, Berlin, pp 354–363
28. Andersson R, Janzon M et al. (1989) Management of pancreatic pseudocysts. Br J Surg 76(6):550–552
29. Shatney CH, Lillehei RC (1957) The timing of surgical treatment of pancreatic pseudocysts. Surg Gyn Obstet 105:385–388
30. Nordback O, Auvinen J (1988) ERCP in evaluating the mode of therapy in pancreatic pseudocyst. HBP Surgery 1:35–44

VI. Muskuloskeletaler Bereich

Ultraschalldiagnostik bei Arthritiden und Osteomyelitiden

I. Stürmer, H. Merk, H.-J. Witt

Klinik für Orthopädie der Medizinischen Akademie Magdeburg, Leipziger Str. 44,
O-3090 Magdeburg

Problemstellung

Die Diagnostik entzündlicher Erkrankungen des Haltungs- und Bewegungsapparates beruht vornehmlich auf der Wertung von klinischen und paraklinischen Befunden. Diese werden heute hauptsächlich durch röntgendiagnostische, szintigraphische oder computertomographische Ergebnisse ergänzt.

Der dazu notwendige Mehraufwand sowie die Abhängigkeit von spezialisierten Einrichtungen stellt den praktizierenden Arzt vor die Frage, inwieweit die leicht verfüg- und anwendbare Ultraschalldiagnostik Aussagen über genannte Krankheitsbilder machen kann.

Wir sind dieser Frage nachgegangen und haben im Zeitraum 1986–1990 132 Patienten bei Verdacht auf eine entzündliche Erkrankung des Haltungs- und Bewegungsapparates sonographisch untersucht. Folgende Indikationen zur Ultraschalluntersuchung kristallisieren sich heraus:

– Identifizierung positiver Palpationsbefunde (periartikuläre Weichteilschwellungen, intraartikuläre Gelenkschwellung)
– Differenzierung erschwerter Palpationsbefunde
– Ausschluß von Weichteilprozessen bei negativem Palpationsbefund
– Verlaufskontrollen

Lagen positive Palpationsbefunde vor, konnten diese jeweils als peri- oder intraartikuläre Schwellungen dokumentiert werden. Größe und Ausmaß der Mitbeteiligung von Nachbarstrukturen ließen sich sicher beurteilen.

Bei erschwerten oder negativen Palpationsbefunden waren Verdachtsbestätigung sowie ebenfalls die Beurteilung von Größe und Ausdehnung des Prozesses Untersuchungsziel.

Nach Einleitung einer entsprechenden Therapie ließen sich regelmäßig Verlaufskontrollen komplikationslos realisieren.

Um den Wert unserer sonographischen Befunde beurteilen zu können, haben wir folgende Referenzmethode eingesetzt:

– Röntgen   – Mikrobiologischer Befund
– Szintigraphie   – histologischer Befund.
– intraoperativer Befund
– Punktionsbefund

Ergebnisse

Von den 132 untersuchten Patienten haben wir bei 89 Patienten sonographisch einen pathologischen Befund erhoben.

In der Tabelle 1 sind die sonographisch untersuchten entzündlichen Gelenkerkrankungen mit Angabe der Sensitivität dargestellt.

Bei 82 Patienten konnte dieser mit mindestens einer der angegebenen Referenzmethoden bestätigt werden.

43 Patienten zeigten einen sonographisch unauffälligen Befund.

Von den 89 pathologischen Befunden konnten 82 bei der sonographischen Untersuchung richtig diagnostiziert werden. Das entspricht einer Sensitivität von 92%.

Tabelle 1. Sonographisch untersuchte entzündliche Gelenkerkrankungen mit Angabe der Sensitivität (n = 89)

Art der entzündl. Erkrankung	n Patienten	richtige sonograph. Diagnose	Sensitivität in %
Arthritis	27	26	96
Osteomyelitis	18	15	83
Weichteil-Abszeß	31	30	97
Synovialitis bei PCP	13	11	86
Gesamt	89	82	92

Diskussion

Zusammenfassend lassen sich unsere Ergebnisse folgendermaßen formulieren:

Mit einer Sensitivität von 92% bietet sich die Sonographie als Verfahren der Wahl in der Vorfelddiagnostik entzündlicher Erkrankungen des Haltungs- und Bewegungsapparates an.

Eine regelmäßige Verlaufskontrolle der eingeschlagenen Therapiemaßnahmen ist problemlos möglich.

Kritisch zu betrachten ist die Aussagefähigkeit des Ultraschallbildes über den Charakter des Weichteilprozesses. Wie schon die vorgestellten Beispiele zeigen, bietet der entzündliche Herd kein einheitliches charakteristisches Bild. Wir haben echoarme bis stark heterogene Weichteilherde sehen können, die sich jeweils als Eiterherde entpuppten.

Man sollte sich also bei unserem derzeitigen Wissensstand von einer Abschlußdiagnose hüten.

Hämatome, Tumoren oder Reizergüsse können nur durch invasive Verfahren mit anschließender histologischer Diagnostik ausgeschlossen werden. Trotzdem sollte man auf eine sonographische Untersuchung nicht verzichten. Die eindeutige sonographisch-anatomische Lagebestimmung des nachgewiesenen Prozesses sowie Aussagen über Größe und Mitbeteiligung von Nachbarstrukturen ermöglichen eine optimale Planung des notwendigen invasiven Eingriffes.

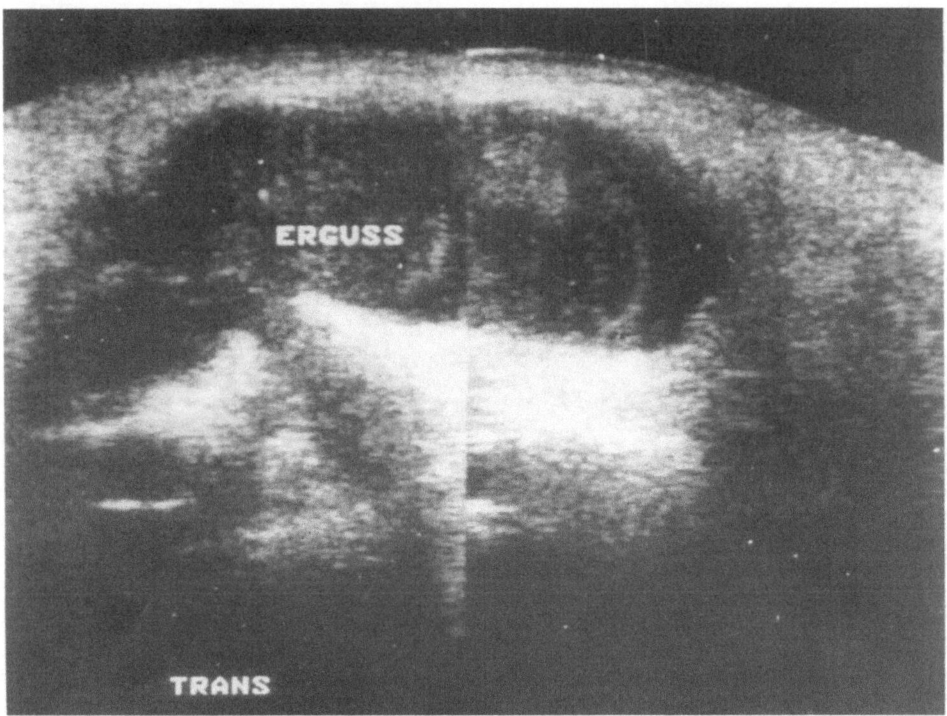

Abb. 1. 86jähriger Patient: Z.n. Implantation einer Hüft-TEP rechts, vor 15 Jahren, V.a. Infektion. Klin.: leichte Schwellung und Rötung sowie Überhitzung im Impl.-Bereich. Sonogr.: sicher diagnostizierter Abszeß, bis an Prothesenschaft gut gegen die Weichteile abgrenzbar, echoarmer, homogener, ovaler Bezirk. Therapie: Revision: Prothesenentfernung

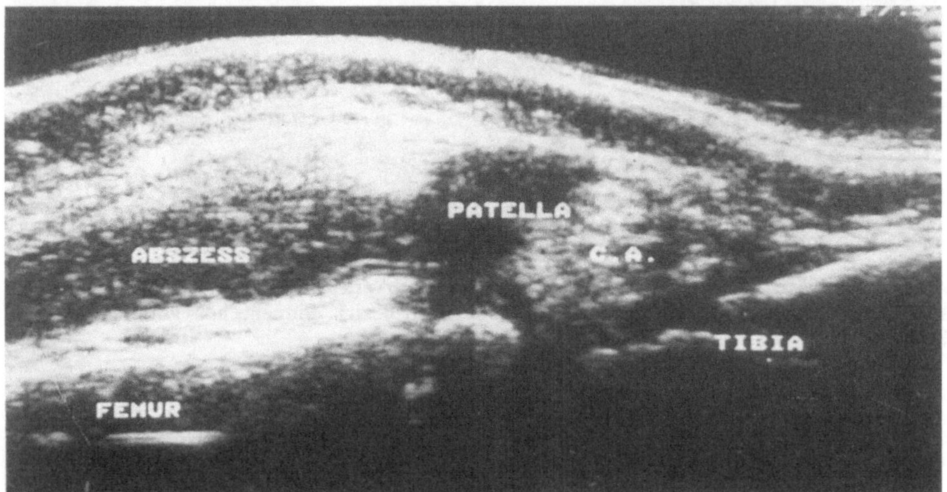

Abb. 2. 6 Monate alter Säugling mit Osteomyelitis des rechten distalen Femur. Im Sonogramm deutlich erkennbar der Weichteilabszeß unterhalb der Quadrizepsmuskulatur gelegen. Die Epiphysenfugen sind befallen; keine Abgrenzung zum Gelenkinnenraum. Der subperiostale Abszeß sonographisch sicher feststellbar

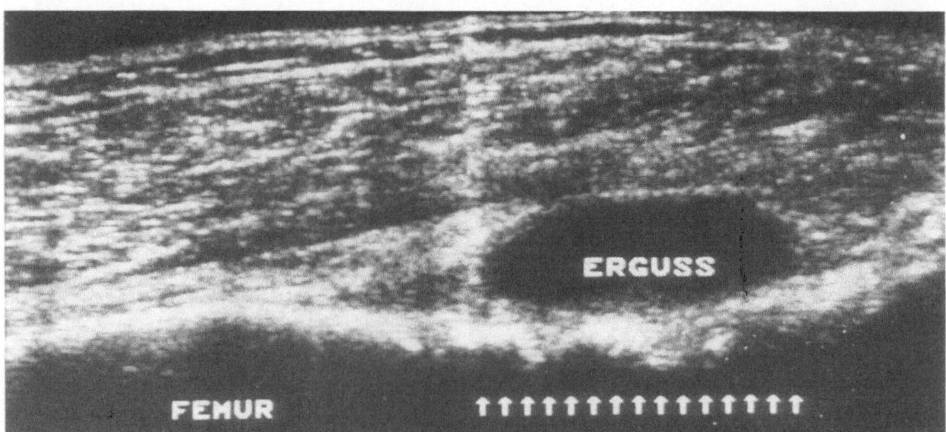

Abb. 3. 28jähriger Patient mit bekannter chronischer Osteomyelitis rechtes distales Femur. Ein bei einem akuten Schub gebildeter Weichteilabszeß, paraossär liegend, läßt sich gut darstellen. Auffallend die durch die Osteomyelitis (echoarmer „Erguß") bedingte unregelmäßige Femurkontur

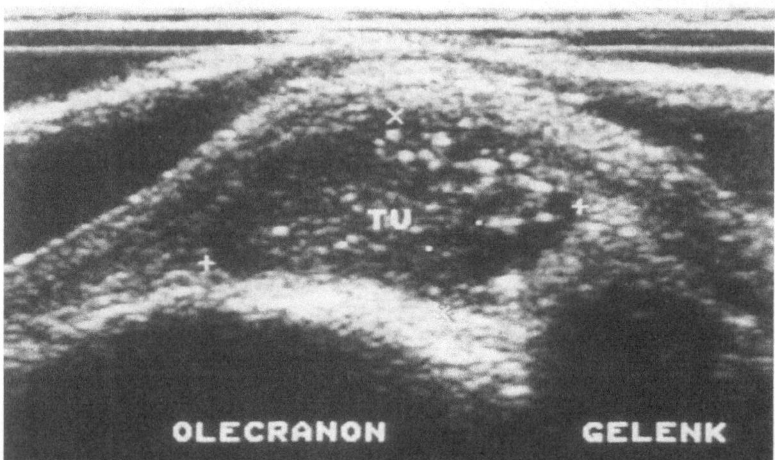

Abb. 4. 45jähriger Patient mit Weichteilabszeß dorsaler Anteil Ellenbogengelenk (charakteristischer sonographischer Befund mit ovalem echoarmem Bezirk, Binnenechos, gute Abgrenzbarkeit)

Für die notwendigen Verlaufskontrollen nach Therapiebeginn gibt es kein gleichwertiges Verfahren.

Natürlich dürfen die bekannten Schwachstellen der Ultraschalldiagnostik nicht unerwähnt bleiben. Nicht jedes anatomische Gebiet ist dem Ultraschall zugänglich. Totalreflexion, mangelnde Eindringtiefe, Überlagerung sowie Artefakte sind dafür anzuschuldigen.

Bei Beachtung der genannten Vor- und Nachteile wird in der Diagnostik von entzündlichen Erkrankungen des Haltungs- und Bewegungsapparates bei notwendiger Erfahrung und Selbstkritik nicht auf die Sonographie verzichtet werden können.

Zusammenfassung

Vorteile der Sonographie

1. Differenzierte Weichteildiagnostik mit der Darstellung von Muskel-Gelenkverbindungen-Infiltrationen
2. Darstellung pathologischer Weichteilveränderungen – Abszeß – Infiltrat
3. Identifizierung von Veränderungen an der Periost-Kortikalisgrenze
   - subperiostaler Abszeß
   - Osteolysen
   - Defekte

Nachteile der Sonographie

1. begrenzte Darstellung intraartikulärer Strukturen
2. nur Knochenkontur darstellbar
3. keine sichere Differenzierung von Flüssigkeitsansammlungen (serös – eitrig)
4. Geräte- und Untersucherabhängigkeit

Sonographic Examination of the Musculoskeletal System

J. H. Introcaso [1], M. van Holsbeeck [2]

[1] University of Michigan Hospitals, Ann Arbor, Michigan, USA
[2] Henry Ford Hospital, Detroit, Michigan, USA

Introduction

Two decades ago ultrasound was first applied to the evaluation of disorders of the musculoskeletal system [1]. This was limited to the diagnosis of popliteal cysts (Baker's cysts), which took advantage of ultrasound's inherent ability to easily demonstrate fluid collections. Later, ultrasound was applied to the evaluation of tendon pathology. However, limitations in image quality imposed by equipment available at that time reduced sensitivity and specificity of the technique. In the past few years we have seen tremendous advances in sonographic image quality based largely on improved high frequency transducer technology. This has greatly broadened the spectrum of sonographic applications in the diagnosis of musculoskeletal disorders, as well as allowing increased diagnostic accuracy in areas already established [2].

Sonography has many advantages over other diagnostic modalities, such as magnetic resonance imaging (MRI), computed tomography (CT), and arthrography. Real-time sonography is a dynamic examination, which allows evaluation of structures throughout their physiologic range of motion. In addition, sonographic examination is an interactive process, allowing the examiner to more carefully examine symptomatic regions. Technical limitations of MRI make routine use of dynamic imaging impractical due to the tremendous cost and difficulty in patient positioning. CT lacks sufficient contrast resolution to evaluate soft tissue structures, but provides excellent imaging of osseous structures. Arthrography is an invasive procedure which only provides information about intra-articular structures. Ultrasound is an excellent non-invasive diagnostic modality which quickly provides excellent information about both intra and periarticular structures in a cost effective manner, without the use of ionizing radiation.

Tendons and Bursae

Tendons are specialized structures composed of regularly arranged collagen fibers which join muscles to osseous structures. Sonographically, the regular arrangement of collagen bundles results in a uniformly echogenic structure with linear striations [3, 4]. This regular arrangement of collagen bundles makes tendons highly anisotropic structures. Therefore, the examiner must be cautious when

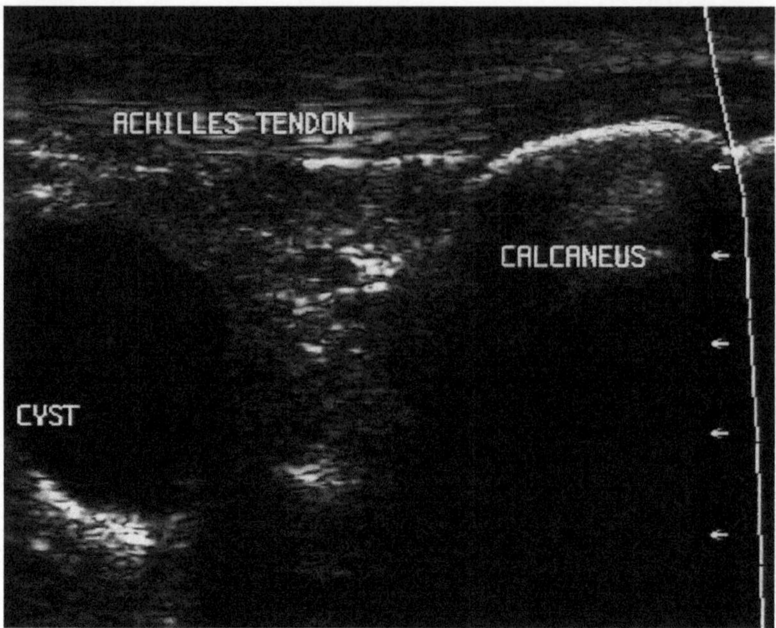

Fig. 1. Normal Achilles Tendon – Longitudinal Sonogram. The patient is a long distance runner who presented with a complaint of ankle pain. A normal Achilles tendon is demonstrated with uniform echogenicity and linear striations. The cause of discomfort in this case was an anechoic synovial cyst located deep to the Achilles tendon, noted to originate from the tibio-talar joint

noting decreased echogenicity of tendons. It may be due to the angle of incidence of the sound beam [2].

Often tendons are required to have a wide range of motion. In these circumstances they are surrounded by synovial sheaths, which are toroidal sac-like structures containing a small amount of synovial fluid. These sheaths greatly facilitate motion of tendons. The synovial fluid within these sheaths acts as a lubricant, appearing as a millimeter thick hypoechoic halo surrounding the echogenic tendon. Bursae are similar to synovial sheaths in structure and function, but are simple sac-like structures interposed between tendons and bony surfaces to facilitate motion of tendons over these hard surfaces. Some bursae develop communications with the adjacent joint space. This provides a sonographic window through which we can evaluate intra-articular pathology.

The clinical presentations of tendon and bursa pathology are often indistinguishable. However, it is very important to distinguish between these entities because appropriate therapy is different. Ultrasound examination can quickly localize and characterize the pathology responsible for the presenting symptoms (Fig. 1). Tendonitis, tendon rupture, tenosynovitis, and luxation are the major pathologic processes involving tendons which are diagnosed sonographically. Thickening of the tendon and decreased echogenicity are the characteristic sonographic findings in cases of tendonitis [5]. In some cases, punctate calcifications are observed as highly echogenic foci with or without shadowing.

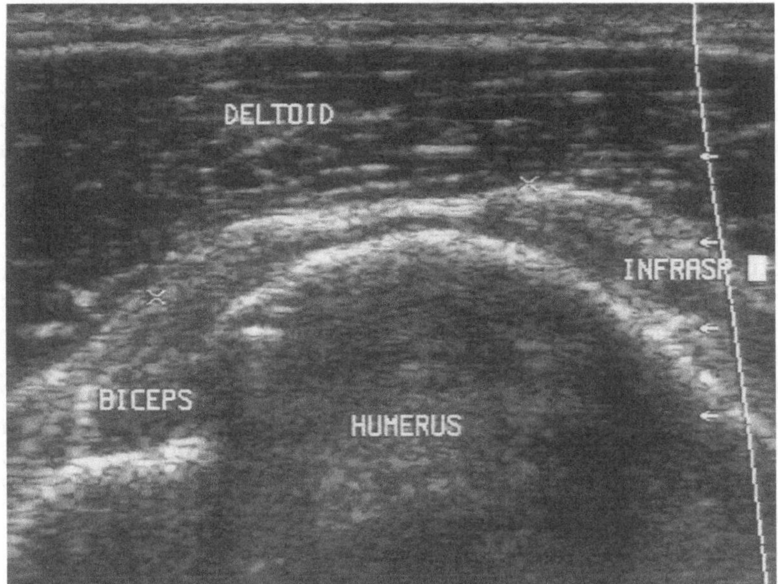

Fig. 2. Rotator Cuff Tear – Transverse Sonogram. This transverse image of the left shoulder of a professional golfer demonstrates a large area of marked thinning (x) of the supraspinatus portion of the rotator cuff. The infraspinatus portion of the cuff at the right of the image is of normal thickness

Discontinuity in collagen bundles can be observed sonographically in cases of partial and complete tendon rupture (Fig. 2). Ultrasound is quite valuable in assessing the need for surgical repair, as well as providing follow up of the healing process. Dynamic real-time examination allows diagnosis of tendon luxation, which is almost always not demonstrated on static MR images.

The differential diagnosis of bursitis is quite broad. Trauma, hemorrhage, infection, crystal deposition following steroid injection, and systemic diseases which effect joints can all result in bursal inflammation. Sonographic examination can narrow the differential diagnosis and frequently yield the definitive diagnosis. Systemic processes such as rheumatoid disease, psoriatic arthritis, Reiter's disease, amyloidosis, sarcoidosis and chronic infection result in synovial proliferation with thickening of bursal walls, in addition to increased fluid within the bursa [6]. Increased echogenicity of bursal fluid raises the possibility of septic or hemorrhagic bursitis. Ultrasound guided aspiration is often valuable when infection is questioned.

The Baker's cyst, enlargement of the gastrocnemius-semimembranosus bursa warrants special attention. Its location in the medial aspect of the calf make it more susceptible to rupture when distended. Leakage of bursa fluid into the soft tissues of the calf results in severe inflammation, which is often mistaken for thrombophlebitis [7]. The correct diagnosis is easily established sonographically.

Muscles

The internal architecture of muscles is well demonstrated sonographically. Muscle bundles appear as hypoechoic bands separated by echogenic fibroadipose septae, which contain vessels and nerves supplying the muscle. Longitudinal images beautifully demonstrate the pennate arrangement of muscle fibers. Transverse imaging yields a starry sky appearance of echogenic fibroadipose septae surrounded by hypoechoic muscle bundle cut in cross-section.

Muscle ruptures are classified as either compressive or distraction ruptures. Blunt trauma compressing muscle between the external object and the bone results in an irregular cavity within the muscle filled with hematoma. The borders appear shaggy due to the shredded muscle fibers extending into the hematoma. Appearance of the hematoma varies, dependent upon the interval between injury and examination. Initially, the hematoma has a homogeneous appearance with low level echos. This changes within several hours to a "fluid-fluid" (hematocrit) level, as sedamentation of RBC's occurs. Several days to one week following injury the collection will become anechoic.

Distraction ruptures of muscle are the result of sudden forceful contraction producing a shear injury, usually seen along an aponeurosis. A linear blood filled cleft within the muscle is seen sonographically. In some cases, the free end of a group of torn muscle bundles can be seen floating freely within the hematoma, referred to as the bell clapper sign [8].

The role of ultrasound in cases of muscle rupture extends beyond diagnosis. Sonographic evaluation of the extent of injury, including estimation of the size of hematoma is important in determining therapy. Often percutaneous ultrasound guided aspiration/drainage of the hematoma is indicated to minimize the quantity of scar formation and myositis ossificans. Follow up examinations will demonstrate the progression of healing, as well as assess the extent of scarring and myositis ossificans [9]. Serial sonographic examinations have also proven valuable in determining when it is appropriate to resume a normal level of activity.

In addition to cases of muscle rupture, ultrasound can demonstrate muscle ischemia, infarction, compartment syndromes, and infection. The most interesting of these is the non-invasive diagnosis of compartment syndromes. Acute and chronic compartment syndromes can be evaluated through the use of standardized compartment measurements and analysis of doppler wave forms [2]. Reversal of diastolic flow has been noted in small and medium size arteries in patients with acute compartment syndrome, as a result of markedly increased peripheral resistance. In addition, compartment syndromes with significant compromise of perfusion will demonstrate increased echogenicity of muscles bundles, obliterating the normal pennate structure usually observed sonographically.

Summary

Applications of ultrasound in the diagnosis of disorders of the musculoskeletal system have been greatly broadened by recent technological advances. It now encompasses diagnosis, intervention and follow up of a wide variety of musculoskeletal lesions involving both soft tissues and osseous structures. The value of ultrasound in diagnosis of osteomyelitis, occult fractures, periarticular erosions, and Hill-Sachs deformity has demonstrated the versatility of sonography. As we begin to explore the use of 3-D ultrasound imaging musculoskeletal applications will certainly progress.

References

1. McDonald DG, Leopold GR (1972) Ultrasound B-scanning in the differentiation of Baker's cyst and thrombophlebitis. Br J Radiol 45:729
2. Van Holsbeeck M, Introcaso JH (1991) Musculoskeletal Ultrasound, Mosby-Year Book Inc., Chicago
3. Fornage BD, Rifkin MD, Touche DH et al. (1984) Sonography of the patellar tendon: preliminary observations. AJR 143:179–182
4. Crass RJ, van de Vegte GL, Harkavy LA (1988) Tendon echogenicity: Ex Vivo Study. Radiology 167:499–501
5. Mathieson JR, Connell D, Cooperberg PL et al. (1988) Sonography of the Achilles tendon and adjacent bursae. AJR 151:127–131
6. Hammer M, Mielke H, Wagner P et al. (1986) Sonography and NMR imaging in rheumatoid gonarthritis. Scand J Rheumatology 15:175–184
7. McDonald DG, Leopold GR (1972) Ultrasound B-scanning in the differential diagnosis of Baker's cyst and thrombophlebitis. Br J Radiol 45:729
8. Fornage BD, Touche DH, Segal P et al. (1983) Ultrasonography in the evaluation of muscular trauma. J Ultrasound Med 2:549–554
9. Lehto M, Alanen A (1987) Healing of muscle trauma. J Ultrasound Med 6:425–429

Sonographie der Säuglingshüfte

M. Dutoit, A. Messikommer

Hôpital Orthopédique de la Suisse Romande, Lausanne

Die Ultraschalluntersuchung ist ein Mittel, das man sich heute, zur Diagnose-stellung einer DDH (*D*evelopmental *D*isplacement of the *H*ip besser als CDH), nicht mehr wegdenken kann. Sie ist eine nicht-invasive und dynamische Untersu-chung und kann unbegrenzt häufig und ohne Schaden wiederholt werden. Sie erlaubt einen Scanner der Hüfte zu machen, mit spezieller Berücksichtigung der Knorpelstrukturen. Deren Interpretation ist bisweilen schwierig und verlangt vom Benützer, daß die Technik mit einer peinlich genauen, ja beinahe obsessionel-len Akribie angewendet wird. Die so vermittelten Erkenntnisse sind von umso größerem Wert, wenn sie gekoppelt sind mit einer genauen geführten klinischen Untersuchung. DDH betrifft sowieso ein Umfeld, wo die Meinungen sehr vielfältig und zum Teil kontrovers sind:

– Welche Bedeutung hat die klinische Instabilität?
– Mögliche Verhütungsmaßnahmen.
– Früherkennung, frühzeitige Diagnose.
– Verhindern vor übermäßiger Behandlung.

Die Aetiopathogenese der DDH, ist von größter Wichtigkeit, sowohl bei der Diagnosestellung als auch bei der Verwirklichung einer Behandlung. Es bestehen 2 Gruppen von Ätiologiefaktoren:

a) die einen sind endogen oder konstitutionell;
b) die andern sind exogen oder mechanisch.

Die *endogenen Faktoren* betreffen die Hüftpfanne, den Femur-Kopf und die artikuläre Gelenkkapsel (genetische Theorie).

Es stellt sich nun die Frage ob der Wichtigkeit der einzelnen Faktoren; handelt es sich z. B. bei der Pfannendysplasie um eine ursprüngliche Form (Grundform, Anlagefehler)?

Der Großteil der experimentellen Arbeiten auf diesem Gebiet lassen mit Recht annehmen, daß die Luxationen als solche dysplastisch wirken und daß nicht die Dysplasie das primum movens zur Luxation darstellt. Zudem haben Verlaufs-Beobachtungen in der Humanmedizin, betreffend der spontanen Entwicklung bei nicht luxierenden dysplastischen Hüften gezeigt, daß es nie zu einer Entwicklung mit Subluxation oder progressiver Luxation kommt.

Es scheint somit, daß es einerseits eine primäre, kaum auf Behandlung ansprechbare Dysplasie gibt und andererseits solche, sekundäre genannt, die als reversibel betrachtet werden dürfen. Ein gewisser Mangel an Tiefe der Hüftpfanne ist sicherlich anzutreffen, zumindest in gewissen Fällen. Es handelt sich dabei viel eher um einen Morphotypen als um eine wirkliche Dysplasie.

Mechanische Faktoren

Sie allein erlauben die Luxationsfrequenz bei der erstgebärenden Frau zu erläutern, auch bei Steißlage, bei Kaiserschnitt, bei Übergewicht, bei Mißbildung von Knien und Füßen und nach einen Oligoamnios.

Es bestehen somit intrauterine Faktoren, vorab bei Steißlage, aber auch luxierende foetale Stellungen, gekennzeichnet durch eine kaum vorhandene Abduktion der Hüfte. Die Haltung kann sogar in Adduktion und Außenrotation sein. Diese „luxierenden" Stellungen sind Folge des intrauterinen Druckes. Sie vermindern den bi-trochantären Diameter und damit das Volumen des Foetus.

Was die Aetiologie betrifft, kann zusammengefaßt gesagt werden, daß die genetischen Faktoren inkonstant sind. Die *mechanischen Faktoren*, sind bedeutsam und finden vor allem ihren Ansatzpunkt auf dem großen Trochanter, eines in „Luxation-Stellung" stehenden Femurs. Es darf somit vermutet werden, daß sich die Luxation am Ende der Foetalzeit, unter dem Einfluß von mechanischen und begünstigenden genetischen Faktoren einstellt.

Nach der Geburt ist die luxierte Hüfte von den intrauterinen Zwängen befreit und strebt spontan einer Verbesserung zu. Dem Kliniker fällt die Hüfte als instabil auf. In ungefähr der Hälfte der Fälle stabilisiert sie sich spontan und es kann zu einer vollständigen Ausheilung oder aber zu Folgeerscheinungen in Form von zurückbleibender Dysplasie und Subluxation kommen.

Die klinische Untersuchung ist unerläßlich für die Diagnosestellung der DDH. Sie ist mitverantwortlich bei den differentialdiagnostischen Überlegungen und unabdingbar zur Einleitung und Durchführung einer auf den Einzelfall abgestimmte Therapie.

Die sonographische Bildgebung

Der Hüftkopf ist durch einen anechogenen hyalinen Knorpel gestaltet. Demgegenüber sind folgende Strukturen echogen; Aponevrose, fibröser Knorpel, Bindegewebe. Diese Elemente mit ihren Bezugspunkten werden sonographisch dargestellt. Graf empfiehlt, eine systematische Auswertung der Bezugspunkt-Echobilder vorzunehmen, wobei man von unten links nach oben die Bilder auswertet.

Alle Messungen und Interpretationen erfolgen anhand einer Standardebene: diese muß dreimal angegangen werden, um sich abzusichern, daß die aus der Untersuchung zu gewinnende Erkenntnis optimal sein wird. Ich möchte noch auf den Unterschied hinweisen der sich in der Interpretation von genauen und scharfen Linien bei einer Röntgenabbildung ergibt, verglichen mit den ultrasonographischen Bildern, die eine Folge von Punkten und kleinen Strichen sind, und somit eher unscharfe Konturen wiedergeben. Es ist daher unabdingbar, daß alle

Ultraschall-Messungen kontrolliert und wiederholt werden müssen, da die Abweichungen je nach Untersucher 8 bis 10° betragen kann.

Die Sonometrie der Hüfte, in Analogie zur Coxometrie, so wie sie uns *Graf* definiert hat, das heißt mit den 2 Extremzonen, Normalität und pathologischer Zustand, ist wohl bekannt. Unser spezielles Interesse gilt aber der Intermediär-Zone, die wiederum aufgeteilt ist, in einen sogenannten Übergangsteil und eine Gefahrenzone. Seine relative Komplexität macht sie mitverantwortlich für Konfusionen und zum Teil voreilige Behandlungen, vor allem bei Säuglingen. Zahlreiche Studien haben gezeigt, daß eine einfache, ungenügende Reife (Immaturität), sonographisch als eine Dysplasie bis Typs II C, dezentrierte Hüften, sich ohne jegliches Dazutun spontan oder mittels breit gewickelten Windeln von selbst korrigieren.

Daher scheint es uns nicht von großer Bedeutung, alle Untergruppen von *Graf*, unter dem Alter von 2–3 Monaten anzuwenden. Darüber hinaus, sind die kritischen und dezentrierten Hüften zu erfassen und zu behandeln. Sie weisen tatsächlich eine ungenügende Entwicklung auf, im speziellen des ossären Acetabulums, und laufen die Gefahr ohne Behandlung, sich exzentrisch zu verstellen und zu luxieren.

Gleichwohl können hartnäckige Übergangsformen (Typ 1 b, 2 b) bestehen, deren Entwicklung auf lange Zeit hinaus ungewiß ist. In diesen Fällen hat die klassische Therapie ihre Unzulänglichkeit bewiesen oder zumindest ihre Gefahren, welche das Aufkommen einer Osteochondritis sein kann, deren Konsequenzen häufig wichtig und unwiederrufbar sind.

Dynamische Untersuchung

Die Sonographie der Hüfte erlaubt es, die Gesamtheit des coxofemoralen Gelenkes zu erforschen, ähnlich der Scanner-Bildgebung. Im weiteren handelt es sich bei der Sonographie, und das ist ein weiterer gewichtiger Vorteil, um eine dynamische Untersuchung. Sie vermag uns nicht nur die Hüftstabilität zu veranschaulichen, wozu der klinische Untersuch mehr oder weniger genügen würde, sondern ermöglicht die Direktbeobachtung der Beweglichkeit und Dehnbarkeit der kapsulären und ligamentären Strukturen, Substrate also, die außerordentlich wichtig für den weiteren Verlauf während der Behandlungsphase sein werden. *Engesaetter* sieht darin einen Prognose-Faktor der viel entscheidender ist, als die rein statische Untersuchung. Die dynamische Untersuchung wird es erlauben, bei der sonographischen Auswertung der neonatalen Instabilitäten jene Hüften, die Beunruhigung auslösen könnten, von jenen Hüften, die spontan ausheilen würden, zu trennen.

Indikationen

Ein bedeutsames Problem bleibt jenes der klinischen Indikation und die Frage stellt sich: Sollte man ganz systematisch eine Hüftsonographie bei allen Neugeborenen vornehmen?

Wir unsererseits, ausgehend von der Annahme, daß die Sonographie von einwandfreier Qualität ist, und ergänzt durch eine minutiöse Untersuchung vollständig wird, meinen, daß eine Sonographie der Säuglingshüften zwischen der 6. bis 8. Woche systematisch zu erfolgen hat. Vor diesem Zeitabschnitt, erachten wir das Risiko einer Überbehandlung als mögliches Risiko, was vor allem eine größere Zahl von Osteonekrosen mit sich bringen kann. Des weiteren, wie wir das aus den konventionellen und systematischen Radiographien der Hüfte in gewissen Ländern kennen, laufen wir die Gefahr, verspätete Diagnosen von DDH zu stellen, bei Kindern, die als Neugeborenen allzu gute und eher beruhigende Sonographie-Bilder aufwiesen.

Die DDH bleibt eine schwierig zu lösende Erkrankung, weil ihre Entwicklung nicht sehr klar verläuft und nicht vorausschaubar ist. Auch wenn die durchschnittliche diagnostische Zeitspanne sich verkürzt, und damit die Chancen für einfache und kurzdauernde Behandlungen sich vergrößert, so werden uns immer wieder Fälle entgleiten, außer wir fänden den richtig gewählten, systematischen, sonographischen Moment zu definieren.

Und noch etwas darf hier gesagt werden. Gewisse Dysplasien bleiben Dysplasien, trotz all der angewandten Behandlungsformen. Diese Einzelfälle sind jedoch nicht gleichzuziehen mit dem bekannten Sprichwort, das heißt: „Vor lauter Bäume den Wald nicht mehr sehen!"

Eine Frühdiagnose einer *DDH*, erhärtet durch die Sonographie und im weiteren Verlauf, durch sonographische Kontrollen, bringt uns jenen von Roser vor mehr als einem Jahrhundert gewünschten Bedingungen nahe.

Literatur

Graf R (1989) Sonographie der Säuglingshüfte. Ferdinand Enke Verlag Stuttgart.
Engesaetter LB, Wilson DJ, Nag D, Benson MKD (1990) Ultrasound and congenital dislocation of the hip, the importance of Dynamic assessment. J Bone Joint Surg [Br] 72 B, 197–201
TerjesenT, Brettland T, Berg V (1989) Ultrasound for hip assessment, in the newborn. J Bone Joint Surg [Br] 71 B, 767–773
Dai AJ, Powell N (1990) Ultrasound and neonatal hip screening. A prospective study of high risk babies. J Bone Joint Surg [Br] 72 B, 457–459
Seringe R, Bonnet JCh, Katti E (1990) Pathogénie et histoire naturelle de la luxation congénitale de hanche. Rev Chir Orthop, 76, 391–407

Morphologische Grundlagen der Säuglings-Hüft-Sonographie

CH. MELZER

Orthopädische Klinik der Justus-Liebig-Universität Gießen, Paul-Meinberg-Str. 3,
D-6300 Gießen

Seit mehr als einem Jahrzehnt gilt die Sonographie als Methode der Wahl zur
Diagnostik des Säuglings-Hüftgelenkes. Sie hat die konventionelle Röntgendiagnostik nahezu völlig verdrängt (Melzer 1992).

Die Heranziehung eines „Standardschnittes" zur Beurteilung des Säuglings-
Hüftgelenkes setzt spezielle Kenntnisse über die räumliche Anatomie und die
Entwicklung des für die sonographische Diagnostik entscheidenden ersten
Lebensjahre voraus.

In der Literatur finden sich hierüber keine entsprechenden Untersuchungen.
Zur Bewertung „repräsentativer" sonographischer Schnittbilder sind Kenntnisse
über entsprechende anatomische Schnittebenen unverzichtbar.

Material und Methodik

Untersucht wurden insgesamt 26 Hüftgelenks-Präparate im Alter zwischen der
36. SSW und einem postpartalen Alter von $12\,^{1}/_{2}$ Monaten.

Nach der Fixierung in einer aufsteigenden Alkoholreihe und dem Entzug von
Wasser durch Aceton wurden die Präparate in einem Thermoplasten (Biodur E 20;
v. Hagens u. Mitarb. 1987) eingebettet.

Die endgültige Prüfung der Lage der einzelnen Präparate im Einbettungsme-
dium wurde unter Bildwandler-Röntgenkontrolle vorgenommen, wobei die
Biodur-Blöcke der anatomischen Ausrichtung der einzelnen Präparate so angepaßt wurden, daß die Schnittebenen parallel zu den Spinae iliacae anteriores und
die Symphyse angeordnet waren. Nach Rauber-Kopsch (1987) befinden sich die
genannten Knochen-Marker nahezu in der gleichen Frontalebene.

In den genannten Schnittebenen wurden jeweils 1 mm dicke plan-parallele
Schnitte angefertigt (Donath 1988). Eine Schichtdicke von 1 mm entspricht
näherungsweise dem sonographischen Schnittbild (bei 5 MHz 1,5 mm und bei
7,5 MHz 1 mm; Kaarmann 1989).

Angefertigt wurden die Schnitte mit dem Exakt-Trenn-System der Fa.
O. Herrmann, Hamburg. Der gewünschte Vorschub von 1 mm konnte über eine
stufenlos verstellbare Präzisions-Drehvorrichtung eingestellt werden. Durch die
Verwendung spezieller diamantbeschichteter Trennblätter trat ein nur geringer
Schnittverlust von 0.25 bis 0.8 mm auf.

Ergebnisse

Entsprechend den zur Verfügung stehenden Präparaten wurden die morphologischen Untersuchungen in das Früh- und Neugeborenen-Alter und das Alter von 3, 5, 6 und $12^{1}/_{2}$ Monaten unterteilt.

Die Ossifikation des Pfannendaches erfolgt stets von ventral nach dorsal mit einem individuell unterschiedlichen zeitlichen Ablauf.

Im Frühgeborenen-Alter weist das knöcherne Pfannendach im mittleren Abschnitt eine nach kaudal gerichtete dreieckförmige Konfiguration auf, deren tiefster Punkt nicht mit der medialen Begrenzung der Gelenkpfanne oder gar der Pfannentiefe gleichgesetzt werden darf (Abb. 1 b).

In Unkenntnis der speziellen Entwicklungsvorgänge wurde die „kurze Pfanne" zu einem charakteristischen Befund der konventionellen Röntgen-Diagnostik.

Im mittleren Pfannenbereich sind noch größere Areale knorpelig angelegt (Abb. 1 b). In den ventralen Abschnitten ist die Ossifikation des Os ilium weiter fortgeschritten und die Os ilium-Begrenzung geht hier in einen „geraden" Verlauf über. Gleichzeitig nähert sich der Os ilium-Unterrand dem tiefsten Punkt der Gelenkpfanne.

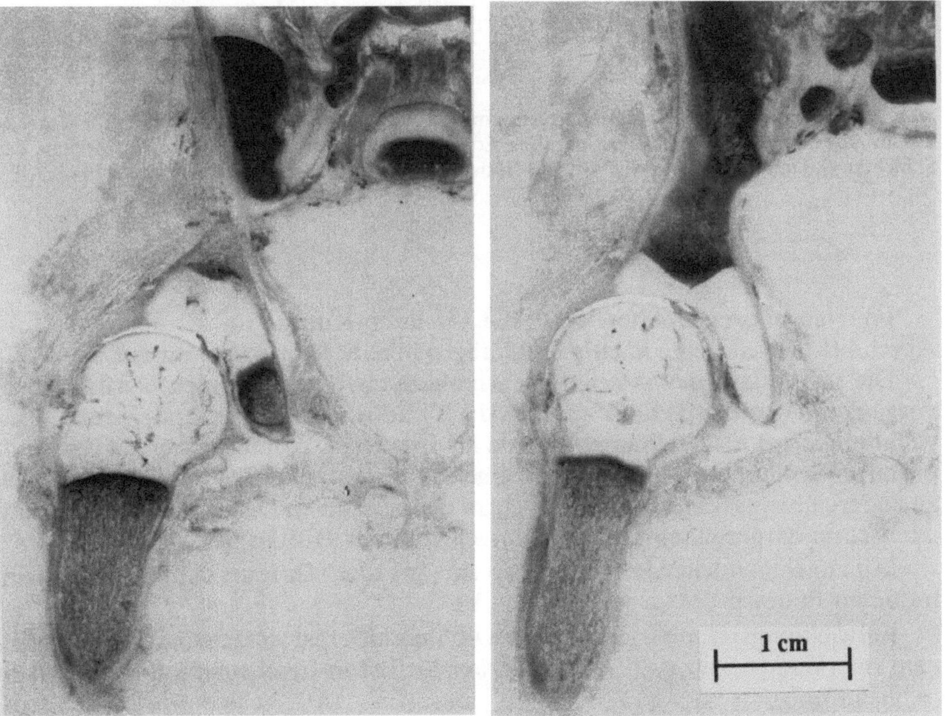

Abb. 1 a, b. Anatomische Frontalschnitte des dorsalen (a) und mittleren Bereiches eines rechten Hüftgelenkes in der 36. SSW (plan-parallele Schichten von 1 mm Dicke, der Abstand zwischen den Schichten beträgt 2,6 mm)

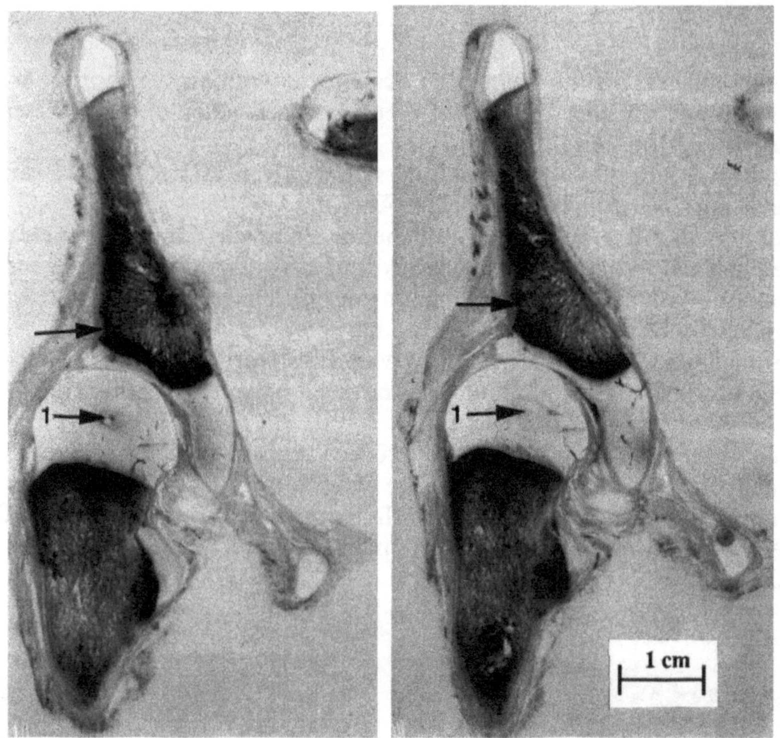

Abb. 2a, b. Anatomische Frontalschnitte des mittleren Pfannen-Sektors eines rechten Hüftgelenkes im Alter von 6 Monaten (plan-parallele Schichten von 1 mm Dicke, Abstand zwischen den Schichten 0,8 mm; ↙ = Erkerdefizit, 1 = initiales Ossifikations-Zentrum des Hüftkopfes)

Im Neugeborenen-Alter weist die Os ilium-Kontur im mittleren Gelenk-Abschnitt teilweise eine nach medial abgewinkelte Konfiguration auf.

Die im Verlauf der ersten Lebensmonate zu beobachtenden Ossifikations-vorgänge lassen den Schluß zu, daß der Grad der jeweiligen knöchernen Umwandlung des dorsalen Pfannendaches im direkten Zusammenhang mit der postpartalen Gesamtentwicklung des Hüftgelenkes steht. Dies zeigt sich im Vergleich zu anderen Entwicklungsstadien auch an der geringeren Distanz der Y-Fuge und dem schon dargestellten Ossifikationszentrum des Hüftkopfes (Abb. 2a u. b).

Mit zunehmendem Alter findet sich ein „gerader" Os ilium-Abschnitt auch im mittleren Pfannen-Sektor (Abb. 2a u. b).

Entwicklungsretardierungen lassen sich unmittelbar an den Ossifikationsvorgängen erkennen, die auch als sog. Erker-Defizit in Erscheinung treten können (Abb. 2a u. b).

Im Alter von 1 Jahr ist der Hüftkopf zu 75% knöchern überdacht. Rechnet man das Labrum acetabulare in seiner gesamten Ausdehnung hinzu, so ergibt sich eine Überdachung des Hüftkopfes von 85%.

Schlußfolgerungen

Die sonographische Beurteilung des Säuglings-Hüftgelenkes erfolgt nach festgelegten Kriterien einer definierten Untersuchungsebene. Folgt man den Vorstellungen von Graf (1989), so erfüllt eine frontale Schnittebene durch den mittleren Pfannendachbereich diese Voraussetzungen.

Nicht weniger bedeutsam ist die räumliche Erfassung des Hüftgelenkes unter Einschluß des ventralen und dorsalen Pfannenabschnittes. Die sonographische Beurteilung des Säuglings-Hüftgelenkes in nur einer Ebene wäre unzureichend, wenn die Untersuchung nicht durch eine räumliche Darstellung ergänzt würde (Melzer 1992).

Spezielle Kenntnisse über die räumliche Anatomie und die postpartale Entwicklung des Hüftgelenkes sind unverzichtbar. Die eigenen Untersuchungen stellen einen Beitrag zum besseren Verständnis der Sono-Morphologie des Säuglings-Hüftgelenkes dar.

Literatur

1. Donath K (1988) Die Trenn-Dünnschliff-Technik zur Herstellung histologischer Präparate von nicht schneidbaren Geweben und Materialien. Der Präparator 34, 197–206
2. Graf R (1989) Sonographie der Säuglingshüfte, 3. Aufl. Enke, Stuttgart
3. von Hagens G, Tiedemann K, Kriz W (1987) The current potential of plastination. Anat Embryl 175:411–421
4. Kaarmann H (1989) Die Ultraschalltechnik. Persönliche Mitteilung
5. Melzer Ch (1992, im Druck) Ultraschalldiagnostik. In: Jäger M, Wirth CJ (Hrsg.) Praxis der Orthopädie, 2. Aufl. Thieme, Stuttgart
6. Rauber-Kopsch (1987) Anatomie des Menschen (hrsg. v. Leonhardt H, Tillmann B, Töndung G, Ziller K) Thieme, Stuttgart

Sonographische Diagnostik von Rippenfrakturen

B. Dubs-Kunz

Ärztehaus Sonnenberg, Brunnerstr. 33, CH-8405 Winterthur-Seen

Einleitung

Die radiologische Diagnostik von Rippenfrakturen, vor allem wenn sie nur leicht oder gar nicht disloziert sind, stößt oft auf Schwierigkeiten. Gründe dafür sind meist Überlagerungen oder eine ungünstige Projektionsrichtung.

Wir suchten nach einer alternativen Technik, deren Aussagekraft dem Röntgenbild möglichst ebenbürtig sein soll. Sie soll ferner nicht invasiv sein und den Patienten nicht belasten. Ferner soll sie rasch verfügbar und kostengünstig sein. Die Sonographie bot sich ideal dafür an.

Im Vordergrund standen primär weder die klinische Relevanz noch die allfälligen therapeutischen Konsequenzen.

Material und Methode

Vorstudie

Der eigentlichen Studie vorangehend erarbeiteten wir das sonographische Korrelat anhand radiologisch gesicherten Frakturen. Wir verfolgten den klinischen Verlauf auch sonographisch und verglichen die bekannten Heilungsmechanismen mit den in der Sonographie erhobenen Befunden.

Wir konnten für das Vorhandensein einer frischen Rippenfraktur folgende sonographische Kriterien erarbeiten (Abb. 1):

– Nachweis einer Stufe oder Dehiszenz in der Rippenkontur
– begleitendes Hämatom
– lokale Druckdolenz (Sondendruck)

Ferner untersuchten wir die Stabilität der Fraktur, soweit dies wegen der damit verbundenen Schmerzen dem Patienten zugemutet werden konnte.

Schließlich beobachteten wir bei liegender Sonde und forcierter Respiration das Verhalten der Pleura pulmonalis.

Die Aussagekraft dieser Kriterien werden weiter unten noch eingehender diskutiert.

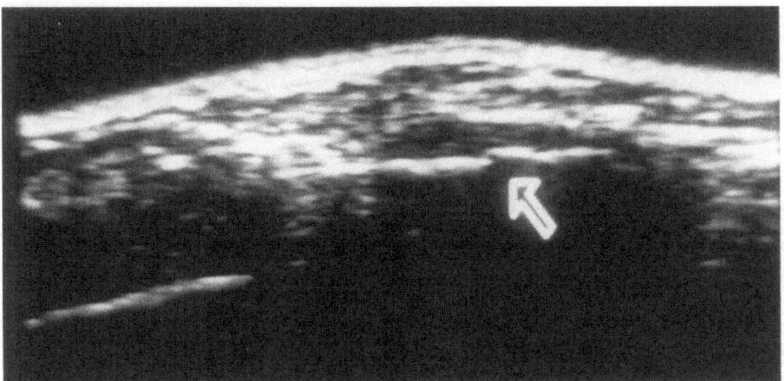

Abb. 1. Sonographische Darstellung einer frischen Rippenfraktur. Sichtbar sind Stufe (Pfeil), Hämatom (echoarme Zone oberhalb der Stufe), Rippenkontur und Pleuralinie (links in der Tiefe)

Verlaufsbeobachtung

Nach dem Trauma läßt sich über einige Wochen ein echoarmer bis echofreier Hof im Bereich außerhalb des Frakturspaltes nachweisen. Initial handelt es sich um ein Hämatom, welches sich nach und nach zu organisieren beginnt. Erst ab etwa der dritten bis vierten Woche nach dem Trauma lassen sich erste Echos darin feststellen, welche sich schließlich immer mehr verdichten und zunehmend einen Schallschatten bilden, entsprechend der Gewebsorganisation und der fortschreitenden Verkalkung (Abb. 2). Nach wenigen Monaten ist eine Anhebung der nun geschlossenen Knochenkontur als Ausdruck des Kallus gut sichtbar (Abb. 3).

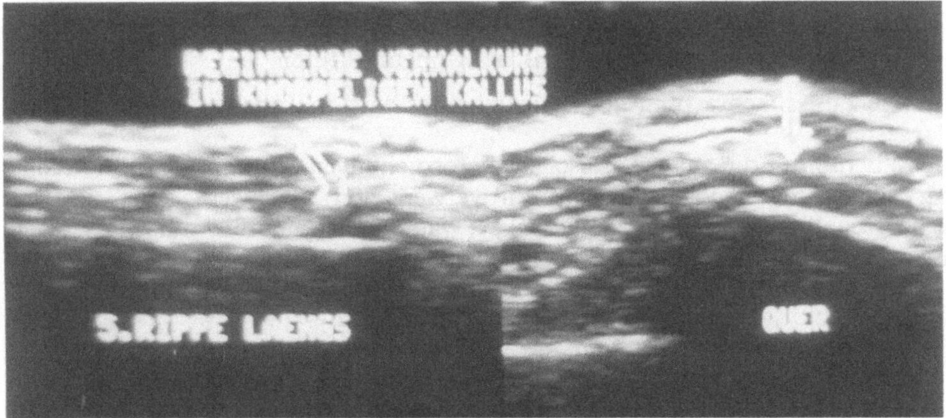

Abb. 2. Rippenfraktur 3 Wochen alt, längs (links) und quer (rechts). Innerhalb des Frakturhämatoms sind erste Echos zu sehen. Zum jetzigen Zeitpunkt bilden diese Echos noch keinen Schallschatten. Im Röntgenbild sind sie noch nicht darstellbar

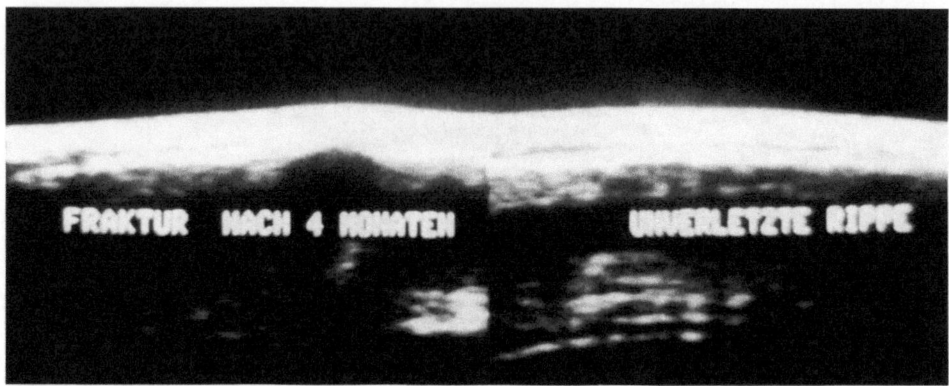

Abb. 3. Rippenfraktur vier Monate alt. Man erkennt nur noch den Buckel in der Rippenkontur, der dem Kallus entspricht (linke Bildhälfte, rechts die unverletzte Gegenseite)

Tabelle 1. Untersuchte Patienten (Zeitraum Dez. 1989 bis März 1991)

20 Männer	10 Frauen
19–62 Jahre alt	27–60 Jahre alt
(Durchschnitt 43 Jahre)	(Durchschnitt 39 Jahre)

Tabelle 1): Zusammensetzung und Alter des Patientenkollektivs.

Hauptstudie

In der eigentlichen Hauptstudie untersuchten wir dreißig Patienten mit einem Thoraxtrauma unter folgenden Einschluß-Kriterien:

– adäquates Trauma (keine Bagatellkontusionen)
– Trauma nicht älter als 48 Stunden
– lokale Druckdolenz
– lokaler Husten-, Nies- und Preß-Schmerz
– z. T. auswärtig diagnostizierte frische Rippenfrakturen

Die Zusammensetzung des Patientengutes wird in Tabelle 1 aufgeschlüsselt dargestellt.

Wir führten die sonographischen Untersuchungen mit dem Gerät Sonoline SL2 der Firma Siemens durch. Wir verwendeten durchwegs den 7,5 MHz-Linearschallkopf. Eine Vorlaufstrecke (Wasserkissen) mußte nur in wenigen Fällen (Ankopplung, Fokuszone) angewandt werden.

Die in der Vorstudie aufgestellten Kriterien wurden einzeln analysiert.

Ergebnisse

Von 30 Patienten ließ sich bei 6 Patienten *radiologisch* eine Fraktur sicher diagnostizieren. Von diesen 30 Patienten wiesen 13 eine *sonographisch* sichtbare Stufe und 16 ein *sonographisch* nachweisbares Hämatom auf.

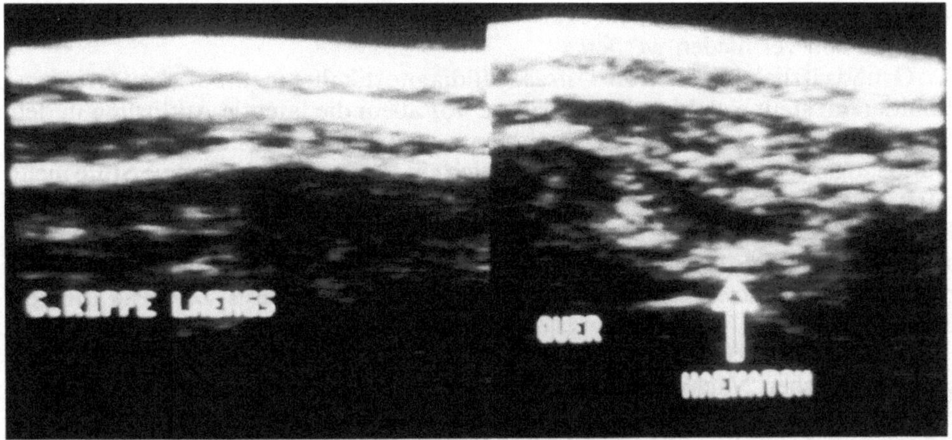

Abb. 4. Hämatombildung im Intercostalraum durch Absacken (rechte Bildhälfte)

Die Analyse dieser Ergebnisse zeigte ferner, daß:

- Von den 6 radiologisch erfaßten Frakturen alle 6 ($= 100\%$) auch sonographisch als Stufe nachweisbar waren;
- Von den 13 sonographisch erfaßten Stufen 6 ($= 46\%$) radiologisch auch nachweisbar waren;
- Von den 13 sonographisch erfaßten Stufen 11 ($= 84\%$) auch ein sonographisch nachweisbares Hämatom zeigten;
- Von den 16 sonographisch nachgewiesenen Hämatomen 11 ($= 68\%$) auch eine sonographisch erfaßbare Stufe aufwiesen.

Die Frakturstellen befanden sich fast ausschließlich im Bereich der ventralen und lateralen Thoraxwand, immer innerhalb des knöchernen Bereichs und in einer Höhe zwischen vierter und zehnter Rippe. Zwei Frakturen lagen dorsal (6. und 8. Rippe).

Das Hämatom befand sich in mehr oder weniger ausgeprägtem Maße direkt über dem Frakturspalt, ließ sich teilweise aber auch bis in den darunterliegenden Interkostalraum verfolgen, wo es in einigen Fällen beachtliche Ausmaße annehmen konnte (Abb. 4).

Bezüglich Alter, Geschlecht und Lokalisation ließen sich keine statistisch signifikanten Unterschiede erfassen.

Diskussion

Die auf den ersten Blick auffallenden Unterschiede bedürfen einer Analyse und einer Interpretation. Damit läßt sich für diese Differenzen doch eine gute Erklärung finden.

Wie schon eingangs erwähnt, können technische Probleme und vor allem Überlagerungen im Röntgenbild eine limitierende Rolle spielen. Spezielle Zielaufnahmen etc. sind ein großer Aufwand und eine zusätzliche Belastung. Gerade das aber soll vermieden werden.

Grundsätzlich hat auch die Ultraschalldiagnostik ihre methodischen Grenzen. Limitierend stellt sich hier die axiale und vor allem die laterale Auflösung in den Vordergrund. Wenn die Frakturfragmente nicht stärker disloziert sind als das Auflösungsvermögen der Sonde, so läßt sich ein Frakturspalt oder eine Stufe nicht darstellen, es sei denn anhand eines inkonstant auftretenden Artefaktes. Dieses Phänomen, welches auf der Höhe des Frakturspaltes zur Abbildung kommt, läßt sich am ehesten als schwaches, echogenes „Kamin-Phänomen" beschreiben und reicht streng senkrecht in die Tiefe. Der Entstehung dieses Zeichens dürften Pendel-Echos und Wiederholungsartefakte zugrunde liegen.

Eine weitere Erklärung der Differenz zwischen dem radiologischen und dem sonographischen Nachweis liegt in der jeweils voneinander verschiedenen Abbildungsebene. Das Röntgenbild summiert eine dreidimensionale Zone auf eine zum Röntgenstrahl senkrecht stehende Bildebene. Liegt der Frakturverlauf und die Dislokation aber in der Richtung des Röntgenstrahls, was im p-a projizierten Bild vor allem bei den ventral und dorsal gelegenen Frakturen häufig der Fall ist, so kann die entstandene Stufe in dieser Projektion gar nicht zur Darstellung kommen, weil die dislozierten Endpunkte der Fraktur übereinander zu liegen kommen. Anders bei der Sonographie, die gerade diese Ebene als Schnittbild gut darstellen läßt.

Der Verlauf der Frakturlinie ist lange nicht immer schön senkrecht zur Rippenachse. Durch geeignete Sondenstellung kann diesem Umstand fast immer Rechnung getragen werden und das Resultat läßt sich unmittelbar direkt am Monitor ersehen.

Nicht zu vergessen ist aber die Hypothese, daß noch immer eine gewisse Dunkelziffer von weder radiologisch noch sonographisch sicher erfaßten Frakturen bestehen muß. Ein Hinweis dafür sind diejenigen Fälle, welche nur ein Hämatom aufweisen. Hiervon wiederum kann es sich sehr wohl auch um Kontusionen der Thoraxwand handeln, die keine ossäre Läsion verursacht haben müssen, jedoch zu einer Blutung in den Weichteilen geführt haben.

Die beiden Fälle, die zwar eine sonographisch feststellbare Stufe, hingegen kein Hämatom zeigten, können wir auch nicht schlüssig interpretieren. Möglich wäre am ehesten ein Hämatomaustritt nur im Bereich des Schallschattens der Rippe oder aber eine derart minime und/oder diffuse Blutung, daß sie sonographisch gar nicht erfaßt werden kann.

Zusammenfassung

Aufgrund unserer Resultate sind wir zur Überzeugung gelangt, daß die Sonographie sehr wohl in der Lage ist, Rippenfrakturen mit einer hohen Zuverlässigkeit nachzuweisen. In den zehn Monaten seit Ende der Studie ließen sich die Ergebnisse ohne große Abweichungen weiter bestätigen.

Voraussetzungen sind optimale Bedingungen auf der Geräteseite (Linearsonden mit einer Frequenz von 7,5 MHz oder höher) sowie Geschicklichkeit und Routine des Untersuchers.

Die Untersuchung ist praktisch schmerzlos, nicht invasiv, rasch verfügbar und kostengünstig. Auch der Ausschluß eines Pneumothorax ist sonographisch möglich.

Literatur

Dubs-Kunz B (1990) Sonographie des Bewegungsapparates, Verlag Hans Huber, Bern, Stuttgart, Toronto
Dzyuballa R, Ströhmann G, Scheller D, Hieckel HG (1991) Möglichkeiten der Ultraschalltomographie am Thorax. Ultraschall Klin Prax 6:39–44
Jerosch J, Müller G (1991) Sonographische Befunde bei radiologisch unverschobenen proximalen Humerusfrakturen. Ultraschall in Med 12:36–40
Wernecke K, Galanski M, Peters PE, Hansen J (1989) Sonographische Diagnostik des Pneumothorax. RöFo 150:84–85

Diagnostik der Sternumfraktur mit Ultraschall –
Eine Vergleichsstudie zwischen Radiologie und Sonographie

R. Fenkl, T. v. Garrel, H. Knaepler

Klinik für Unfallchirurgie der Philipps-Universität Marburg, 3500 Marburg

Einleitung

Die Sternumfraktur ist seit Einführung der Gurtpflicht und infolge des zunehmenden Verkehrsaufkommens beim angeschnallten, verunfallten Pkw-Fahrer als sog. „Gurttrauma" keine Seltenheit mehr.

Die Frakturdiagnostik gestaltet sich jedoch mit den konventionellen Verfahren häufig schwierig. Das bisherige Standard-Diagnostikum, die Röntgenaufnahme des Brustbeins im seitlichen Strahlengang, ist in seiner diagnostischen Zuverlässigkeit eingeschränkt. Besonders nicht dislozierte Frakturen und Fissuren sind radiologisch schwer darstellbar, und besonders bei adipösen Patienten ist die entsprechende Frakturdiagnostik durch Überlagerungseffekte am Sternum deutlich erschwert.

Wir wendeten als alternative diagnostische Methode den Ultraschall an, da das Brustbein durch seine breite, flache Form eine glatte Auflagefläche für den Linearschallkopf bietet. Zudem liegt das Sternum nahe der Körperoberfläche, so daß es der Ultraschalluntersuchung ohne relevante Artefaktbildungen gut zugänglich ist.

In der Hauptsache stellten sich dabei drei Kernfragen:

1. Ist die Sternumfraktur mit Ultraschall darstellbar?
2. Wie stellt sich die Sternumfraktur im Ultraschall dar?
3. Wie sicher ist die Ultraschalldiagnostik der Sternumfraktur?

Methode

Wir untersuchten insgesamt 16 Patienten mit Sternumfrakturen; 11 Männer und 5 Frauen im Alter zwischen 18 und 81 Jahren. 15 Patienten hatten ein Gurttrauma als angeschnallte Pkw-Insassen erlitten. Eine Patientin, die älteste, hatte sich den Brustbeinbruch neben anderen Verletzungen im Rahmen eines Treppensturzes zugezogen.

Der Studienablauf wurde in zwei Phasen aufgeteilt:

Phase I
Hierbei waren 5 Patienten beteiligt. Es sollte geprüft werden, ob radiologisch

gesicherte Sternumfrakturen mit Ultraschall darstellbar sind. Das Vorliegen der Fraktur und ihre Morphologie waren dabei dem Untersucher vom Röntgenbild her bekannt.

Phase II
In diesem sich an Phase I anschließenden Studienabschnitt war dem Untersucher zwar das Vorliegen einer radiologisch gesicherten Fraktur bekannt, nicht aber deren Lokalisation und Morphologie.

Desweiteren wurde die benötigte Zeit gestoppt, die vom Aufsetzen des Schallkopfes bis zur sonographischen Frakturdarstellung verstrich.

Verwendet wurde für die Ultraschalluntersuchung ein 5 MHz-Linearscanner mit 80 mm Länge an dem Ultraschallgerät der Marke „Kranzbühler sono Scope 3" sowie das Gerät der Marke „Picker LS 5000", gleichfalls mit einem 5 MHz-Linearschallkopf bestückt.

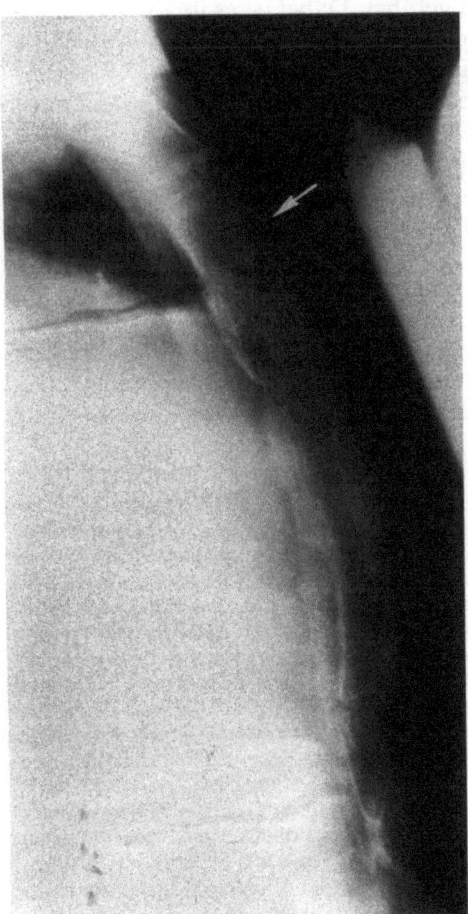

Abb. 1. Seitliche Röntgenaufnahme des Sternum bei einem 80-jährigen Mann, der als angeschnallter Beifahrer im Pkw einen Verkehrsunfall erlitten hatte. Im proximalen Anteil des Sternum ist eine komplette, leicht dislozierte Fraktur deutlich erkennbar (Pfeil)

Ergebnisse

Phase I

Von Anfang an konnte jede radiologisch gesicherte Fraktur sicher und leicht als Unterbrechung der ventralen Sternumkortikalis erkannt werden (Abb. 1 u. 2a).

Phase II

Die Darstellung der Fraktur, wie auch ihre Lokalisation, gelang in allen Fällen sicher und genau. Die dabei benötigte Zeit bis zur Frakturdarstellung lag bei 10 von 11 Fällen zwischen 10 und 30 Sekunden. In einem Fall wurden bei einer Fraktur ohne Stufenbildung 55 Sekunden benötigt.

Technik der Untersuchung

Zur Darstellung der Fraktur diente vorwiegend der *Längsschnitt* über dem Sternum (Abb. 2a). Dazu wurde der Schallkopf kranial über dem Manubrium aufgesetzt und kontinuierlich nach kaudal geführt. Dabei ist es in Zweifelsfällen sinnvoll, den Hauptschmerz des Patienten mit dem Finger zu lokalisieren und dort gezielt nach einer Fraktur zu suchen. Ergänzend hierzu diente der *Querschnitt* über dem Sternum (Abb. 2b). Auch dabei wurde der Scanner von kranial nach kaudal geführt.

Die Morphologie der Sternumfraktur

Die normale Sonoanatomie

Die Hauptebene ist der *Längsschnitt*. Hierbei fällt vorwiegend der kräftige Knochenreflex der ventralen Sternumkortikalis mit typischer dorsaler Schallauslöschung auf (Abb. 2a). Ventral davon kommen die prästernalen Weichteile zur

---

Abb. 2. Sonographischer Befund des in Abb. 1 gezeigten Patienten mit Sternumfraktur. **a** *Längsschnitt* des Sternum in Inspiration. Deutlich erkennbar ist der typische Kortikalisreflex mit dorsaler Schallauslöschung. Die erste Unterbrechung des knöchernen Reflexes am linken Bildrand entspricht der Synchondrosis manubriosternalis, die nicht mit einer Fraktur verwechselt werden sollte. Im weiteren Verlauf ist eine ausgeprägte Stufenbildung von 2 mm (am Ultraschallgerät ausgemessen) erkennbar, die der Fraktur entspricht. Der Bruch zeigte sich im bewegten Bild atemverschieblich. Die vorliegende Aufnahme erfolgte in Inspiration. Ventral der Stufe ist das typische echogene Frakturhämatom erkennbar und weiter ventral-kranial ein echofreies Subkutanhämatom. **b** Leicht schräger *Querschnitt* derselben Fraktur. Auffällig ist die typische Doppelkontur des Kortikalisreflexes, wie sie für Brüche mit Dislokation oder Stufenbildung beweisend ist. In der Umgebung zeigt sich das typische echogene Frakturhämatom. Typische dorsale Schallauslöschung des quergetroffenen Corpus sterni. An beiden Rändern ist der Ansatz der Mm. pectorales majores erkennbar. Durch den leichten Schrägschnitt bildet sich links unter dem M. pectoralis eine echogene Rippe ab, die infolge des hohen Alters des Patienten Verkalkungen des Rippenknorpels aufweist und damit zu einer typischen Schallreflexion führt. Rechtsseitig wird der Interkostalraum eingesehen, wo sich unter der echoarmen Interkostalmuskulatur die rechte Lunge als harter Oberflächen-Schallreflex abbildet

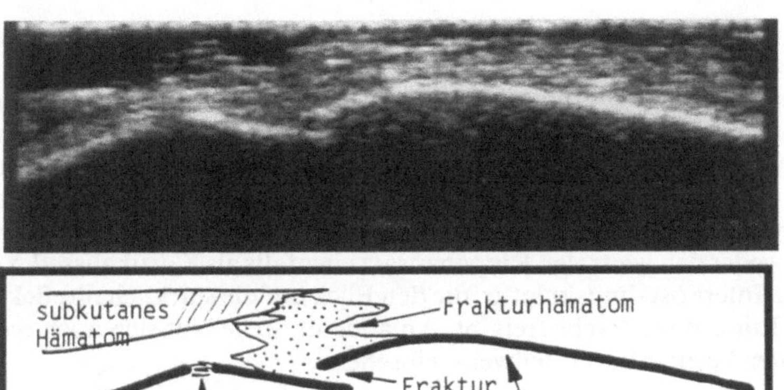
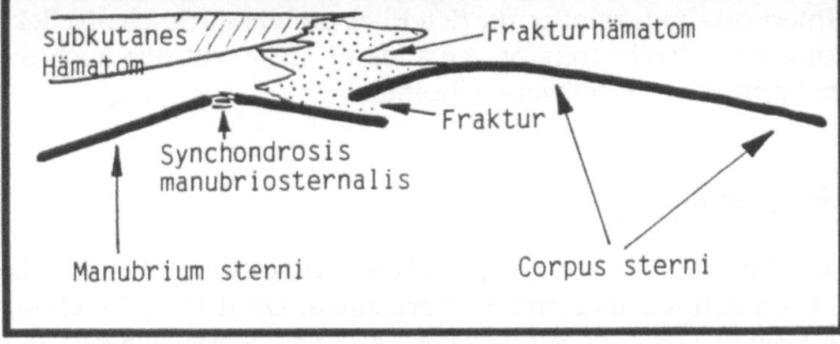

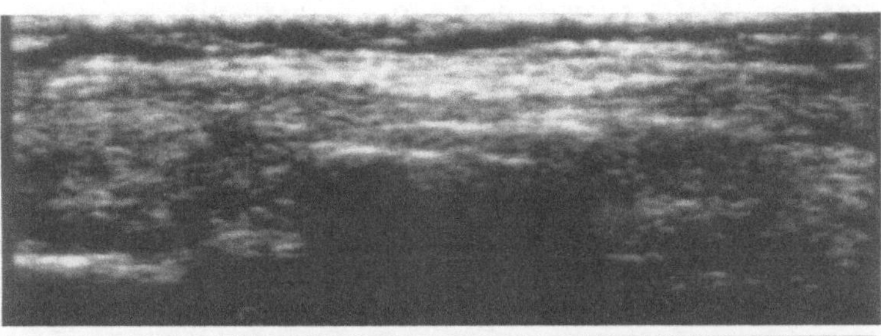
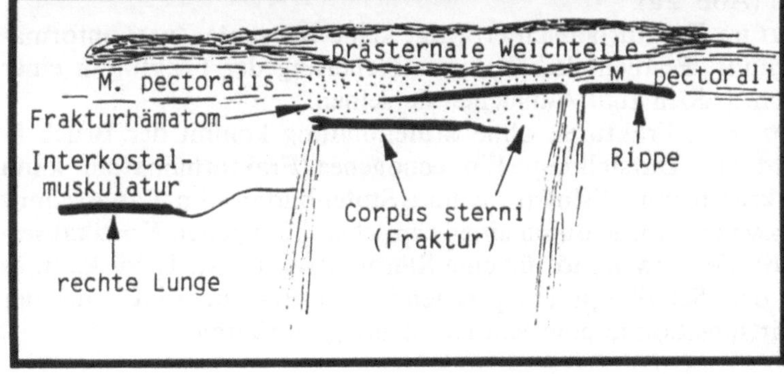

Darstellung, in erster Linie der echoarme M. pectoralis major und das subkutane Fettgewebe.

Eine kurzstreckige, echoärmere bis echofreie Unterbrechung im proximalen Anteil entspricht der Synchondrosis manubriosternalis. Bei jugendlichen Patienten im Wachstumsalter kann noch zusätzlich im Bereich des Corpus sterni eine (oder mehrere) Synchondrosis sternalis als gleichartige Kortikalisunterbrechung zur Abbildung kommen.

Der *Querschnitt* über dem Sternum (Abb. 2b) zeigt vor allem den von beiden Seiten am Sternum ansetzenden M. pectoralis als gleichförmige, echofreie bis echoarme Struktur, die nur den mittleren Teil der Kortikalis freiläßt. Darüber finden sich die echogenen prästernalen Weichteile, in der Hauptsache das subkutane Fettgewebe. Beidseits des Corpus sterni erkennt man, je nach Höhe der Schnittebene, entweder den ventralen Rippenansatz ebenfalls als Kortikalisreflex, oder die echoarme Interkostalmuskulatur, die den Blick auf die stark schallreflektierende ventrale Lungenoberfläche freigibt. An anderer Stelle läßt sich auch die Herzaktion und der Perikardraum teilweise einsehen.

Die pathologische Sonoanatomie

Die Sternumfraktur läßt sich im sonographischen *Längsschnitt* als typische Unterbrechung des ventralen Kortikalisreflexes erkennen. Diese Unterbrechung kann verschiedener Gestalt sein und entweder im gleichen Niveau liegen, eine Stufe bilden (wie in den meisten unserer Fälle) oder auch atemverschieblich sein. Bevor jedoch eine Unterbrechung des Kortikalisreflexes als Fraktur interpretiert wird, ist eine genaue Lokalisierung und Identifizierung der Synchondrosis manubriosternalis erforderlich, um Verwechslungen zu vermeiden.

Typisch ist ein der ventralen Kortikalis aufliegendes Frakturhämatom (Abb. 2a). Dieses ist jedoch ausnahmslos echogen, nie echofrei. Eine „echofreie Formation" im Frakturbereich ist mit hoher Wahrscheinlichkeit dem dort ansetzenden echoarmen M. pectoralis zuzuordnen. Allerdings kann zusätzlich in der subkutanen Fettgewebsschicht· eine echofreie Struktur auftreten. Hierbei handelt es sich dann um ein kontusionsbedingtes, von der Fraktur unabhängiges, Weichteilhämatom (Abb. 2a).

Der *Querschnitt* im Frakturbereich erbringt keine relevante Zusatzinformation zum Längsschnitt. Er dient lediglich zur Sicherung der Fraktur in einer zweiten Ebene, nicht jedoch zum Aufsuchen derselben.

Bei nicht dislozierten Frakturen ohne Stufenbildung kommt der Bruch in dieser Ebene nicht zur Darstellung. Ein echogenes Frakturhämatom kann sichtbar sein. Frakturen mit Dislokation und Stufenbildung im Längsschnitt weisen sich in der zweiten Ebene durch einen typischen „doppelten Kortikalisreflex" aus (Abb. 2b), der beweisend für eine Sternumfraktur ist. Dazu kann es erforderlich sein, den Schallkopf entsprechend dem Frakturverlauf aus der exakten Querschnittsposition in eine schräge Stellung zu führen.

Diskussion

Die häufig schwierige röntgenologische Darstellung der Sternumfraktur läßt ein alternatives, ergänzendes oder sogar besseres diagnostisches Verfahren sinnvoll erscheinen.

Die diagnostische Sicherheit der Ultraschalluntersuchung konnte im Rahmen der vorliegenden prospektiven Studie klar belegt werden.

Die *Vorteile der Sternum-Sonographie* lassen sich gemäß den von uns gesammelten Erfahrungen auf folgende wesentliche Punkte zusammenfassen:

- sie ist leicht durchführbar und auch vom ungeübten Sonographiker leicht interpretierbar.
- Sie ist rasch durchführbar.
- Die klinische Lokalisation des Hauptschmerzpunktes, und damit auch der vermeintlichen Frakturstelle, ist während der Untersuchung möglich.
- Zusätzliche Informationen über die umgebenden Weichteile sind möglich.
- Die Untersuchung ist nicht invasiv und schmerzfrei.
- Es treten keine schädlichen Nebenwirkungen auf.

Während des Studienablaufs trat besonders hervor, wie auffallend einfach Sternumfrakturen auch durch sonographisch Nichtgeübte erkannt und interpretiert werden konnten. Dies machte die extrem kurzen Zeiten bis zur Diagnosestellung möglich, wie sie in der Studie erwähnt wurden.

Angesichts dieser Tatsache drängte sich sehr bald die Frage auf, ob die Sonographie bei der Sternum-Frakturdiagnostik nicht sogar sicherer sei als die Röntgenuntersuchung. Eine dahingehende Relevanz wäre insbesondere bei ausgeprägter klinischer Symptomatik gegeben, die einen Frakturverdacht nahelegt, im Röntgenbild jedoch nicht das entsprechende Korrelat findet.

Wir haben während unserer Untersuchungen insgesamt zwei solcher Fälle nachweisen können. Patienten mit ausgeprägtem sternalen Schmerz und als unauffällig befundetem Röntgenbild wurden der Ultraschalluntersuchung zugeführt. Die hierbei gefundenen typischen Frakturzeichen veranlaßten uns zu weiterer radiologischer Diagnostik durch Tomographie und wurden als solche bestätigt.

Selbstverständlich wird bei der noch geringen Fallzahl derzeit nicht die Forderung nach dem endgültigen Ersatz der Sternum-Röntgendiagnostik durch die Ultraschalluntersuchung erhoben werden können. Weitere Erfahrungen und größere Fallzahlen sind hierfür Voraussetzung. Allerdings erscheint uns aufgrund der gemachten diagnostischen Erfahrungen eine Zielsetzung in dieser Richtung sinnvoll und erforderlich.

Anwendungsmöglichkeiten des PC zur Dokumentation in der Arthrosonographie

R. Berthold, U. Harland, M. Diepolder, M. Zacher
Orthopädische Universitätsklinik, Paul-Meimberg-Str. 3, D-6300 Gießen

Einleitung

Der bestehende Bedarf an Dokumentationshilfen und didaktischem Material in der Arthrosonographie führte uns zur Nutzung und Entwicklung von Anwendungen für PC's. Als erstes Beispiel möchten wir eine Reihe von grafikorientierten Dokumentationsbögen für die Ultraschalluntersuchung der großen Gelenke vorstellen. Von dieser Ausgangsbasis her versuchten wir, ein an eine strukturierte Befundung angelehntes Dokumentationsprogramm mit integriertem Lern- und Hilfeprogramm für Personalcomputer zu erstellen.

Zielsetzung

Um die Erhebung von Befunden zu objektivieren und nachvollziehbar zu machen, verwenden wir an unserer Klinik den von Harland und Sattler beschriebenen Untersuchungsgang an den großen Gelenken [2, 3, 5]. Die Befunde lassen sich in Veränderungen der Knochenoberfläche, der Gelenkkapsel, der Bursen und der Sehnen sowie der übrigen Weichteile klassifizieren.

Ausgehend von diesen Überlegungen versuchten wir, Dokumentationsbögen zu entwickeln. Sie sollten einer strukturierten Befundung nach den vorgenannten Prinzipien nahekommen, schnell auszufüllen sein, dem Anfänger graphische Hilfen bieten und dem Fortgeschrittenen eine exakte Beschreibung ermöglichen. Aus Kursen sowie aus Veröffentlichungen lagen eine Anzahl von Skizzen zur Erläuterung von sonographischen Befunden vor.

Anwendungsbeispiele

Wir versuchten nun, in Layout-Programmen diese Bögen zu entwerfen. Anfänglich geschah dies auf IBM-kompatiblen Computern mit dem Desktop-Publishing-Programm Pagemaker. Dabei traten unter der damaligen Benutzeroberfläche Windows 2.0 erhebliche Diskrepanzen zwischen der Bildschirmdarstellung und dem Druckbild auf. Außerdem wurde auf Grund der bekannten Speicherprobleme des Betriebssystems MS-DOS ab einer gewissen Zahl von graphischen Elementen die Verarbeitungsgeschwindigkeit ungenügend. Zwischenzeitlich soll sich dieses Problem unter Windows 3.0 etwas gebessert haben; wir stiegen damals allerdings auf den Apple-Macintosh und sein für graphische Problemstellungen wesentlich ausgereifteres Betriebssystem um.

So entstanden Dokumentationsbögen für Schulter, Kniegelenk, Ellenbogen und Hüfte mit Achillessehne/oberem Sprunggelenk. Als Beispiel sei hier der Bogen für die Schulter gezeigt (Abb. 1). Er bietet Raum für die Dokumentation der bei uns verwendeten sechs Standardschnittebenen, des AC-Gelenkes und der Beurteilung des vorderen Pfannenanteils mit dem Sektorschallkopf. Zu jedem Standardschnitt findet sich eine Skizze mit Freiräumen für Veränderungen an Knochenoberfläche und Knorpe, Bursa und Gelenkhöhle sowie Muskeln und Sehnen. Neben den Stichworten kann der Untersucher mit Markierungen in der Skizze schnell eine exakte Lokalisation einzeichnen. Ferner bietet der strukturierte Aufbau dem Anfänger eine Hilfe bei einer vollständigen Untersuchung und Befundung.

Bei der Auswertung unserer Ultraschallbefunde stellten wir fest, daß bei einer Befundung nach den oben erwähnten Kriterien gleiche oder ähnliche deskriptive Befunde immer wieder auftauchten. Wir sammelten in Schreibprogrammen die entsprechenden Textbausteine. Unser Ziel war es nun, diese Grundlagen, d. h.

- Textbausteine zu den einzelnen Befunden
- Grafiken als instruktive Strichzeichnungen
- strukturierte Befundung aus den Befundbögen

in einem Lern- und Dokumentationsprogramm zu vereinigen. Weiterhin sollte die Abspeicherung der Befunde und die Auswertung in einer Datenbank zu Statistikzwecken möglich sein.

Zuerst realisierten wir unter der Datenbank „d-BASE 3 PLUS" ein Programm, welches einen ausformulierten Befund erstellte, gegliedert nach den häufigsten Veränderungen in den einzelnen Schnittführungen.

Eine Schnittstelle zu einer Bild-Datenbank war geplant, welche dem Untersucher graphische Hilfe in Form von Schemazeichnungen zur Erläuterung der typischen Strukturen in den Standardschnitten zusammen mit der Beschreibung der entsprechenden Strukturveränderungen bieten sollte. Dieses Vorhaben hätte sich auf MS-DOS-Ebene nur mit hohem Programmieraufwand oder unter Benutzung teurer und relativ umständlich zu bedienender Zusatzprogramme realisieren lassen.

Wir wollten dagegen gerade auch „Computer-Laien" befähigen, das geplante Lern- und Dokumentations-System ohne aufwendige Schulung zu benutzen. Die Wahl fiel auf die FoxBase/Macintosh Version – eine D-Base kompatible, programmierbare relationale Datenbank mit den graphischen Gestaltungsmöglichkeiten des Macintosh-Betriebssystems und der Fähigkeit, Skizzen sowie digitalisierte Bilder abzuspeichern. Außerdem zeigten sich selbst die kleinen Macintosh-Modelle beim Bildaufbau und der Bildverarbeitung den meisten AT oder 386 Computern deutlich überlegen.

Die jetzt weitgehend fertiggestellte zweite Programmversion bietet nach Eingabe der Patientendaten die Möglichkeit, Befundmasken für die meisten großen Gelenke und Extremitätenregionen anzuwählen (Abb. 2a). Sind eine größere Zahl von Schnittebenen möglich, gliedern Untermenüs die Auswahl auf.

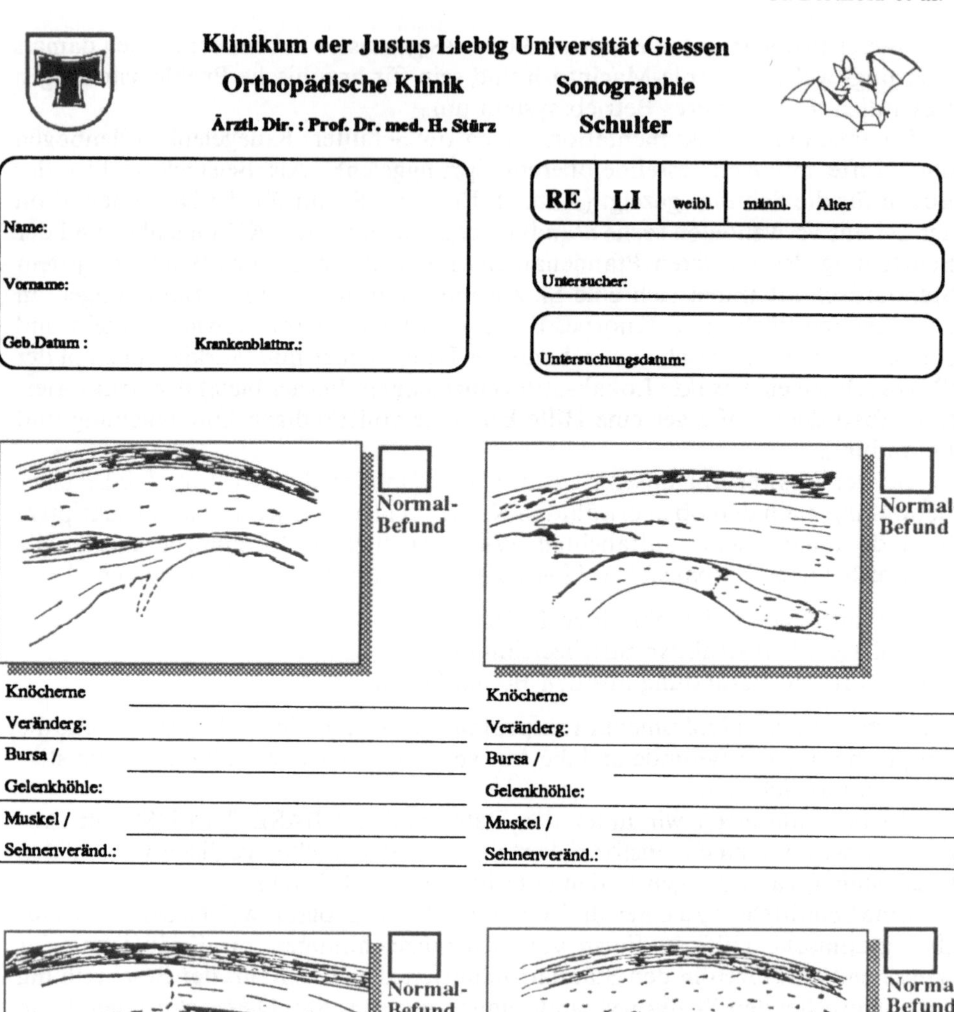

Abb. 1. Dokumentationsbogen für die Ultraschall-Untersuchung des Schultergelenkes

Ventraler Horizontalschnitt

☐ Normal-Befund

Knöcherne
Veränderg:

Bursa /

Gelenkhöhle:

Muskel /

Sehnenveränd.:

Ventraler Vertikalschnitt

☐ Normal-Befund

Knöcherne
Veränderg:

Bursa /
Rec.bicipitalis:

Bizepssehne:

A C - Gelenk

☐ Normal-Befund

Pectoralis - Randschnitt

☐ Normal-Befund

	Stabilität	**Retrotorsionswinkel**
dorsal:		
ventral:		
caudal:		

BEURTEILUNG:

DIAGNOSE:

BEMERKUNGEN:

Datum: Unterschrift:

© Berthold/Diepolder/Harland 1991

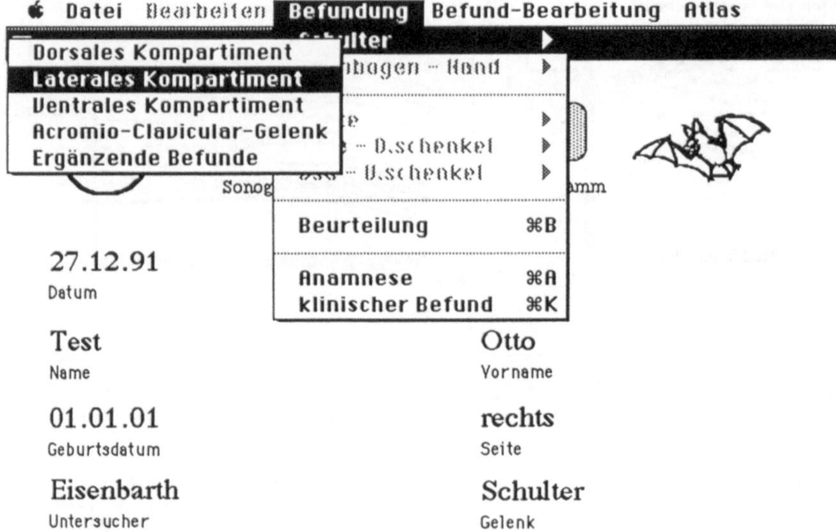

Abb. 2a. Auswahlbildschirm des Dokumentationsprogrammes für die einzelnen Gelenke

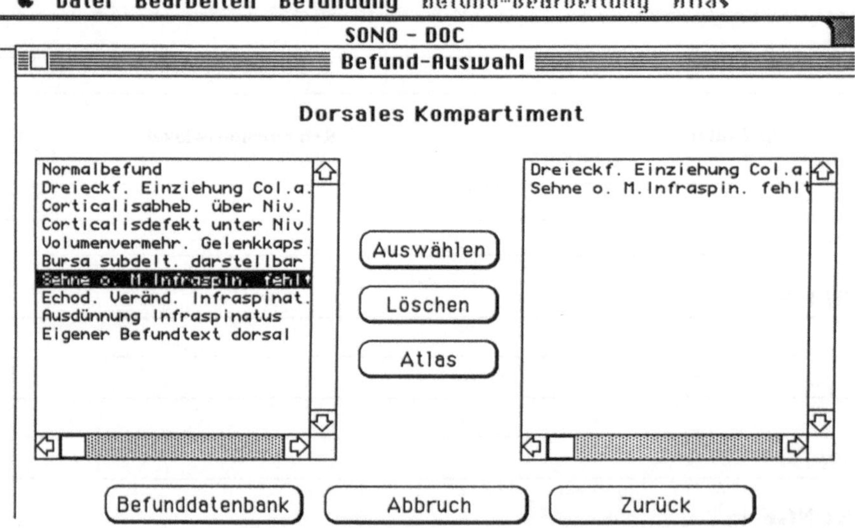

Abb. 2b. Auswahlbildschirm für Befunde des dorsalen Kompartiments an der Schulter

Ferner enthält das Programm Felder für Anamnese, klinischen Befund und abschließende Beurteilung. Eine Speicherung der Befunde in einer D-Base-kompatiblen Datenbank ist möglich.

Als Beispiel sei hier die Maske für das dorsale Kompartiment gezeigt (Abb. 2 b). Hinter jedem Punkt in der Auswahlliste sind ein Textbaustein und ein Diagnosevorschlag abgelegt. Unsinnige Verbindungen wie Normalbefund und pathologische Veränderungen werden nicht zugelassen. Die Auswahl verläuft Maus-gesteuert.

Nach Abschluß der Befundung muß die vorgeschlagene Beurteilung bestätigt oder korrigiert werden, bevor der Befund abgespeichert und gedruckt werden kann.

Der Ausdruck kann als einfacher Text oder auch ergänzt durch illustrative Grafiken erfolgen. In Kürze können wohl auch bessere Laserdrucker die Graustufenbilder des Sonogramms an diesem Platz in hinreichender Qualität darstellen.

Von Seiten der Software steht dieser Funktion in dem Programm nichts im Wege, da die Datenbankstruktur bildfähig ist. Leider haben sich die Sonographie-gerätehersteller noch nicht auf einen entsprechenden Grafikstandard der Ultraschallbilder geeinigt. Die Abspeicherung der Bilder oder Datenübertragung ist damit bei den meisten Geräten nur mit speziellen Digitalisierkarten für den PC möglich.

Da viele Untersucher sicherlich einen anderen Bedarf der Textbausteine haben oder abweichende Schnittführungen verwenden, ist die Datenbank durch den Anwender zu verändern oder zu ergänzen. Auch das Löschen nicht verwendeter Bausteine ist möglich.

Als Hilfe-Funktion, d. h. Tutorsystem, kann man sich die abgelegten Textbausteine und instruktive Grafiken zu den einzelnen Schnittebenen anzeigen lassen. Auf Graustufenmonitoren können auch digitalisierte Sonographiebilder dargestellt werden. Dies ist sowohl als fortlaufender Atlas als auch bei der Befundauswahl zu jedem angewählten Befund möglich.

Zur Zeit befindet sich dieser Grafikatlas in einer Überarbeitung als interaktives Lernprogramm für Hypercard. Diese Entwicklungsumgebung bietet die Möglichkeit, sowohl Bilder oder Ausschnitte davon als auch Worte im Text als Ausgangspunkte („Druckknöpfe") für die weiteren Verzweigungen im Programm zu wählen. Ferner können digitalisierte Bilder zusätzlich zu den Strichzeichnungen Verwendung finden und Animationen ablaufen.

Fazit

Unter Beibehaltung eines standardisierten Untersuchungsablaufes und einer systematischen Befundung läßt sich so für alle großen Gelenke eine PC-gestützte Dokumentation aufbauen. Eine Erfassung von Befunden ist ohne Klartexteingabe in ca. 80% möglich, durch Systeme dieser Art generell in ca. 90% der untersuchten Patienten. Der Zeitaufwand zum Erstellen des Befundes von 2–3 Minuten bleibt vertretbar (bei Verwendung eines Rechners mit 68020- oder 68030-Prozessor). Die Speicherung von Anamnese, klinischem und sonographischen

Befund, eventuell mit Bild, erscheint für Studien wertvoll. Allerdings sank mit Erweiterung der Benutzerfreundlichkeit, des Komforts und der Flexibilität die Verarbeitungsgeschwindigkeit von Version 2 unseres Programmes gegenüber Version 1 [1]. Die Einführung einer echten strukturierten Befundung stellt zusammen mit einer gleichzeitigen Dokumentation der Bilder unser Fernziel dar.

Wie Arbeiten im Bereich der Abdominalsonographie zeigen, wächst durch eine strukturierte Befundung auch die Qualität des Befundes. Bei einer freien Formulierung können dagegen auch bei erfahrenen Untersuchern Größenangaben oder Lokalisationen in 10–25% der Befunde fehlen.

Zu Verweisen ist in diesem Zusammenhang auf die Publikationen der Ulmer Arbeitsgruppe von K. Kuhn et al. [4]. Hier wurde ein komplettes Bild- und Befund-Dokumentationssystem im Bereich Abdominalsonographie entwickelt, welches auch mit Sprachsteuerung lauffähig ist. Hierbei findet jedoch ein Netzwerk mit Unix-fähigen Workstations Verwendung.

Literatur

1. Berthold R, Harland U, Diepolder M, Zacher M (1991) Grafik-unterstützte Dokumentation von Sonographie-Befunden der Schulter mit dem Personal-Computer. In: Walser (Hrsg.), Ultraschalldiagnostik '90. Springer, Berlin Heidelberg
2. Harland U, Sattler H (1991) Ultraschallfibel Orthopädie, Traumatologie, Rheumatologie. Springer, Berlin Heidelberg New York
3. Hedtmann A, Weber A, Schleberger R, Fett A (1986) Ultraschalldiagnostik des Schultergelenkes. Orthop Praxis 9:647–661
4. Kuhn K, Swobodnik W, Zemmler T, Heinlein C, Reichert M, Janowitz P, Wechsler JG, Ditschuneit H (1991) Die Entwicklung eines Systems zur elektronischen Befunddokumentation in der Sonographie. Ultraschall Klin Prax 6:52–56
5. Sattler H, Harland U (1990) Arthrosonography. Springer, New York Berlin Heidelberg, 14–48

Die sonographische Diagnostik
des lumbalen Bandscheibenprolaps

H. MERK, M. FLACH

Klinik für Orthopädie der Medizinischen Akademie Magdeburg, Leipziger Str. 44,
O-3090 Magdeburg

Zweck

Der lumbale Bandscheibenprolaps stellt die häufigste intraspinale Raumforderung dar. Neben der unerläßlichen klinischen Wirbelsäulendiagnostik haben sich Myelographie, Computertomographie und Kernspintomographie eindeutig etabliert. Tölly brachte 1984 erstmals die transabdominelle Wirbelsäulensonographie ins Gespräch. Die normalen und pathologischen Bandscheibenverhältnisse wurden in einer Vier-Jahresstudie untersucht.

Methode

Die transabdominale spinale Sonographie der lumbalen Bandscheiben und des Spinalkanals wird in Rückenlage des Patienten vorgenommen. Der Schallkopf wird unter Druck auf die Bauchwand aufgesetzt. Der Transducer wird leicht gekippt, so daß der Schallstrahl von ventro-caudal nach dorso-cranial appliziert wird.

Eine spezielle Vorbereitung des Patienten ist nicht notwendig. Zum Ausgleich der Lendenlordose können die Hüftgelenke leicht gebeugt werden. Die Höhe der Schallkopflage und damit die Segmentzuordnung ist durch Darstellung des Promontoriums im Mediansagittalschnitt möglich.

Eine weitere Orientierungslinie ist die Crista iliaca, die normalerweise zwischen dem 4. und 5. Lendenwirbelkörper verläuft. Ist die Höhenlokalisation erfolgt, wird durch Transversalschnitte in den einzelnen Bandscheibenräumen die sonographische Untersuchung vorgenommen. Dabei ist eine Beurteilung der Segmente L3−S1 möglich.

Dazu verwendet man einen 3,5 MHz Convexscanner oder einen 5 MHz Sectorscanner im Real-time-Verfahren.

Untersuchungsgut

Im Untersuchungszeitraum von Mai 1987 bis Mai 1991 wurden 100 Gesunde (18−45 Jahre) und 203 Patienten (Alter 5−45 Jahre) mit lumbalen Beschwerden verschiedenster Genese der spinalen Bandscheibensonographie zugeführt. Untersuchungsmedium waren die Etagen L3–S1.

Prospektiv waren lediglich Anamnese und klinischer Befund bekannt. Als postspektive Referenzmethoden wurden die Myelographie, die Computertomographie und der intraoperative Befund herangezogen.

Kriterien zur Beurteilung der Bandscheibensonographie

1. Dorsale Bandscheibenkontur
2. Ventrale Spinalkontur
3. Bandscheibenstruktur
3. Austrittsstellen der Spinalwurzeln

Ergebnisse

Normalbefund (Abb. 1)

Bandscheibe
– schalltransparent und homogen echoarm
– ovaler Querschnitt
– Nc. pulposus und An. fibrosus nicht zu unterscheiden

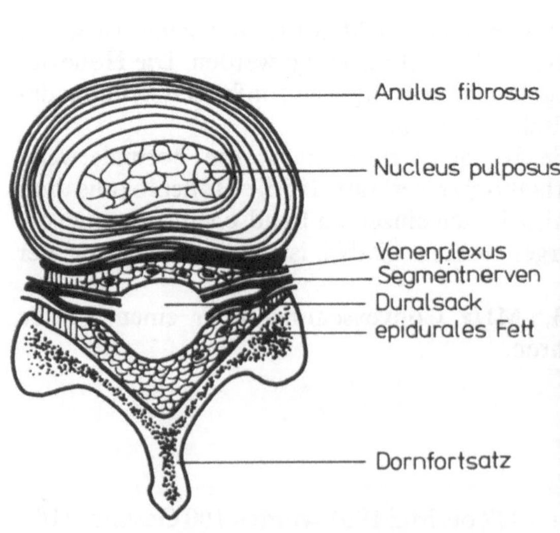

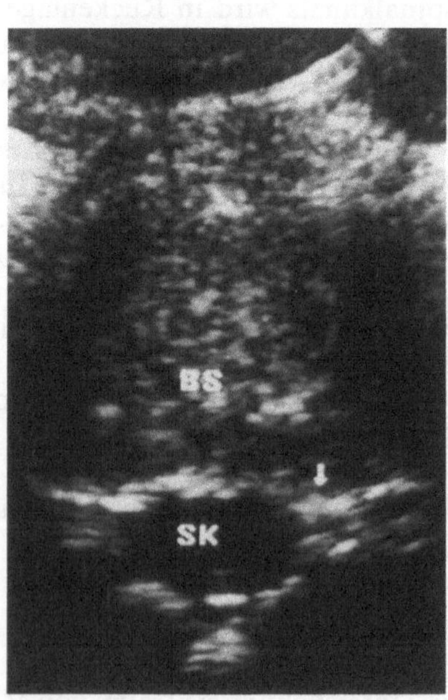

Abb. 1. Normale Bandscheibenverhältnisse in L4/5

Spinalkanal
- echoarm
- rundlich oval bis dreieckig
- ventrale Begrenzung konvex, L5/S1 linear

Nervenwurzel
- echoarme Bänder
- ventrolateral gelegen

Knochen
- echoreich
- die spinalen Weichteile begrenzend

Pathologischer Befund

Die Orientierung erfolgt vorwiegend an der dorsalen Bandscheibenbegrenzung und der ventralen Duralsackkontur.

Bandscheibenprotrusion (Abb. 2)
- flachkonvexe Vorwölbung des hinteren Bandscheibenrandes
- ventrale Abflachung des Duralackes
- Struktur der dorsalen Bandscheibe verdichtet
- kalkspritzerartige Echos
- Einengung der Spinalnerven

Bandscheibenprolaps mediolateral re L4/5 (Abb. 3)
- asymmetrische Vorwölbung der Bandscheibe nach dorsal
- Duralsack deutlich eingedellt
- Recessus lateralis eingeengt
- Bandscheibenprolaps echoreicher als „normale" Bandscheibe

Bandscheibenprolaps median
- symmetrische Vorwölbung der Bandscheibe nach dorsal
- Duralsack deutlich eingedellt
- Bandscheibenprolaps echoreicher als „normale" Bandscheibe

Bei 100 gesunden Patienten wurden die Bandscheibensegmente L3–S1 untersucht. Am besten ist das Segment L4/5 mit 88% darstellbar. Nur in 62% war L5/S1 der sonographischen Diagnostik zugänglich (Abb. 4). Da der Bereich L4/5 häufigste Lokalisation von Bandscheibenvorfällen ist, haben wir günstige Bedingungen für die Ultraschalldiagnostik.

Ein orthopädisch-neurologisches Patientengut von 203 Patienten mit dem Verdacht auf Bandscheibenprolaps oder einen anderen intraspinalen Prozeß konnte prospektiv der spinalen Sonographie zugeführt werden.

Im Ergebnis zeigten sich die gewählten Referenzmethoden der Sonographie in der Sensitivität überlegen. Das spinale CT schnitt mit 86% richtigen Diagnosen am besten ab. Durch die Myelographie konnten bei 85% die richtige Diagnose gestellt werden. Die Sensitivität der Sonographie lag bei 68% (Abb. 5).

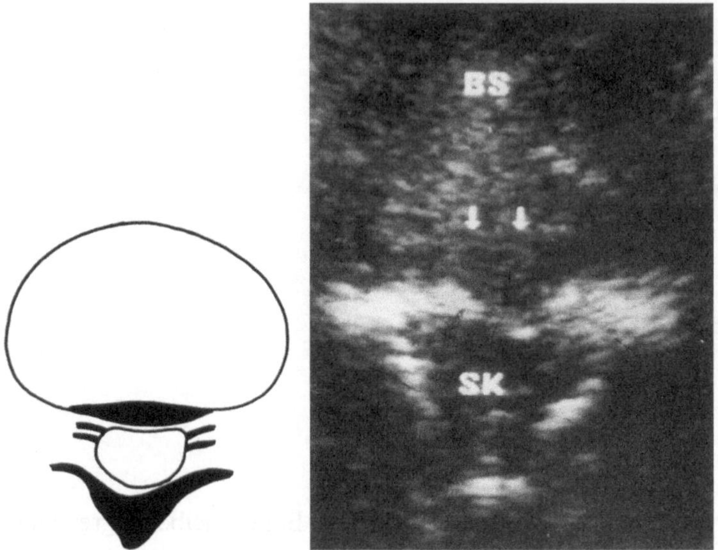

Abb. 2. Bandscheibenprotrusion L 3/4

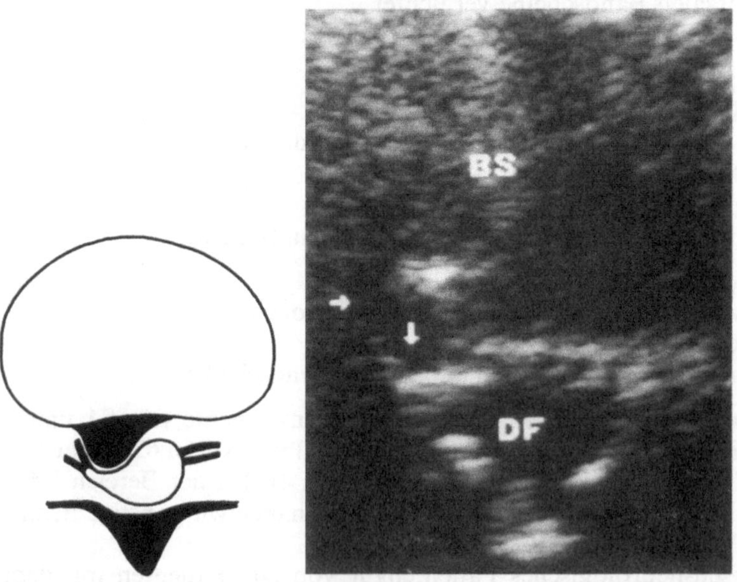

Abb. 3. Bandscheibenprolaps mediolateral L 4/5

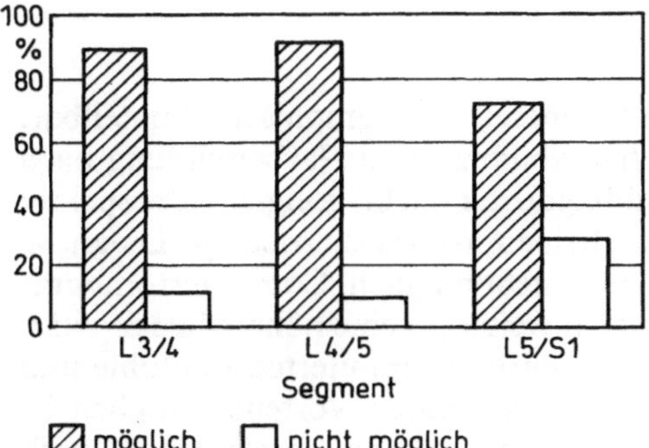

Abb. 4. Sonographische Darstellbarkeit der einzelnen Bandscheibensegmente

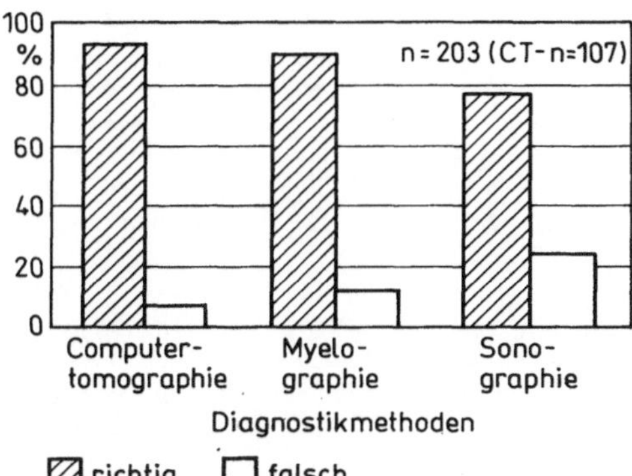

Abb. 5. Vergleich der präoperativen Befunde mit dem intraoperativen Befund

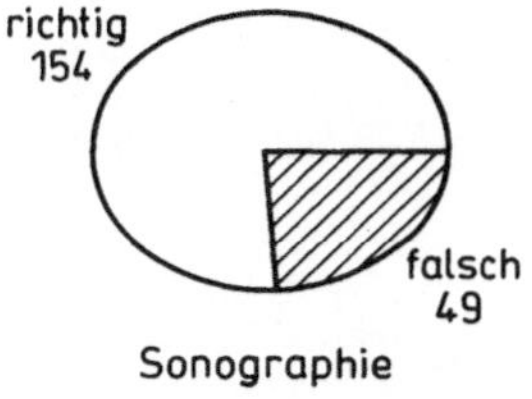

Abb. 6. Vergleich des sonographischen Befundes mit dem intraoperativen Befund

Von 203 pathologischen Befunden konnten 154 sonographisch gesichert werden. Bei 49 Patienten war eine sonographische Beurteilung nicht möglich (Abb. 6). Entweder lag eine massive Adipositas vor, oder osteochondrotische Veränderungen verhinderten einen sonographischen Einblick. Ferner ließen postoperative Vernarbungsprozesse eine spinale Sonographie ebenfalls nicht zu.

Schlußfolgerungen

Die Bandscheibensegmente L3–S1 sind generell sonographisch darstellbar. Patienten mit Adipositas, starker Osteophytenbildung und Narbenbildung nach Primäroperation sind für die Ultraschalldiagnostik nicht geeignet. Prospektiv konnte bei 68% der Patienten mit Bandscheibenprolaps die richtige Diagnose gestellt werden. Bei 22% war eine Beurteilung nicht möglich. Computertomographie (86%) und Myelographie (85%) besitzen weiterhin eine höhere Sensitivität. Die spinale Sonographie bietet trotzdem gegenüber Computertomographie und Myelographie als rentables und nichtinvasives Verfahren Vorteile. Folglich ist diese Methode für die ambulante Vorfelddiagnostik zu empfehlen. Durch zunehmende Erfahrung und verbesserte Gerätetechnik ist zukünftig eine höhere diagnostische Aussagekraft möglich.

Sonographische Verlaufskontrollen nach Achillessehnennnaht

H. MERK[1], K. MAHLFELD[1], R. JAHN[2]
Klinik für Orthopädie (1) und Klinik für Chirurgie der Medizinischen Akademie
Magdeburg (2)

Einleitung

Die Pathogenese der Achillessehnenruptur wird weiterhin kontrovers diskutiert.

Neben der Auffassung, daß der Riß der Achillessehne primär degenerative
Veränderungen an der Sehne voraussetzt, steht die Hypothese, daß auch gesunde
Achillessehnen bei entsprechender Zugbelastung rupturieren können.

So ist es nicht verwunderlich, daß Rupturen, die nach inadäquatem Trauma
auftreten, auch von erfahrenen Untersuchern übersehen werden.

Die sichere Aussage über die Belastbarkeit nach Achillessehnenrupturen und
deren operative Behandlung ist bisher ebenfalls nicht möglich. Die Sensitivität der
klinischen Untersuchung ist sehr gering.

Die Computertomographie bietet für die Darstellung der Achillessehne keine
ausreichende Strukturdifferenzierung. Die MRT ist für postoperative Verlaufskontrollen nur in Ausnahmefällen geeignet.

Die Ultraschalldiagnostik ist deshalb zur Beurteilung der Achillessehnenstabi-
lität nach operativer Versorgung einer Ruptur zu favorisieren. Die Sonographie
kann hierbei durch reproduzierbare Messungen der Sehnendicke und durch
Beurteilung der Sehnenstruktur objektive Kriterien liefern. Die vorliegende
Studie versucht an Hand sonographischer Verlaufskontrollen operierter Achillessehnen Rückschlüsse auf deren Belastbarkeit zu definieren.

Patienten und Methodik

Zur Auswertung kamen 109 Patienten, die an unserer Klinik von 1985 bis 1991
wegen einer Achillessehnenruptur operiert wurden. Die angewandten Operationstechniken sind in der Tabelle 1 enthalten.

Die Achillessehnen der 109 Patienten konnten sonographisch im Verlauf
kontrolliert werden.

Wir wählten dazu definierte zeitliche Abstände:

Erstsonographie:
    Präoperativer Befund

Verlaufskontrollen:
    6 Wochen postoperativ   12 Wochen postoperativ   6 Monate postoperativ

Tabelle 1. Durchgeführte Operationstechniken im Gesamtpatientengut (n = 109)

Operationsmethoden	Anzahl durchgeführter Operationen
1. Primärnaht (End zu End-Naht)	39
(davon: mit Fibrinklebung	12)
2. Umkehr-Plastik nach Silfverskjöld	64
(davon: mit Fibrinklebung	31)
3. Griffelschachtel-Plastik nach F. Lange	6
(davon: mit Fibrinklebung	3)

Die Untersuchungen erfolgten mit einem 7,5 MHz Linearscanner. Die Achillessehne wird im Longitudinalschnitt und im Transversalschnitt dargestellt.

Im Longitudinalschnitt wird bei jeder Untersuchung der sagittale Durchmesser der Sehne bestimmt.

Im Transversalschnitt ist die Messung des queren Durchmessers möglich.

Definierte Meßpunkte für die Bestimmung des Sagittaldurchmessers waren das obere und untere Schallreflexband des Peritendineums im Ruptur- bzw. Nahtbereich.

Dabei wurde der größte Abstand als Meßwert erfaßt.

Zusätzlich erfolgte die Beurteilung der Sehnenstruktur.

Als Referenzbereich wurde die normale Achillessehne der Gegenseite sonographisch genutzt.

Als Parameter der sonographischen Sehnenstruktur wählten wir:

1. Die Sehnenechogenität
   - echoarm
   - normal

und

2. Die Homogenität der Sehne
   - inhomogen
   - homogen

Ergebnisse

109 Achillessehnenrupturen konnten präoperativ und nach definierten Zeitabständen postoperativ sonographisch dargestellt und ausgewertet werden. In der Tabelle 2 sind die verschiedenen Rißformen der Sehne, die in unserem Patientengut auftraten, erfaßt. Erwartungsgemäß dominierten die subcutanen Rupturen. Der knöcherne Ausriß der Sehne ist als Rarität zu werten (n = 2). Die Messung des Sagittaldurchmessers wurde im Verlauf vorgenommen. Es konnte nachgewiesen werden, daß der Sagittaldurchmesser postoperativ kontinuierlich abnimmt (Abb. 1). Wichtigstes Ergebnis der Messungen war die Erkenntnis, daß der Sagittaldurchmesser der operierten Sehne und des Peritendineum sich erst nach 12 Wochen zunehmend verringert (89 %).

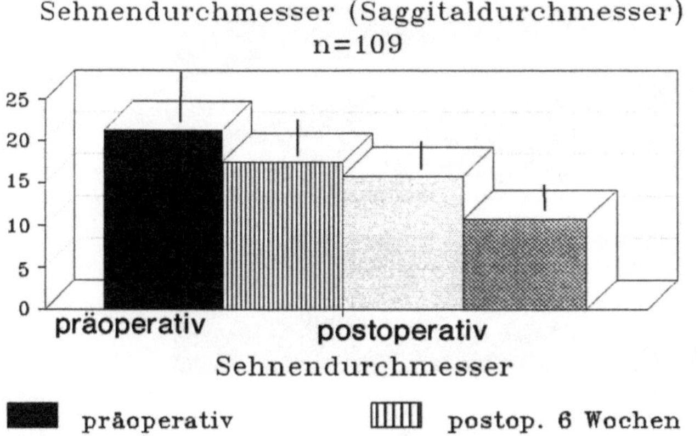

Abb. 1

Tabelle 2. Rißformen der Achillessehne (n = 109)

Rißformen der Achillessehne	Anzahl
Subcutane Rupturen	102
davon: kompletter Riß	91
inkompletter Riß	11
Knöcherner Aufriß	2
Offene Verletzung	5

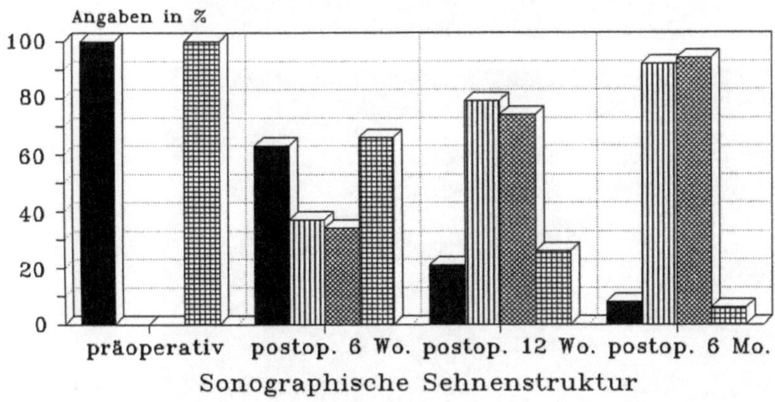

Abb. 2

NORMAL
HAEMATOM
MUSC.

a

Achillessehnenruptur
Hämatom
Achilles-
sehne
Achilles-
sehne
Muskulatur
Muskelhäma-
tom
Tibiahinter-
kante
Muskulatur

Z.N. OP EINER RUPTUR
MUSKULATUR
CALC
TIBIAHINTERKANTE

c

F7.5
D
8MM
MUSC.
CA
LC
TIBIA
SPRUNG-
GELENK

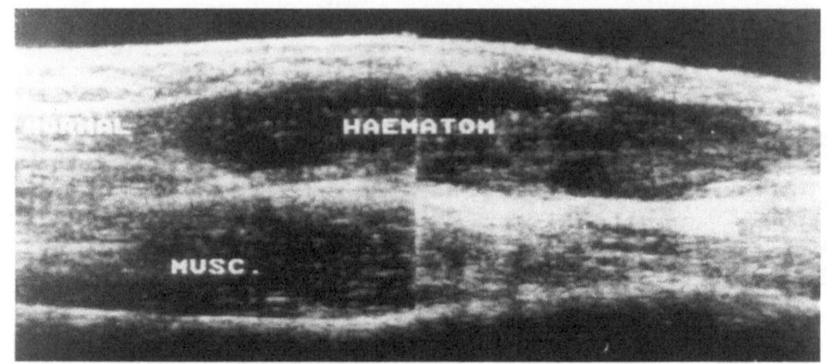

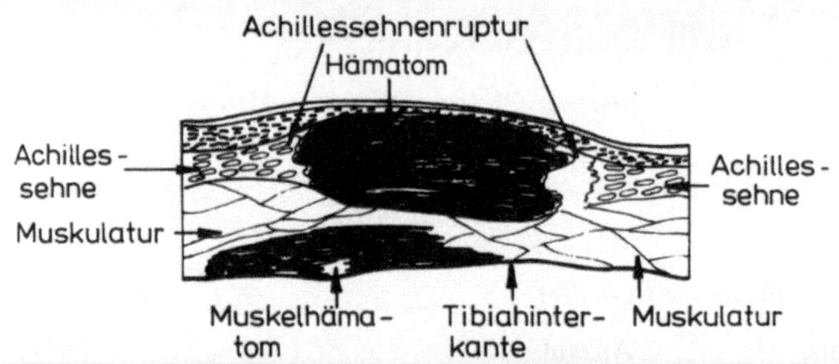

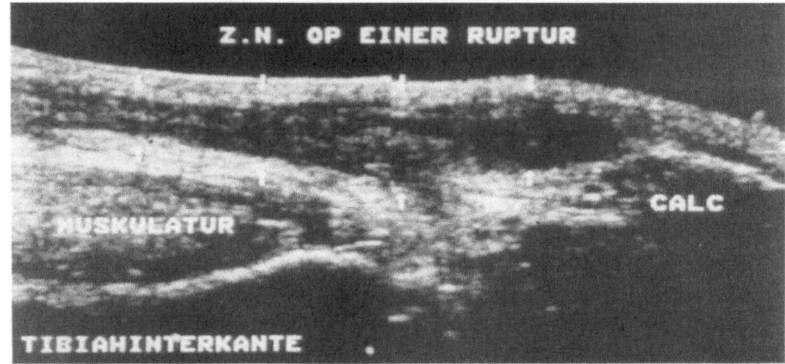

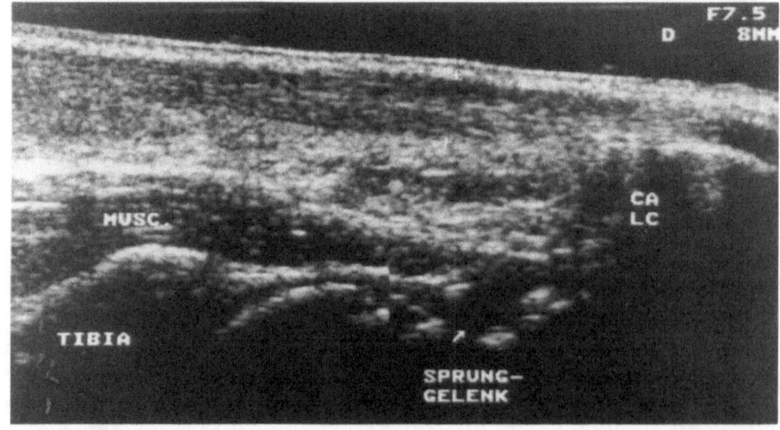

d

Bei der Ultraschallkontrolle 6 Wochen postoperativ waren 71 % der Sehnen noch deutlich verdickt. Eine Normalisierung des Sagittaldurchmessers auf 6 mm bis maximal 8 mm trat erst wieder 6 Monate postoperativ auf (94 %). Die Beurteilung der sonographischen Sehnenstruktur erfolgte ebenfalls zu den definierten Verlaufskontrollen. Die Echogenität der operierten Sehnen normalisierte sich erst ab der 12. Woche postoperativ bei 79 % der Fälle (Abb. 2). Ein ähnliches Ergebnis zeigte die Normalisierung der Sehnenhomogenität.

Im Vergleich zur gesunden Seite wiesen erst ab der 12. Woche postoperativ 74 % der operierten Sehnen eine normale Homogenität auf.

Schlußfolgerungen

1. a) Die präoperative sonographische Darstellung der Achillessehne zeigt eine bessere Sehnenstruktur als der im Gegensatz dazu gefundene intraoperative Befund
   b) postoperativ schlechter als OP-Ergebnis
2. Der Sagittaldurchmesser operierter Achillessehnenrupturen nimmt erst in der 12. postoperativen Woche ab.
3. Die Echogenität der Sehnen normalisierte sich ebenfalls erst ab der 12. postoperativen Woche (79 %).
4. Die Homogenität der Achillessehne tritt postoperativ frühestens in der 12. Woche auf (74 %).
5. Die Beurteilung der postoperativen Belastbarkeiten nach Achillessehnennaht ist auch mit der Ultraschalldiagnostik nur begrenzt möglich.
6. Eine zunehmende Belastung der operierten Sehne sollte erst nach 12 Wochen erfolgen.
7. Die volle Belastbarkeit der Sehne ist frühestens nach 6 Monaten erreicht.
8. Die Abhängigkeit des Heilungsverlaufes der Achillessehnenrupturen von der Rißform und der Operationstechnik soll in einer späteren Studie untersucht werden.

Abb. 3a–d. Verlaufskontrolle einer akuten kompletten subcutanen Achillessehnenruptur bei einem 21jährigen Patienten. **a** Komplette Achillessehnenruptur rechts. Sonographischer Befund: spindelförmige echoarme Auftreibung des erhaltenen Peritendineums, die Rupturenden sind echoreich abzugrenzen, der langstreckige Rupturbezirk ist echoarm. **b** Schematische Darstellung der Sonoanatomie zur Abbildung 1a. **c** 1. Verlaufskontrolle: 6 Wochen postoperativ. Sonographischer Befund: spindelförmige Auftreibung des Peritendineums und der Sehne im Nahtbereich, Struktur noch unhomogen mit dem Wechsel von echoärmeren und echoreicheren Arealen. **d** 3. Verlaufskontrolle: 6 Monate postoperativ. Sonographischer Befund: homogene Sehnendarstellung, normale Echogenität auch im Nahtbereich, geringer echoarmer Saum im Nahtbereich

Differenzierung von Tumoren des Bewegungsapparates im Ultraschallbild – eine interdisziplinäre Studie

H. Merk [1], G. Merk [2], D. Esser [3]

Klinik für Orthopädie (1), Klinik für Hautkrankheiten (2) und Klinik für Hals-Nasen-Ohrenkrankheiten (3) der Medizinischen Akademie Magdeburg

Einleitung

Die Differenzierung von Weichteiltumoren gegenüber tumorsimulierenden Erkrankungen, primär entzündlicher Erkrankungen und Gefäßveränderungen ist von wesentlichem interdisziplinärem Interesse.

Im Rahmen einer Studie möchten wir anhand unserer 6-jährigen Erfahrungen kritisch über die Möglichkeiten der Sonographie bei der Differenzierung dieser Krankheitsbilder berichten.

Material und Methode

Es wurden insgesamt 206 Tumoren am Bewegungsapparat ausgewertet. Die sonographische Untersuchung erfolgte im Real-time Verfahren mit einem 7,5 MHz Linearscanner.

Alle Tumoren wurden operativ entfernt und histologisch untersucht.

Ergebnisse

Bei den untersuchten Tumoren handelte es sich um 171 benigne (siehe Tabelle 1) und 35 maligne (siehe Tabelle 2) Tumoren.

Sonographisch wurden insgesamt 160 Befunde den richtigen Gewebetypen zugeordnet und damit die Tumorart treffend interpretiert (siehe Tabelle 3). Die Sensitivität unserer Untersuchungen betrug insgesamt 82%. Die Abb. 1–3 zeigen einige Beispiele aus unserem Untersuchungsgut.

Tabelle 1. Sonographisch untersuchte benigne Tumore am Bewegungsapparat

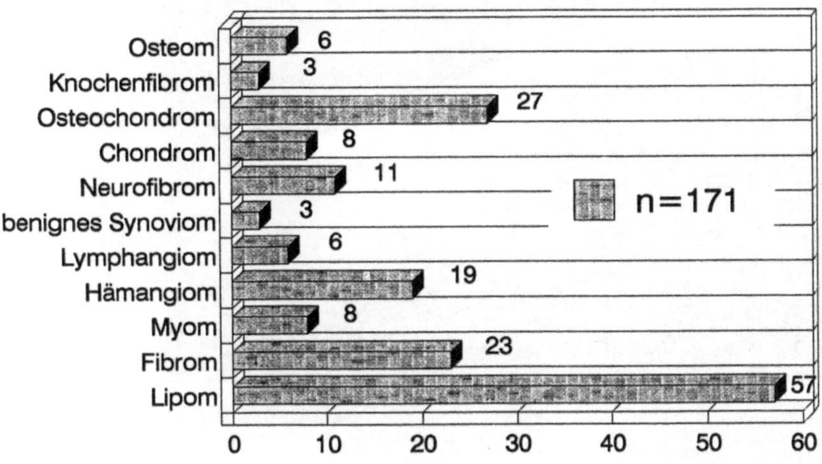

Tabelle 2. Sonographisch untersuchte maligne Tumore am Bewegungsapparat

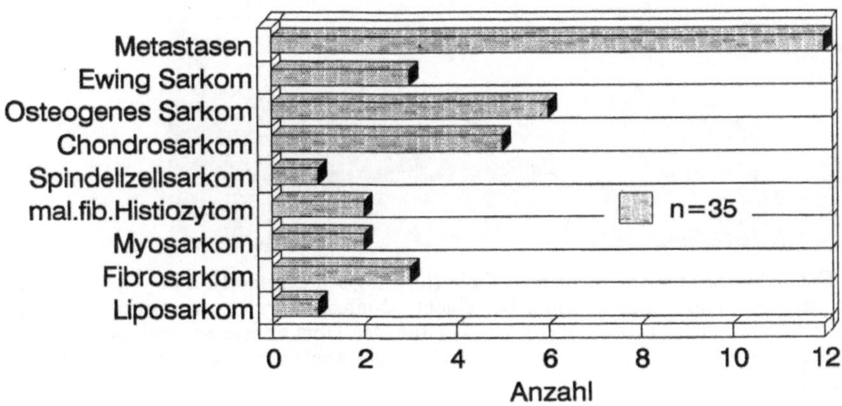

Tabelle 3. Sonographisch untersuchte Tumoren am Bewegungsapparat mit Angabe der Sensitivität (Gewebszuordnung) n = 206

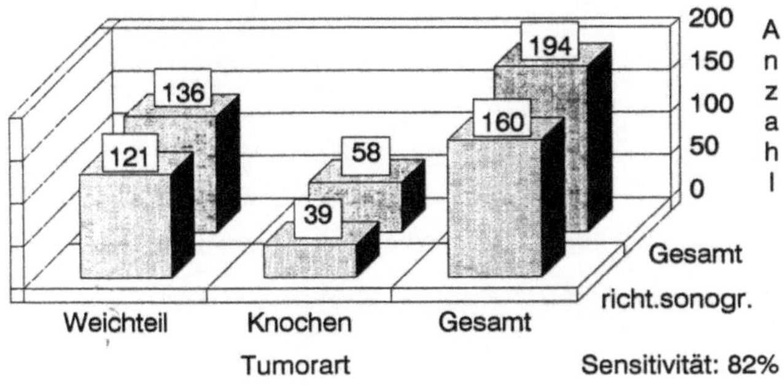

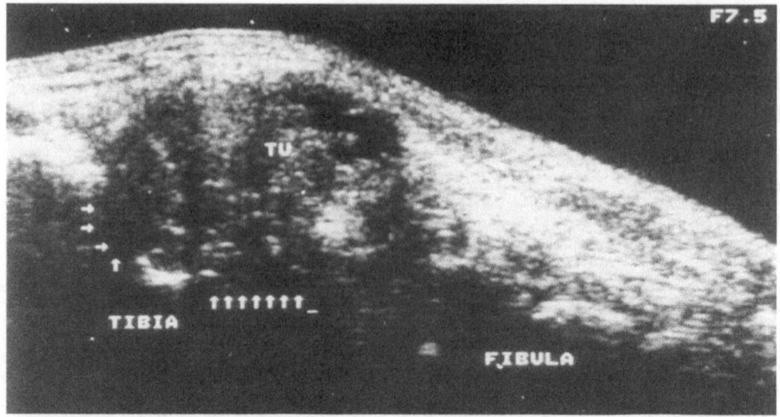

a

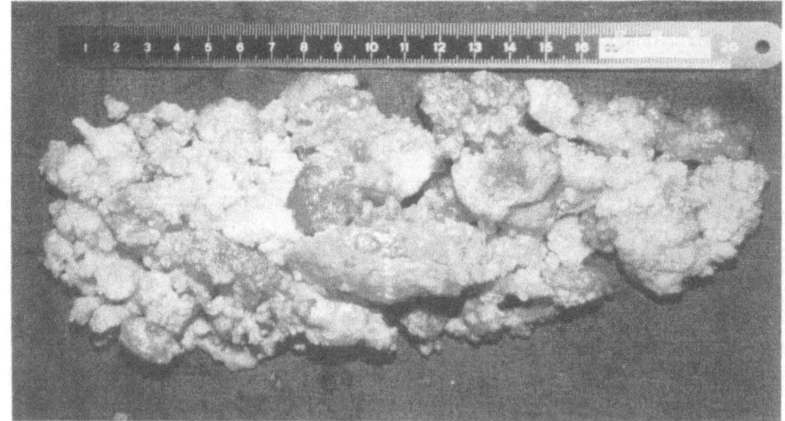

b

Abb. 1a,b. Osteochondrom linke proximale Tibia (histologisch gesichert). **a** Sonogramm eines Tumors an der linken proximalen Tibia bei einem 52-jährigen Patienten. Sonographischer Befund: ovaler inhomogener Prozeß in der Muskulatur, der Tibia anliegend, typischer Wechsel zwischen echoarmen und echoreichen Bezirken, relativ gut abgrenzbar. **b** Operationspräparat zum sonographischen Befund 1a

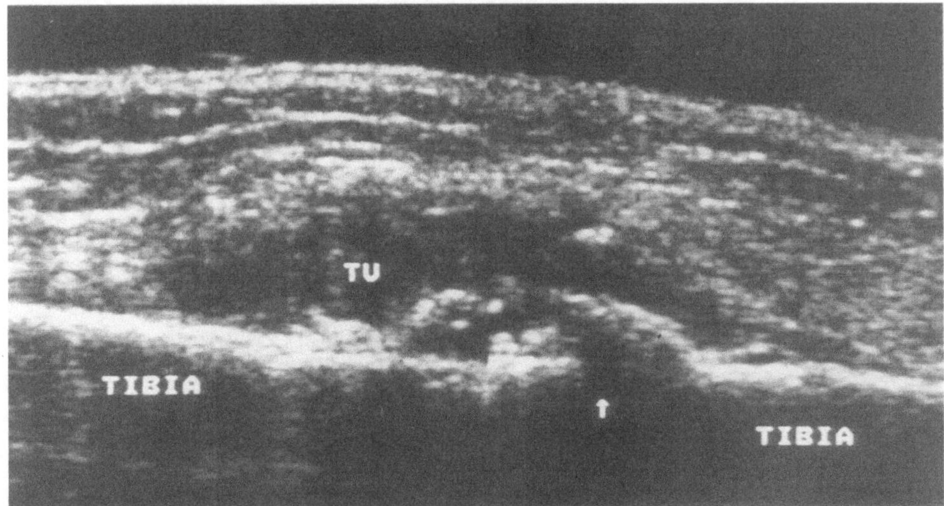

a

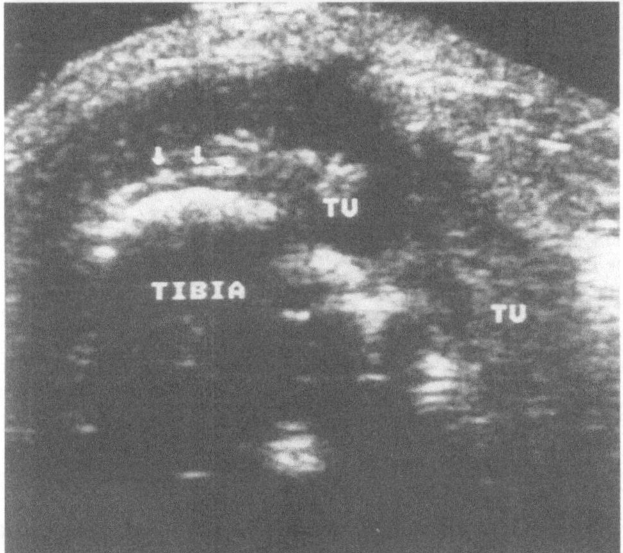

b

Abb. 2a, b. Ewig-Sarkom linke proximale Tibia (histologisch gesichert). **a** Sonogramm eines Tumors an der linken proximalen Tibia (Longitudinalschnitt) sonographischer Befund: ovaläre schlecht abgrenzbare Raumforderung in der Muskulatur, vorwiegend echoarm, insgesamt aber inhomogen mit Verkalkungsherden. Direkt der Tibia aufliegend, die Tibiaoberfläche weist Defekte auf und schalenartige Abhebungen. **b** Transversalschnitt zur Abb. 2a sonographischer Befund: typische Defektbildung an der Tibia mit schalenförmigen Abhebungen.

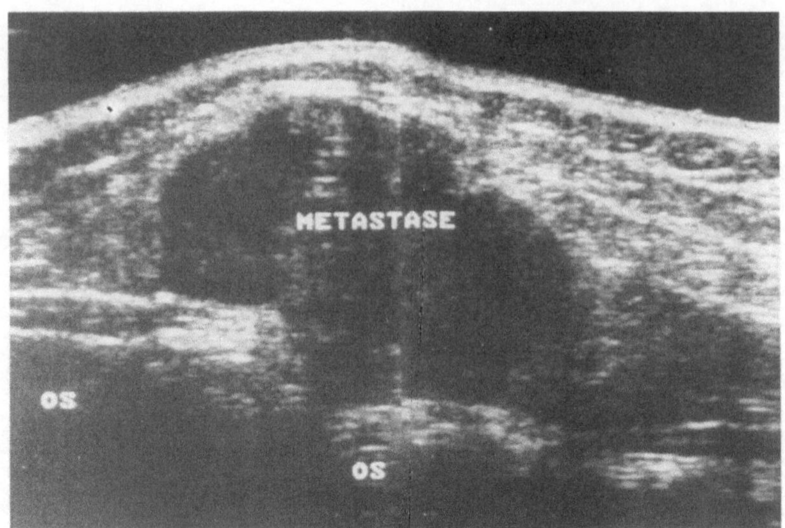

a

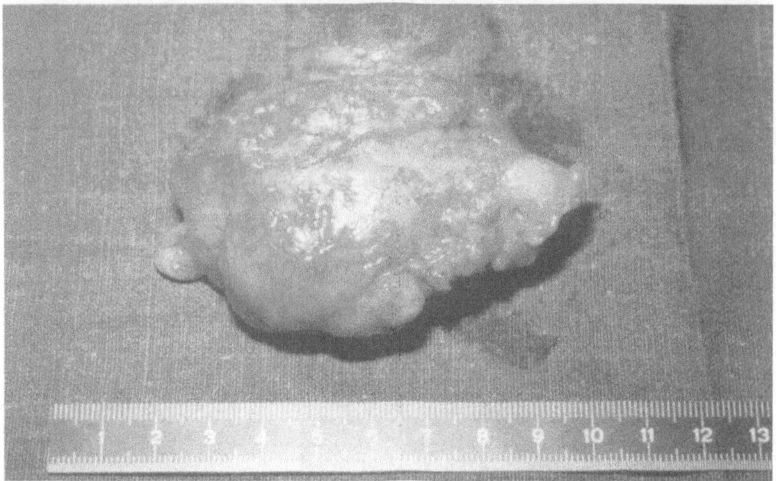

b

Abb. 3a, b. Metastase eines Fibrosarkoms in der Glutealmuskulatur (histologisch gesichert).
a Sonogramm eines Tumors in der Glutealmuskulatur bei einer 62-jährigen Patientin. Sonographischer Befund: ovaler Tumor in der Muskulatur, zapfenartig auslaufend, strukturinhomogen, vorwiegend echoar, relativ gut abgrenzbar bis zum Os ilium reichend, Osteolysen am Os ilium. **b** Operationspräparat zum sonographischen Befund 3a

Schlußfolgerung

Obwohl viele Weichteiltumoren aufgrund ihrer oberflächlichen Lage durch Inspektion und Palpation klinisch imponieren, ist zur differentialdiagnostischen Eingrenzung der Einsatz bildgebender Verfahren notwendig.

Die Ultraschalluntersuchung von Tumoren erlaubt dabei Aussagen über:

1. Die Qualität des Tumors: solid, zystisch, komplex
2. Die innere Struktur des Tumors: homogen, inhomogen, Verkalkungsherde, Nekrosen
3. Lokalisation und Ausgangsgewebe des Tumors
4. Größenbestimmung (dreidimensional)
5. Lagebeziehung zu den Nachbarorganen und Gefäßen: Verdrängung, Infiltration

Eine dignitätsspezifische Aussage ist wie bei CT und MRT auch durch die Sonographie nicht sicher möglich.

Im stufenweisen Einsatz bildgebender Verfahren muß die Sonographie bei der Diagnostik von Weichteiltumoren in der Rezidivbeurteilung und zum Ausschluß von Weichteilmetastasen als Methode der Wahl angesehen werden.

VII. Mamma, Schilddrüse
Lymphknoten

Welche Rolle kann die Mammasonographie als additive Methode bei palpablen Prozessen spielen?

W. Leucht, D. Leucht, K. D. Humbert, G. Bastert
Universitätsklinikum Heidelberg

Da die Röntgenmammographie bislang die einzige anerkannte Screeningmethode für das Mammakarzinom darstellt und im Augenblick auch nicht durch die Sonographie ersetzt werden kann, ist es interessant zu wissen, welchen Beitrag die Sonographie als zusätzliche Methode zur klinischen Beurteilung und zur Röntgenmammographie bei symptomatischen Patienten leisten kann.

Grundlage dieser Untersuchung waren 788 Patientinnen, die einen palpablen Befund in der Brust hatten. *Zystische Befunde waren in dieser Untersuchung ausgeschlossen.* Alle sonographischen Untersuchungen wurden mit einem hochauflösenden Realtime Linear Scanner mit 5 MHz (Hitachi EUB 340) durchgeführt. Mit allen Methoden (Palpation, Röntgenmammographie und Mammasonographie) wurden Dignitätsprognosen erhoben. Die Dignitätsbeurteilungen der zuerst durchgeführten klinischen Untersuchung und der Mammographie waren dem sonographischen Untersucher *nicht* bekannt. Alle Patientinnen erhielten eine Biopsie und das histologische Ergebnis wurde mit den Dignitätsprognosen der 3 präoperativ durchgeführten Untersuchungsmethoden verglichen.

Ergebnisse

Bei 341 Patientinnen (43 %) ergab die histologische Untersuchung ein Karzinom, 447 (57 %) hatten eine benigne Histologie.

Interessant ist die Beobachtung, daß bei maligner Histologie in nur 84 % auf der Mammographie, aber in 98 % auf dem Sonogramm ein Korrelat zum Tumor abgebildet war.

Vergleicht man die Dignitätsprognosen bei den 341 Karzinomen, so zeigt sich, daß die klinische Beurteilung in ca. 57 %, die Röntgenmammographie in ca. 77 % und die Sonographie in ca. 89 % eine korrekte präoperative Dignitätsaussage getroffen hat. Da die falschnegativen Diagnosen bei allen Methoden im Bereich von 4–5 % liegen, erklärt sich der Unterschied korrekter Aussagen durch deutliche Unterschiede der unklaren Dignitätsaussagen (Tabelle 1).

Addiert man unklare Dignitätsprognosen zu den malignen, was aus Gründen der klinischen Kosequenz richtig ist, so erhält man für alle 3 Methoden etwa die gleiche Sensitivität um 95 % (Abb. 1).

Ein fast identischer Sachverhalt zeigt sich auch bei Karzinomen, des Stadiums T1 (< 2 cm), was bedeutet, daß auch bei kleinen palpablen malignen Tumoren die

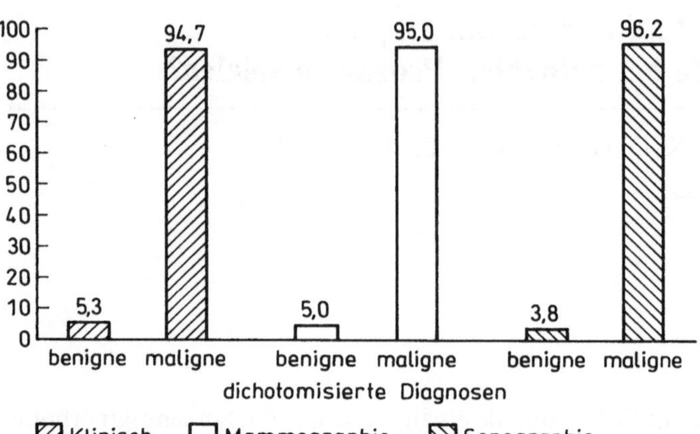

Abb. 1. Sensivität der diagnostischen Methoden bei Karzinomen

Tabelle 1. Methodenvergleich bei maligner Histologie (n = 341)

	Klinik		Mammographie		Sonographie	
	n	%	n	%	n	%
Normal	–	–	–	–	–	–
Benigne	18	5,3	17	5,0	13	3,8
Unklar	129	37,8	54	15,8	22	6,4
Invasive Ca.	194	56,9	262	76,8	303	88,9
In situ Ca.	–	–	8	2,4	2	0,6
Nicht beurteilbar	–	–	–	–	1	0,3
Gesamt	341	100,0	341	100,0	341	100,0

Sonographie mit 87% die Methode mit den meisten korrekten Dignitätsprognosen ist. Auch die Rate an sonographisch unklaren Befunden ist mit 8% deutlich geringer als bei der klinischen Beurteilung mit 45% oder bei der Mammographie mit 18% (Tabelle 2). Noch deutlicher ist der Unterschied bei den histologisch benignen Befunden, die durch die klinische Beurteilung in 54%, von der Mammographie in 52% und von der Sonographie in 73% richtig prognostiziert wurden. Auch hierbei fällt die hohe Rate unklarer Befunde bei der klinischen Beurteilung mit 42% bzw. 34% bei der Röntgenmammographie gegenüber „nur" 13% bei der Sonographie auf.

Da alle Befunde palpabel waren, ist der theoretische Vergleich einer Kombination aus klinischer Untersuchung und Röntgenmammographie sowie klinischer Untersuchung und Sonographie erlaubt. Die Kombination wurde so vorgenommen, daß die Dignitätsaussagen der Untersuchungsmethoden bei Ungleichheit so gewählt wurden, daß die Aussage, die einen größeren Malignitätsverdacht ergab, favorisiert wurde. Bei den malignen Prozessen ergibt die Kombination aus Klinik und Mammographie korrekte Diagnosen um 80%, die Kombination von Klinik

Tabelle 2. Methodenvergleich bei maligner Histologie (Tumorgröße > 0–20 mm, n = 156)

	Klinik		Mammographie		Sonographie	
	n	%	n	%	n	%
Normal	–	–	–	–	–	–
Benigne	13	8,3	11	7,1	8	5,1
Unklar	70	44,9	28	17,9	13	8,3
Invasive Ca.	73	46,8	111	71,2	135	86,6
In situ Ca.	–	–	6	3,8	–	–
Nicht beurteilbar	–	–	–	–	–	–
Gesamt	156	100,0	156	100,0	156	100,0

Tabelle 3. Maligne Histologie: Vergleich der Methodenkombinationen Klinik + Mammographie vs. Klinik + Sonographie

Diagnose	Klinik + Mammographie		Klinik + Sonographie	
	n	%	n	%
Normal	–	–	–	–
Benigne	5	1,5	6	1,8
Unklar	54	15,8	25	7,3
Invasive Ca.	275	80,6	309	90,6
In situ Ca.	7	2,1	1	0,3
Nicht beurteilbar	–	–	–	–
Gesamt	341	100,0	341	100,0

Tabelle 4. Benigne Histologie: Vergleich der Methodenkombinationen Klinik + Mammographie vs. Klinik + Sonographie

Diagnose	Klinik + Mammographie		Klinik + Sonographie	
	n	%	n	%
Normal	–	–	–	–
Benigne	180	40,3	205	45,9
Unklar	213	47,6	190	42,5
Invasive Ca.	43	9,6	51	11,4
In situ Ca.	11	2,5	1	0,2
Nicht beurteilbar	–	–	–	–
Gesamt	447	100,0	447	100,0

und Sonographie von über 90 %. Die unklaren Befunde sind erwartungsgemäß in der Kombination Klinik und Mammographie mehr als doppelt so hoch wie bei der Kombination Klinik und Sonographie. Es ergibt sich durch die Kombination ein Gewinn an Sensitivität von ca. 3 %. Die falsch-negativen Ergebnisse liegen bei beiden Kombinationsformen in der gleichen Größenordnung (Tabelle 3).

Die Kombination der klinischen Untersuchung mit einem bildgebenden Verfahren bei benignen Befunden ergibt einen Verlust an Spezifität zwischen 10 %

Tabelle 5. Sensitivität und Spezifität jeder diagnostischen Methode alleine und in Kombination (n = 788)

Methode	Sensitivität %	Spezifität %
Klinik (KL)	94,7	53,7
Mammographie (MG)	95,0	55,5
Sonographie (US)	96,2	78,1
KL + MG	98,5	40,3
KL + US	98,2	45,9
KL + MG + US	99,1	35,8

und 30 % (Tabelle 4). Dies ist zum einen dadurch bedingt, daß man für alle Fälle die „histologische Wahrheit" kennt und nicht wie oftmals üblich Spezifitäten von Kollektiven nicht-biopsierter Patientinnen berechnet. Zum anderen erhöht sich die Rate falsch-positiver Befunde durch die Art der vorgenommenen Dichotomisierung, die aber gleichzeitig eine höhere Ausbeute an Sensitivität ergibt.

Kombiniert man alle 3 Methoden miteinander so erhöht sich die Sensivität auf 99 % und vermindert die Spezifität auf ca. 36 %. Tabelle 5 faßt die Validitätsziffern der einzelnen Methoden und der Kombinationsformen zusammen.

Fazit

Im Vergleich zur klinischen Untersuchung und zur Mammographie liefert die Sonographie bei palpablen Befunden die meisten korrekten Dignitätsprognosen.

Als additive Methoden zur klinischen Untersuchung sind Mammographie und Sonographie gleichwertig.

Kombiniert man alle 3 Methoden miteinander, so erhöht sich die Sensivität auf auf 99 % und vermindert die Spezifität auf ca. 36 %. Tabelle 5 faßt die Validitätsziffern der einzelnen Methoden und der Kombinationsformen zusammen.

Die Wertigkeit der Sonographie
bei der Untersuchung der männlichen Brustdrüse

W. BUCHBERGER [1], T. PENZ [1] und M. TÖTSCH [2]

[1] Universitätsklinik für Radiodiagnostik, [2] Institut für Pathologische Anatomie, Universität Innsbruck

Tast- und sichtbare Vergrößerungen der männlichen Brustdrüse können durch eine Vielzahl von Veränderungen verursacht werden. Die bei weitem häufigste Ursache ist die Gynäkomastie, die durch eine Hyperplasie der duktalen Strukturen und des Stromas charakterisiert ist. Als Pseudogynäkomastie wird eine lediglich durch vermehrte subcutane Fettgewebseinlagerung bedingte Schwellung der Brustdrüse bezeichnet. Karzinome und benigne Tumore (Lipome, Fibrome, Zysten) sind selten. Da die klinisch-palpatorische Beurteilung der männlichen Brustdrüse oft schwierig und unsicher ist, kommt der Mammographie ein hoher Stellenwert zu. Die mammographische Beurteilung wird jedoch durch den vielfältigen röntgenmorphologischen Aspekt der Gynäkomastie und die teilweise Überschneidung mit dem des Karzinoms erheblich erschwert. In einer retrospektiven Studie sollte daher der Wert der Sonographie als additives Verfahren untersucht werden. Die Studie umfaßte 61 Patienten mit einer unilateralen oder bilateralen Vergrößerung der Brustdrüse (15 bis 89 Jahre, Durchschnittsalter: 49 Jahre). Die Mammographien wurden mit einem speziellen Mammographie-Gerät (Siemens Mammomat) mit Laufraster und einer geeigneten Film-Folien-Kombination (Kodak MinR Folie und Ortho MA Film) durchgeführt. Bei 34 Patienten wurde eine ergänzende Sonographie mit einem Real-time-Gerät (Picker LSC 9500) und einer 7,5 MHz-Linearsonde angeschlossen. Um die Beziehungen zwischen dem mammographischen und sonographischen Aspekt der Gynäkomastie und der Histomorphologie besser zu verstehen, wurden bei 20 Gynäkomastien mit unterschiedlich langer Verlaufszeit Mammographie, Sonographie und Histopathologie korrelativ ausgewertet.

Gynäkomastie

Die Gynäkomastie ist mit etwa 85% aller Fälle die häufigste Ursache einer Vergrößerung der männlichen Brustdrüse. Als Ursache kommen neben der Pubertätsgynäkomastie und der Involutionsgynäkomastie im Alter endokrin aktive Tumore (Hodentumore, insbesondere Leidigzelltumore, femininisierende Nebenierenrindentumore, sowie gelegentlich Bronchialkarzinome und Tumore des Gastrointestinaltraktes), eine primäre (Anorchie, Klinefelter-Syndrom, Hypogonadismus) oder sekundäre (postentzündlich, posttraumatisch) endokrine Hodeninsuffizienz, ein gestörter Östrogenmetabolismus im Rahmen einer Leberzirrhose, aber auch Unterernährung, chronisch konsumierende Erkrankungen, Niereninsuffizienz oder Hyperthyreose in Frage. Iatrogene Gynäkomastien können durch eine Vielzahl von Medikamenten (Östrogene, Digitalis, Spironolacton, Phenothiazine, trizyklische Antidepressiva u. a.) verursacht werden.

Mammographie

Mehrere Autoren haben versucht, die sehr unterschiedlichen mammographischen Befunde bei der Gynäkomastie zu systematisieren. Die von uns verwendete Einteilung lehnt sich an das Schema von Amalric [1] an. Es können vier Gruppen von radiologischen Veränderungen unterschieden werden:

1. Retromammilläre Verdichtungen ohne wesentliche Ausläufer in das umgebende Fettgewebe (nondulärer Typ, n = 19).
2. Retromammilläre Verdichtungen mit ausgeprägten dendritischen Ausläufern (dendritischer Typ, n = 29).
3. Übergangsformen zwischen dem nodulären und dem dendritischen Typ (nodulär-dendritischer Typ, n = 19).
4. Homogene oder inhomogene diffuse Verdichtungen mit Ausbildung eines echten Brustdrüsenkörpers (diffuser Typ, n = 21).

Sonographie

Bisher wurden kaum systematische Untersuchungen über den sonographischen Aspekt der Gynäkomastie durchgeführt. Einzelne Autoren berichteten über eine echoarme, umschriebene und eine echofreie, diffuse Form [2, 3].

Bei unseren eigenen Untersuchungen an 34 Patienten ließen sich zwei verschiedene Echotypen unterscheiden:

1. Die echoarme Form (n = 19) umfaßte echoarme retromammilläre Areale mit meist unscharfer (15/19) Berandung und inhomogenem (13/19) Binnenstrukturmuster (Abb. 1).
2. Die echoreiche Form (n = 15, Abb. 1) umfaßte meist größere, inhomogenechoreiche Brustdrüsenkörper (Abb. 2).

Korrelation zwischen Mammographie, Sonographie und Histologie

Mehrere große Studien anhand von chirurgischen Präparaten und Autopsiematerial zeigten, daß die Veränderungen der Milchgänge und des Stromas bei der Gynäkomastie ein breites Spektrum bilden, an dessen einem Ende Gynäkomastien mit ausgeprägter ductaler Proliferation und einem lockeren, zellreichen Stroma (florider Typ) und an dessen anderem Ende Gynäkomastien mit nur geringer Proliferationstendenz und einem dichten hyalinisierten Stroma (fibröser Typ) stehen. Der histologische Typ einer Gynäkomastie zeigt keine Korrelation mit ihrer Ätiologie, jedoch eine deutliche Abhängigkeit von der Verlaufsdauer

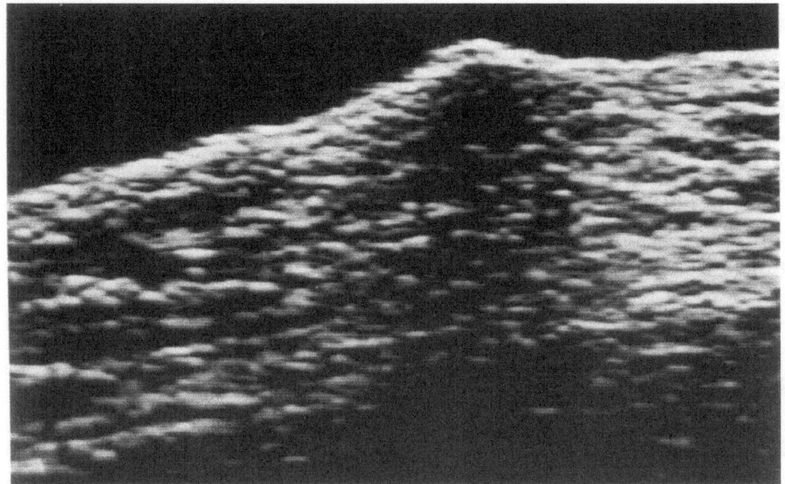

Abb. 1. Echoarme Form der Gynäkomastie. 64jähriger Patient, iatrogene Gynäkomastie (Digitalis- und Spironolacton-Medikation) seit 4 Monaten

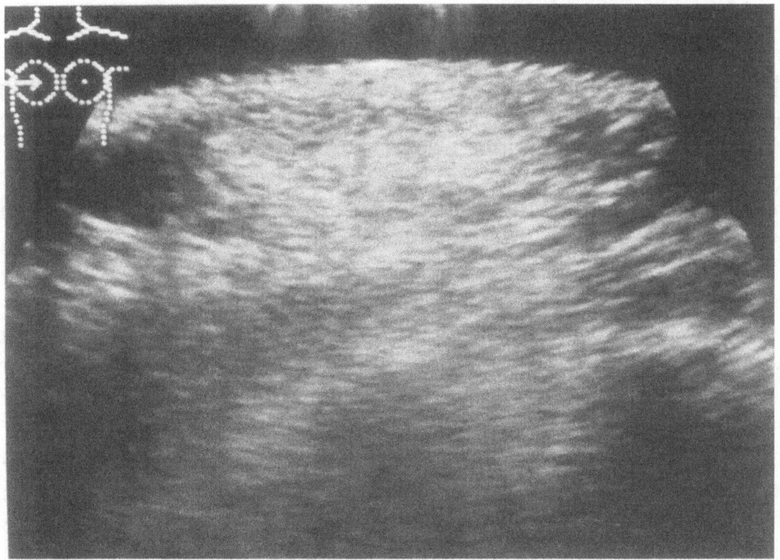

Abb. 2. Echoreiche Form der Gynäkomastie. 25jähriger Patient, Gynäkomastie (idiopathisch) seit etwa 12 Monaten

[4]. Unsere Ergebnisse stimmen mit diesen Beobachtungen überein; darüber hinaus zeigte sich eine deutliche Korrelation zwischen dem mammographischen und sonographischen Aspekt einer Gynäkomastie und dem Stromatyp. Vier bis sechs Monate bestehende Gynäkomastien entsprachen histologisch in den meisten Fällen der floriden Form und mammographisch fast durchwegs dem nodulären oder nodulär-dendritischem Typ; sonographisch waren sie bis auf zwei Ausnahmen echoarm. Länger bestehende Gynäkomastien repräsentierten den fibrösen Typ und waren in der Mammographie als dendritische oder diffuse Verdichtung, in der Sonographie durchwegs als vorwiegend echoreiche Areale nachweisbar.

Differentialdiagnose

Neben den Gynäkomastien umfaßte die vorliegende Studie neun Fälle von Pseudogynäkomastie, drei invasive ductale Karzinome, zwei Mastitiden und ein Lipom.

Sowohl mammographisch, als auch sonographisch kann die echte Gynäkomastie mit Sicherheit von der *Pseudogynäkomastie*, unterschieden werden. Mammographisch ist die Brust strahlentransparent und zeigt nur einzelne septale Strukturen und Gefäßschatten. In der Sonographie findet sich eine typische echoarme Fettläppchenzeichnung.

Karzinome der männlichen Brustdrüse sind selten und machen nur 1 % aller Mammakarzinome aus. Mammographisch waren zwei der Tumoren als rundliche, unscharf berandete Verdichtungen und ein Tumor als rundliche Verdichtung mit ausgeprägten strahligen Ausläufern und mehreren Mikrokalzifikationen nachweisbar. Zwei der Karzinome lagen zentral retromammillär, einer exzentrisch im oberen äußeren Quadranten.

Während die mammographische Differenzierung gegenüber der diffusen Form der Gynäkomastie kaum Probleme verursacht, ist die Unterscheidung zwischen den umschriebenen Formen der Gynäkomastie und dem Karzinom manchmal schwierig. Gynäkomastien vom dendritischen oder nodulär-dendritischen Typ sind oft sehr dicht, zeigen ausgeprägte radiäre Ausläufer und nicht selten eine gewisse Asymmetrie. Andererseits sind Karzinome in 40 bis 65 % aller Fälle glatt berandet und in 40 bis 50 % zentral retromammillär gelegen. In der Sonographie waren alle bisher untersuchten Karzinome als echoarme Knoten mit typischen Malignitätskriterien nachweisbar. Die echoreiche Form der Gynäkomastie ist daher sonographisch leicht vom Mammakarzinom zu unterscheiden. Bei echoarmen Gynäkomastien kann die Beobachtung der Randzone wichtige differentialdiagnostische Hinweise geben. Während Karzinome häufig von einem unregelmäßigen echodichten Randsaum umgeben sind, zeigen echoarme Gynäkomastien meist eine unscharfe, gegen die Peripherie zu verdämmernde Kontur ohne eindeutigen Randsaum. Schallschatten sind kein sicheres diagnostisches Kriterium, da sie selten auch bei Gynäkomastien auftreten können.

Entzündliche Veränderungen der männlichen Brustdrüse stellen, wie bei der weiblichen Mamma, ein differentialdiagnostisches Problem dar und sind häufig weder mammographisch noch sonographisch von Karzinomen unterscheidbar.

Zusammenfassend erweist sich die Sonographie auch bei der Beurteilung der männlichen Brustdrüse als wertvolle additive Methode zur Mammographie. Bei der Gynäkomastie ermöglicht die enge Korrelation zwischen Echotyp und Stromahistologie zusätzliche diagnostische und prognostische Aussagen. In der manchmal schwierigen Differentialdiagnose zwischen umschriebenen Formen der Gynäkomastie und Karzinomen kann die Sonographie in vielen Fällen wertvolle Zusatzinformationen erbringen.

Literatur

1. Amalric R, Geller S (1959) Morphoradiologie du sein chez l'homme. J de Radiol d'Electrol et de Med Nucleaire 40:292–296
2. Cole-Beuglet C, Schwartz GF, Kurtz B, Patchefsky AS, Goldberg BB (1982) Ultrasound mammography for male breast enlargement. J Ultrasound Med 1:301–305
3. Jackson VP, Gilmore RL (1983) Male breast carcinoma and gynecomastia: comparison of mammography with sonography. Radiology 149:533–536
4. Bannayan GA, Hajdu SI (1972) Gynecomastia: clinicopathologic study of 351 cases. Am J Clin Pathol 57:431–437
5. Ouimet-Oliva D, Hebert G, Ladouceur J (1978) Radiographic characteristics of male breast carcinoma. Radiology 129:37–40

Sonographische Schilddrüsen-Diagnostik

N. Gritzmann

Röntgenabteilung und Nuklearmedizin, KH der Barmherzigen Brüder, Kajetanerplatz 1,
A-5020 Salzburg

Aufgrund der oberflächlichen Lage der Schilddrüse kann das Orgen sonographisch mit hochauflösenden Schallköpfen dargestellt werden. Üblicherweise werden Frequenzen zwischen 5 und 7,5 MHz verwendet. Ein sektorförmiger Bildaufbau weist Vorteile in der Darstellung von retrosternalen Strumaanteilen auf, während ein linearer, rechteckiger Bildaufbau Vorteile in der simultanen Beurteilung beider Schilddrüsenlappen hat. Für die sonographische Beurteilung der Schilddrüse muß der Patient mit überstrecktem Hals, am Rücken liegend, untersucht werden.

Zur Abgrenzung von retrosternalen Strumaanteilen sollte ein Polster unter die Schultern plaziert werden.

Wichtige anatomische Strukturen in der Umgebung des Organs sind die großen Halsgefäße. Während die Carotis nicht komprimierbar ist und im Querschnitt rund erscheint, zeigt die Vena jugularis interna eine deutliche Komprimierbarkeit, bzw. Dilatation bei Valsalva-Manöver. Lateral der Schilddrüse zeigt sich der größte cervikale Muskel, der Musculus sternocleidomastoideus. Ventral der Schilddrüse kommt die vordere Halsmuskulatur, dorsal der Schilddrüse der Musculus longus colli zur Darstellung. Der cervikale Oesophagus stellt sich zumeist dorsal des linken Schilddrüsenlappens als schluckverschiebliche Kokarde dar. Die Schilddrüse selbst ist sonographisch ein homogenes, echoreiches Organ, fakultativ können intraglanduläre Venen im B-Bild dargestellt werden. Das Volumen eines Schilddrüsenlappens wird nach folgender Formel berechnet:

$$\frac{a \times b \times c}{2}$$

a = Längsdurchmesser

b = axialer Durchmesser

c = sagittaler Durchmesser

Ein Gesamtvolumen beider Schilddrüsenlappen von bis zu 18 ml gelten bei der Frau als normal, beim Mann gilt die Obergrenze von 24 ml.

Bei der beschriebenen Formel wird das Volumen des Isthmus vernachlässigt. Während die Volumetrie durch die Berechnung des Rotationselipsoids bis ca. 80 ml noch relativ genau ist, ist bei großen Strumen mit dieser Methode keine genaue Volumensangabe, bzw. Verlaufskontrolle möglich.

Diffuse Schilddrüsenerkrankungen

Eine *diffuse Struma* führt zumeist zu einer Erhöhung der Echogenität. Anfangs sind die Strumen zumeist homogen, echoreich strukturiert, doch die Übergänge zu Strukturinhomogenitäten, bzw. inzipienten Knotenbildungen sind fließend. Endstadium ist die sogenannte multinoduläre Struma. Bei diesem Krankheitsbild ist es Aufgabe der Sonographie, das Organ komplett abzugrenzen. Substernale, bzw. retrotracheale Strumaanteile sollten, falls möglich, ebenfalls erfaßt werden.

Während die Sonographie die makro-morphologische Beurteilung der Schilddrüse in entsprechender Weise gewährleistet, ist eine funktionelle Beurteilung mittels B-Bild-Sonographie nicht möglich. Somit muß insbesondere zum Nachweis von Autonomien eine Szintigraphie durchgeführt werden.

Beim *Morbus Basedow* findet man sonographisch in typischer Weise eine vergrößerte, diffus echoarme Schilddrüse, wobei häufig insbesondere eine Vergrößerung des sagittalen Schilddrüsendurchmessers besteht. Die Echogenität der Schilddrüse sollte stets mit der Echogenität der umgebenden Muskulatur verglichen werden. Zumeist besteht beim Morbus Basedow kein Impedanzunterschied zwischen cervikaler Muskulatur und Schilddrüse. Neben den klinischen Hyperthyreosezeichen gilt auch die endokrine Ophthalmophatie für den Morbus Basedow als typisch. Häufig kommt es zu einer Erhöhung von MAK und TRAK.

Die sogenannte *subakute Thyreoiditis-Hashimoto* führt im akuten Stadium ebenfalls zu einer diffusen Echoarmut ohne Organvergrößerung. Wie auch beim Morbus Basedow zeigt sich farbdopplersonographisch eine Mehrdurchblutung („Thyroid-Inferno"). Die atrophe Form des Morbus Hashimoto zeigt eine kleine, schlecht abgrenzbare, sehr echoarme Schilddrüse mit auffallender Minderdurchblutung, bzw. fehlender Durchblutung im Farbdoppler.

Die subakute *Thyreoditis de Quervain* ist gekennzeichnet durch landkartenartige, flächige, echoarme Infiltrationen mit deutlichem, lokalen Druckschmerz und hochgradig erhöhter Blutsenkung. Die Schilddrüse ist meistens nicht signifikant vergrößert. Farbdopplersonographisch zeigt sich in den echoarmen, entzündlichen Arealen eine deutliche Mehrdurchblutung.

Die farbcodierte Dopplersonographie kann sowohl bei den Autoimmunthyreoditiden als auch bei der subakuten Thyreoiditis de Quervain zur groben Beurteilung der Florididät der Erkrankung eingesetzt werden.

Fokale Schilddrüsenerkrankungen

Echofreie Raumforderungen entsprechen zumeist *makrofollikulären Adenomen* bzw. *adenomatösen Hyperplasien*. Homogene echoreiche Raumforderungen sind selten durch Karzinome bedingt. In den wenigen beschriebenen Fällen eines echoreichen Karzinoms lag stets ein papilläres Karzinom vor.

Ein echoarmer Halo um eine Raumforderung spricht eher für die Expansivität und somit für die Benignität einer Raumforderung, wenngleich hochdifferenzierte Karzinome durchaus ebenfalls ein markromorphologisch expansives Wachstum aufweisen können.

Auch echogleiche Knoten in der Schilddrüse, die sich häufig nur durch den echoarmen Halo und Strukturinhomogenitäten vom übrigen Schilddrüsengewebe abheben, sind zumeist durch Adenome, bzw. adenomatöse Hyperplasien bedingt. Echoarme Herdbildungen entsprechen zumeist *mikrofollikulären Adenomen*, wenngleich sie durchaus auch durch Karzinome bedingt sein können.

Sämtliche Adenome weisen häufig regressive Veränderungen auf. Zum Teil können Kalzifikationen nachgewiesen werden. Grobschollige Verkalkungen sprechen eher für die Benignität, während feindisperse Kalzifikationen einen Malignitätshinweis darstellen (Tabelle 1). Zystische Degenerationen sind ebenfalls bei Adenomen häufiger als bei Karzinomen. Sowohl Adenome als auch Karzinome können einbluten und so schnell massiv größer werden. Die frische Einblutung ist gekennzeichnet durch eine nahezu echofreie Raumforderung mit feindispersen, homogenen, zum Teil flottierenden Binnenechos.

Karzinome sind zumeist echoarme, bzw. inhomogene Raumforderungen. Sie können unscharf, aber durchaus auch scharf begrenzt sein und zum Teil auch einen echoarmen bis echofreien Halo aufweisen. Häufig handelt es sich um solitäre Raumforderungen.

Insbesondere der solitäre, echoarme, unscharf begrenzte, szintigraphisch kalte Herd ist suspekt auf ein Karzinom und sollte punktionszytologisch abgeklärt werden.

Die Szintigraphie sollte stets einer Feinnadelpunktion vorausgehen, da insbesondere bei autonomen Knoten häufig falsch positive, bzw. fragliche zytologische Ergebnisse bestehen. Wie auch autonome Adenome bzw. Entzündungen, zeigen Karzinome häufig farbdopplersonographisch eine vermehrte Durchblutung. Eine fehlende Durchblutung im Farbdoppler schließt aber einen malignen Prozeß keineswegs aus.

Das seltene anaplastische Karzinom ist gekennzeichnet durch ein rasches organüberschreitendes Wachstum, ohne Respektierung der anatomischen Grenzen mit Infiltration der umgebenden Muskulatur, bzw. der Gefäßwände. Die hochauflösende Sonographie sollte auch zum *Lymphknoten-Staging* von Schilddrüsenkarzinomen eingesetzt werden. Wenngleich die zu erwartende Treffsicherheit geringer als bei Plattenepithelkarzinomen des Kopf-Hals-Bereiches ist, weist

Tabelle 1. Benignitäts- bzw. Malignitätshinweise eines Schilddrüsenknotens

eher benigen	eher maligen
echoreich	echoarm
echogleich	heterogen
multipel	solitär
grobschollige Verkalkung	feindisperse Verkalkung
scharfe Begrenzung	unscharfe Begrenzung
weich	derb
verschieblich	unverschlieblich
nicht palpabel	palpabel
langsames Wachstum	schnelles Wachstum
gute Durchblutung mit	gute Durchblutung mit
szintigr. Mehrspeicherung	szintigr. Minderspeicherung
	vergrößerte regionäre Lymphknoten

sie trotzdem eine höhere Treffsicherheit als die Palpation auf. Insbesondere sollte die kontralaterale Seite, auf der üblicherweise keine Neckdissection durchgeführt wird, genauestens beurteilt werden. Die etwas niedrigere Treffsicherheit im sonographischen Lymphknoten-Staging von Schilddrüsenkarzinomen, im Vergleich zu Plattenepithelkarzinomen, erklärt sich durch das häufige Vorliegen von Mikrometastasen. Während die cervikale Metastasierung mit ausreichender Sensitivität erfaßt werden kann, ist eine lymphogene Propagation ins Mediastinum sonographisch nur unzureichend erfaßbar.

In der *Rezidiv-Diagnostik* sollte die Sonographie obligat eingesetzt werden, da sie zum Teil in der Lage ist, subklinische Lokal- bzw. auch Lymphknotenrezidive zu erfassen. Um auch die oberen Anteile des Mediastinums untersuchen zu können, bewährt sich in dieser Fragestellung ein sektorförmiger Bildaufbau. Das *maligne Lymphom* stellt sich meistens als hochgradige Vergrößerung der Schilddrüse dar, mit diffuser, inhomogener Echoarmut. Zum Teil besteht ein Übergreifen auf die übrigen cervikalen Weichteile und konglomeratartige Lymphknotenpakete. In den meisten Fällen ist die Diagnose des malignen Non-Hodgkin-Lymphoms schon anamnestisch bekannt, häufig handelt es sich um Patienten im Endstadium der Lymphomerkrankung.

Auch beim malignen Lymphom zeigt sich farbdopplersonographisch zumeist eine gute Durchblutung.

Die Sonographie hat sich auch im Rahmen der ultraschallgezielten Punktion bewährt. Während palpable Knotenbildungen nach vorangehender Sonographie auch „frei Hand" punktiert werden können, kann mittels Sonographie eine gezielte Punktion von kleinen Schilddrüsenknoten erfolgen. Dies ist vor allem bei verschiedenen, hereditären Tumorerkrankungen, bzw. multiplen endokrinen Neoplasien von Bedeutung.

Zusammenfassend stellt die hochauflösende Sonographie das primäre bildgebende Verfahren der Wahl in der morphologischen Abklärung der Schilddrüse dar. Die Sonographie weist eine ausreichende Sensitivität auf, die Spezifität ist allerdings gering. Zusammen mit laborchemischer, szintigraphischer und punktionszytologischer Abklärung ist aber zumeist, ohne höhergradige Invasivität, eine definitive Diagnose möglich.

Literatur

1. Czembirek H, Frühwald F, Gritzmann N (Herg.) (1988) Kopf-Hals-Sonographie, Springer Verlag
2. Maier R (1984) Ultraschalldiagnostik der Schilddrüse, Schattauer Verlag
3. Pfannenstiel P (1983) Diagnostik von Schilddrüsenerkrankungen, Schnetztor Verlag
4. Wiedemann W (1988) Sonographie und Szintigraphie der Schilddrüse, Georg Thieme Verlag

Sonographischer Maximal-/Querdurchmesserquotient versus Computertomographie im Staging cervicaler Lymphknoten

H. J. Steinkamp, R. Felix

Strahlenklinik und Poliklinik, Universitätsklinikum Rudolf Virchow, Freie Universität Berlin, Augustenburger Platz 1, D-1000 Berlin 65

Einleitung

Die Prognose von Kopf-Hals-Malignomen wird vor allem vom Lymphknotenbefall bestimmt. So verringert sich zum Beispiel die 5-Jahresüberlebensrate nach partieller Glossektomie bei Patienten mit Zungentumoren durch den Lymphknotenbefall von 92% auf 32%.

Die bildgebenden Verfahren im Rahmen des prätherapeutischen Stagings bei Patienten mit Kopf-Hals-Malignomen zeichnen sich durch eine befriedigende Sensitivität (72–100%) aus. Hierin sind die Sonographie, Computertomographie und Magnetresonanztomographie auch der Palpation eindeutig überlegen.

Der Nachteil der bildgebenden Verfahren liegt bisher jedoch in der mangelnden Spezifität von 32%–97%. Dies führt therapeutisch zu radikalen operativen Eingriffen, die retrospektiv zum Teil unnötig gewesen wären.

Patienten und Methode

Prospektiv und retrospektiv wurden die Befunde der Computertomographie und der Sonographie bei 145 Patienten (131 männlich, 14 weiblich) mit Malignomen des Kopf-Hals-Bereiches ausgewertet. Alle Patienten wurden operativ mit einer Neck dissektion und Primärtumorextirpation (soweit der Primärtumor bekannt war) versorgt. Die Befunde der Palpation und Computertomographie wurden anschließend mit dem Ergebnis der Histologie des Neck dissektion Präparates verglichen.

122 Computertomographien wurden an dem Gerät Somatom Plus (Siemens) durchgeführt. 16 Untersuchungen erfolgten mit dem Gerät Somatom DR 3 (Siemens) mit der Scanzeit von 4 Sekunden (125 kV Röhrenspannung, 350 mAs). Die Schichtdicke betrug 4 mm mit einem Tischvorschub von ebenfalls 4 mm.

Eine Lymphknotenmetastase wurde in der Computertomographie vermutet, wenn mindestens eines der folgenden Kriterien erfüllt war:

- Lymphknoten mit einer Maximalausdehnung größer 10 mm.
- Lymphknoten mit deutlichen Inhomogenitäten nach Kontrastmittelgabe.
- Lymphknoten mit zentraler Hypodensität und peripheren Enhancement nach Kontrastmittelgabe.

Die sonographische Untersuchung fand mit Real-time-Scannern (5 MHz und 7,5 MHz) der Firmen Picker (CS 9500) und Acuson (Acuson 128) statt. Für die Beurteilung der Lymphknoten mittels des Maximal-/Querdurchmesserquotienten gilt folgendes:

a) Lymphknoten mit einem Maximal-/Querdurchmesserquotienten kleiner 2 wurden als Metastasen angesehen.
b) Lymphknoten mit einem Maximal-/Querdurchmesserquotienten größer 2 wurden als benigne Lymphknoten angesehen.

Ergebnisse

Tabelle 1 zeigt, daß die Sonographie (93%) und Computertomographie (93%) mit der gleich hohen Sensitivität Halslymphknotenmetastasen darstellen. Die Spezifität der Sonographie hinsichtlich der Differenzierung benigner und metastasenbefallener Lymphknoten liegt mit 95% deutlich über der Spezifität der Computertomographie (66%). Damit hat die Computertomographie (34%) einen deutlich höheren Anteil falsch positiver Diagnosen, als die Sonographie (5%) unter Verwendung des Maximal-/Querdurchmesserquotienten. Die Anzahl der falsch negativen Befunde ist in der Sonographie (7%) und der Computertomographie (7%) identisch.

Die Treffsicherheit der Sonographie (94%) liegt infolge der deutlich besseren Spezifität erheblich über der Treffsicherheit der Computertomographie (79%).

Durch den Maximal-/Querdurchmesserquotienten konnten 89 von 96 Lymphknoten (= 94%) als nicht metastatisch befallen identifiziert werden. Die Computertomographie konnte 53 von 96 Lymphknoten (= 55%) als nicht metastatisch befallen klassifizieren (= Spezifität).

Die computertomographisch falsch positiv beurteilten Lymphknoten wurde der zugehörige sonographische Maximal-/Querdurchmesserquotient zugeordnet. Es zeigt sich, daß durch die Verwendung des maximal-/Querdurchmesserquotienten die Anzahl der falsch positiv beurteilten Patienten von 18 auf 1 Patienten reduziert werden konnte (Abb. 1).

Bei der Patientin, bei der durch den Maximal-/Querdurchmesserquotienten die Lymphknoten als falsch positiv beurteilt wurden, wurde eine Lymphknotentuberkulose diagnostiziert. Bei den zwei weiteren Patienten mit sonographisch falsch positiven Lymphknotenbefund handelt es sich jeweils um Patienten mit

Tabelle 1. Wertigkeit von Sonographie (M/Q-Quotient) und Computertomographie hinsichtlich Nachweis und Ausschluß von Lymphknotenmetastasen bei 145 Patienten

	Sonographie	Computertomographie
Sensitivität	93%	93%
Spezifität	95%	66%
falsch positiv	5%	34%
falsch negativ	7%	7%
Treffsicherheit	94%	79%

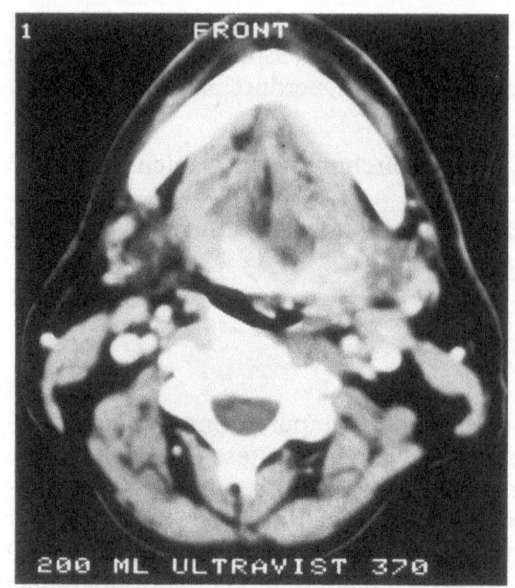
1
FRONT
200 ML ULTRAVIST 370

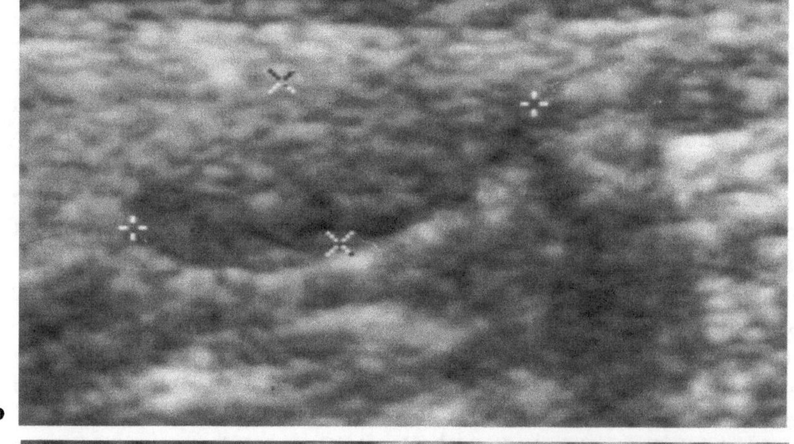

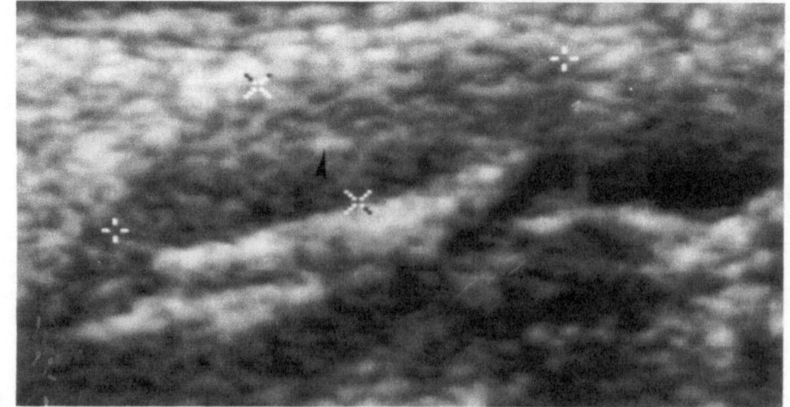

einem Larynxkarzinom, wo jeweils ein 7 mm großer Lymphknoten einen M/Q-Quotienten < 2 aufwies.

Diskussion

Sonographie

Verschiedene Untersucher zeigten unter Berücksichtigung der Lymphknoten-maximalausdehnung als Malignitätskriterium für die Palpation, Sonographie und Computertomographie eine Sensitivität von 75–95% auf [1, 2, 4]. Nachteilig ist die mangelnde Spezifität dieses Kriteriums. So sind für die Palpation eine Spezifität von 60%, für die Sonographie von 61% und für die Computertomographie von 82% beschrieben [1, 3, 5].

In unserer Untersuchung wurde der Maximal-/Querdurchmesserquotient zur Malignitätsbeurteilung in der Sonographie verwandt. Die Sonographie (93%) besitzt ebenso wie die Computertomographie (93%) eine hohe Sensitivität in der Darstellung von Halslymphknotenmetastasen (Tabelle 1).

Der Maximal-/Querdurchmesserquotient ermöglicht mit einer Sicherheit von 94% die Differenzierung zwischen metastatisch befallenen Lymphknoten und reaktiv vergrößerten Lymphknoten wie bei follikulärer Hyperplasie und Sinushistiozytose. Nach Simon ist das Auftreten von Lymphknoten mit Sinushistiozytose oder follikulärer Hyperplasie bei Patienten mit HNO-Tumoren obligat [6]. Der einzig aus diesem Kollektiv falsch positiv beurteilte Patient hatte eine Lymphknotentuberkulose. Hier gilt also ebenso wie für die Computertomographie, daß mittels des sonographischen Maximal-/Querdurchmesserquotienten keine Differenzierung zwischen Lymphknotentuberkulose und Lymphknotenmetastase möglich ist. Ebenso ist es nicht möglich, zwischen Lymphknoten bei Morbus Hodgkin und Metastasen zu differenzieren.

Die sonographisch falsch positiv beurteilten Patienten (n = 3) hatten als Grunderkrankung in einem Fall eine Lymphknotentuberkulose. In den zwei weiteren Fällen handelt es sich um Patienten mit einem Larynxkarzinom mit Lymphknotenmetastasen unter 8 mm. Hier ergab der Maximal-/Querdurchmesserquotient Quotienten unter dem Grenzwert 2, ohne daß eine Metastasierung vorlag. Hieraus kann man folgern, daß die Verwendung des Maximal-/Querdurchmesserquotienten in dem Bereich mit einem maximalen Durchmesser der Lymphknoten unter 8 mm als nicht sicher angesehen werden darf.

Abb. 1 a–c. Anamnese: K. S., weiblich, 38 Jahre: Seit 3 Wochen Heiserkeit, starke Halsschmerzen und blutiges Hustensekret. *Richtig negativer Sonographiebefund und falsch positiver Computertomographiebefund:* **a** Computertomographie mit Kontrastmittel: Beidseits im Kieferwinkel je ein inhomogener metastasensuspekter Lymphknoten. **b** und **c** Sonographie: **b** Rechtsseitig gemischt echogener Lymphknoten: M/Q-Quotient: 20/7 = 2,8. **c** Linksseitig gemischt echogener Lymphknoten: M/Q-Quotient: 18/8 = 2,3. Histologie: Plattenepithelkarzinom des Larynx ohne Lymphknotenmetastasen. Ausgeprägte Sinushistiozytose der Lymphknoten im Kiefernmwinkel. T3 N0 M0

DerVorteil des sonographischen Maximal-/Querdurchmesserquotienten liegt jedoch eindeutig in der Möglichkeit mit der angegebenen Sicherheit (94%) zwischen reaktiv vergrößerten Lymphknoten mit Sinushistiozytose oder follikulärer Hyperplasie und Halslymphknotenmetastasen unterscheiden zu können (Abb. 1).

Die durch den Maximal-/Querdurchmesserquotienten falsch negativ beurteilten Lymphknoten hatten allesamt eine Maximalausdehnung größer 20 mm. Der Maximaldurchmesser des größten falsch negativ beurteilten Lymphknotens betrug sogar 65 mm. In der Computertomographie waren 5 dieser 8 Lymphknoten eindeutig als Metastasen zu identifizieren, da sie eine zentrale Hypodensität mit Randenhancement zeigten. Die Histologie bestätigte in den fünf Fällen den Befund der zentralen Nekrose. Dies kann Hinweis darauf sein, daß infolge der Nekrose das eher zirkuläre Wachstum des metastatischen Lymphknotens gestört ist und die WAchstumsrichtung sich verändert.

Ebenso treten in der Sonographie falsch negative Maximal-/Querdurchmesserquotienten (> 2) auf, wenn mehrere Lymphknotenmetastasen miteinander verschmelzen, so daß das Bild eines Lymphknotenkonglomerates auftritt. *Hier darf der sonographische Maximal-/Querdurchmesserquotient nicht gelten, sobald die einzelnen Metastasen nicht mehr voneinander zu differenzieren sind.*

Die Computertomographie kann in diesen Fällen weiterhelfen, wenn die sonographisch verschmolzenen Lymphknoten auf Grund ihrer Kontrastmittelanreicherung zu differenzieren sind (Abb. 4). Auch sonographisch ergibt sich meist solch ein Bild, daß auch ohne positiven Quotienten (M/Q < 2) kein Zweifel an einer Metastasierung bleibt.

Computertomographie

Die Computertomographie erkennt mit einer Sensitivität von 93% eine Metasierung der Halslymphknoten (Tabelle 1).

Insbesondere der Nachweis einer zentralen Hypodensität mit Randenhancement ist als sicheres Zeichen einer Metastasierung zu werten. Alle Lymphknoten, bis auf die Lymphknoten mit Lymphknotentuberkulose, die dieses Kontrastmittelverhalten aufwiesen, waren Lymphknotenmetastasen. Histologisch waren alle Lymphknotenmetastasen mit diesem Kontrastmittelverhalten Metastasen bei Plattenepithelkarzinomen mit zum Teil zentralen Nekrosen. Jedoch zeigten in unserem Krankengut nur 86 von 145 Halslymphknotenmetastasen (60%) eine zentrale Hypodensität mit Randenhancement oder deutliche Inhomogenitäten. Nach Lenz et al. weisen nur 65% aller Halslymphknotenmetastasen nach Kontrastmittelgabe Inhomogenitäten oder eine zentrale Hypodensität mit Randenhancement auf [5].

Wie unsere Untersuchung zeigte, sind es vor allem die Lymphknoten mit einer Größe zwischen 11 und 20 mm, die zu falsch positiven Ergebnissen in der Computertomographie führen, da in diesen Lymphknoten seltener zentrale Nekrosen auftreten, als in den Lymphknoten größer 20 mm. Demzufolge zeigen diese Lymphknoten nach Kontrastmittelgabe keine zentrale Hypodensität mit Randenhancement und sind computertomographisch nur noch durch ihre Größe zu bewerten. *Nur 16 der 86 Lymphknoten mit zentraler Hypodensität und peripheren Randenhancement aus unserem Kollektiv hatten einen Maximaldurchmesser < 20 mm.*

24 Patienten in unserem Kollektiv wurden durch die Computertomographie richtig negativ beurteilt, da keine vergrößerten Lymphknoten > 10 mm im Computertomogramm nachzuweisen waren. Bestimmt man jedoch die Wertigkeit der Computertomographie bezogen allein auf die Patientengruppe mit nachgewiesenen Lymphknoten, so sinkt die Spezifität der Computertomographie von 66 % nochmals auf 55 %. Die Abnahme der Spezifität zeigt nochmals eindeutig die mangelnde Fähigkeit der Computertomographie die nicht metastatisch befallenen vergrößerten Lymphknoten als solche zu erkennen. Vergleicht man hierzu nochmals den sonographischen Maximal-/Querdurchmesserquotienten, bleibt die Spezifität gleich hoch (95 % versus 94 %). Der Maximal-/Querdurchmesserquotient kann der Computertomographie gerade in diesem Bereich der homogen/inhomogen vergrößerten und nicht vergrößerten Lymphknoten die Differenzierung maligner oder nicht maligner Lymphknoten mit einer Sicherheit von 94 % versus 55 % abnehmen. *In dem Bereich der Lymphknotengröße zwischen 8 und 20 mm ist der sonographische Maximal-/Querdurchmesserquotient der Computertomographie eindeutig überlegen.*

Schlußfolgerungen

1. Die Treffsicherheit der Sonographie (94 %) in der Beurteilung cervicaler Lymphknoten ist gegenüber der Computertomographie (79 %) erhöht.
2. Die Sonographie hat durch den Maximal-/Querdurchmesserquotienten eine höhere Spezifität (95 %) als die Computertomographie (66 %) in der Beurteilung cervicaler Lymphknotenmetastasen.
3. Der sonographische Maximal-/Querdurchmesserquotient ist bei Lymphknotenmetastasenkonglomeraten nicht anzuwenden.
4. Insbesondere in der differentialdiagnostischen Beurteilung der Halslymphknoten zwischen 8 und 20 mm Durchmesser ist der sonographisch bestimmte Maximal-/Querdurchmesserquotient der Computertomographie überlegen.
5. Die Computertomographie kann nach Kontrastmittelgabe Halslymphknotenmetastasen nachweisen, wenn eine zentrale Hypodensität mit peripheren Randenhancement vorliegt. Nur 60 % der Halslymphknotenmetastasen zeigen dieses Kontrastmittelverhalten.

Literatur

1. Eichhorn Th, Schroeder H-G, Glanz H, Schwerk WB (1987) Histologisch kontrollierter Vergleich von Palpation und Sonographie bei der Diagnose von Halslymphknotenmetastasen. Laryng Rhinol Otol 66:266–274
2. Gritzmann N, Czembirek H, Hajek P, Karnel F, Türk R, Frühwald F (1987) Sonographie bei cervicalen Lymphknotenmetastasen. Radiologe 27:118–122
3. Leicher-Düber A, Bleier R, Düber C, Thelen M (1990) Halslymphknotenmetastasen: Histologisch kontrollierter Vergleich von Palpation, Sonographie und Computertomographie. Fortschr Röntgenstr 153:575–579

4. Lenz M (1990) Computertomographie der Halsweichteile. Lymphknoten und ihre Differentialdiagnosen. Teil I: Methode und CT-Leitkriterien für Lymphknotenmetastasen. Röntgen-Bl 43:270–281
5. Lenz M (1990) Computertomographie der Halsweichteile. Lymphknoten und ihre Differentialdiagnosen. Teil II: Klinische Wertigkeit der CT beim Lymphknoten-Staging. Röntgen-Bl 43:312–320
6. Simon H (1975) Regionäre Halslymphknoten und Primärtumor. 2. Mitteilung: Die reaktive Halslymphknotenveränderung. Laryng Rhinol 54:1004–1011

Differenzierung von Hauttumoren und deren Metastasen durch die Sonographie

G. Merk, J. Ulrich, D. Urbanke, H. Merk[1], K.-H. Kühne

Klinik für Hautkrankheiten und [1]Klinik für Orthopädie, Medizinische Akademie Magdeburg

Einleitung

Mit der Verfügbarkeit von Linearscannern mit Frequenzen von 7,5 bis 10 MHz besteht seit Mitte der 80er Jahre die Möglichkeit, auch in der Dermatologie die Ultraschallbild-Diagnostik erfolgreich einzusetzen.

In jüngster Zeit stehen auch spezielle dermatologische Hochfrequenzgeräte mit 20 und 30 MHz zur Verfügung [1].

Seit 1987 werden an unserer Klinik sonographische Untersuchungen von Hauttumoren und deren Metastasen durchgeführt. Dabei ist es mit der präoperativen Tumordickenbestimmung, insbesondere beim malignen Melanom der Haut, erstmals möglich, dem Operateur verläßliche Informationen über die Invasionstiefe zu vermitteln und somit die Therapieplanung (notwendiger Sicherheitsabstand, elektive Lymphknotendissektion) zu optimieren [3].

Methodik

Zur Auswertung kamen unsere Untersuchungen im Zeitraum Februar 1987 bis August 1991.

Die sonographischen Fragestellungen umfaßten die Darstellung von Primärtumoren, die präoperative Tumordickenmessung, den Metastasennachweis und deren exakte Lokalisation sowie den Ausschluß von Metastasen insbesondere in loco und im Bereich der regionären Lymphknoten. Dabei verwendeten wir in erster Linie einen konventionellen 7,5 MHz Linearscanner. Inzwischen konnten wir aber auch Erfahrungen mit speziellen Hochfrequenzscannern von 20–30 MHz sammeln.

Ergebnisse und Diskussion

Von 670 ausgewerteten Untersuchungen konnten 173 maligne Melanome (55 mit einer Tumordicke unter 1 mm), 71 Lymphknotenmetastasen und 52 subkutane Melanommetastasen histologisch bestätigt werden.

Primäre Melanome stellten sich in der überwiegenden Zahl als echoarme, scharf abgrenzbare, meist spindelförmige Herde dar (Abb. 1). Die Korrelation der

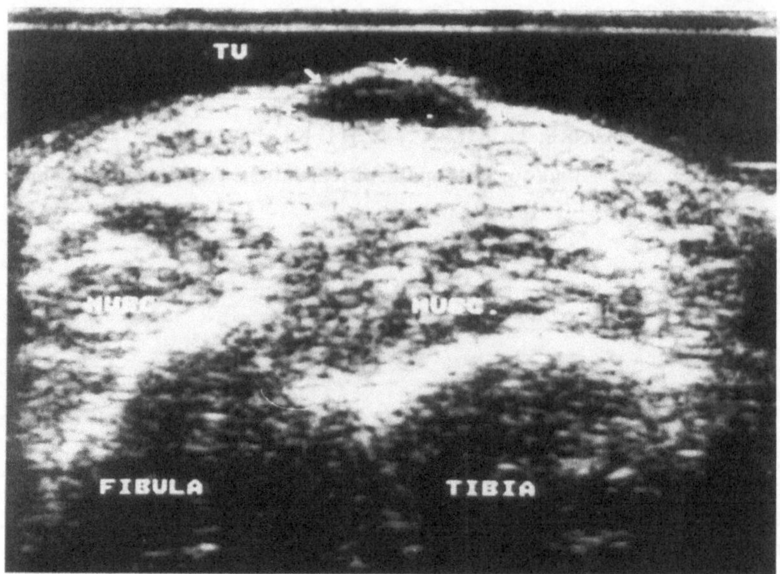

Abb. 1. Sonogramm eines primär nodulären Melanom am Unterschenkel

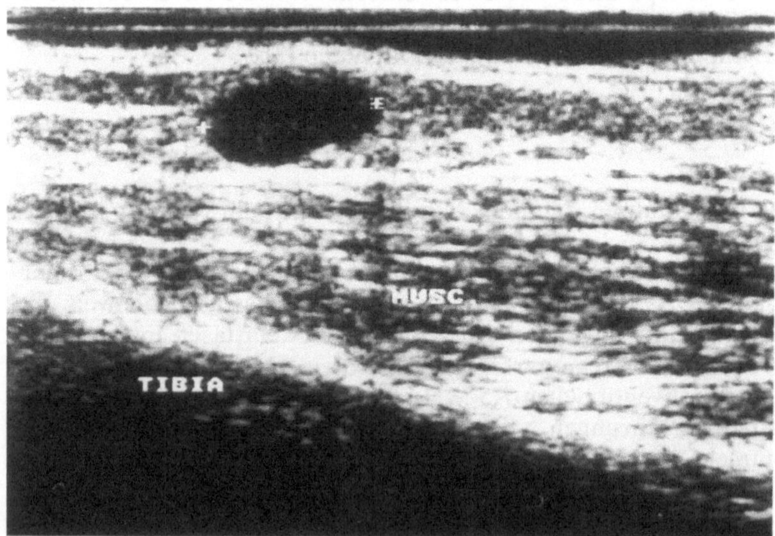

Abb. 2. Sonogramm einer subkutan gelegenen Metastase eines malignen Melanoms

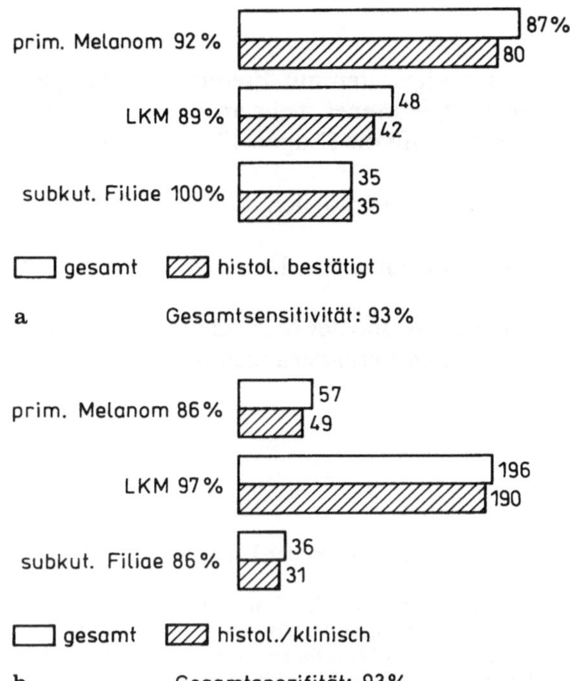

Abb. 3. Sensitivität und Spezifität präoperativer Untersuchungen primärer Melanome, subkutaner- und Lymphknotenmetastasen (LKM = Lymphknotenmetastase)

histometrisch und sonographisch ermittelten Tumordicken zeigt bei einem Koeffizienten von 0,9 eine gute Übereinstimmung, was andere Untersucher bestätigen [1–5]. Für Melanome mit einer Tumordicke unter 1 mm, die sich mit der konventionellen Sonographie bei 7,5 MHz nicht darstellen lassen, eignen sich hochfrequente Scanner, die bei 20 MHz ein vertikales Auflösungsvermögen von 100 µm haben, aufgrund der damit verbundenen geringen Eindringtiefe jedoch für die Beurteilung subkutaner Prozesse oder regionärer Lymphknoten ungeeignet sind.

Lymphknotenmetastasen sowie kutane und subkutane Filiae stellten sich in der Regel als echoarme bis echoleere, scharf von der Umgebung abgrenzbare Rundherde dar (Abb. 2). Gelegentlich wurde eine mehr oder weniger ausgeprägte dorsale Schallverstärkung beobachtet.

Die Sensitivität unserer Untersuchungen betrug insgesamt 93% und war bei den subkutanen Filiae mit 96% am höchsten (Abb. 3a).

Im Durchschnitt ermittelten wir eine Spezifität von 92%, wobei die Spezifität beim Ausschluß von Lymphknotenmetastasen bei 97% lag (Abb. 3b). Kraus et al. berichten bei der Melanommetastasendiagnostik über eine Sensitivität von 95% bei einer Spezifität von 99% bei 181 durchgeführten Untersuchungen [2].

Zusammenfassung

Der Einsatz von hochauflösenden Ultraschallgeräten mit Frequenzen oberhalb von 5 MHz gewinnt auch in der Dermatologie immer mehr an Bedeutung.

Die Verwendung konventioneller Scanner läßt die Diagnostik von Hauttumoren ab einer Tumordicke von 1 mm zu.

Mit Hilfe der Hochfrequenzsonographie wird es möglich, auch Tumorfrühstadien ab einer Dicke von 100 μm darzustellen.

Metastasen oder kutane und subkutane Rezidive von Tumoren der Haut sind sonographisch zuverlässig nachweisbar.

Mit der präoperativen Tumordickenmessung und der Möglichkeit der exakten Lagebestimmung von kutanen und subkutanen Veränderungen ist eine optimale Therapieplanung möglich.

Literatur

1. Breitbart EW, Hicks R, Rehpenning W (1986) Möglichkeiten der Ultraschalldiagnostik in der Dermatologie. Z Hautkr 61:522–526
2. Kraus W, Nake-Elias A, Schramm P (1985) Diagnostische Fortschritte bei malignen Melanomen durch die hochauflösende Real-Time-Sonographie. Hautarzt 36:386–392
3. Merk G, Merk H, Ulrich J, Kühne KH, Willgeroth C (1991) Observations and experiences in sonographic grading and staging of malignant melanomas. In: Altmeyer P, El-Gammal S, Hoffmann K (Hrsg) Ultrasound in dermatology. Springer, Berlin Heidelberg New York, im Druck
4. Reali UM, Santucci M, Paoli G, Chiarugi C (1989) The use of high resolution ultrasound in preoperative evaluation of cutaneous malignant melanoma thickness. Tumori 75:452–455
5. Schweighofer B, Pohl-Markl H, Frühwald F, Stiglbauer R, Kokoschka EM (1987) Der diagnostische Stellenwert des Ultraschalls beim malignen Melanom. Fortschr Röntgenstr 146:409–411

VIII. Physik

Physik und Technik in der Ultraschall-Diagnostik

H.-J. Zweifel

Interstaatliche Ingenieurschule, Neu-Technikum Buchs, CH-9470 Buchs SG

Einleitung

Ziel dieser Ausführungen ist, in die Thematik der Session „Physik und Technik in der Ultraschall-Diagnostik" einzuführen und eine Standortbestimmung aus der Sicht der Ultraschallgerätetechnik vorzunehmen. Zwei Fragen sollen beantwortet werden: Wo steht die Ultraschallgerätetechnik heute? Wohin führt die Zukunft des diagnostischen Ultraschalls (US) und seiner Gerätetechnik?

Ultraschallgerätetechnik heute

Moderne Ultraschalldiagnosegeräte arbeiten auf drei Ebenen (Abb. 1):

- Ebene der Physik: Schallerzeugung im US-Wandler, Schallausbreitung im Körper
- Ebene der Technik: Bilderzeugung sowie Signalwandlung, Signalverarbeitung und Signalspeicherung mit elektronischen Mitteln
- Ebene der Informatik: Bildverarbeitung und digitale Bildspeicherung mit informativen Mitteln

Physikalische Gesetze der Akustik, Schwingungs- und Wellenlehre beschreiben die Vorgänge, die sich im US-Wandlerkopf und im menschlichen Körper abspielen. Aus elektrischer Energie werden im US-Wandlerkopf mechanische Wellen erzeugt, die als US-Wellen in die zu untersuchende Körperregion ausgesendet und in ihr in Funktion der Zeit und des Ortes verändert werden. Beim Empfang werden die Körperechos im US-Wandlerkopf wieder in elektrische Signale umgewandelt.

Das US-Diagnosegerät arbeitet heute vollelektronisch. Es ist mit hochkomplexen analogen und digitalen elektronischen Schaltelementen und Mikroprozessoren versehen, die eine Vielzahl von Funktionen wahrnehmen. Herz der Elektronik bilden Signalerzeugungs-, -verarbeitungs- und Speicherelemente, die große Mengen von zeitlich koordinierten Signalen für den Sende- und Empfangsbetrieb bereitstellen, verarbeiten, in Bilder umwandeln und speichern können.

Die elektronischen Signale werden heute zur Hauptsache mit informativen Mitteln software-mäßig beeinflußt. Die Parameter des US-Diagnosegerätes und des Anzeigeteils (Abb. 2) werden mit dem Bedienungsteil mittels einer Tastatur und durch Schiebe-/Drehregler eingestellt.

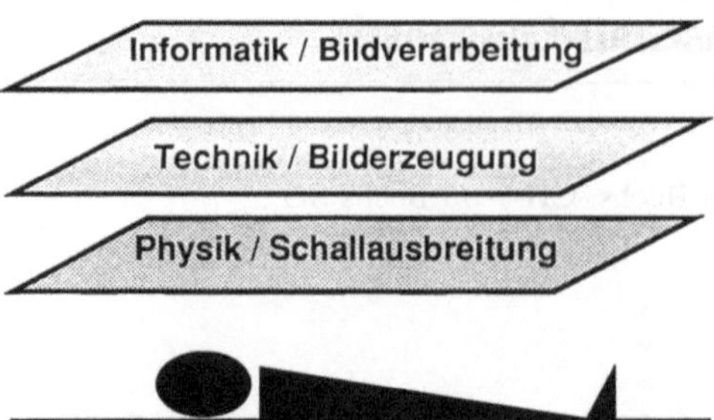

Abb. 1. Ebenen der Ultraschallgerätetechnik: Physik, Technik und Informatik. Ebene der Physik: Schallerzeugung m US-Wandler, Schallausbreitung im Körper; Ebene der Technik: Bilderzeugung sowie Signalwandlung, Signalverarbeitung und Signalspeicherung mit elektronischen Mitteln: Ebene der Informatik; Bildverarbeitung und digitale Bildspeicherung mit informativen Mitteln

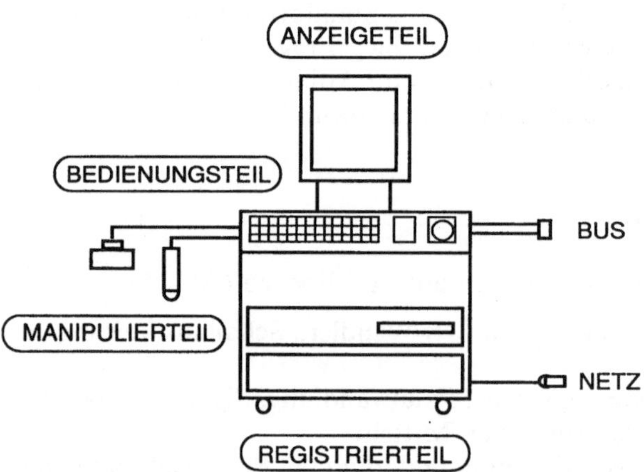

Abb. 2. Ultraschalldiagnosegerät mit *Manipulierteil:* Ultraschallwandlerkopf für parallelen oder sektoriellen Einsatz; *Bedienungsteil:* Einstell- und Bedienungselemente: Tastatur und Schiebe-/Drehregler; *Anzeigeteil:* Video- oder Computer-Bildschirm; *Registrierteil:* Foto-/Filmkamera, Videobandgerät, digitaler Speicher

Der Bildaufbau und die Bilddarstellung werden ebenso durch informative Mittel beeinflußt, wie deren Abspeicherung im Registrierteil als Video- oder digitale Bilder. Für den Anwender der US-Diagnosegeräte ergeben sich viele Möglichkeiten, quantitativ und qualitativ die Bildinformation zu verändern, die nicht-invasiv von der Oberfläche oder durch Öffnungen (Rektum, Vagina, Oesophagus) aus dem Körperinnern gewonnen werden. So gelingt es, dynamisch zeitlich und örtlich veränderliche US-Bildinformation zu gewinnen, die der normalen oder pathologisch veränderten Anatomie und Physiologie entspricht. Damit werden die Grundlagen für die medizinische Biometrie, Befundung und Diagnosestellung sowie Vergleichsmöglichkeiten zu anderen bildgebenden Verfahren, wie der Computertomographie, dem digitalen Röntgen, der Magnetresonanz, usw. geschaffen.

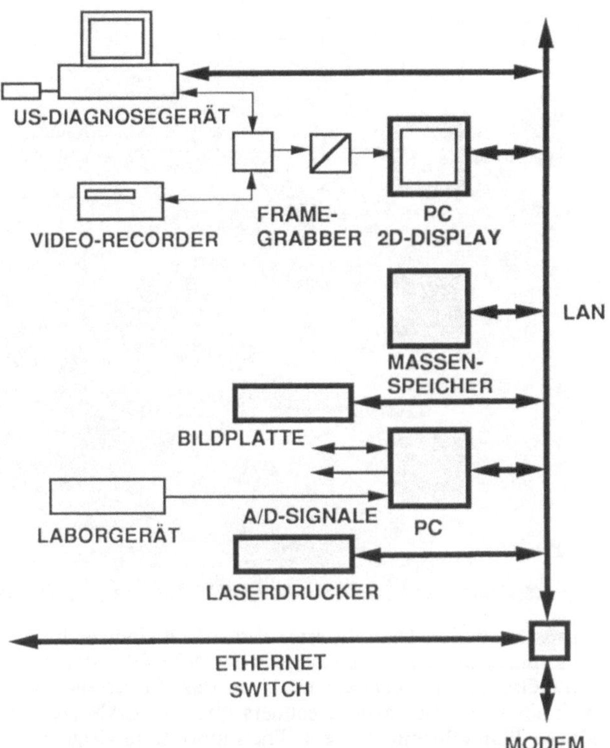

Abb. 3. Bild- und Datenverbundsystem in der Arztpraxis: Digitalisierung der Ultraschallbilder in Video-Format durch Frame-Grabber und digitaler Verarbeitung auf dem PC (Personal Computer) oder von weiteren elektronischen Signalen mit Analog-/Digitalwandler (A/D-Wandler). Informative Vernetzung mit anderen bildgebenden, diagnostischen Verfahren und übriger EDV in lokalen Netzwerken (LAN) oder über ETHERNET (schnelle digitale, parallel arbeitende Computerverbindung) und weltweite Fernverbindung über MODEM (Modulator-/Demodulatorbetrieb über Telefonverbindungen) oder über E-MAIL (elektronische Post)

Zukunft der diagnostischen Ultraschallgerätetechnik

In Zukunft sind vermutlich zwei Richtungen in der Weiterentwicklung der US-Diagnosegeräte zu erwarten: Echtzeit-Bildverarbeitung mit schneller digitaler Bildauswertung und Bildspeicherung sowie dreidimensionale Bilddarstellung.

Voraussichtlich werden in den kommenden Jahren wesentliche Fortschritte auf der technischen und informativen Ebene erzielt:

Die weitere Mikrominiaturisierung der elektronisch-mechanischen Komponenten sollte zu noch wesentlich kompakteren, energiesparenderen US-Diagnosegeräten mit einer zusätzlichen Steigerung ihrer Leistungsfähigkeit führen. Miniaturisierte US-Wandlerköpfe mit integrierten mikrotechnischen Systemen („Mikro-Mechatronik") gestatten, transcutan oder intravaskulär mit sehr kleinen Katheterdurchmessern hochqualitative US-Bilder zu erzeugen. Eine wesentlich benutzerfreundlichere, bildschirmgestützte Gerätebedienung („Cockpit"), eine

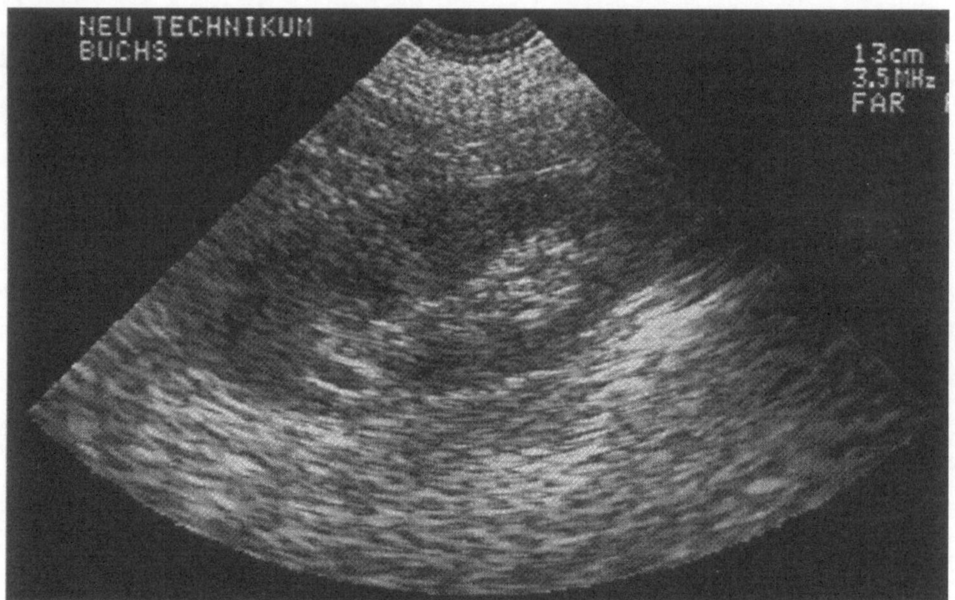

Abb. 4. Bildfernübertragung eines Ultraschallbildes: Digitalisiertes Video-Bild einer menschlichen Niere (W. S., 48, männl.), aufgenommen mit US-Diagnosegerät KONTRON SIGMA 1 (3,5 MHz-Sektor-Kopf) und mit Frame-Grabbler (Screen-Machine von Fast-Electronic), vergrößert und dargestellt als Laserdruck eines Macintosh-Ilci-Rechners über ein LAN (Apple-Talk): Höhere Bildqualität und höhere Bildauflösung als ein Thermoprint, niedrigere als eine Filmaufnahme

noch bessere Bildqualität (Auflösung, Kontrast, allenfalls auch Farben) und eine erhöhte Bilddynamik (hohe Bildzahl, flimmerfreie Bilder) sind nebst der dreidimensionalen Echtzeit-Stereo-Bilddarstellung weitere Themen, denen vermehrt Beachtung geschenkt werden muß.

Die informative Ebene der US-Diagnosegeräte wird sich auszeichnen durch:

– anwenderfreundliche Benutzerprogramme
– bildschirmunterstützte und geführte Bildauswertung mit raschen Bilddatenbanken
– Bild- und Datenverbundsysteme mit anderen bildgebenden, diagnostischen Verfahren und übriger EDV in lokalen Netzwerken (LAN) in der Arztpraxis (Abb. 3)
– Erfassen von weiteren biometrischen Echtzeit-Daten
– Bildfernübertragung (Abb. 4)

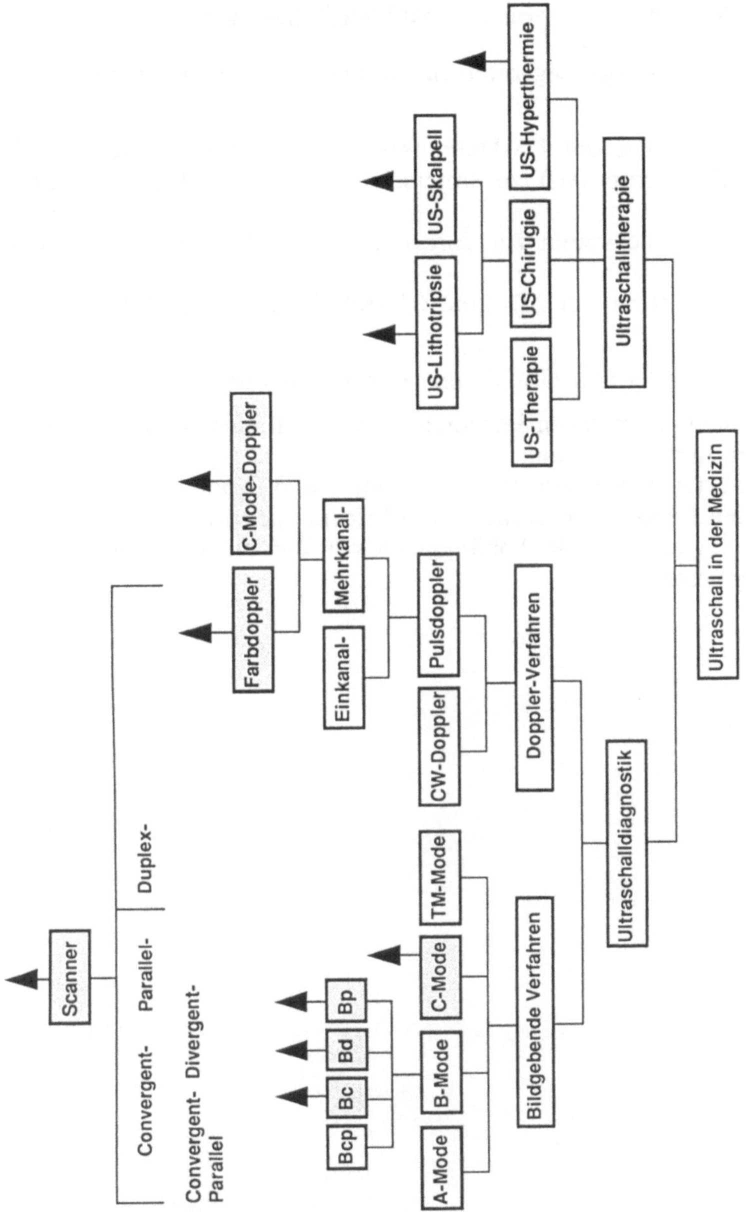

Abb. 5. Generationen von Ultraschalldiagnosegeräten. Zukünftige Entwicklungsrichtungen der Ultraschall-Technik in der Medizin (mit Pfeilen markiert), hauptsächliche Entwicklungstendenzen in der Ultraschalldiagnostik (schraffierte Felder): Zunehmende Bedeutung der C-Mode-Technik (Computed-Mode) bei vermehrter Informationsverarbeitung von US-Bildern auf dem Rechner

Folgerungen für den Anwender von Ultraschalldiagnosegeräten

Der Anwender von US-Diagnosegeräten hat deshalb in Zukunft vermehrt zu rechnen mit:

- einer schnelleren Abfolge der US-Diagnosegerätegenerationen, die je nach Einsatzort (Klinik, Arztpraxis) zu unterschiedlichen Einsatzdauern führt (Abb. 5)
- wesentlich mehr Möglichkeiten zur Informationsverarbeitung, speziell der US-Bildinformation,
- einer präziseren quantitativen 2D- und 3D-Bilddiagnostik und Biometriedatenverarbeitung.

Dies fordert den Anwender von US-Diagnosegeräten heraus,

- gewillt zu sein, sich in komplexen Systemen zurecht zu finden und dementsprechend zu denken und zu handeln,
- sich noch vermehrter interdisziplinär aus-, weiter- und fortzubilden,
- den zunehmenden Einsatz von Technik und Informatik zu tolerieren und
- die dadurch bedingte, steigende Abhängigkeit von den diagnostischen Hilfsmitteln zu akzeptieren.

3D-Ultraschalldiagnostik –
Ergänzung oder Wende in der Sonographie?

CH. SOHN

Universitätsfrauenklinik Heidelberg

Die räumliche Diagnostik ist aus der Kernspintomographie und der Computertomographie bekannt. Als Voraussetzung muß die Gewinnung einer koordinierten Schnittbildfolge des untersuchten Gewebes erfolgen. Dies gestaltet sich in der Ultraschalldiagnostik schwierig, da eine parallele Schnittbildfolge – in Analogie zur Kern- und Computertomographie – durch die Unebenheit der Körperoberfläche kaum zu realisieren ist. So erwies sich die Drehung der Schnittebene zur Erlangung einer koordinierten Schnittbildfolge als die entscheidende Idee zur Durchführbarkeit einer räumlichen Ultraschalldarstellung. Hierbei läßt sich eine Vielzahl von Schnitten gewinnen, deren Lagebeziehung zueinander bekannt und mathematisch ausdrückbar sind.

Grundsätzlich bestehen zwei Möglichkeiten der Drehung der Schnittebene zur Gewinnung der koordinierten Schnittbildfolge: einmal die Vertikaldrehung und einmal die Horizontaldrehung. Zwei Schallköpfe wurden gebaut, die beide Prinzipien der Schallkopfdrehung praktisch umsetzten.

Dabei ist der erste Schallkopf so gebaut, daß sich die Schallebene um eine vertikalstehende Drehachse dreht, die exakt senkrecht durch das Zentrum des Schallkopfes verläuft. Bei den experimentellen und klinischen Untersuchungen zeigte sich jedoch, daß diese vertikale Drehbewegung in der Rekonstruktion der einzelnen Schnittbilder problematisch ist, da sich alle gewonnenen Ultraschallschnitte in einem Kreismittelpunkt schneiden. Der Schallkopf war in der Lage Ultraschallschnitte mit einem Abstand von 10° aufzunehmen. Bei zentralem Plazieren des Schallkopfes über dem zu untersuchenden Organ, waren 18 Bilder, entsprechend einer Drehbewegung von 180° ausreichend, um das gesamte Organ zu erfassen.

Die Ultraschalldaten wurden zuerst auf Video aufgezeichnet, dann digitalisiert und im Computer zur weiteren Aufarbeitung gespeichert.

Um die Vielzahl der möglichen Fehler zu umgehen, wurden folgende Veränderungen vorgenommen: Die Konstruktion und der Bau eines zweiten Schallkopfes, in dem sich jetzt die Schallebene um eine horizontal stehende Drehachse bewegt. Diese Bewegung entspricht einer Pendelbewegung. Dieser Schallkopf ist in der Lage, um 60° auszulenken und in dem abgescannten Volumen 60 Bilder aufzunehmen und real-time digital in einen angeschlossenen Computer zu speichern.

Das nächste Problem galt nun den Computerprogrammen zur Rekonstruktion der Bildinformation aus den einzelnen Ultraschallschnitten zum räumlichen

Bild. Auch hier taten sich grundsätzlich merhere Möglichkeiten der Rekonstruktion und somit der Computerprogrammgestaltung auf: Einml kann nur eine bestimmte Struktur aus jedem einzelnen Ultraschallschnitt zur 3D-Rekonstruktion herangezogen werden und zum andern besteht die Möglichkeit die gesamte Information jedes Schnittes zum 3D-Bild zu berechnen.

Auch in diesem Punkt galt es, andere Wege zu beschre en, als aus der Kernspin- und Computertomographie vorgezeichnet: deren Schnittbilder sind durch eine deutliche Unterscheidungsmöglichkeit der Gewebe charakterisiert, die Diskriminierung zwischen den verschiedenen Geweben fällt relativ leicht und kann mittels Computer erfolgen. Dies bedeutet, daß einzelne Strukturen aus diesen Schnitten zu extrahieren und darzustellen sind. Dies gelingt in der Sonographiedarstellung nicht. Die Unterschiede zwischen den dargestellten Geweben sind deutlich weniger markant, es kommen zu viele gleiche Graustufen unabhängig von der Gewebespezifizierung vor, um einzelne Gewebe automatisch durch entsprechende Computerprogramme zu erkennen. Eine Darstellung nur bestimmter Strukturen aus den einzelnen Ultraschallschnitten ist somit ohne aufwendige Kenntlichmachung durch den Untersucher in jedem einzelnen Schnitt fast unmöglich.

Dies bedeutet, daß in jedem einzelnen Ultraschallschnitt das zu untersuchende Organ mit Hilfe eines Cursors konturiert werden muß. Lediglich diese Konturen werden zur räumlichen Darstellung herangezogen. Das 3D-Bild setzt sich also aus diesen Konturen zusammen, ein Ringstrukturbild resultiert daraus mit dem entscheidenen Nachteil, daß der größte Teil der Ultraschallinformation durch die Konturierung verloren geht. Zudem stellt die Konturierung, die vom Untersucher in jedem Schnittbild erfolgt, eine enorme Fehlerquelle dar.

Diese Problematik entfällt, wenn die gesamte Information jedes Ultraschallbildes zur Rekonstruktion herangezogen wird. Diese Lösung läßt sich jedoch ungleich schwieriger programmtechnisch umsetzen als die alleinige Rekonstruktion der Konturen aus den einzelnen Ultraschallschnitten. Auch ist der zu verarbeitende Informationsgehalt ungleich höher.

Die einzelnen Ultraschallbilder werden transparent berechnet und in deren tatsächlichen räumlichen Lagebeziehung zueinander zusammengesetzt.

Das resultierende 3D-Bild ist transparent, also ein durchsichtiges gläsernes Bild des untersuchten Gewebes. Das 3D-Bild beinhaltet die gesamte aufgenommene Ultraschallinformation, die ohne weitere Manipulation zur räumlichen Darstellung herangezogen wird.

Problematisch in der transparenten Darstellungsweise ist die Präsentation des räumlichen Objektes. Während in der Ringstrukturdarstellung der räumliche Eindruck am Computerbildschirm oder auch in gedruckten Abbildungen problemlos übermittelt werden kann, ist durch die Komplexität des transparenten 3D-Bildes der räumliche Eindruck in erster Linie durch die Bewegung des räumlichen Objektes am Computerbildschirm zu erreichen, nur unvollständig jedoch in der statischen Abbildungsweise, wie sie im Rahmen dieser Publikation erfolgen muß (Abb. 1).

Die transparente räumliche Darstellungsweise beinhaltet wie beschrieben nicht mehr die Nachteile, die in der Ringstrukturdarstellung offensichtlich wurden.

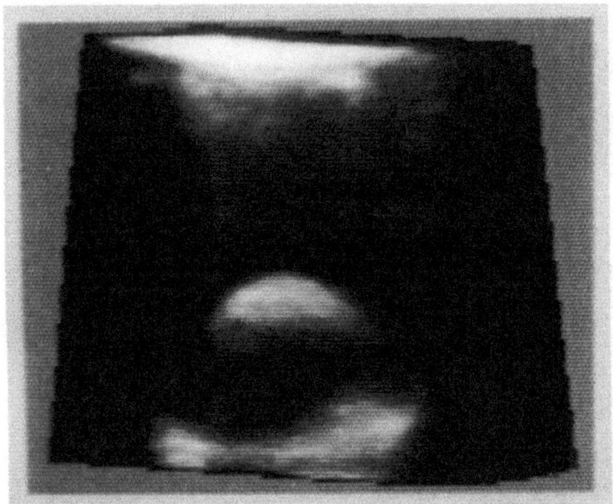

Abb. 1. 3D-Darstellung eines solitären Gallensteines (echoreich) in der Gallenblase (echoarm).
Auf die Möglichkeit der exakten Lokalisationsdiagnostik und einfachen Volumenbestimmung
mit Hilfe dieses neuen Verfahrens soll anhand dieses Beispieles hingewiesen werden

Die vorliegenden Untersuchungen wurden mit einem 3D-System durchgeführt, das in Zusammenarbeit mit der Firma Dornier Medizintechnik entstand.

Die Untersuchungen umfaßten Tumoren der Brust, Tumoren des kleinen
Beckens, Früh- und Spätschwangerschaften, pathologische Veränderungen der
Oberbauchorgane. Dabei zeigte sich, daß zu sehr frühen Schwangerschaftszeiten
von der Lage des Feten unabhängig dessen körperliche Integrität demonstriert
werden kann (Abb. 2). Im mittleren Trimenon kann insbesondere bei nachgewiesenen Mißbildungen die Abklärung dieser Mißbildungen exakt erfolgen. Die
räumliche Darstellung ermöglicht die exakte Größenbestimmung/Volumen-
bestimmung des fraglichen Befundes, dessen exakte Lokalisation, insbesondere
kann aber der räumliche Körper in allen denkbaren – auch sonographisch nicht
realisierbaren – Ebenen geschnitten und das dabei entstehende Schnittbild
betrachtet werden. Dies stellt eine deutliche Erweiterung der bisher möglichen
Diagnostik dar und erhöht die Sicherheit der sonographischen Diagnose.

In der Tumordiagnostik von Tumoren der Brust und des kleinen Becken zeigen
unsere ersten Erfahrungen mit dieser neuen Methode, daß eine Abgrenzung
maligner Tumoren von benignen im räumlichen Bild einfacher gelingt, als in der
konventionellen Sonographie.

Folgende Indikationen sind in Zukunft für die 3D-Diagnostik gegeben:

– wenn die 3D-Diagnostik real-time gelingt, können in Zukunft Punktionen
  zuverlässig im räumlichen Bild vorgenommen werden
– Mißbildungsdiagnostik in der Schwangerschaft
– Tumordiagnostik (ein dreidimensional dargestelltes Karzinom hat ein anderes
  Aussehen als ein benigner Tumor)
– Lokalisationsdiagnostik beispielsweise für die Lithotrypsie aber auch für die
  präoperative Lokalisationsdiagnostik von Tumoren zur Optimierung des
  operativen Vorgehens

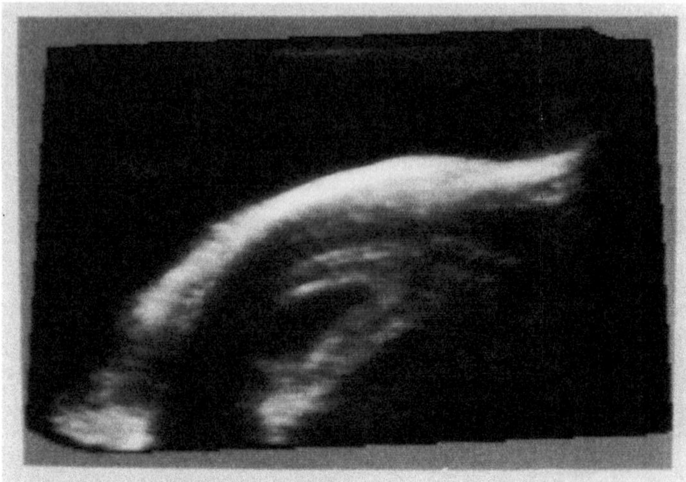

Abb. 2. 3D-Darstellung einer Schwangerschaft der 6. Woche. Der Uterus ist zum Betrachter hin geschnitten. In der linken oberen Bildhälfte stellt sich echoleer die Harnblase dar, das den Uterus überziehende Blasendach stellt sich echoreich dar. Die Uteruswand erscheint echoarm, das Chorion dann wieder echoreich, das die echoleere Fruchtblase umgibt. In der nur 1 cm messenden Fruchtblase ist als kleiner echoreicher Punkt der Embryo sichtbar

- exakte Volumenbestimmung von Organen, Metastasen oder beispielsweise arteriosklerotischer Plaques und Verlaufsuntersuchungen zur Effizienz therapeutischer Maßnahmen
- räumliche Darstellung der Säuglingshüfte zur verbesserten Dysplasiediagnostik

Das Ziel der vorliegenden Arbeit war es, durch Entwicklung einer in der klinischen Routine anwendbaren 3D-Ultraschalldarstellung, das Gedankenmodell eines jeden Untersuchers von dem jeweiligen untersuchten Organ fehlerfrei und objektiv, für jeden nachvollziehbar am Bildschirm darzustellen. Zudem wurde erwiesen, daß das rekonstruierte 3D-Bild die Ultraschalldiagnostik zu vereinfachen vermag.

Damit verbunden wird eine Dokumentationsmöglichkeit geschaffen, die unabhängig von der Schallkopfführung ein Organ in seiner Gesamtheit aufnimmt und weiteren Aufarbeitungsmöglichkeiten erschließt.

Der Sonographie wurde eine neue Dimension erarbeitet.

Literatur

1. Artzy E, Frieder G, Herman GT (1981) The theory, design, impletation and evaluation of a three-dimensional surface detection algorithm. Comput Graph Image Proc 15:1–24
2. Sohn Ch, Grotepass J, Schneider W, Sohn G, Funk A, Jensch P, Fendel H, Ameling W, Jung H (1988) Dreidimensionale Darstellung in der Ultraschalldiagnostik. Erste Ergebnisse. Dtsch Med Wochenschr 113:1743–1747

3. Sohn Ch, Grotepaß J, Menge KH, Ameling W (1989) Klinische Anwendung der dreidimensionalen Ultraschalldarstellung. Dtsch Med Wochenschr 114:534–537
4. Sohn Ch, Grotepaß J, Swobodnik W (1989) Möglichkeiten der 3dimensionalen Ultraschalldarstellung. Ultraschall 10:307–313
5. Sohn Ch, Stolz W, Nuber B, Hesse A, Hornung B, Wallwiener D, Bastert G (1991) Verbesserungen der 3 D-Ultraschalldarstellung. Bildgebung 58:116–120

System zum Vergleich von sonographischer Textur und histologischem Aufbau

M. Walz, W. Naves, I. Zuna, D. Schlaps, U. Räth, G. van Kaick, W. J. Lorenz

Deutsches Krebsforschungszentrum, Institut für Radiologie und Pathophysiologie, INF 280, D-6900 Heidelberg

Einleitung

Mit Hilfe der Sonographie können aufgrund der Wechselwirkungen zwischen Gewebe und Ultraschallwellen Organstrukturen und umschriebene Prozesse makroanatomisch bis in Millimeterbereiche abgegrenzt werden. Die Ultraschallbildtextur, d. h. die Anordnung und Helligkeit der Bildechos, wird dagegen durch den feingeweblichen Aufbau bestimmt. In diesem Artikel wird ein computerunterstütztes System vorgestellt, das eine Verbindung zwischen der quantitativen Texturanalyse des Ultraschallbildes und der quantitativen Analyse eines histologischen Gewebeschnittes ermöglicht (Abb. 1).

Das Objekt, in diesem Fall ein operativ entferntes Schilddrüsenpräparat, wird mit einem elektronischen Sektorscanner HP 77020 A mit einem 5-MHz-Schallkopf untersucht. In dem Ultraschallbild werden dann interessante Regionen durch den Arzt eingezeichnet und computerechographisch ausgewertet. Die dabei gewonnenen Texturparameter dienen schließlich als das quantitative Charakteristikum des Ultraschallbildes.

Zu dem angestrebten Vergleich zwischen dem Ultraschallbild und dem histologischen Aufbau benötigt man als Grundlage möglichst exakte morphometrische Daten über die Zusammensetzung des sonographisch untersuchten Gewebes. Dabei sollen insbesondere die Flächenanteile und der strukturelle Aufbau von Kolloid, Zellen und Bindegewebe in Zahlen erfaßt werden.

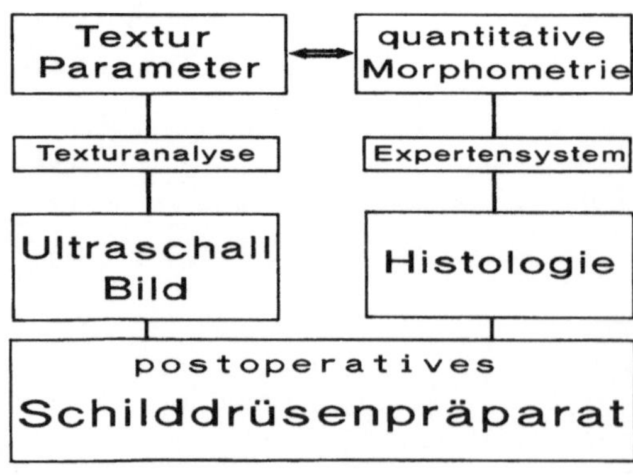

Abb. 1. Übersichtsdiagramm: Aufbau des Systems

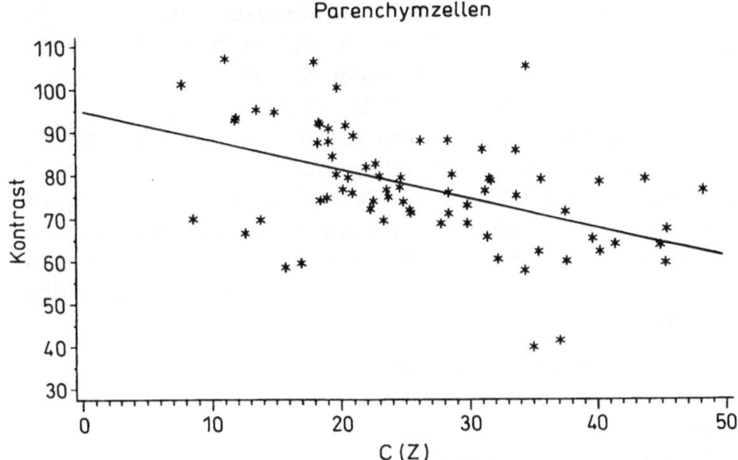

Abb. 2. Beziehung zwischen Flächenanteil der Parenchymzellen und dem Parameter Kontrast

Zu diesem Zwecke werden aus der unmittelbaren Umgebung der markierten Schallebene histologische Schnitte angefertigt. Die gewonnenen Schnitte werden dann mittels Kamera in einen Computer eingelesen und einem in der Programmiersprache Prolog geschriebenen Expertensystem zur Segmentierung, Klassifizierung und morphometrischen Auswertung zugeleitet.

Mittels einer Korrelations- und Diskriminanzanalyse werden schließlich die morphologischen Parameter den Texturparametern zugeordnet und nach den Zusammenhängen gesucht (s. Beispiel in Abb. 2).

Material und Methoden

Bei der diagnostischen Beurteilung eines Ultraschallbildes ist für einen Arzt neben den Informationen über Organ- bzw. Raumforderungskonturen auch die Information über die Textur der untersuchten Region von großer Wichtigkeit. In Anlehnung an Arbeiten von Bönhof haben wir Parameter entwickelt, die für eine semiquantitative Beschreibung des Textureindruckes in der Praxis benutzt werden [1]. Es handelt sich dabei um die Echostärke, Körnigkeit, Kontrast und Homogenität.

Einen methodisch ähnlichen Einsatz stellt die computergestützte Gewebedifferenzierung dar, die einerseits dem Anwender die oft sehr mühsame Arbeit bei der Bestimmung der texturbeschreibenden Parameter abnimmt, andererseits indirekt die dem Untersucher vertrauten Bildmerkmale beschreibt. Die wichtigsten Texturparameter sind der Mittlere Grauwert, der Mittlere Gradient, Parameter aus der Cooccurrence- und Verlaufslängenmatrix sowie einige physikalische Signalparameter [3].

Um die Ähnlichkeit beider Verfahren zu demonstrieren, wurden die insgesamt 181 Ultraschallbilder der Schilddrüsenpräparate einerseits durch die semiquantitativen Parameter mit Hilfe einer Fünfer-Skala beschrieben und andererseits die quantitativen Texturparameter berechnet. Dabei korreliert beispielsweise die Echostärke mit dem Mittleren Grauwert mit einem Korrelationskoeffizienten K = 0,84 und der Kontrast mit der Entropie mit K = 0,53.

Der Ausgangspunkt der quantitativen morphometrischen Analyse stellt ein Schilddrüsenpräparat mit der durch 4 Stecknadeln gekennzeichneten Schnittebene dar. Diese Kennzeichnung ermöglicht die räumliche Orientierung in bezug auf das Ultraschallbild. Bei gleichzeitiger Betrachtung des Ultraschallbildes und des gesamten histologischen Schnittes können die makroskopischen Strukturen verglichen und zugeordnet werden. Zusätzlich müssen die nachfolgend aufgeführten Auswahlkriterien erfüllt sein:

- deutliche Abgrenzung gegen Nachbarregionen
- gleichmäßige Echotextur in der gesamten Region
- keine zystischen Anteile
- Überschreiten der Regionenmindestgröße
- keine starken Reflexe in der näheren Regionenumgebung

Um die Farbinformation in den histologischen Schnittbildern dem Computer möglichst vollständig zu übermitteln, werden sie mit einer Kamera mit drei Farbfilterkombinationen – rot, grün und blau – nacheinander eingelesen.

Unter Steuerung des Expertensystems erfolgt zuerst eine Vorverarbeitung, bei der in erster Linie die Ausreißerpunkte, die z. B. durch Färbungsartefakte entstehen können, ermittelt und aus den Bildern entfernt werden und anschließend die Segmentierung mit Hilfe einer hierarchischen Clusteranalyse [2].

Die gefundenen Segmente werden dann mit verschiedenen Verfahren aufgeteilt, bewertet, weiterverarbeitet und eventuell wieder verschmolzen, bis eine endgültige Aufteilung des Bildes erreicht ist. Mit Hilfe von Textur-, Form- und Umgebungsmerkmalen, die aus 10 beispielhaften Bildern für die einzelnen Gewebetypen errechnet wurden, erfolgt nun die Phase der Gewebezuordnung. Nach einer Kontrolle durch den Arzt und einer eventuellen Nachbearbeitung des Bildes entsteht das endgültige Ergebnisbild.

Anhand von 7 histologischen Schnitten wurde ein Vergleich der quantitativen Bildanalyse des Expertensystems mit der quantitativen Morphometrie an einem Digitalisiertablett durchgeführt. Es zeigt sich für die Errechnung des Flächenanteils von Kolloid eine mittlere Differenz D von nur 4,7 % bei einer Standardabweichung der Differenz von 2,7 %, bezogen auf Prozent der Bildgesamtfläche. Bei Kontrolle des Ergebnisbildes durch den Untersucher erfolgte in 42,9 % der Fälle eine Korrektur der Zuordnung eines oder mehrerer Segmente und ein erneuter Start des Expertensystems, in 5,7 % der Fälle ein Ausschluß des Bildes aus der Studie wegen unzureichender Segmentierung.

Ergebnisse

Für die quantitativen Parameter der histologischen und sonographischen Auswertung wurden mit Hilfe des SAS-Programmpakets die Korrelationen errechnet. Dabei sollte nicht nach den verschiedenen Pathologien getrennt werden, sondern eine direkte Beziehung zwischen dem Flächenanteil und dem strukturellen Aufbau der Schilddrüsengewebsbestandteile einerseits und der Ultraschallbildtextur andererseits erstellt werden. Beispielhaft wird dies in Abbildung 2 für die Beziehung zwischen dem Flächenanteil der Zellen und dem Parameter Kontrast gezeigt.

Nachfolgend werden die Gewebemerkmale der Schilddrüse aufgeführt, die einen Einfluß auf den Texturaufbau des Ultraschallbildes mit einer Irrtumswahrscheinlichkeit $p < 0{,}0001$ aufweisen:

Kolloidanteil	beeinflussen	Mittlerer Grauwert
Follikelgröße		Kontrast
Zellanteil		Schiefe
räumliche	beeinflußt	Kontrast
Verteilung		Mittlerer Gradient
der Follikel		Entropie
		Varianz
Zellaufbau	beeinflußt	Mittlerer Gradient
		Varianz
Bindegewebs-	beeinflußt	Entropie
aufbau		Kantenhäufigkeit
Störungen im	beeinflussen	Varianz
Gewebeaufbau		Entropie

Am Beispiel der Schilddrüse konnte gezeigt werden, welche Gewebemerkmale für die unterschiedlichen Ausprägungen der Ultraschallbildtextur verantwortlich sind. Neben dem vorherrschenden Einfluß des Kolloids auf die Bildhelligkeit wirken sich die Anordnung der Zellverbände und des Bindegewebes insbesondere auf die räumliche Verteilung der Bildechos aus. Durch direkte quantitative sonographisch-histologische Vergleiche lassen sich Unterschiede im Ultraschallbild erklären und tragen zum Verständnis des Bildaufbaus verschiedener Pathologien bei. Darüber hinaus wird das Differenzierungspotential der Ultraschallbildanalyse unterstrichen.

Literatur

1. Bönhoff JA (1987) Richtig benennen – besser erkennen. Ein Beitrag zur Terminologie der Sonogrammbeschreibung. Ultraschall Klin Prax 2:178–184
2. Naves W, Walz M, Zuna I (1990) Ein Expertensystem zur quantitativen Analyse histologischer Schnitte. In: Großkopf RE (Hrsg) Mustererkennung 1990. Proceedings des 12. DAGM-Symposiums, Oberkochen-Aachen. Springer, Berlin Heidelberg New York, S 455–467
3. Räth U, Schlaps D, Limberg B, Zuna I, Lorenz A, van Kaick G, Lorenz WJ, Kommerell B (1986) Diagnostic accuracy of computerized B-scan analysis and conventional ultrasonography in diffuse parenchymal and malignant disease. JCU 13:87–99

Ein computergestütztes Lernsystem für die Ausbildung

K. Kuhn, J. G. Wechsler, D. Rösner [1], P. Janowitz, W. Swobodnik [2],
E. Merkelbach [3], M. Reichert, G. Peter [1], H. Ditschuneit

Medizinische Klinik und Poliklinik der Universität Ulm, Abteilung Innere Medizin II
[1] Forschungsinstitut für anwendungsorientierte Wissensverarbeitung (FAW), Ulm
[2] 2. Medizinische Klinik und Poliklinik der Technischen Universität München
[3] Katholieke Universiteit Nijmegen

Fragestellung

Von herausragender Bedeutung für die Aus- und Weiterbildung in der Ultraschalldiagnostik ist die praktische Tätigkeit. Konventionelle Methoden zum begleitenden Erwerb des erforderlichen theoretischen Wissens dagegen können – insbesondere angesichts der enormen Wissensvermehrung in der Medizin – durch neue
Verfahren ergänzt werden [1, 2, 4]. Von besonderer Bedeutung ist hier eine
Wissensvermittlung im spezifischen Kontext anstelle von Auswendiglernen.

Gerade bei einem bildgebenden Verfahren ergeben sich Vorteile für ein
elektronisches Lehr-/Lernsystem:
Der Computereinsatz erlaubt die Verwendung sehr vieler Bilder mit hoher
Variationsbreite sowie die Darstellung verschiedener Schnittebenen. Der Lernende kann auf die Bilder unter mehreren Fragestellungen zugreifen: Wie in einem
Lehrbuch oder Atlas erscheinen die Bilder nach Diagnosen geordnet, ebenso sind
aber auch zu sonographischen Merkmalen (Differential-)Diagnosen abrufbar.
Das Wissen kann durch eingestreute Tests überprüft werden, hieraus können
gezielte Hinweise für den Lernenden abgeleitet werden. Durch moderne Rechner
mit optischen Speichermedien sinken die Preise für solche Systeme in realistische
Größenordnungen.

Methodik

Zwei Voraussetzungen waren wesentlich für die Entwicklungen:

– eine geeignete Terminologie zur Beschreibung gespeicherter Bilder.
– eine rasche Übertragung von Bildern aus der Routine in die Bilddatenbank des
  Lehrsystems.

Ein System zur strukturierten Befundbeschreibung und -erfassung befindet sich
bereits seit einiger Zeit im Routineeinsatz [3]. Die eingesetzte Terminologie ist rein
deskriptiv, so daß es möglich war, sie unverändert im Lehrsystem zu verwenden.

Die Übertragung von Bildern in das Lehrsystem erfordert bei den meisten
Ultraschallgeräten immer noch eine Videodigitalisierung. Wir verwenden derzeit
sowohl einen Scanner zum Einlesen von Bildern, die auf Röntgenfilm vorliegen,
als auch einen PC zur Digitalisierung.

Die Hardwarebasis für das Lehrsystem ist der Apple MacIntosh, die Anwendungssoftware verwendet ein Hypertextprogramm, das insbesondere die verschiedenen Zugriffswege zu den Bildern unterstützt.
Die Benutzeroberfläche ist graphisch mit symbolischen Drucktasten.

Ergebnisse

Ein funktionsfähiger Prototyp wurde implementiert. Die Hauptfunktionen sind:

- Technische Einführung.
- Einführung in die Anatomie.
- Von der Diagnose zum Befund: Der Lernende kann Diagnosen anwählen, zu denen Bilder und Beschreibungen am Bildschirm erscheinen. Alle Beschreibungen basieren auf den auch in der Routine eingesetzten Bildschirmformularen.
- Vom Befund zur Diagnose: Ausgehend von einem bestimmten Merkmal kann über die Taste „*kommt vor bei*" eine Liste möglicher Diagnosen abgerufen werden. Zu diesen Diagnosen sind wieder Bilder verfügbar.
- Erlernen einzelner Merkmale: Unter kognitiven Achsen (z. B. *Oberfläche* oder *Echostruktur*) können einzelne Parameter (wie *homogen* und *inhomogen*) ausgewählt werden. Das System legt dann eine Serie von Bildern vor.
- Das System ist auf Visualisierung hin angelegt, es werden nur wenige Textelemente verwendet. Eine Funktion zur Bildvergrößerung steht zur Verfügung.
- Tests zur Wissensüberprüfung: Der Lernende wird aufgefordert, Bilder zu befunden, einzelne Merkmale zu charakterisieren oder auf pathologische Befunde zu zeigen (Maus). Die Fehler werden protokolliert und in Hinweise umgesetzt.

Mit dem beschriebenen Prototypen wurde ein interaktives Lehr-/Lernsystem erfolgreich realisiert. Der Routineeinsatz mit anschließender Evaluation ist für Sommer 1992 projektiert.

Literatur

1. Greenes RA (1989) "Desktop knowledge": a new focus for medical education and decision support. Meth Inf Med 28:332–339
2. Jaffe CC, Lynch PJ, Smeulders AWM (1989) Hypermedia techniques for diagnostic imaging instruction: videodisk echocardiography encyclopedia. Radiology 171:475–480
3. Kuhn K, Swobodnik W, Zemmler T, Heinlein C, Reichert M, Janowitz P, Wechsler JG, Ditschuneit H (1991) Die Entwicklung eines Systems zur elektronischen Befunddokumentation in der Sonographie. Ultraschall Klin Prax 6:52–56
4. Shultz EK (1989) Hypermedia in pathology – the Dartmouth Interactive Medical Record project. Am J Clin Pathol 91:S34–S38

IX. Endosonographie

Die endorectale Sonographie beim Rectumcarcinom

U. Herzog

Chirurgische Abteilung, St. Claraspital, CH-Basel

Die klassische kurative Behandlung des Rectumcarcinoms besteht in der chirurgischen Resektion. Ob kontinenzerhaltend operiert werden kann, hängt einerseits von der Tumorhöhe ab ano und der Penetrationstiefe des Tumors andererseits ab. Kann die Tumorhöhe einfach mittels Rectoskopie bestimmt werden, bereitete die Bestimmung der Penetrationstiefe bis anhin etwelche Mühe.

Mit Hilfe der computertomographischen Untersuchung (CT) konnte die Tumorinfiltration erstmals bildlich wiedergegeben werden. Eine korrekte Voraussage des Tumorstadiums gelingt in der Regel in ca. 80 % der Fälle, vereinzelt wird über höhere Trefferquoten berichtet.

Mit Hilfe der von Feifel und Hildebrandt aus Deutschland [3] und Beynon und Mortensen aus England [1] neu entdeckten endoluminalen Sonographie scheint eine Methode zur Verfügung zu stehen, welche in über 90 % ein korrektes präoperatives Staging des Rectumcarcinoms erlaubt. Das Ultraschallbild wiederspiegelt dabei schichtgerecht den histologischen Wandaufbau und erlaubt so, das Tumorstadium in Anlehnung an das TNM-System bereits präoperativ zu bestimmen. Nachdem wir in unserem Hause die endorectale Sonographie seit Januar 1989 routinemäßig zum präoperativen Staging einsetzen, interessierte die Korrelation dieser neuen Untersuchungstechnik mit dem definitiven histopathologischen Befund einerseits bezüglich Infiltrationstiefe (T-Stadien) und andererseits betreffend Lymphknotenbefall (N-Stadien).

Methode und Patienten

Die endoluminale Sonographie führen wir stets in Steinschnittlage durch. Durch ein Rectoskop, welches unter Sicht bis oberhalb des Tumors vorgeschoben wurde, wird die Rectalsonde, an deren Ende sich der Schallkopf befindet, eingeführt. Wir verwenden einen 7,0 MHz Schallkopf – Fokuslänge 2–5 cm – welcher, an der Spitze der Sonde montiert, von einem mit 50–60 ml gasfreiem Wasser gefüllten Ballon umgeben, drei- bis sechsmal pro Sekunde um 360° rotiert. Die ultraschallmäßige Beurteilung der Rectumwand erfolgt unter langsamen Zurückziehen des Instrumentes.

In der Zeit vom 01.01.89 bis 30.06.91 konnte ich konsekutiv 114 Patienten prospektiv untersuchen, deren Tumoren bei 53 im unteren, bei 43 im mittleren und bei 18 im oberen Rectumdrittel lagen. Bei je 19 Patienten wurde ein uT1- resp.

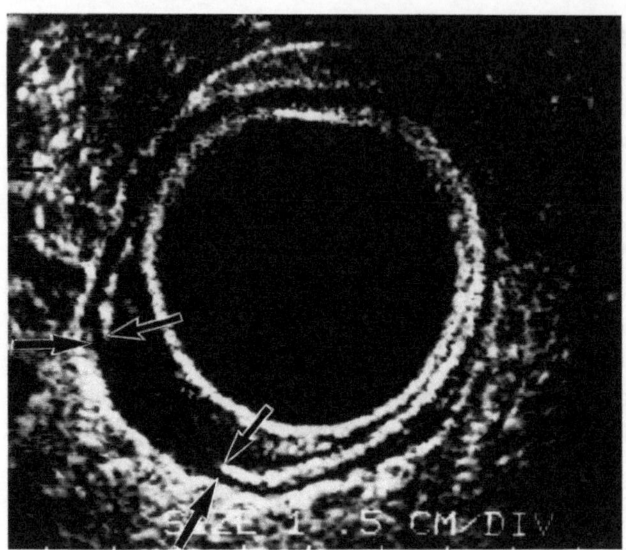

Abb. 1. uT2-Carcinom. Pfeile zeigen den Abbruch der Tunica submucosa

uT2- (Abb. 1), bei 73 ein uT3- und bei 3 ein uT4-Carcinom aufgezeigt; dabei steht u für Ultraschall [3]. Das Gesamtkollektiv umfaßte 59 Frauen und 55 Männer mit einem Durchschnittsalter von 69 (40–93) Jahren. Konnten 13 Patienten mit lokaler Excision behandelt werden, mußten 101 Patienten laparotomiert werden: 67 anterior resections, 30 perineoabdominale Rectumamputationen und 4 Operationen nach Hartmann, resp. Stomaanlagen bei lokal inoperabler Tumorsituation.

Resultate

Bei den 114 Patienten wurden 101mal eine korrekte, mit der Histologie übereinstimmende Stadienbeurteilung vorgenommen (Tabelle 1). In einem Fall erfolgte Understaging (Unterbewertung in Bezug auf histopathologische Stadien-

Tabelle 1. Resultate endoluminale Sonographie, n = 114

uT \ pT	Ad/pT 1	pT 2	pT 3	pT 4
uAd/uT 1	18	1		understaging
uT 2	3	16		
uT 3		8	65	
uT 4			1	2
	overstaging			

einteilung) bei einem als Riesenadenom imponierenden Tumor mit geringer Infiltration (pT1-Carcinom). In 12 Fällen wurde das Tumorstadium überbewertet (Overstaging): fünfmal wegen auch histologisch nachgewiesener Perifokalentzündung, vier Fehlinterpretationen, zwei Abszessen und ein Status nach Vorbestrahlung mit entsprechend peritumoröser Fibrose. Interessant, daß im unteren Rectumdrittel, also im Bereich der mit einem starren Instrument schwer einsehbaren Rectumampulle die häufigsten (17%) Fehlbeurteilungen nachgewiesen wurden, im mittleren Rectumdrittel (7–11 cm) betrug sie 7% und die Rate an Fehlbeurteilungen im oberen Rectumdrittel (12–15 cm) war 5,5%.

Zur Beurteilung der Penetrationsstufe des Tumors durch die Muscularis propria mittels CT und Sonographie standen uns 82 Patienten zur Verfügung. Mit Hilfe der CT-Untersuchung ergab sich eine Treffergenauigkeit von 75,6%, eine Sensitivität von 70,9%, eine Spezifität von 85,2%, ein positiv predictive value (PPV) von 90,7% und ein negativ predictive value (NPV) von 58,9%. Mit Hilfe der endoluminalen Sonographie ergab sich eine Treffergenauigkeit von 90,2%, eine Sensitivität von 98,3%, eine Spezifität von 69,6%, ein PPV von 89,2% und ein NPV von 94,1%.

Bei den letzten 64 untersuchten Patienten (Lernphase abgeschlossen) ergab sich für die Beurteilung der Lymphknoten: Treffergenauigkeit 72,3%, Sensitivität 73,9%, Spezifität 71,4%, PPV 58,6% und NPV 83,3%.

Diskussion

Auf Grund der guten Korrelation zwischen präoperativem Staging mittels Ultraschall (uT) und histopathologischem Staging (pT) – Treffergenauigkeit bis 92% – wurde die endorectale Ultraschalluntersuchung (EUS) zu einer wertvollen Untersuchungsmethode in der präoperativen Beurteilung des Rectum-Carcinoms. Dem Chirurgen steht somit eine valable Staging-Methode zur Verfügung, auf Grund derer er sein Vorgehen planen und mit dem Patienten diskutieren kann.

Die exakte Darstellung der Tumorausdehnung in bezug auf die Rectumwandschichten, wie sie bei der EUS möglich ist, kann mit der CT-Untersuchung nicht erreicht werden [5]. Den Durchbruch durch die Muscularis propria konnten wir mittels CT in 76% und mittels EUS in 90% präoperativ korrekt erkennen. Werden die CT-Resultate (Sensitivität, NPV) durch die Unmöglichkeit in der Erkennung geringer Peneteration ungünstig beeinflußt, so zeigt die EUS eine geringe Spezifität infolge falsch positiver Beurteilung wegen peritumoröser entzündlicher Veränderungen. Der sonographische Nachweis von Lymphknotenmetastasen gestaltet sich schwierig. In der Literatur wird über eine Treffergenauigkeit um die 80% berichtet [2, 4]. Das eindeutige Auseinanderhalten von lediglich entzündlich veränderten (echoreichen) und metastatisch befallenen (echoarmen) Lymphknoten ist schwierig, die Grauzone nicht eindeutig zuzuordnender Befunde breit [4]. Da jedoch der tumoröse Lymphknotenbefall therapeutisch – lokale Excision/Resektion oder Amputation bei Tumoren im untersten Rectumdrittel – nur dort von Bedeutung ist, wo es die Frage T1 N1 oder T1 N0 zu beantworten gilt und diese Konstellation in nur etwa 5% vorliegt, sollte der sonographischen Lymphknotenbeurteilung nicht allzu große Bedeutung beigemessen werden.

Tumoren des Stadiums T2 und mehr werden bei uns grundsätzlich durch Resektion, wenn im mittleren und oberen Rectumdrittel liegend, oder durch Amputation, wenn im distalen Rectumdrittel lokalisiert, entfernt.

Die EUS ist in den Händen erfahrener Untersucher eine wertvolle Hilfe in der präoperativen Bestimmung der Infiltrationstiefe von Rectumcarcinomen. Die Beurteilung der perirectalen Lymphknoten ist schwierig, die Trefferquote noch ungenügend. Ist der präoperative Einsatz der EUS anerkannt, verspricht diese Methode auch in der Früherkennung locoregionärer Rezidive wertvoll zu sein.

Literaturverzeichnis

1. Beynon J, Mortensen NJMcC, Ribgy HS (1988) Rectal endosonography, a new technique for the preoperative staging of rectal carcinoma. Europ J Surg Oncol 14:297–309
2. Beynon J, Mortensen NJMcC, Foy DMA, Channer JL, Rigby H, Virjee J (1989) Preoperative assessment of mesorectal lymph node involvement in rectal cancer. Br J Surg 76:276–279
3. Feifel G, Hildebrandt U, Dhom G (1985) Die endorectale Sonographie beim Rectumcarcinom. Chirurg 56:398–402
4. Glaser F, Layer G, Zuna I, van Kaick G, Schlag P, Herfarth Ch (1990) Präoperative Beurteilung pararectaler Lymphknoten durch Ultraschall. Chirurg 61:587–591
5. Ruf G, Kohlberger E, Rädecke J, Lausen M, Wimmer B, Kirchner R (1989) Präoperatives Staging des Rectumcarcinoms: Endosonographie versus Computertomographie. Langenbecks Arch Chir 374:164–168

MRI versus Endosonographie in der Gynäkologie

H. Hötzinger

Abteilung für MRI, Marienhospital, Ruhr-Universität Bochum, D-4690 Herne 1

Bildgebende Verfahren in der Gynäkologie gewinnen zunehmend an Bedeutung. Neben der percutanen Sonographie haben sich endosonographische Verfahren etabliert. In der MRI werden zunehmend Erfahrungen gesammelt. Der Einsatz bildgebender Verfahren in der Gynäkologie sollte zielgerichtet, abhängig von der klinischen Fragestellung, möglichst effizient geschehen. Dargestellt wird der derzeitige Stand der Anwendung der MRI und endosonographischer Verfahren anhand klinisch wichtiger Fragestellungen.

Folgende endosonographische Verfahren finden in der Gynäkologie Anwendung:

Vaginosonographie (VS), Rectosonographie (RS) und die Hysterosonographie (HS).

Die VS stellt ein wenig invasives Verfahren dar, das einen guten Überblick über den Uterus und die Adnexe sowie deren Beziehung zu Blase und Darm ermöglicht.

Die RS ist ebenfalls wenig invasiv, wobei gute Aussagen über den parametranen Bereich möglich sind. In den meisten Fällen kann das Corpus uteri sowie die Adnexe, insbesondere bei größeren Adnextumoren, nicht vollständig abgebildet werden.

Die HS ist das invasivste endosonographische Verfahren, da eine Dilatation des Cervicalkanals notwendig ist. Es ermöglicht eine hervorragende Auflösung der makroskopischen Anatomie des Uterus.

Bei der Kernspintomographie wird zur Untersuchung des Beckens eine Körperspule verwendet. Spin-Echosequenzen, T1- und T2-gewichtet, in sagittaler und axialer Schnittführung, stellen die Basis der Untersuchung dar. Zunehmende Erfahrung wird mit dem Einsatz von Gadolinium intravenös gewonnen.

Normalbefunde

Bei den endosonographischen Verfahren stellt sich das Endometrium echoreich, das Myometrium von mittlerer Signalintensität dar. Bei den Adnexen lassen sich zystische von soliden Elementen gut abgrenzen. Gefäße können durch Pulsation von anderen Strukturen differenziert werden.

In den Kernspintomographie stellt sich die Anatomie im T1-gewichteten Bild durch die hohe Signalintensität von Fett gegenüber dem inneren weiblichen Genitale gut dar. Im T2-gewichteten Bild ist das Endometrium signalreich, das

Myometrium von mittlerer Signalintensität. Zentral zeigt das Myometrium eine etwas weniger signalintensive Schicht, die junctional-zone. Zystische Elemente der Ovarien zeigen sich im T2-gewichteten Bild von heller Signalintensität. Durch flow void bedingt, lassen sich Gefäße auch ohne Kontrastmittel gut abgrenzen. Im Gegensatz zu den endosonographischen Verfahren läßt sich mit der Kernspintomographie ein guter Überblick über die Knochenstrukturen des Beckens gewinnen.

Mißbildungen des Uterus

Müller'sche Ganganomalien stellen häufige Fehlbildungen des Uterus dar. Die vaginosonographische Diagnostik zeigt eine Septierung bzw. Trennung im Uteruscavum. Die gute Gewebsdifferenzierung in der Kernspintomographie erlaubt eine Unterscheidung, ob ein vorliegendes Septum zwischen zwei Uteruscavitäten bindegewebiger oder muskulaerer Art ist, wodurch eine entsprechende Operationsplanung möglich wird (Carrington et al. 1990).

Myome

Für die Diagnostik von Myomen ist normalerweise kein bildgebendes Verfahren notwendig. Insbesondere jedoch bei differentialdiagnostischen Schwierigkeiten kann die Bildgebung hilfreich sein. Die VS erlaubt hier eine Zuordnung zu den Organgrenzen, läßt Myome bis zu einer Größe von $^1/_2$ cm erkennen. Zystische Strukturen lassen sich gut von Adnexprozessen abgrenzen. Bei großen Konglomerattumoren erlaubt jedoch die VS keinen ausreichenden Überblick, so daß hier die MRI-Untersuchung Vorteile bietet. Zystische Ovarialprozesse lassen sich hier sicherer diagnostizieren als mit endosonographischen Verfahren. Sekundäre Veränderungen von Myomen, degenerativer Verfall oder Einblutungen, lassen sich in der MRI ohne Probleme feststellen.

Endometriosis interna

Die Endometriosis interna ist ein klinisch schwer zu diagnostizierendes Krankheitsbild. Sonographische und endosonographische Verfahren sind hier nicht besonders hilfreich. Mit der Kernspintomographie kann für die Diagnose der Endometriosis interna eine hohe Sensitivität und Spezifität erreicht werden (Togashi et al. 1989), wobei zwischen einer lokalisierten und einer generalisierten Form unterschieden werden kann. Hauptkriterium der kernspintomographischen Diagnostik der Endometriosis interna ist eine verbreiterte junctional-zone.

Cervix-Carcinom

Bildgebende Diagnostik bei Cervixcarcinomen sind vor allem für die Diagnose einer beginnenden parametranen Infiltration von Bedeutung, da in Europa hiervon die Indikation zur Strahlentherapie in Abgrenzung zur operativen Therapie gestellt wird. Die Parametrien lassen sich mittels VS und RS durch die direkte Nähe des Schallkopfes gut erfassen. Eine Dicke der Parametrien über 9 mm wird als hinweisend für eine tumoröse Infiltration angesehen. Eine Infiltration erscheint immer als echoarme Struktur. Auch mittels der Kernspintomographie läßt sich eine parametrane Infiltration gut darstellen, da das signalarme Cervixgewebe dann durch signalreicheres Tumorgewebe ersetzt ist, das die natürlichen Organgrenzen überschreitet. Eine wesentliche Zusatzinformation zu endosonographischen Verfahren gewinnt man jedoch nicht.

Endometriumcarcinom

Weder mit der VS noch mit der Kernspintomographie gelingt eine Frühdiagnose des Endometriumcarcinoms. Es ist immer eine histologische Sicherung notwendig. Exophytisch wachsende Endometriumcarcinome zeigen sich sowohl mit der VS als auch mit der HS als echoreiche Strukturen, die das Cavum aufweiten. Kommt es zu einer Infiltration des Myometriums, zeigt sich diese durch echoärmere Anteile im Vergleich zum normalen Myometrium. Die Infiltration in das Myometrium, ein wichtiger Faktor für die Prognose des Tumorleidens, kann mit der VS ausreichend gut abgeschätzt werden. Eine exakte Tiefenabschätzung gelingt mit der HS (Hötzinger 1991). Aufgrund der Invasivität hat sich das Verfahren der HS jedoch nicht in der allgemeinen Routine durchgesetzt. Auch die Kernspintomographie, in der sich eine Infiltration des Tumors in das Myometrium durch eine Unterbrechung der junctional-Zone zeigt, erlaubt eine ausreichende gute Abschätzung der Tiefeninfiltration des Myometriums. Hilfreich hierzu ist die Gabe von Gadolinium. Für die klinische Routine ist jedoch aufgrund des einfacheren Verfahrens die VS meist ausreichend.

Ovarialtumoren

Nach wie vor ist eine Screening-Untersuchung zur Frühdiagnostik von Ovarialcarcinomen nicht in Aussicht. Die Kernspintomographie eignet sich hierfür nicht. Auch der Wert der VS ist im Augenblick noch nicht standardisiert. Tumoröse Veränderungen der Ovarien lassen sich sowohl vaginosonographisch als auch in der MRI ab einer Größe von 1 cm erfassen. Insbesondere zystische Anteile können in der Kernspintomographie durch den Signalreichtum, in der VS durch die Echoarmut gut abgegrenzt werden. Malignitätskriterien sind: Tumorgröße über 5 cm, zahlreiche solide Anteile, sekundäre Malignitätskriterien wie Ascites oder peritoneale Carcinose. Insgesamt liefert die Kernspintomographie lediglich Vorteile in der Differentialdiagnose mancher Tumoren. So können Endometriosezysten und Dermoide (Abb. 1) mit großer Sensivität und Spezifität diagnostiziert werden (Mawhinney et al. 1988). Zum Staging von Ovarialcarcinomen eignet sich weder die VS noch die Kernspintomographie als alleiniges Verfahren, da mit beiden Untersuchungsmethoden nur das kleine Becken untersucht werden kann. Hier scheint die CT-Untersuchung zur Diagnostik des gesamten Abdomens überlegen.

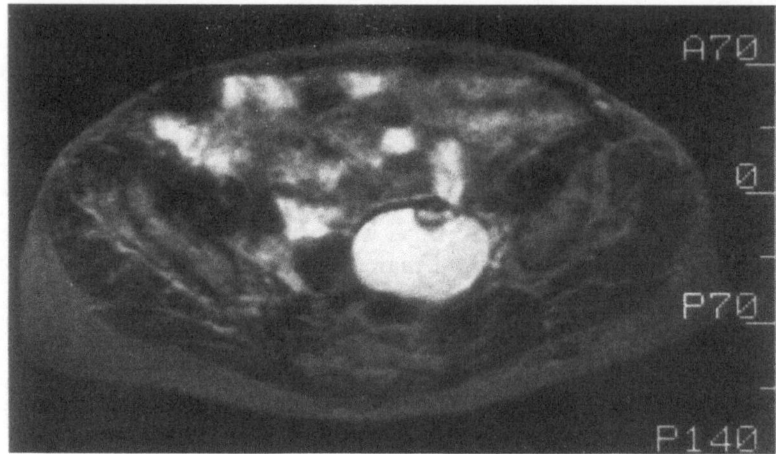

Abb. 1. MRI. Dermoid des linken Ovars mit typischem Chemical-shift-Artefact und Rokitansky-Höcker (SE, TR 2500 msec, TE 80 msec)

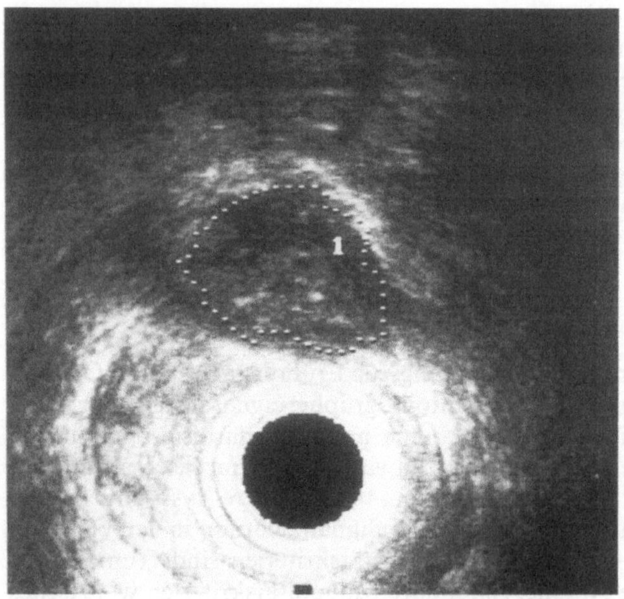

Abb. 2. RS. Lokalrezidiv nach Operation eines Endometriumcarcinoms mit typisch echoarmem Erscheinungsbild ohne Hinweis einer Infiltration des Rectums

Rezidivdiagnostik

Die klinische Diagnostik von kleinen Rezidiven nach Operation oder Bestrahlung gynäkologischer Tumoren ist schwierig. Lokalrezidive können mittels RS und VS ab einer Größe von ca. 2 cm diagnostiziert werden. Sie sind immer echoarm (Abb. 2). Durch die dynamische Untersuchung kann gut die Beziehung der Rezidive zu Blase und Rectum dargestellt werden. Hierzu ergänzen sich RS und VS. Kernspintomographisch sind lokale Rezidive im kleinen Becken ebenfalls erst ab einer Größe von ca. 2 cm zu diagnostizieren. Typisch ist der Signalreichtum der Rezidive im T2-gewichteten Bild, im Gegensatz zu Narben, die in T2-gewichteten Sequenzen signalarm sind (Ebner et al. 1988).

Zusammenfassung

Bildgebende Verfahren gewinnen in der Gynäkologie zunehmende Bedeutung. Von den endosonographischen Verfahren hat sich vor allem die VS durch den guten Überblick im kleinen Becken und die relativ geringe Invasivität durchgesetzt. Die Kernspintomographie sollte zur Anwendung kommen, falls endosonographische Verfahren keine ausreichende Diagnostikmöglichkeiten bieten. Die derzeitige Indikation von MRI-Untersuchungen in der Gynäkologie ist vor allem in der Diagnostik der Endometriosis interna, in der Differentialdiagnostik benigner Ovarialtumoren sowie in der Diagnostik lokaler Rezidive.

Literatur

Carrington BM, Hricak H, Nuruddin RN et al. (1990) Muellerian Duct Anomalies: MRI Imaging Evaluation. Radiology 176:715–720
Ebner F, Kressel HY, Mintz MC et al. (1988) Tumor Recurrence versus Fibrosis in the Female Pelvis: Differentiation with MR Imaging at 1.5 T. Radiology 166:333–340
Hötzinger H (1991) Hysterosonography and Hysterography in Benign and Malignant Diseases of the Uterus. J Ultrasound Med 10:259–263
Mawhinney RR, Powell MC, Worthington BS, Symonds EM (1988) Magnetic resonance imaging of benign ovarian masses. The British Journal of Radiology 61:179–186
Togashi KH, Ozara H, Konishi J et al. (1989) Enlarged uterus: Differentiation between Adenomyosis and Leiomyoma with MR Imaging. Radiology 171:531–534

X. Veterinärmedizin

The Use of Ultrasonography in the Reproductive Examination of the Mare "An Update"

S. Montavon

Pratique pour chevaux CH 1237 Avully/Genève, Switzerland

Introduction

Very few people predicted the impact that ultrasonography has had on the equine breeding industry. The ability to scan a mare's reproductive tract noninvasively with ultrasound provides the opportunity to diagnose *pregnancy* earlier than with rectal palpation, effectively manage twins and detect impending early embryonic death. However, ultrasonography should not be limited to these areas. Ultrasonography can be utilised to diagnose uterine pathology, such as intrauterine fluid, air, debris and cysts. More, ultrasonographic examination of the ovaries may aid in determining stage of estrous cycle, status of preovulatory follicles, development and morphologic assessment of the *corpus luteum* (*CL*) and interpreting ovarian irregularities, such as anovulatory, hemorrhagic follicles or periovarian cysts.

The aim of this review is to explane correctly two specific chapters from the enormous area of the equine reproductive ultrasonography. Those two chapters are Uterine Pathology and Ovarian Abnormalities.

Uterine Pathology

With ultrasonography, the uterus can be examined non invasively for pathological changes and to monitor therapeutic regimen(s). The three most common forms of uterine pathology detected by ultrasonography are accumulation of intrauterine fluid, air and cysts. Less commonly, fetal remnants, debris and neoplastic conditions are detected.

Intrauterine Fluid

Ultrasonography is extremely valuable for estimating quantity and quality of fluid in the uterine lumen. Rectal palpation is only accurate when the quantity of intrauterine fluid is large (> 100 ml) and/or when uterine tonicity changes. Confirmation of intrauterine fluid, without invasive technique such as lavage and cytological analysis, was difficult until direct, noninvasive visualization was made possible with ultrasonography. At many laboratories and universities, volumeus of fluid within the uterine lumen are estimated with ultrasonography and quality is graded from I to IV according to the degree of echogenicity.

Table 1. Ultrasonographic Evaluation of Uterine Fluid (McKinnon)

Ultrasonographic grade of uterine fluid	Ultrasonographic characteristics of uterine fluid	Gross characteristics of uterine fluid
Grade I	White (strongly echogenic or hyperechoic)	Thick and creamy
Grade II	Light gray (semi-echogenic or hyperechoic)	Milky
Grade III	Dark gray (hypoechoic-few hyperechoic foci suspended in anechoic medium)	Obvious turbidity and sedimentation
Grade IV	Black (anechoic)	Clear

Degree of echogenicity is related to amount of debris or white blood cell infiltration into the fluid. Grade I fluid has large numbers of neutrophils and Grade IV has very few neutrophils. Observations on quality and quantity of uterine fluid have been used to assess efficacy of various therapeutic procedures on individual animals treated for naturally occuring endometritis. (Table 1; McKinnon, 1987)

Uterine cysts

Prior to ultrasonography, uterine cysts were most commonly diagnosed from post-mortem examination, and occasionally by rectal palpation. More recently they have been diagnosed by hysteroscopy and ultrasonography.

Cysts in the uterus are fluid-filled and apparently have two origins. The histological structures of uterine cysts have been described. Endometrial cysts arise from endometrial glands, and are usually < 10 mm in diameter. Their incidence and significance is largerly unknown. The second form of uterine cysts are lymphatic in origin and generally are larger than endometrial cysts. They are common in older mares, and have been associated with both normal and abnormal uterine biopsies. Size of uterine cysts may be indicative of origin.

No data has been collected on growth rate of uterine cysts. It is unlikely that large cysts grow at a similar rate as the early embryonic vesicle (days 10 to 20). When visualized with ultrasonography, cysts are commonly rounded, with irregular borders, and occasionally are multiple or compartimentalized. Movement of the early equine conceptus (days 10 to 16), presence of specular reflection, spherical appearance and growth rate of the embryo may aid in the differentiation from uterine cysts.

The relationship between infertility and uterine cysts is axiomatic. Cysts may impede movement of the early conceptus, restricting the reported ability of the vesicle to prevent luteolysis after day 10. Later in pregnancy, contact between the cyst wall and yolk sac or allantois may prevent absorption of nutrients. This may be more important when considering the report that large uterine cysts are more commonly located at the junction of the uterine horn and body, which is the most common site of vesicle fixation. Finally, cysts are commonly indicative of uterine disease. They may reflect reproductive senility or be associated with endometritis. It has been proved that there is an association between number of uterine cysts, age of mare and endometrial biopsy.

Other Uterine Pathology

It was also identified other less commonly recognized forms of uterine pathology, the most common of which was air in the uterus. Air is recognized as multiple, hyperechogenic reflections and it appears to be more prevalent slightly cranial to the cervix, although in can be present in the cranial body or uterine horns. Air, when present < 24 Hrs after artificial insemination, is considered normal. However, it is not expected to be found in normal mares > 48 hrs after breeding. The observation of air in the uterus of mares that have not been bred recently is an indication of pneumouterus and reflects failure of the competency of the vaginal labia, vestibulovaginal sphincter and (or) cervix. On occasion, strongly echogenic areas in the uterine lumen are observed with a concomitant echo shadow, such as is seen with dense tissue like fetal bone. This might be expected after mummification. It has been also identified like a similar ultrasonographic image that was confirmed subsequently as the tip of a uterine culturette. Undoublty there are many other forms of less commonly recognized uterine pathology such as uterine neoplasia, abscesses and hematomas that will be recognized as ultrasonography of the uterus becomes more routine.

Ovarian Abnormalities

The ability to noninvasively examine the mare's ovaries permits diagnosis of various forms of ovarian abnormalities and pathology. Some ovarian abnormalities that have been recognized with ultrasonography are: a) multiple, preovulatory follicles; b) anovulatory hemorrhagic follicles; c) luteinized, unruptured follicles; d) persistent CLs; and e) various ovarian tumors and periovarian cysts.

Multiple Preovulatory Follicles

Since the mare normally ovulates only one follicle during each estrous cycle, multipe ovulations may be considered as abnormality. Breed influences the incidence of multiple ovulation. For example, Thoroughbreds, warm bloods and draft mares have been shown to have the highest incidence of multiple ovulations; whereas, Quarter Horses, Appaloosas and ponies have the lowest incidence with Standardbreds being intermediate. Multiple preovulatory follicles or ovulations may be particularly difficult to detect by rectal palpation, especially when they are in close apposition on one ovary. In different studies on embryo recovery, more embryos were obtained from multiple ovulating mares that bilaterally ovulated than from those in which multiple ovulation was unilateral. Multiple ovulations should be encouraged, when ultrasonography is available to eliminate one of two developing vesicles at 14 days, because multiple ovulations increases the probability of conception.

Anovulatory Hemorrhagic Follicles (AHF)

Anovulatory hemorrhagic follicles (AHF) are the result of preovulatory follicles growing to an usually large size (70 to 100 mm), failing to ovulate, then filling with blood and gradually receding. Ultrasonography has been used to confirm this condition in mares when it was first identified as an abnormality by rectal palpation. This phenomenon may be recognized as an entity distinct from a corpus hemorrhagicum by its size and by ultrasonographic characteristics. The blood in AHF is distinctly echogenic, whereas normal development of the corpus hemorrhagicum results in a generally nonechogenic central blood clot (15 to 35 mm in diameter). However, both may have criss-crossing fibrin-like strands. The formation of luteal tissue around the periphery of an AHF follicle is rare or minimal. It has been noted in some mares, development and subsequent ovulation during the same estrous cycle of another follicle after formation of an AHF. In these mares, behavioral signs of estrus persisted throughout an unusually long cycle of approximately 12 days, or 5 days after recognition of an AHF. It is possible that AHFs are the previously reported "autumn" follicles, since most have occured toward the end of the ovulatory season. Perhaps AHFs develop because insufficient stimulus for ovulation from gonadotropic releasing hormones. After the last ovulation of the year, mares may develop a large follicle at the expected time, but the follicle does not ovulate and the mare enters the anovulatory season.

Luteinized, Unruptured Follicles

Although anovulatory estrous periods are very common during the anovulatory season, they are rare during the ovulatory season. Leuteinized, unruptured follicles have been reported in women and mice, but not in pregnant mares. This phenomenon is thought to be associated with reproductive senility. Luteinization without ovulation occured quite commonly in pregnant mares in association with formation of secondary CLs.

Prolonged Maintenance of the Corpus Luteum (CL)

Rectal palpation of the CL, although possible on occasion, is generally unrewarding. Prolonged maintenance of the CL, resulting in pseudopregnancy can be differentiated from an anovulatory or anestrous condition with a 5 MHz transducer. The CL is first visible on day of ovulation as a strongly echogenic, circumscribed mass of tissue. The echogenicity gradually decreases throughout diestrus. However, just prior to regression of the CL the echogenicity decreases. This may reflect changes in luteal hemodynamics. On occasion, the presence of a CL may be seen as circumscribed, highly echogenic area of tissue in the ovary in mares that failed to return to estrus at the expected time. Prolonged maintenance of the CL is more commonly recognized in normally cycling mares that have been bred. Generally, the mare fails to return to estrus at the expected time, even though she is not pregnant. Perhaps pregnancy is initiated and the embryo prevents secretion of prostaglandin F2-alpha prior to succumbing to Early Embryonic Death (EED).

Ovarian Neoplasia

The incidence of ovarian tumors in horses has been reported to be as high as 6% of all neoplasms. By far the two most common tumors are the granulosa theca cell tumor (GCT) and the teratoma. GCT are usually large, benign, steroid-producing tumors often associated with behavioral changes and poor reproductive performance. Other clinical signs are intermittent or continuous estrus, nymphomania or stallion-like behavior. The ultrasonographic characteristics of GCT will vary. Gross characteristics may be solid or cystic. The unaffected ovary is usually inactive.

Ovarian teratomas are benign and nonsecretory. The tumors arise from germ cells and are usually nondescript, epithelial tissue, but may contain cartilage, skin, bone, hair, nerves, sebaceous material and even teeth. They may be solid or cystic. They generally do not interfere with fertility and are most commonly discovered during routine rectal palpation. Ultrasonographic examination may help differentiate between neoplasia and other large nonneoplastic structures, such as anovulatory, hemorrhagic follicles, or an ovary during the transitional period with multiple, non-dominant follicles. However, in general, definite diagnosis will rely on histological or gross examination of the affected ovary.

Periovarian Cysts and other Ovarian Abnormalities

Embryonic vestiges and cystic accessory structures associated with the ovary and oviduct are quite common in mares. These cysts, although often small, may be confused with an ovarian follicle. Small fimbrial cysts probably do not cause infertility. On occasion, cystic remnants of the mesonephric tubules and ducts may grow quite large.

Hydrosalpinx is not common in mares, but since it is a fluid-filled structure, it can be detected with ultrasonography. Information on other types of ovarian abnormalities is beginning to be obtained. Only careful documentation and hormonal analyses will elucidate the etiologies of and treatments for many of these previously unidentified abnormalities.

References

1. Ginther OJ (1979) Reproductive Biology of the Mare: Basic and Applied Aspects. Equiservices, Cross Plains, WI
2. Ginther OJ (1986) Ultrasonic Imaging and Reprouctive Events in the Mare. Equiservices, Cross Plains, WI
3. Hughes JP, Stabenfeldt GH and Evans JW (1972) Clinical and endocrine aspects of the estrous cycle of the mare. Proc 18th Ann Conv AAEP, pp. 119–151
4. McKinnon AO, Squires EL and Voss JL (1987) Ultrasonic evaluation of the mare's reproductive tract: Part II. Comp Cont Educ Prat Vet 9:472–482
5. Neely DP (1983) Equine Reproduction, Veterinary Learning System Co. Inc., Princeton Junction, NJ

I would like to thank University of California Davis and especially Dr. J. P. Hughes for the help they provide me during may young Equine Gynecologist career.

Sachverzeichnis

Springer-Verlag und Umwelt

Als internationaler wissenschaftlicher Verlag sind wir uns unserer besonderen Verpflichtung der Umwelt gegenüber bewußt und beziehen umweltorientierte Grundsätze in Unternehmensentscheidungen mit ein.

Von unseren Geschäftspartnern (Druckereien, Papierfabriken, Verpackungsherstellern usw.) verlangen wir, daß sie sowohl beim Herstellungsprozeß selbst als auch beim Einsatz der zur Verwendung kommenden Materialien ökologische Gesichtspunkte berücksichtigen.

Das für dieses Buch verwendete Papier ist aus chlorfrei bzw. chlorarm hergestelltem Zellstoff gefertigt und im ph-Wert neutral.